南京体育学院优秀学术著作出版基金资助

Joseph E. Muscolino, BA, DC
Chiropractor
Adjunct Professor of Anatomy, Physiology,
and Kinesiology at Purchase College,
State University of New York
Owner of *The Art and Science of Kinesiology*

With Chapter 12 contributions from:
Brett M. Carr, MS, DC
Christopher M. Coulis, MS, DC

Advanced Treatment Techniques for the Manual Therapist: Neck

颈部高级手法治疗技术

编　著　〔美〕约瑟夫·E. 穆斯科利诺
主　审　黄强民　吴宗辉
主　译　刘　琳　陆　矫

天津出版传媒集团
天津科技翻译出版有限公司

著作权合同登记号:图字:02-2022-156

图书在版编目(CIP)数据

颈部高级手法治疗技术 / (美) 约瑟夫·E.穆斯科利诺编著 ; 刘琳, 陆矫主译. -- 天津 : 天津科技翻译出版有限公司, 2025. 5. -- ISBN 978-7-5433-4627-7

Ⅰ. R653

中国国家版本馆 CIP 数据核字第 2025HA9605 号

Joseph E. Muscolino: Advanced Treatment Techniques for the Manual Therapist: Neck, 1st edition. ISBN: 978-1-58255-850-9

授 权 人: Joseph E. Muscolino
出　　版: 天津科技翻译出版有限公司
出 版 人: 方　艳
地　　址: 天津市和平区西康路 35 号
邮政编码: 300051
电　　话: (022)87894896
传　　真: (022)87893237
网　　址: www.tsttpc.com
印　　刷: 天津新华印务有限公司
发　　行: 全国新华书店
版本记录: 889mm×1194mm　16 开本　17 印张　400 千字
2025 年 5 月第 1 版　2025 年 5 月第 1 次印刷
定价:168.00 元

(如发现印装问题,可与出版社调换)

主审简介

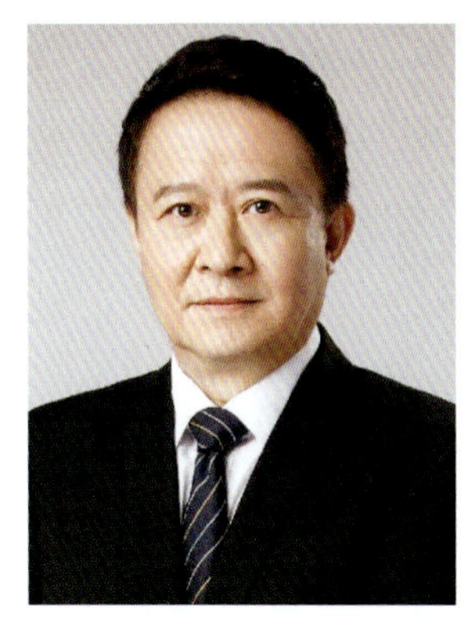

黄强民 上海体育大学教授,主任医师,博士研究生导师,上海中医药大学协爱泽安中医医院和上海源生中医门诊部特聘专家。入选2024中国知网高被引学者TOP1%。

先后毕业于昆明医学院医疗系、湖南医科大学湘雅二院(骨科硕士)和瑞典皇家医学科学研究院(医学博士)。擅长利用针对肌筋膜触发点的干针、湿针,以及核心肌群训练、肌肉拉伸、关节整复等疼痛康复技术治疗颈肩腰腿痛、三叉神经痛、带状疱疹后遗神经痛等神经病理性疼痛,以及静脉曲张、前列腺炎、妇科杂症、顽固性呃逆、胃食管反流、痔疮、便秘、尿潴留、失眠、过敏性鼻炎、面瘫等各科疑难杂症。创新性发展了特色的肌筋膜触发点“牵涉痛–筋膜力学–神经–管腔”四维诊断思路,不仅为快速诊治疼痛及各类疑难杂症开辟了新的视野,也为疼痛医学、康复医学和针灸医学等学科的科学化发展提供了科研基础。特别是在基于肌筋膜触发点原理治疗女性原发性痛经、带状疱疹后遗神经痛、静脉曲张等疾病方面,其诊疗理念均属于国际原创并发表于权威SCI期刊,可引领国际同行专家开展相关系列研究。在国内举办初级、中级和高级肌筋膜触发点学习班百余期,培养了大批临床骨干。

主持国家自然科学基金面上项目、上海市自然科学基金面上项目及其他省市级课题10余项,在*Acupuncture in Medicine*等SCI期刊发表论文50余篇,在《中国针灸》《针刺研究》《中国康复医学杂志》《中华物理医学与康复杂志》《中国运动医学杂志》《中国疼痛医学杂志》等权威中文核心期刊发表论文百余篇,出版专著《肌筋膜触发点诊疗技术的实训教程》《肌筋膜疼痛触发点的诊断与治疗》《图解肌筋膜疼痛触发点推拿手法》《跟难缠的疼痛说“拜拜”——自我拉伸锻炼》《运动损伤与康复》等。兼任教育部博士论文评审专家、*Acupuncture in Medicine*等多家SCI期刊审稿专家。

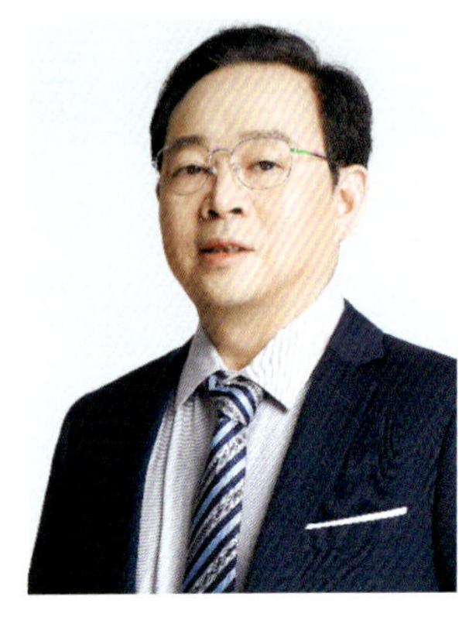

吴宗辉 主任医师，教授，博士研究生导师。西南大学医院党委书记、院长，西南大学运动康复研究所所长，重庆市中医康复学重点建设学科负责人，重庆市北碚区康复医学质控中心主任，重庆市北碚区“三名工程”首批名医。

擅长针对骨科术后患者、颈肩腰腿痛患者，以及运动损伤患者的诊疗和康复，为慢性病人群及亚健康人群制定运动处方及提供健康指导，尤其擅长利用肌筋膜触发点理论，结合针刺、冲击波等治疗双下肢静脉曲张、颈肩腰腿痛、运动损伤等急慢性疼痛，利用肌肉骨骼超声精准定位损伤部位肌肉、肌腱等，并在超声引导下进行穿刺、药物注射、精准冲击波治疗。

担任中国康复医学会运动康复专业委员会副主任委员、康养工作委员会副主任委员、体育保健康复专业委员会常务委员，中国高等教育学会保健医学分会常务副理事长，中华中医药学会疼痛学分会常务委员，中国医学救援协会运动伤害分会常务委员、运动伤害防护学组副主任，中国研究型医院学会冲击波医学专业委员会常务委员，重庆市学校卫生协会理事长，重庆市残疾人康复协会副理事长，重庆市社区与农村卫生协会副会长、康复专业委员会主任委员，重庆市养老服务协会执行副会长、老年健康指导专业委员会主任委员，重庆市康复医学会运动与损伤康复专业委员会主任委员，重庆市体育科学学会运动医学专业委员会副主任委员，首届全国高校健康教育教学指导委员会委员，国家健康科普专家库成员，重庆市健康科普专家库首批成员、健康管理组组长，《保健医学研究与实践》杂志主编。

先后主持各类课题 30 余项，发表学术论文 100 余篇，出版专著及教材 15 部，获国家专利 12 项。

主译简介

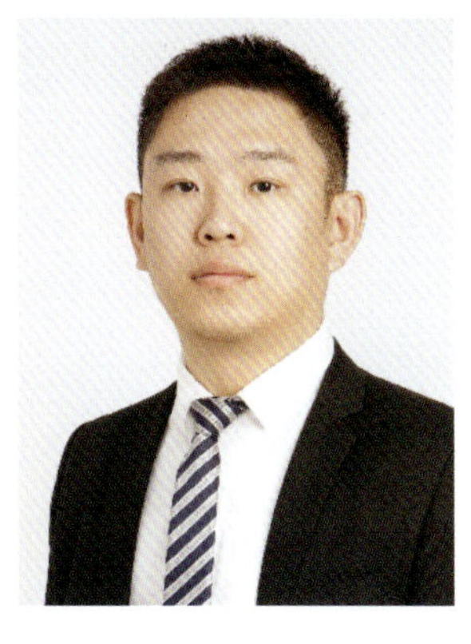

刘 琳 博士，副教授，硕士研究生导师，毕业于上海体育大学运动健康学院，入选2024中国知网高被引学者TOP1%。江苏省"青蓝工程"优秀青年骨干教师，南京体育学院康复治疗学系副主任。自2012年起开展肌筋膜触发点科学研究和临床实践，上海肌筋膜触发点MTrPs初级班、高级班教学团队核心成员。

主持国家自然科学基金1项、江苏省高校自然科学基金面上项目1项，参与国家自然科学基金面上项目1项，省部级课题2项，先后在*Archives of Physical Medicine and Rehabilitation*、*Acupuncture in Medicine*、*Journal of Pain Research*等杂志以第一作者及通讯作者发表SCI论文11篇，在《中国疼痛医学杂志》《中国康复医学杂志》《中国康复理论与实践》等杂志发表中文核心论文11篇，作为副主编出版专著1本，并受邀在第10届国际肌痛大会做专题报告。

兼任中国民族卫生协会肌筋膜触发点诊疗技术推广组组长、全国卫生产业企业管理协会健康服务适宜技术分会委员、南京康复医学会康复治疗师专业委员会委员、南京体育学院学术骨干、国家自然科学基金同行评议专家、教育部学位论文评审专家，以及*Pain Medicine*、《浙江大学学报(医学版)》《中国组织工程研究》等10余本SCI杂志和核心期刊审稿人。

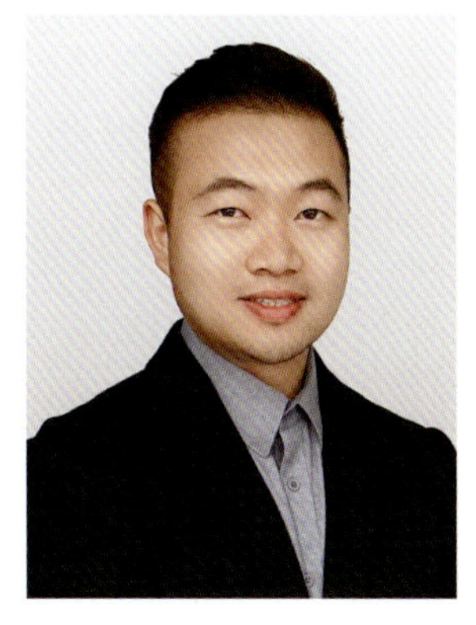

陆 矫 博士，副教授，硕士研究生导师，南京体育学院运动人体科学系副主任。主要研究方向为运动与心血管健康，肌筋膜疼痛触发点的发病机制和临床治疗。担任中国运动解剖学会秘书，江苏省运动生理生化专业委员会委员。

主持国家体育总局、江苏省教育厅、江苏省运动与健康工程协同创新中心课题研究5项，参与国家科技部科技支撑计划子项目、国家自然科学基金委员会、江苏省科技厅课题5项，发表学术论文20余篇，其中SCI论文10篇，主(参)编教材3部。

译者名单

主　审　黄强民　吴宗辉

主　译　刘　琳　陆　矫

副主译　张晨晓　刘世轩　水利英　戴　佳

译　者　(按姓氏汉语拼音排序)

陈　博　戴　佳　丁　辰　黄　静

刘　琳　刘世轩　陆　矫　水利英

宋昕雨　王浩蔚　徐岩然　杨　择

张　越　张晨晓　张洪祥　张焓钰

周　裕　周馨睿　朱天畅

作者简介

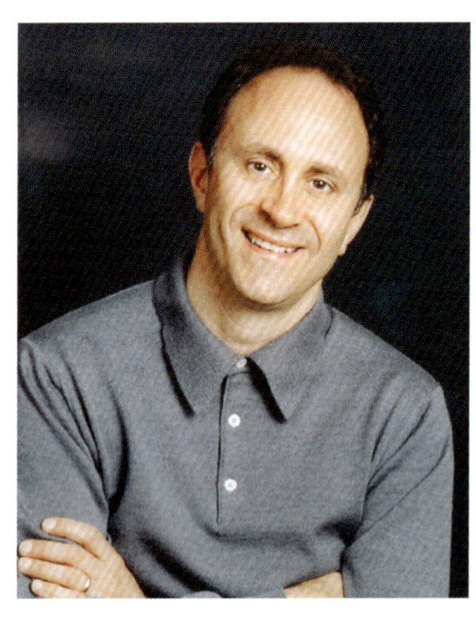

Joseph E. Muscolino　文学学士，脊椎治疗医师，已为手法治疗师和运动治疗师教授基础课程和后续的肌肉骨骼解剖学、生理学、运动机能学、评估学和治疗学等课程30余年。1986—2010年，在康涅狄格按摩治疗中心担任讲师，目前担任纽约州立大学(SUNY)帕切斯学院兼职教授。

Muscolino博士是多本手法治疗和运动治疗教科书的作者，内容涉及肌肉骨骼解剖学和生理学、运动机能学、肌肉骨骼病理学、骨科评估和按摩技术。此外，他也创作了一些评估和治疗方面的DVD，在《按摩治疗杂志》开设了“身体力学”专栏，并为美国和国际上许多其他杂志撰文。

Muscolino博士在全球各地开展继续教育(CE)研讨会，主题包括身体力学、深层组织按摩、高级拉伸、关节松动术、肌肉触诊、关节运动触诊、骨科评估、肌肉骨骼病理改变、运动机能学和人体解剖。他还担任运动机能学的在职指导员和实践治疗指导员。他是国家按摩与治疗认证委员会(NCBTMB)认证的继续教育讲师，学习他的课程并通过考试可以获得按摩治疗师和身体治疗师的证书。

他拥有纽约州立大学宾汉姆顿分校哈勃波学院生物学系文学学士学位和俄勒冈州波特兰市美国西部脊骨医学院脊椎治疗博士学位，在康涅狄格州私人执业超过26年，并将软组织治疗手法纳入其所有患者的临床治疗中。

如果想要了解更多关于本书的信息，请访问 thepoint.lww.com/MuscolinoNeck。如果想要了解Muscolino博士的其他出版物、DVD和研讨会信息，或想要联系Muscolino博士本人，请访问他的网站 www.learnmuscles.com，或者在Facebook上的运动学艺术与科学领域关注他。

审读专家

审稿人

Karen Casciato, LMT
Portland, OR

Lisa Krause, MS, CMT
Instructor, Wisconsin School of Massage Therapy
Germantown, WI

Karen Lilly, AAS
Wichita, KS

Jeffery Lutz, CMTPT
Treatment and Wellness Center
Greensburg, PA

Lou Peters, LMT, CNMT, BS
Instructor, American Institute of Alternative Medicine
Columbus, OH

Diane Polseno, LPN, PMT
President, Cortiva Institute–Boston
North Smithfield, RI

Antonella Sena, DC
Chiropractor, Academy of Massage Therapy
Hackensack, NJ

审校者

Tom Adams
Medical Coordinator, Omega Institute
Pennsauken, NJ

Donna Kenny
Halethorpe, MD

Linda Loney, MD, LCMT
Newton, MA

Mary McLendon, MS, ATC
Director of Sports Medicine, Mississippi State University
Starkville, MS

Jeff Moggach
Chair, Massage Therapy Program
MacEwan University South Campus
Edmonton, AB

Judith Morin, LMT
Admissions Director, Bancroft School of Massage Therapy
Worcester, MA

中文版序言

随着现代社会生活节奏加快，颈肩部疾病的发病率逐渐上升，而手法治疗作为康复医学领域的重要干预手段，因其非侵入性、高接受度和显著疗效，日益受到医患双方的青睐。如何通过科学精准的徒手操作技术改善颈部功能障碍、提升患者生活质量，是每一位手法治疗从业者不断探索的课题。《颈部高级手法治疗技术》一书的引入，无疑为国内手法治疗领域提供了宝贵的理论与实践指导。

本书由国际手法治疗权威专家 Joseph E. Muscolino 教授倾力撰写，聚焦颈部这一复杂且治疗风险较高的解剖区域，系统整合了临床解剖学、生物力学与治疗技术，兼具严谨性与实用性。全书内容分为三大核心板块：基础解析、技术精进与专业规范。层层递进，逻辑清晰。

第一部分“解剖学、病理学和评估”以高精度解剖图谱为基础，结合病理机制分析与功能评估体系，帮助治疗师构建三维动态视角下的颈部认知。书中对椎动脉走行、颈神经根分布等关键结构的标注尤为细致，为临床安全操作划定了科学边界。第二部分“高级治疗技术”堪称全书精髓所在。作者不仅详细阐述了传统关节松动术、软组织松解技术，更创新性地将现代康复理念融入手法操作，如通过“收缩-放松拉伸”技术优化肌肉延展性，利用“力线评估”精准定位功能障碍。每一步操作均配有高清示例图像，辅以力学箭头与触诊要点，使抽象理论转化为可复现的临床动作。第三部分“患者和治疗师的自我保健”从治疗师与患者的双向视角出发，强调治疗中的风险防控、体态矫正及居家康复指导，体现了“以患者为中心”的全程健康管理理念。尤为值得关注的是，本书对“肌筋膜触发点”这一疼痛与功能障碍的核心诱因进行了深度剖析，结合高清牵涉痛图谱，为治疗师提供了从评估到干预的完整路径。

愿此书成为广大手法治疗师案头常备的“临床伙伴”，助力更多从业者，以妙手仁心解患者之痛，践医学之责。

中文版前言

近年来,手法治疗已成为康复医学领域关注的焦点,如何利用精准的手法治疗技术达到最优的治疗效果是每一位手法治疗师反复思考的问题。而对于很多患者而言,手法治疗有时比针法、药物等治疗方式更易于接受。因此,无论从医生还是患者角度出发,手法治疗的临床应用都值得广泛开展。

《颈部高级手法治疗技术》由国际著名手法治疗专家 Joseph E. Muscolino 编著,针对颈部的手法按摩提出了详细操作要求,具有较高的实用价值。全书包含三大部分,第一部分重点阐述颈部结构的精确解剖定位、病理分析、功能评估,并配有多幅高清解剖图片,对于指导临床从业者认识治疗结构具有重要意义;第二部分重点阐述高级治疗技术,包括颈部结构的力线评估、颈前肌群的按摩技巧、收缩–放松拉伸技术、主动肌收缩拉伸技术和关节松动技术等,通过图片展示实际操作技术,为临床从业者提供直观指导;第三部分为患者和手法治疗师的自我管理,患者自我管理是康复治疗的重要组成部分,而治疗师的自我管理有助于治疗师保持良好的工作状态。

值得一提的是,本书在介绍颈部肌肉高张力形成原因时,着重介绍了肌肉骨骼系统疾病关键诱发因素——肌筋膜触发点。强调常见不良体态、肌肉紧张、肌肉过度使用易导致肌筋膜触发点形成,手法治疗师应重视对肌筋膜触发点的治疗,并配有详尽的颈部、肩部肌筋膜触发点解剖定位和牵涉痛图谱,值得手法治疗师参考和应用。

本书图文并茂,详细解读了各种颈部手法治疗技术,书中图片多为手法治疗师针对人体模特的实际操作过程,直观清晰,具有很强的实用性,可以为国内手法治疗师提供关键性指导。本书可以作为高等院校康复类专业主干课程《肌肉骨骼系统康复》的教辅材料,增进学生对手法治疗技术的运用能力,适用于运动人体科学、运动康复和康复治疗学等专业。也可作为肌肉骨骼系统培训课程的辅助教材,增强学员对手法治疗技术的理解和应用能力。

由于主译团队的翻译水平有限,书中部分词汇或语句可能存在不当之处,敬请读者指正。

刘琳　陆矫
2025 年 2 月于南京

前 言

随着手法治疗被广泛接受，其在健康领域的作用也越来越重要。因此，治疗肌肉骨骼疾病的临床骨科康复医师对高级手法治疗技术的需求也越来越大。本书将介绍一系列适合按摩治疗师和其他手法治疗师使用的高级治疗技术。

本书适用于想要学习高级技术的治疗师，书中技术可能在学校的培训中没有涉及。本书也可以作为按摩疗法或其他相关技术的课程教材。

本书内容分为3部分。

- 第1部分介绍了为了解患者病史、评估颈部症状并确定适当治疗方案所需的基本信息。
- 第2部分介绍了高级颈部治疗技术。每章介绍一种特定的技术。
- 第3部分介绍了患者和治疗师的水疗和自我保健的方法。

为使本书尽可能通俗易懂，增强可读性，每章都包含一个简化的大纲和学习目标。第2部分的技术章节还包含该章节涉及的治疗流程，以及病例研究、提示和注意事项、实践应用。此外，每章章末都有总结和复习题。

第1部分：解剖学、病理学和评估

只有先了解基础解剖学、生理学和运动机能学，才能进行适当的治疗。因此，第1章对颈部解剖学和生理学进行了回顾。涵盖了颈椎解剖学和生理学的基本内容，以便后面章节中介绍的治疗原则更容易被理解、学习和应用。建议读者在阅读技术章节之前先从本章开始阅读。

应用适当的治疗技术还需要清楚地了解疾病的解剖学和生理学特征。因此，第2章和第3章介绍了影响颈椎的最常见的肌肉骨骼疾病。第2章阐述了疾病的特征和原因，第3章为针对疾病的评估。

第2部分：高级治疗技术

按摩师和手法治疗师可以采用多种治疗技术，其中最主要的是瑞典式按摩。由于瑞典式按摩作用于神经系统副交感神经分支和循环系统，具有放松肌肉和促进血液循环的作用，因此，任何基于瑞典式按摩的技术在本质上都是具有治疗效果的，但更深层次的组织技术通常可以带来更好的效果。本书第4章介绍了如何采用较少的操作对颈部肌肉进行有效的治疗。治疗师应该学会如何更省力地工作。鉴于颈前部独特的解剖结构，第5章特别介绍了该区域的按摩治疗。

然而，按摩并不是按摩师和手法治疗师可用的唯一治疗手段，拉伸也是一种有效的治疗方法。但在按摩治疗课程中往往很少涉及拉伸，因此，大多数执业按摩治疗师并未充分利用这项技术。本书第6~9章回顾了基础的拉伸技术，并介绍了高级颈部拉伸方法，可以帮助治疗师有效地治疗患者。

大多数按摩治疗师同样忽视了关节松动术的应用。如果操作得当,技术熟练,关节松动术可以成为治疗颈椎疾病的强有力的工具。本书第10章介绍了关节松动术,按摩治疗师可以应用这些技术安全、有效地治疗颈部疾病。

第3部分:患者和治疗师的自我保健

本书第11章介绍了水疗的使用方法,以及患者居家保健的正确方法。水疗即用不同温度的水作用于患者,是一种很有效的辅助治疗手段。第11章介绍了何时使用热疗与冷疗,以及不同疗法的具体方式。此外,为了有效实施治疗方案,患者居家期间也需要给予正确的指导,因此,本书也介绍了家庭保健。第12章总结了治疗师的自我保健。按摩和其他手法治疗对治疗师身体的要求很高,保持身体健康至关重要。因此,第12章为治疗师提供自我保健方法,帮助治疗师保持身体健康,延长职业寿命。

致 谢

在本书的出版过程中,有很多人对本书的创作提供了帮助。借此机会,我既要感谢他们,也要向读者介绍他们。

本书的插图非常精美。我很幸运能和一个优秀的团队一起工作多年。Yanik Chauvin 是团队的首席摄影师。他对运动拍摄最佳角度和最佳视野的眼光是无与伦比的。与他合作也非常愉快! David Eliot 博士为本书第 1 章提供了优秀的骨骼照片。本书首席插画师是 LightBox Visuals 的 Giovanni Rimasti。在 Jodie Bernard (LightBox Visuals 创始人)的出色指导下,他提供了清晰的插图,直观呈现了潜在的解剖结构和身体的运动。当然,我很幸运有一组很棒的模特:Alex Charmoz、Simona Cipriani、Val Green-Cubano、Ania Kazimierczuk、Anna Morejon、Joseph C. Muscolino、Ivette Nieves、Linda Nguyen、Keiko Tanaka 和 Kate Wojiski。感谢所有为本书的插图做出贡献的人!

特别感谢 Brett M. Carr 和 Christopher M. Coulis,他们编写了关于治疗师自我保健的章节(第 12 章)。他们精湛的专业知识使本书的内容更加完善。

同时还要特别感谢我曾经的学生 William Courtland。William 现在是一名讲师,他是第一个激励我编写教科书的人,当初他就简单地说了句:"你应该写本书。"

最后,感谢我的家人,尤其是我的母亲 Vera Muscolino 和我的妻子 Simona Cipriani,感谢你们的爱、理解、支持和鼓励。你们让这一切都值得!

Joseph E. Muscolino

满怀爱意,将这本书献给我的姐夫们,Sam 和 Andy。
没有人比 Sam 更加耐心、更会关心和更有爱心了。
他几乎是地球上的一个天使。
Andy 可能是我认识的最务实、最有效率的人。
然而,他的挚友——Nando 的出现,
是更加有趣的。

目　录

共同交流探讨
提升专业能力

智能阅读向导为您严选以下专属服务

【病例分析和复习题答案】 详细解析章末病例分析和复习题。

【推荐书单】 推荐专业好书，助您精进专业知识。

【读者社群】 与书友分享阅读心得，交流探讨专业知识与经验。

操作步骤指南

微信扫码直接使用资源，无需额外下载任何软件。如需重复使用可再扫码，或将需要多次使用的资源、工具、服务等添加到微信“收藏”功能。

扫码添加
智能阅读向导

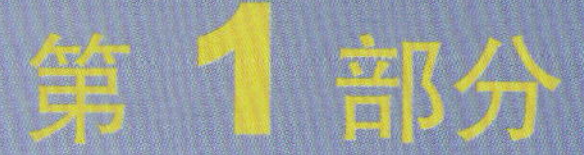

第1部分 解剖学、病理学和评估

第1章 解剖学和生理学概述

本章目录

学习目标

1.描述颈椎的结构。
2.介绍分叉棘突和横突对触诊和治疗的重要性和意义。
3.介绍椎板和关节突对治疗的重要性。
4.描述颈椎关节的结构和功能。
5.描述颈椎的轴向和非轴向运动。
6.列出颈肌附着点和动作。
7.将颈肌分为主要的结构群和功能群。
8.解释为什么了解肌肉的动作有助于对肌肉进行触诊和拉伸。
9.列出并描述颈椎韧带的结构和功能。
10.解释韧带和拮抗肌在功能上的相似之处。
11.描述颈部操作时主要预防措施和禁忌证。
12.定义本章的关键术语。

引言

本章概述了颈部的解剖学和生理学。如果对颈部结构和功能有扎实的基础,治疗师就能更好地理解和应用治疗技术。如果需要更全面地了解颈部的结构和功能,应查阅解剖学、生理学和运动机能学教科书。

颈椎

颈部由颈椎界定。颈椎由7块椎骨组成,从上到下依次命名为C1~C7。C1也被称为寰椎,C2也被称为枢椎(图1-1)。(颈椎上方的枕部被称为C0。)从侧面看,健康的颈椎有前凸曲线(前凸),它被定义为后凹前凸。(lordotic和lordosis常被用来表示过度和不正常的前凸曲线。然而,这些术语也被用来表示颈部和腰部的正常曲线。)除寰椎外,所有颈椎都有一个可触及的向后延伸的棘突。寰椎椎弓后部有一个小结节,称为后结节,而不是棘突。寰椎后结节通常不易被触及。

所有颈椎棘突中,C2和C7的棘突最容易被触及。通常在上颈部可清晰触及C2棘突,在下颈部可清晰触及C7棘突。触及C3~C6棘突的难易程度主要取决于患者的前凸曲线。因为颈椎曲线前凸,所以棘突是下凹的,难以在体表触诊。不过,有些患者颈椎曲度变小甚至变直;前凸曲线减少或缺失称为前凸不足,此时较容易触及棘突。颈椎棘突的一个重要特征是其末端分叉,且各棘突的分叉程度不同(C7棘突通常不分叉)。颈椎棘突的二维形状如图1-2所示(也可见图1-3B)。了解棘突这种分叉形式对于手法治疗很重要,因为如果棘突分叉的两个点形状不对称或大小不相等,则在椎体旋转错位时可能难以准确评估。

颈椎横突是横向延伸的,末端也分叉。每个横突分裂成一个后结节和一个前结节(图1-3)。这些结节往往比较尖锐,而且触诊时很可能使患者感到不适。因此,触诊颈部肌群横突附着点时,动作应轻柔、小心、缓慢。通常,按压颈椎时(如深层组织按摩、拉伸患者颈部或关节松动),横突不应为触诊点。由于通过椎间孔进入或离开脊髓的颈部脊神经穿行于横突前后结节之间的神经沟内,因此,在横突区域触诊时应更加小心。触压横突时,如动作不够轻柔或力量过大,除了使患者感到不适外,还可能压迫颈椎神经。

基于颈椎棘突和横突的尖端分叉特点,对患者颈部触诊时,最佳接触点是椎板和关节突(图1-4A)。棘

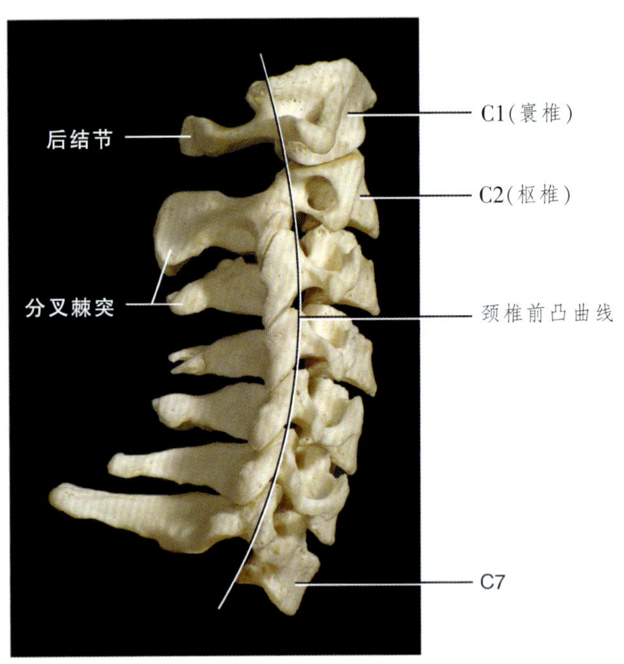

图1-1 颈椎右侧视图。颈椎的曲线被描述为前凸,其凹面向后,凸面向前。颈椎的7节椎骨从上到下依次为C1~C7。C1也被称为寰椎;C2也被称为枢椎。(Courtesy of Joseph E. Muscolino. Photography by David Eliot.)

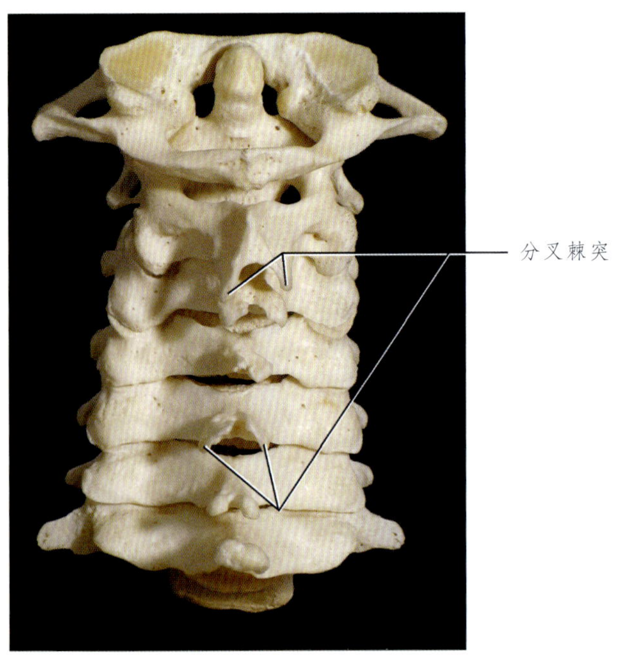

图1-2 颈椎后视图。可见其分叉棘突。(Courtesy of Joseph E. Muscolino. Photography by David Eliot.)

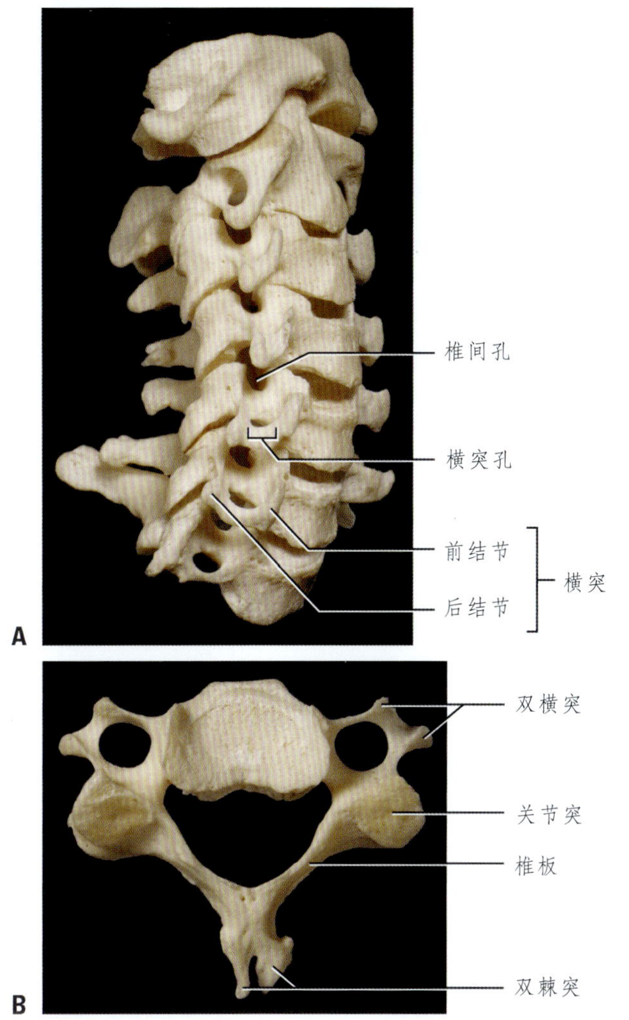

图 1-3 颈椎的分叉横突。每个横突分裂成一个前结节和一个后结节。(A)右前外侧斜视图。(B)典型颈椎的俯视图。(Courtesy of Joseph E. Muscolino. Photography by David Eliot.)

突和关节突之间的椎板内有一个椎板沟，位于脊柱的后外侧。

定位和触诊椎板沟、关节突很重要,主要有以下两个原因。

1.椎板沟是脊椎大部分肌肉所在位置。特别是头半棘肌、多裂肌和横突肌群中的回旋肌均位于此,并且头半棘肌是颈部肌肉中最厚的。因此,当针对颈后肌触诊时,大部分动作需要在椎板沟中完成。

2.颈椎的椎板沟和关节突为治疗师的触诊提供了一个较大的理想触诊面。尤其是拉伸和关节松动时,需要对患者颈部施加外力,关节突即为理想的接触点。由于颈椎椎体的层叠结构,关节突排列形成颈柱或关节柱(图 1-4B),这是一个稳定的骨柱,是治疗师接触颈椎的理想接触点。

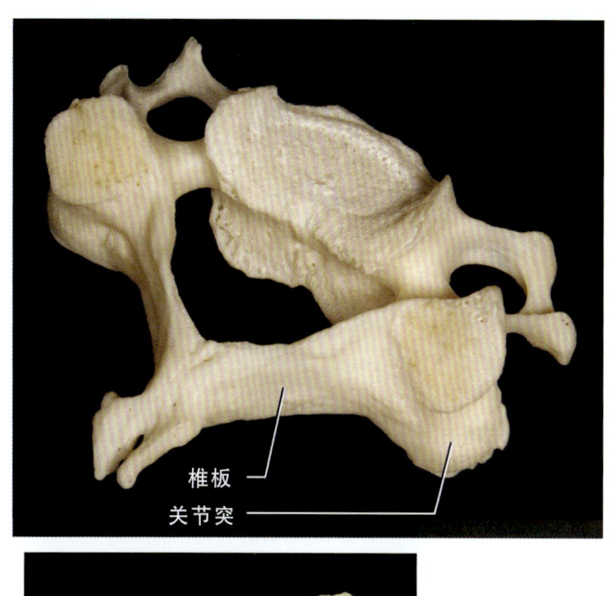

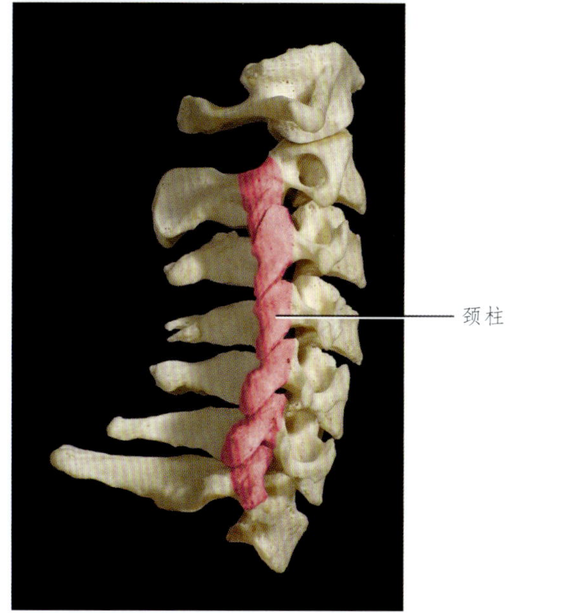

图 1-4 椎板沟和关节柱。(A)典型颈椎的右斜视图(上后外侧)。可见椎板/椎板沟和椎骨关节突。(B)颈椎关节突的层叠形成了颈柱 (关节柱)。(Courtesy of Joseph E. Muscolino. Photography by David Eliot.)

颈椎关节

通常,每两个相邻椎体之间有 3 个关节:1 个盘状关节(椎间盘关节)和 2 个成对(左右各一)小关节。盘状关节位于前侧,小关节位于后外侧(图 1-5)。

盘状关节是一种软骨关节,由被称为环状纤维的外纤维组成,环状纤维包绕内部的髓核。环状纤维由10~20 层纤维软骨组成，纤维软骨附着于两个相邻椎体的外缘。环状纤维为髓核提供了一个坚固稳定的外

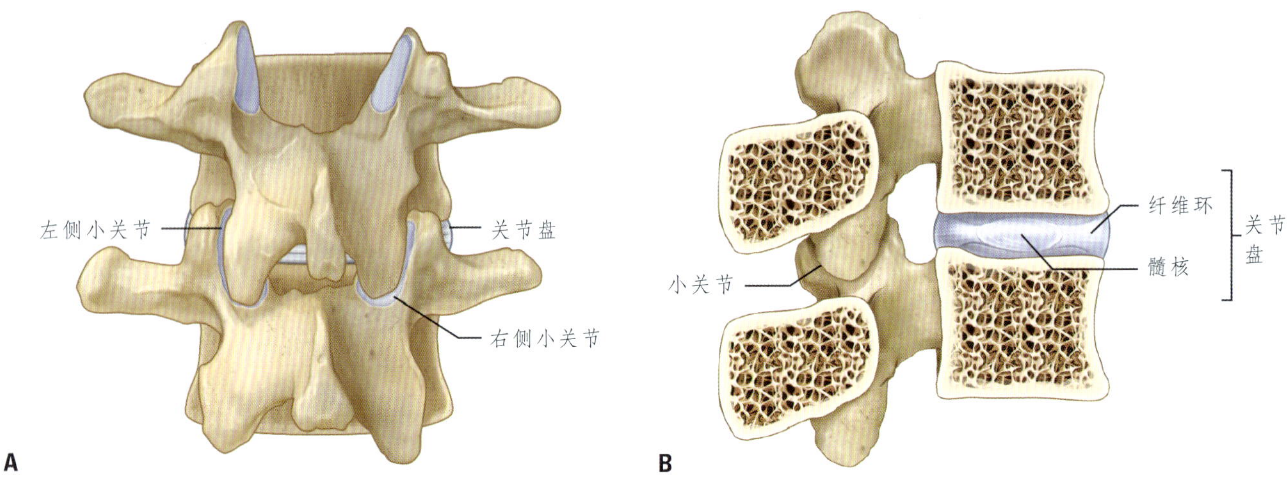

图 1–5　脊椎的椎间盘和小关节。(A)后视图。椎间盘关节位于前方;成对的小关节位于后外侧。(B)矢状面横截面的右侧视图。椎间盘关节由外纤维环和内髓核组成。(Courtesy of Joseph E. Muscolino.)

壳。而髓核是位于椎间盘关节内的厚胶状物质,主要有两个功能:

1.髓核将两个椎体分开,构成的椎间孔是脊神经进出脊椎的通道,同时也使得椎间盘关节有更大的运动范围。

2.髓核为脊椎提供缓冲作用。

整体而言,盘状关节有三个主要功能:

1.椎间关节承受其上方椎体的重量。沿脊柱向下的椎体和附着于椎体上的椎间盘越大,盘状关节承受的来自上方的重量也越大。

2.盘状关节的厚度允许大量的运动。椎间盘占整个脊柱高度的25%。在颈椎,椎间盘高度所占比例更大,总计40%。与椎体高度相比,椎间盘相对高度越大,该区域的脊柱运动范围就越大。

3.椎间盘有助于对冲击力进行缓冲。

寰椎是一个环形骨,有前弓和后弓。寰椎无椎体,因此,其与相邻骨(枢椎与枕骨)之间也无盘状关节。(根据定义,盘状关节位于相邻椎体之间。)寰椎椎体脱离寰椎而与枢椎椎体融合,形成齿状突(即常说的齿突)。因此,寰椎与枢椎构成的寰枢关节(C1/C2)无盘状关节,寰椎与枕骨构成的寰枕关节(C0/C1)也无盘状关节。寰枢关节和寰枕关节是非典型的颈椎关节,并非由两个小关节和一个盘状关节构成:寰枢关节由两个小关节和一个寰齿关节构成;寰枕关节只有两个小关节(图 1–6)。

颈椎的所有小关节都是滑膜关节,位于下椎骨上关节突与上椎骨下关节突之间(见图 1–5B)。之所以称为小关节是因为每个关节突的关节表面都是一个小平面(表面光滑平坦)。小关节也被称为关节突关节、Z关节。小关节的功能是引导脊柱在相应节段关节水平上的运动。节段关节水平是指脊柱的某一特定关节水平,包括同一水平上的盘状关节和小关节(例如,C5与C6之间的关节称为C5/C6关节,是一个节段水平;C6/C7关节水平是另一节段水平)。

盘状关节决定了在特定节段水平上椎体的运动幅度,小关节决定了可能发生的运动类型(即运动方向)。上部颈椎小关节的关节面完全平行于水平面。当沿着颈椎下移时,小关节关节面的方向在额状面上逐渐变得更垂直。通常认为,颈椎小关节的关节面是一个斜切面,位于水平面与额状面之间,约呈45°(图 1–7A)。这个角度经常与屋顶的坡度相类比。注:图 1–7B 是三个基本平面,分别是矢状面、额状面(也称为冠状面)和水平面。任何不是完全矢状、冠状或水平的平面都是斜切面。

相应关节水平的小关节具有定向特点,因此,上部颈椎最适合旋转运动(水平面运动)。颈椎的旋转约50%发生于寰枢关节。随着中部和下部颈椎小关节面的方向向额状面过渡,下部颈椎旋转减少而侧屈增加。特别重要的是,在进行颈部关节活动时,要注意颈椎各区域允许的运动类型(见第10章)。通常情况下,上颈部可以很好地旋转;沿颈椎下移,旋转运动逐渐减少,侧屈增加。

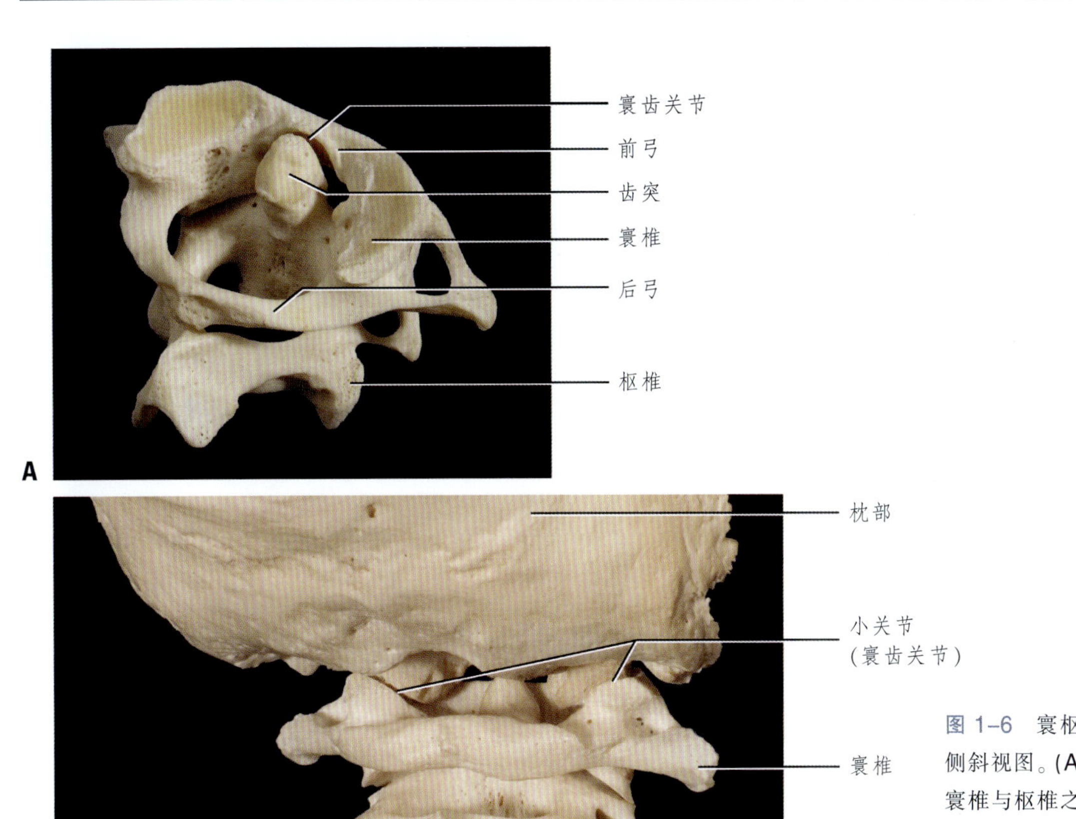

图 1-6 寰枢关节和寰枕关节,后外侧斜视图。(A)寰枢(C1/C2)关节位于寰椎与枢椎之间。(B)寰枕关节位于寰椎与枕骨之间。(Courtesy of Joseph E. Muscolino. Photography by David Eliot.)

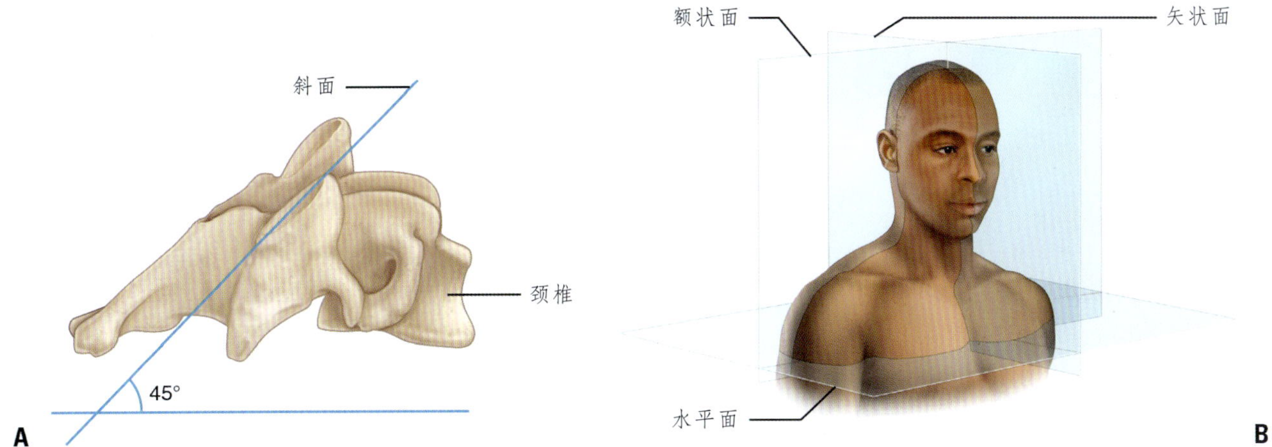

图 1-7 颈椎小关节平面。(A)右侧视图。颈椎小关节平面位于水平面与额状面之间,约 45°。(Courtesy of Joseph E. Muscolino.)(B)人体的三个基本平面。

颈椎运动

颈椎可以在三个基本平面(矢状面、额状面和水平面)上进行轴向和非轴向运动。图 1-8 所示的轴向运动如下:

- 矢状面上的前屈后伸。
- 额状面上的左右侧屈。
- 水平面上的左右旋转。

"同侧旋转"用于描述肌肉使颈部旋转到肌肉所在方向所产生的运动。左侧肌肉将颈部旋转至左侧即为同侧旋转,右侧同理。"对侧旋转"用于描述肌肉

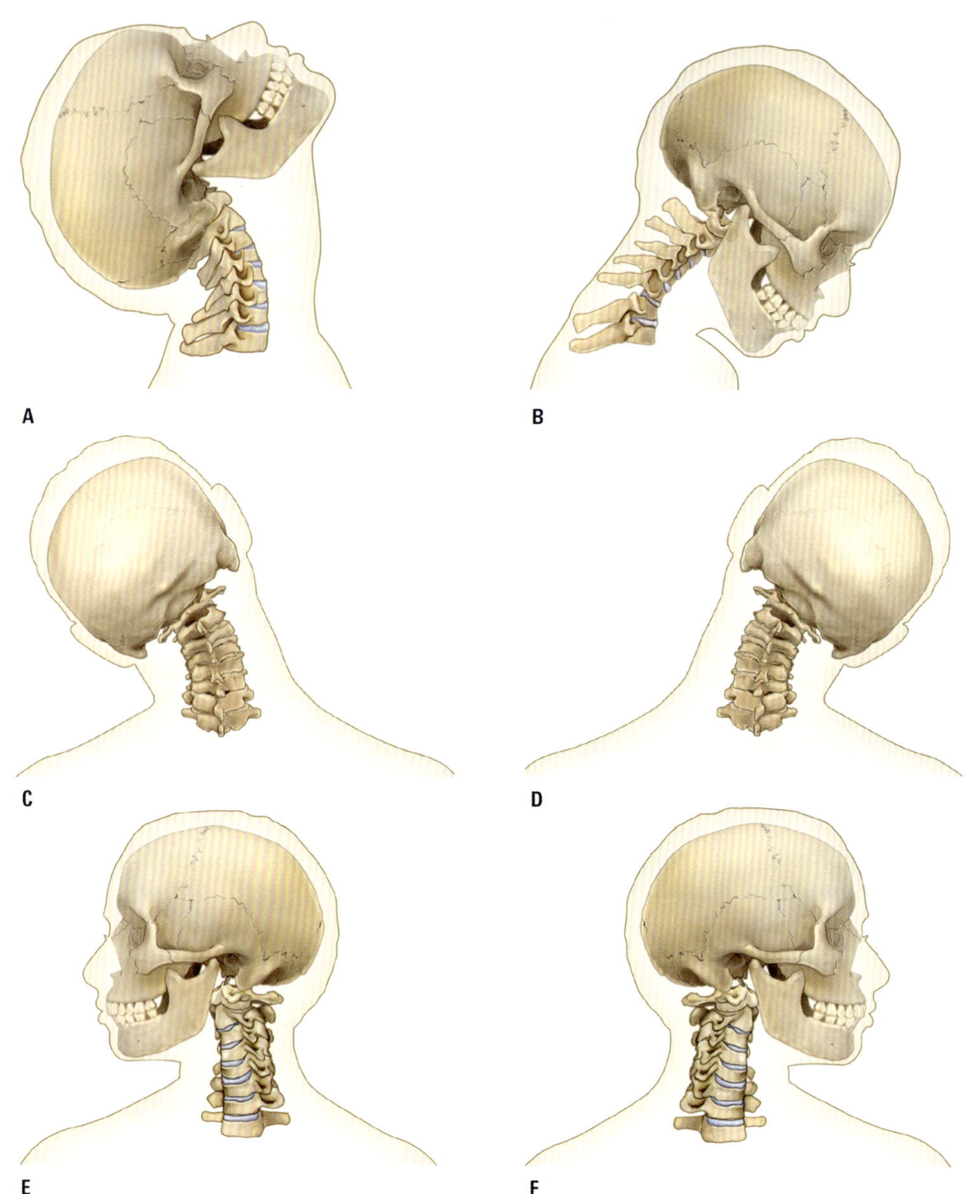

图 1–8 颈椎的六个基本平面轴向运动。(A,B)矢状面上的后伸和前屈(侧视图)。(C,D)额状面上的左侧屈和右侧屈(后视图)。(E,F)水平面上的右旋和左旋(前视图)。(Courtesy of Joseph E. Muscolino.)

使颈部旋转到肌肉相反方向所产生的运动。左侧肌肉将颈部旋转到右侧即为对侧旋转,右侧同理。

颈部也可以环转。环转不是一个关节动作,而是按顺序进行的四个关节动作:左侧屈、前屈、右侧屈和后伸。如果这些动作按顺序进行,头部轨迹将形成一个方形。然而,如果流畅地完成这些动作,运动的"角"逐渐变圆,那么头部和颈部呈圆锥形移动(图 1–9),许多治疗师将这种运动描述为旋转。然而,事实上环转并非旋转,环转并非发生于水平面,四种运动均发生在矢状面和额状面上。

表 1–1 显示了头颈部从寰枕关节到 C7/T1 关节的平均正常运动范围。治疗师应注意,不是每一名患者在正常情况下都可以达到这些范围。老年人的运动

表 1-1 颈椎正常运动范围*

关节动作	平均运动范围
前屈	50°
后伸	80°
左右侧屈	45°
左右旋转	85°

*所示范围为寰枕关节至 C7/T1 关节。

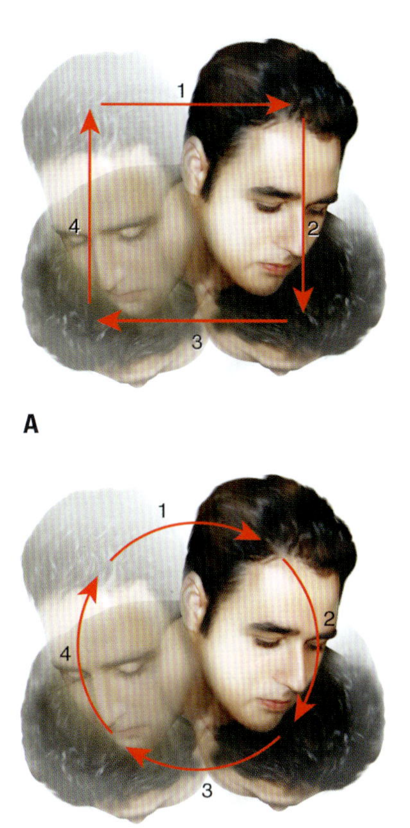

图 1-9　颈椎的环转运动。(A)形成环转的四个动作：左侧屈、前屈、右侧屈和后伸。当以上动作按顺序进行时，动作轨迹可形成一个正方形。(B)正方形的四角变圆，形成圆锥形的环转运动。

范围通常比年轻人小，而慢性损伤患者的运动范围也可能减小。

颈椎也可以进行非轴向运动。非轴向的关节运动称为平移或滑动。颈椎可以前后平移或滑动。颈椎前移也被称为前伸；同样，后移也被称为后缩。颈椎也可以左右侧向平移或滑动(颈椎的侧向平移通常被认为是经典的“埃及式”运动，此时头部反复左右平移)。颈椎可上下滑动，上滑也被称为分离或牵引，下滑也被称为压缩(图 1-10)。

颈椎肌组织

为了精确且有效地开展颈部临床治疗，治疗师需要了解颈部肌肉的附着点和作用。例如，对颈部深层组织进行触诊时，要确定触诊手的位置，物理治疗师必须了解目标肌肉的附着点，以便准确定位。

此外，治疗师还需要了解目标肌肉的动作模式。了解动作模式后，治疗师就可以嘱患者收缩目标肌肉，使其变坚硬。肌肉收缩有助于区分目标肌肉与邻近软组织，从而使治疗师掌握其确切的位置和深度。无论采用何种拉伸技术，在拉伸患者颈部肌肉时，了解肌肉动作模式很重要。肌肉拉伸是通过患者做与肌肉运动方向相反的动作以延长肌肉长度来完成的。例如，如果目标肌肉是颈部屈肌，则拉伸需伸展患者颈部；如果目标肌肉是右侧屈肌，则拉伸需向左侧屈曲患者颈部，依此类推。

颈部肌肉可以分为前群和后群，尽管这一划分并不完美(如胸锁乳突肌的下附着点位于前部，而其上附着点位于后部)，但这是一个很好的起始框架。将颈部肌肉分为颈部右侧肌、颈部左侧肌也有助于认识肌肉。因此，本书将颈部肌肉分为四个主要的结构群，分别位于四个象限：

- 右前区。
- 左前区。
- 右后区。
- 左后区。

可以将肌肉视为这些大结构群的一部分，也能增强治疗师对肌肉运动功能群的理解。因为结构群在很大程度上决定了功能群，即肌肉的结构位置在很大程度上决定了其运动功能。颈部肌肉主要有六大功能群：矢状面屈肌和伸肌、额状面右侧屈肌和左侧屈肌、水平面右旋肌和左旋肌。

了解肌肉的结构位置有助于理解其作用并将其归类，并且无须刻意记忆这些功能和类别。例如，所有穿行于脊柱关节前侧的肌肉都是颈部屈肌。同样的，所有在脊柱关节后方交叉的肌肉都是颈部伸肌。无论是前部还是后部，如果肌肉位于颈部右侧，就可以向右侧屈曲颈部。同样的，左侧肌肉是颈部的左侧屈肌。

在治疗时，了解目标肌肉的旋转动作也很重要。如上一段所述，肌肉旋转更难以形象化，因其不太依赖于肌肉的结构位置。肌拉力线的方向决定了肌肉的功能，而肌纤维的走行基本上决定了肌拉力线的方向。进行屈曲、伸展、左右侧屈的肌肉必须具有垂直走行；进行右旋或左旋的肌肉必须具有水平走行。事实上，可以将其视为部分水平地缠绕在颈部。因此，在确定其旋转能力时，要考虑颈部肌肉的纤维方向。

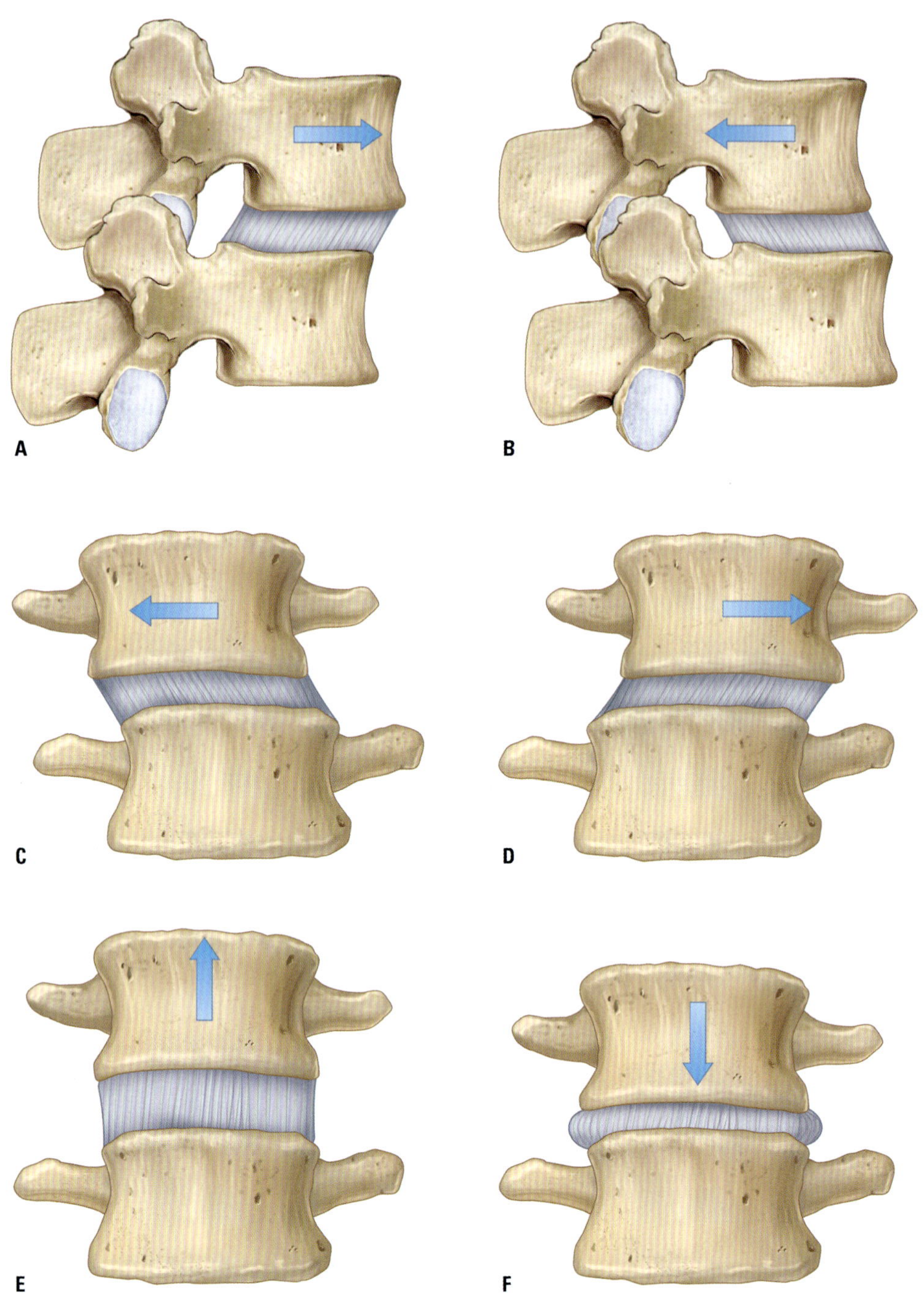

图 1-10 颈椎的非轴向运动。(A,B)前移(前伸)和后移(后缩)(右侧视图)。(C,D)右侧滑动和左侧滑动(前视图)。(E,F)上滑(又称分离或牵引)和下滑(又称压缩)(前视图)。(Courtesy of Joseph E. Muscolino.)

这六个主要功能并不相互排斥。肌肉可以拥有多个功能。例如,上斜方肌可以伸展、侧屈和向对侧旋转颈部。学习多平面拉伸时,了解肌组织的功能非常重要,详见第6章。

在记忆每块颈部肌肉动作模式之前,可以先在一个较大的结构群和功能群中构想每块肌肉。图 1-11 至图 1-13 展示了颈部肌肉,图 1-14 至图 1-26 展示了颈部的单块肌肉和肌群及其特定的附着点和功能。

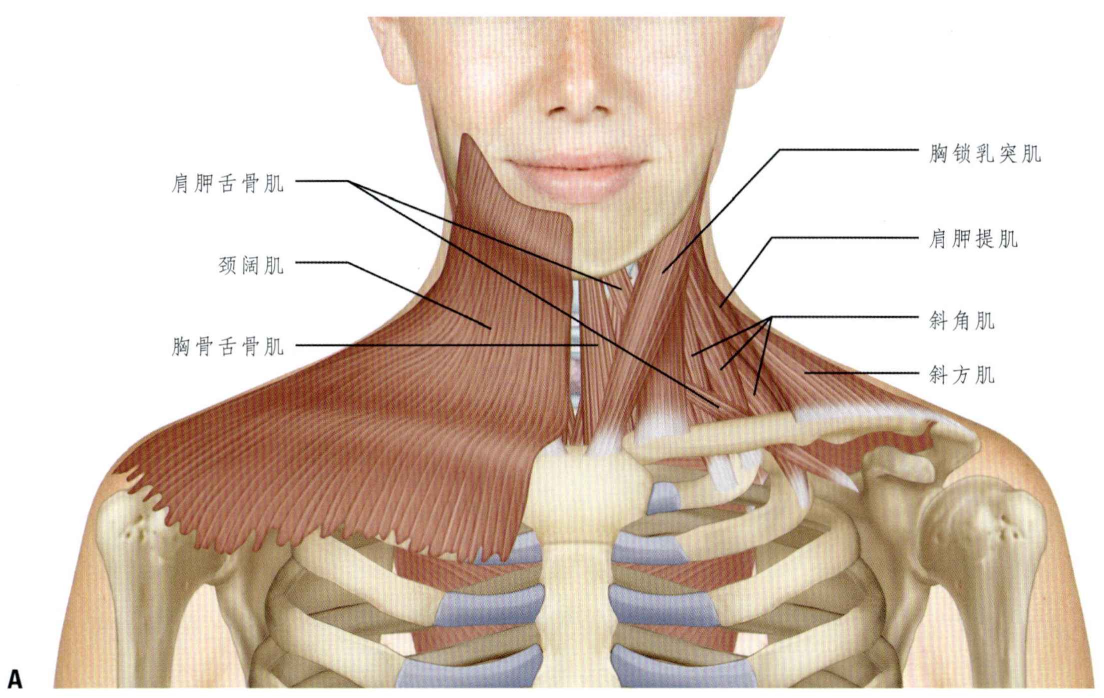

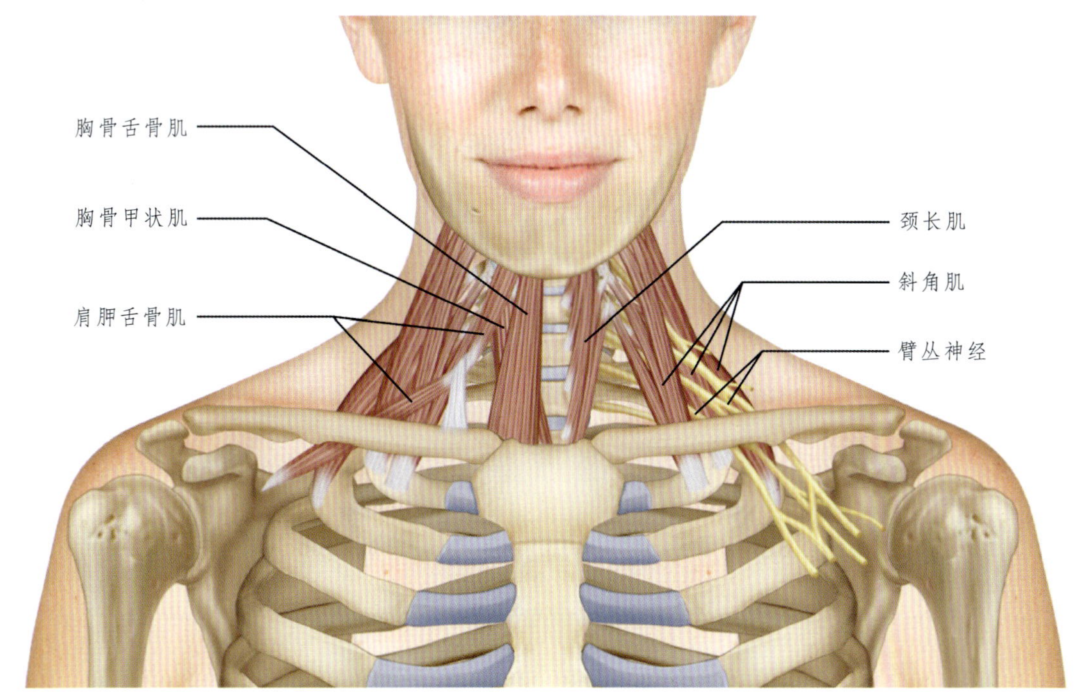

图 1-11 颈部肌组织的前视图。(A)左侧(图片右侧)清除颈阔肌后的浅层视图。(B)中层和深层视图。

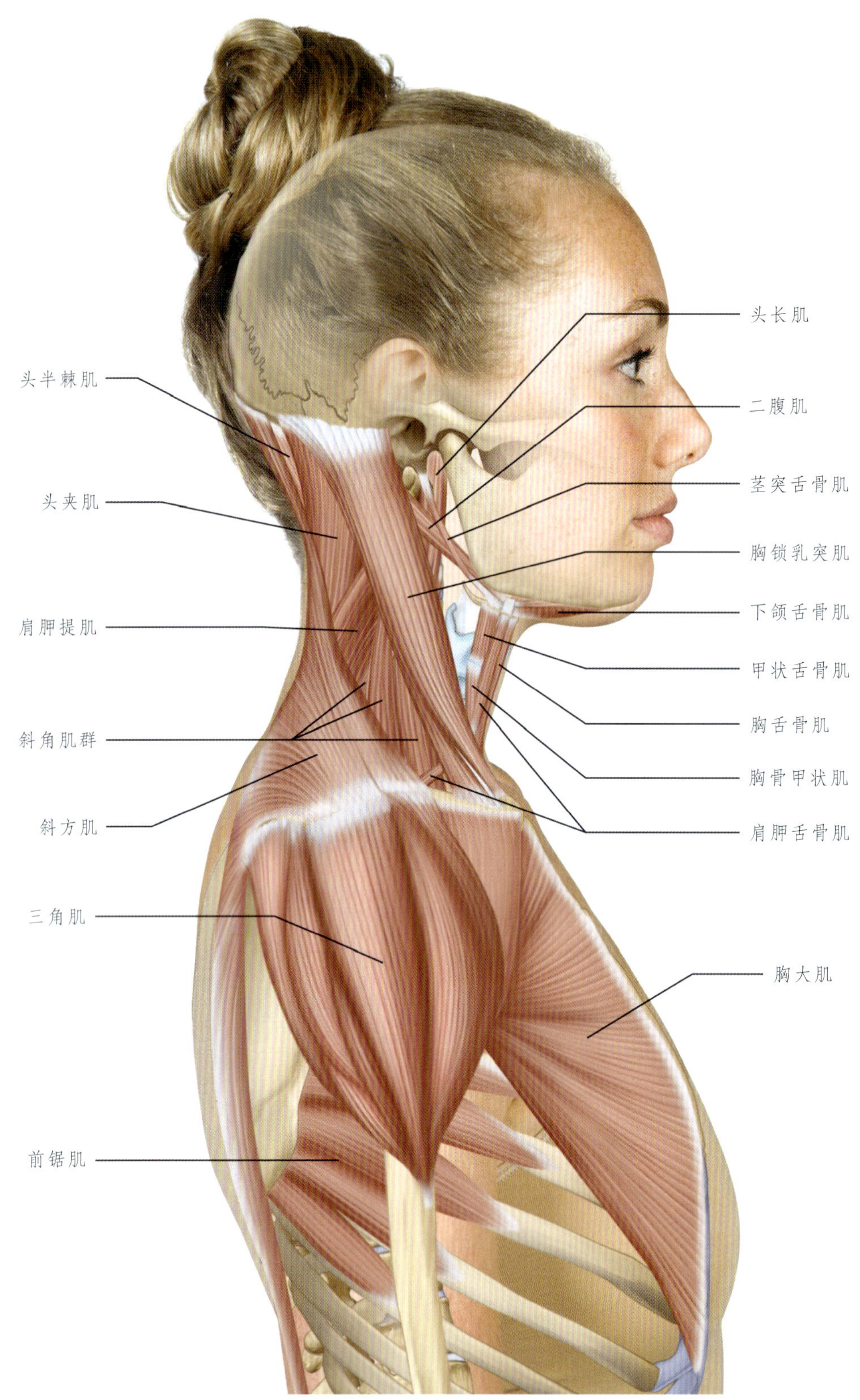

图 1-12 颈部肌组织的右侧视图。注意颈后三角，前面是胸锁乳突肌，后面是斜方肌，下面是锁骨。颈后三角是触诊颈部许多肌肉的良好参考。斜角肌群、肩甲舌骨肌下腹、肩胛提肌、头夹肌和一小部分头半棘肌均可在颈后三角处被触及。

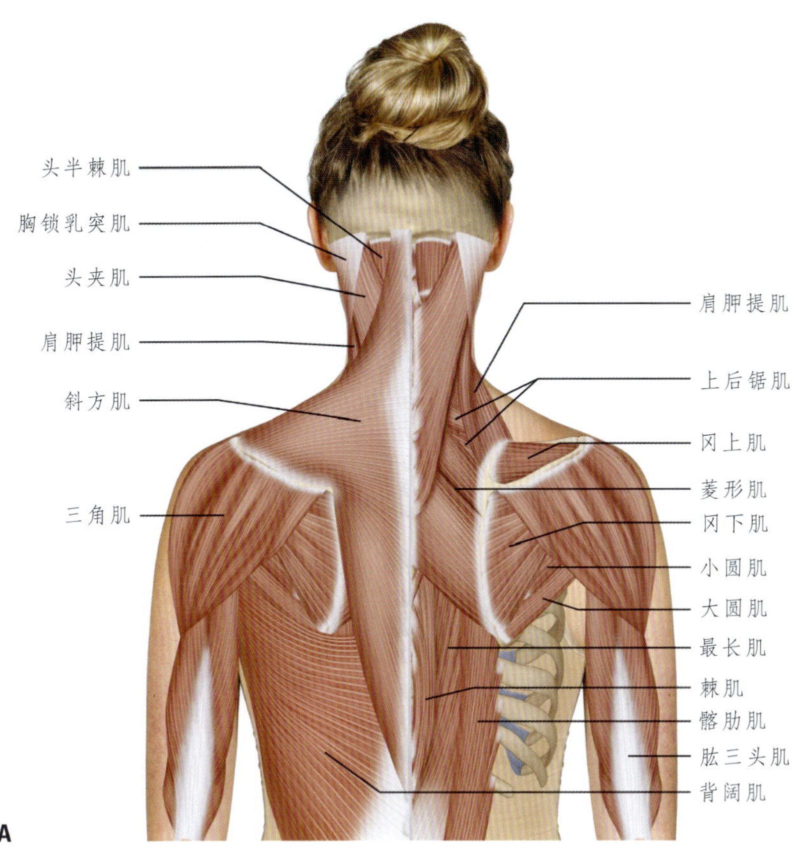

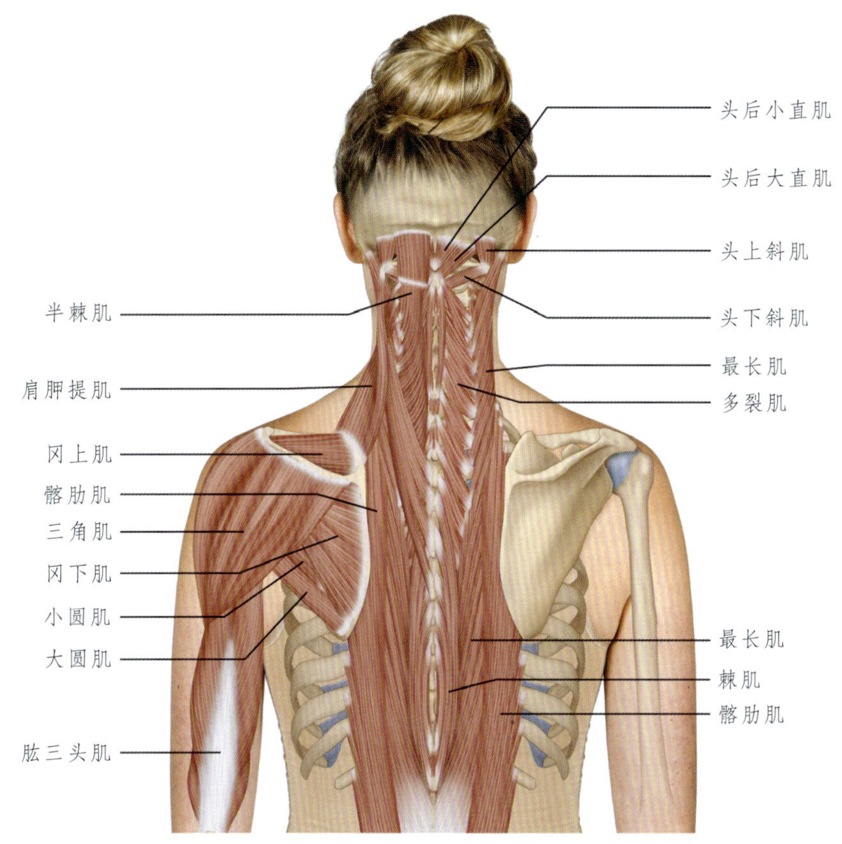

图1–13 颈部肌组织的后视图。(A)左侧为浅层视图,右侧为中层视图(斜方肌已清除)。(B)更深层的视图,右侧是最深层的肌肉。

附着点和运动

斜方肌

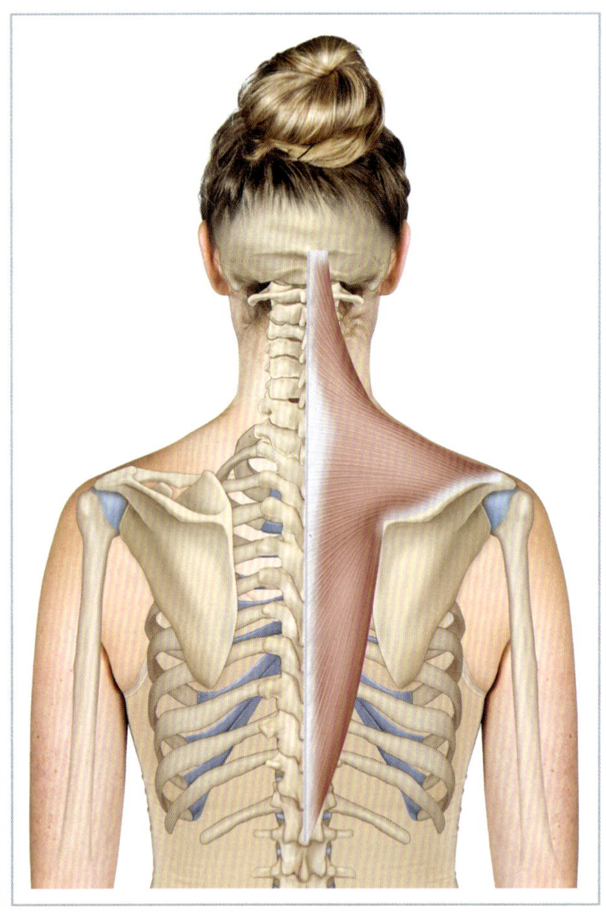

图 1–14 右侧斜方肌的后视图。

- 斜方肌起于枕外隆凸和枕骨上项线的内侧半、颈部韧带和 C7~T12 的棘突，止于锁骨外侧 1/3、肩峰和肩胛骨脊柱缘。
- 上斜方肌可使头颈部后伸、侧屈，并向对侧旋转；可使肩胛骨上提、后缩和上回旋。中斜方肌可以后缩肩胛骨。下斜方肌可使肩胛骨下降、后缩和上回旋。

附着点和运动

头夹肌

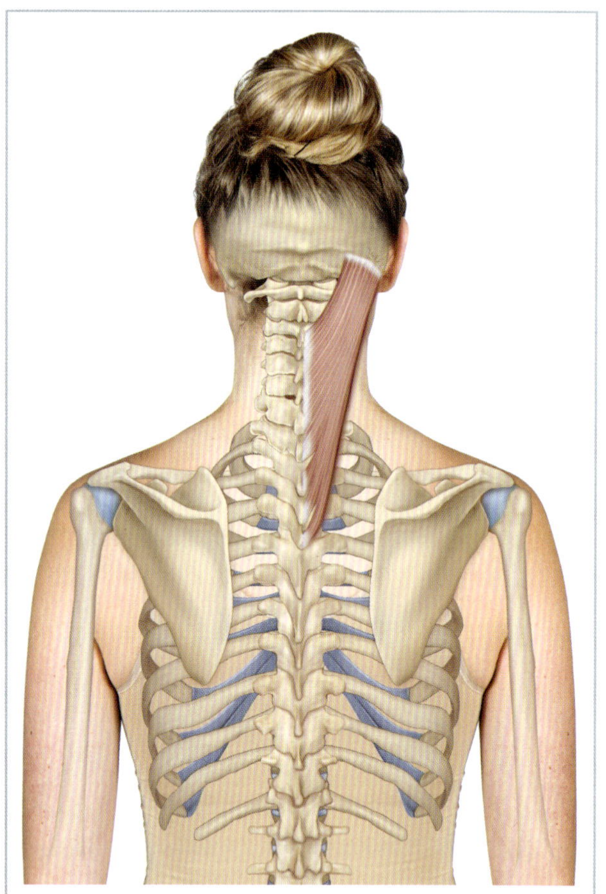

图 1–15 右侧头夹肌的后视图。

- 头夹肌起于 C3~C7 的项韧带和 C7~T4 棘突，止于颞骨乳突和枕骨上项线的外侧 1/3。
- 头夹肌可使头颈部后伸、侧屈，并向同侧旋转。

附着点和运动

颈夹肌

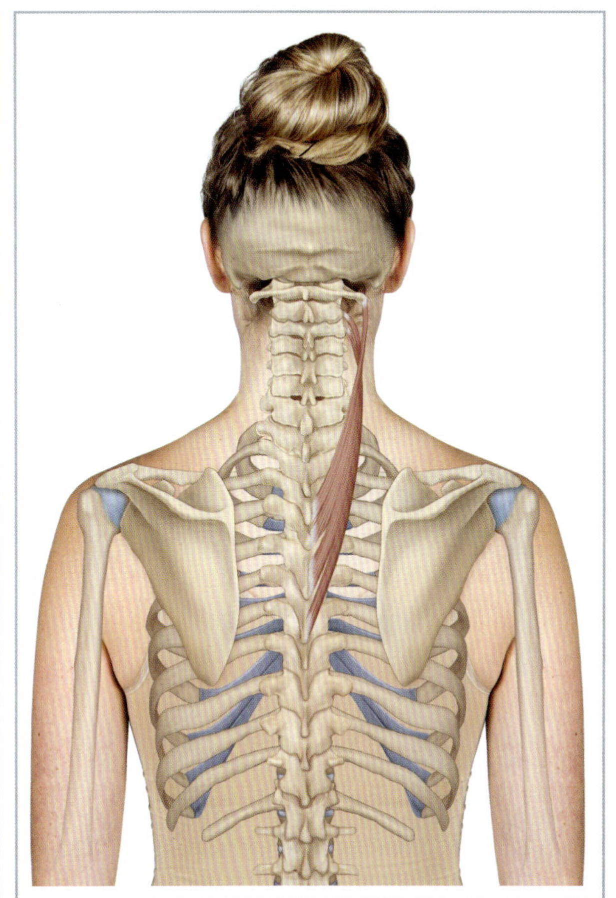

图 1–16 右侧颈夹肌的后视图。

- 颈夹肌起于 T3~T6 棘突，止于 C1~C3 横突的后结节。
- 颈夹肌可使头颈部后伸、侧屈，并向同侧旋转。

附着点和运动

肩胛提肌

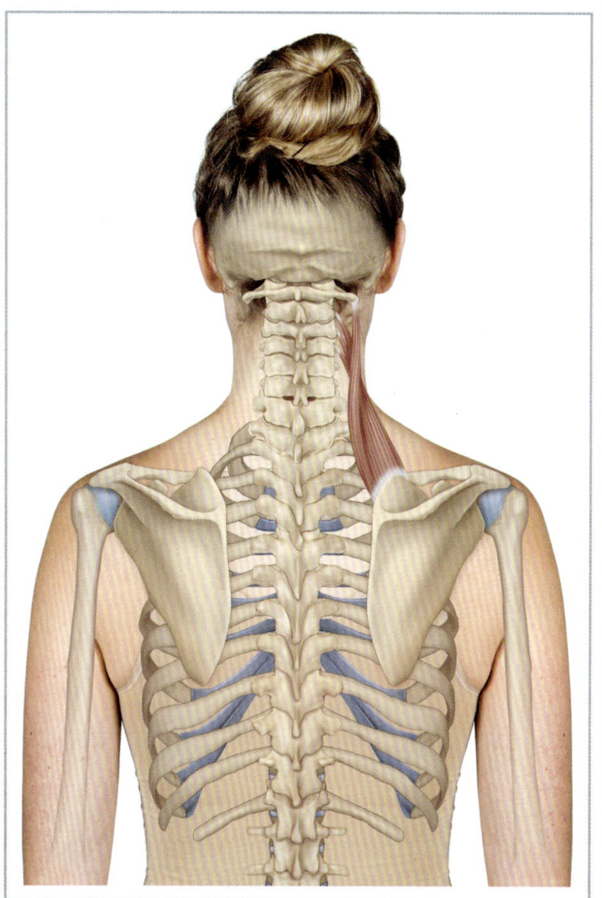

图 1–17 右侧肩胛提肌的后视图。

- 肩胛提肌起于 C1~C4 横突的后结节，止于肩胛骨的内侧缘，从脊柱横突根部到肩胛上角走行。
- 肩胛提肌可使肩胛骨上提、后缩和下回旋；使头颈部后伸、侧屈，并向同侧旋转。

附着点和运动

竖脊肌群

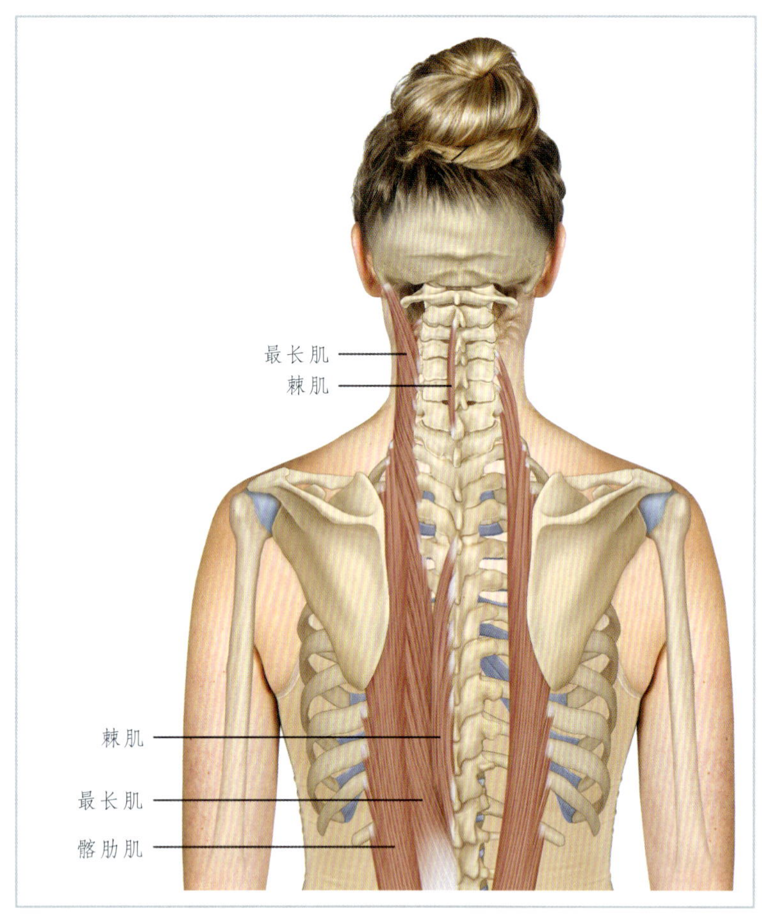

图 1-18 颈部竖脊肌群的后视图。竖脊肌群由髂肋肌、最长肌和棘肌组成。三块肌肉都显示在左侧;右侧仅显示髂肋肌。

- 髂肋肌和最长肌的下部附着点位于脊柱的下部。髂肋肌向上附着于 C4~C7 横突的后结节。最长肌向上附着于 C2~C7 横突群后结节和颞骨乳突。颈棘肌附着于 C2~C7 棘突。
- 竖脊肌群可使头颈部后伸、侧屈,并向同侧旋转。

附着点和运动

颈横肌群

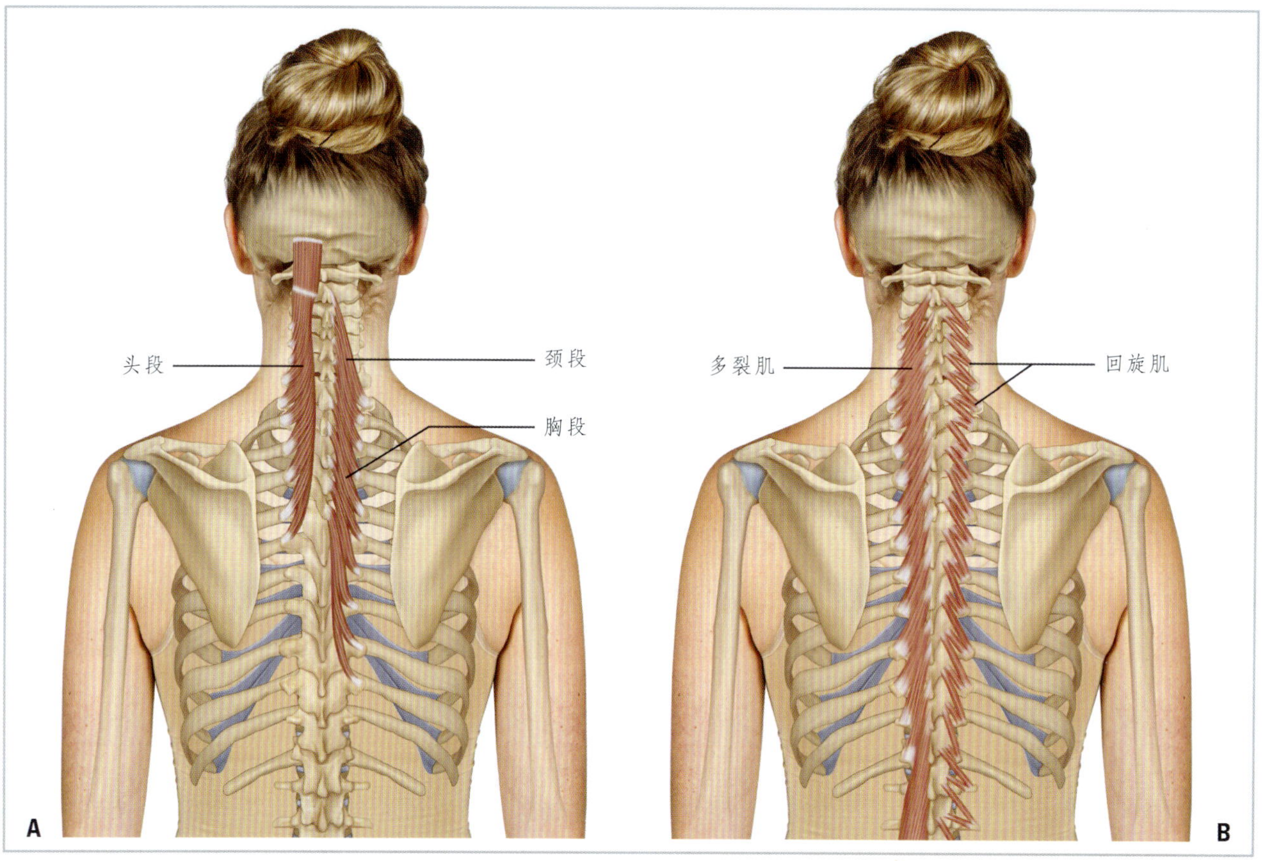

图 1-19 颈部横突棘肌群的后视图。横突棘肌群由半棘肌、多裂肌和回旋肌组成。(A)左侧为头半棘肌,右侧为颈半棘肌和胸半棘肌。(B)左侧为多裂肌,右侧为回旋肌。

- 三组小肌群均在 C2~C7 之间起于横突,向下止于棘突。半棘肌(头段)也附着于上、下项线之间的枕骨上。
- 横突棘肌群可使颈部后伸、侧屈,并向对侧旋转,在寰枕关节处使头部后伸和侧屈。

附着点和运动

枕下肌群

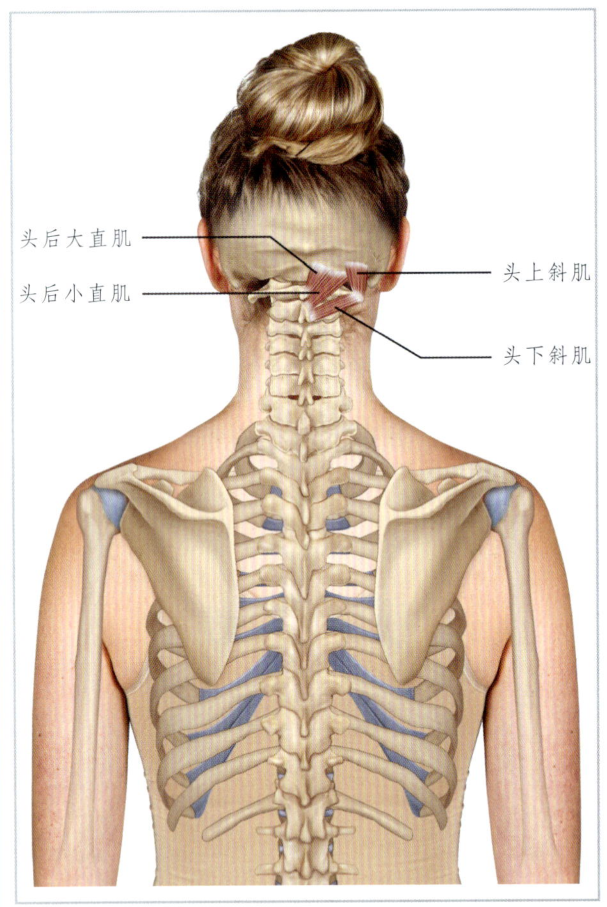

图 1-20 右侧枕下肌群的后视图。枕下肌群由头后大直肌、头后小直肌、头下斜肌和头上斜肌组成。

- 头后大直肌起于C2棘突，止于枕骨下项线。头后小直肌起于C1后结节，止于枕骨下项线。头下斜肌起于C2棘突，止于C1横突。头上斜肌起于C1横突，止于枕骨，位于下项线与上项线之间。
- 头后大直肌在寰枕关节处使头部后伸。头后小直肌和头上斜肌在寰枕关节处使头部后缩。头下斜肌在寰枕关节处向同侧旋转寰椎。

附着点和运动

颈阔肌

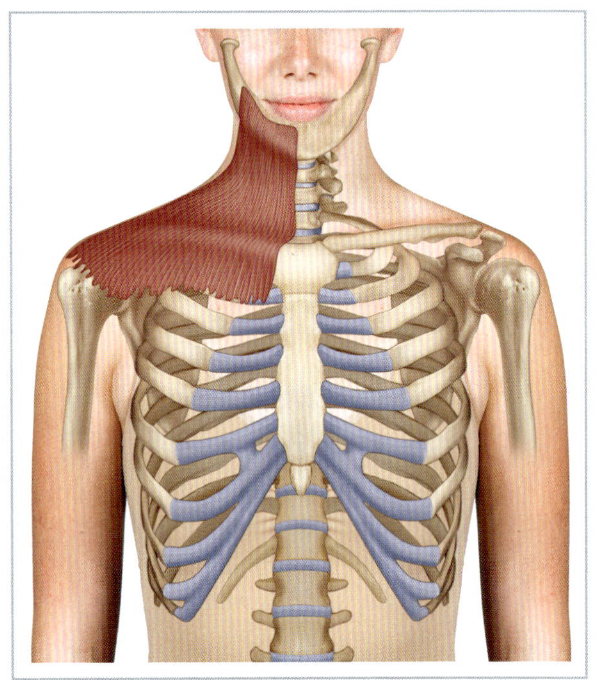

图 1-21 右侧颈阔肌的前视图。

- 颈阔肌起于胸肌和三角肌区的筋膜，止于下颌和下面部的筋膜。
- 颈阔肌形成颈部皮肤隆起，横向拉动下唇，并下拉下颌。

附着点和运动

胸锁乳突肌

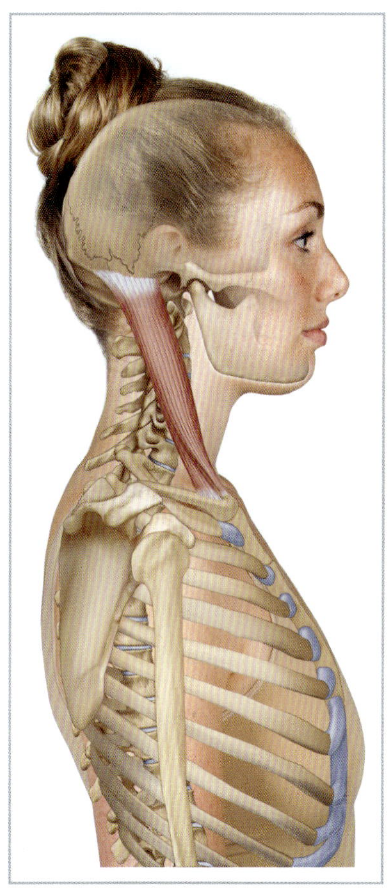

图 1-22 右侧胸锁乳突肌的右侧视图。

- 胸锁乳突肌起于胸骨和锁骨内侧，止于颞骨乳突和枕骨上项线的外侧。
- 胸锁乳突肌可使下颈部前屈，头部和上颈部后伸，并使头颈部侧屈和向对侧旋转，也可提拉胸骨和锁骨。

附着点和运动

舌骨肌群

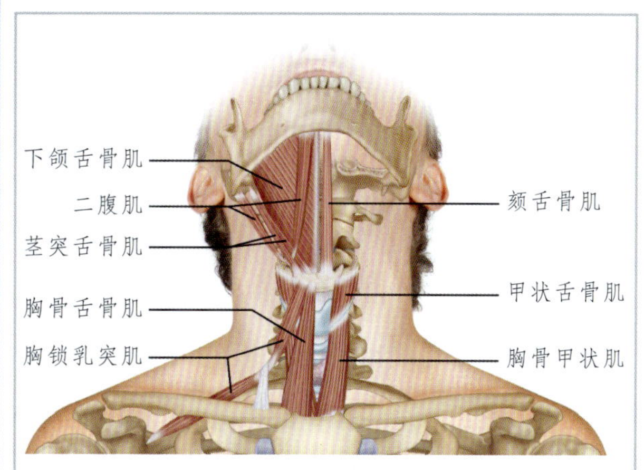

图 1-23 头部伸展时的舌骨肌群前视图。除了颏舌骨肌，其余舌骨肌均位于右侧（图片左侧）。颏舌骨肌位于下颌舌骨肌群的深部。图片右侧展示胸骨甲状肌、甲状舌骨肌和颏舌骨肌。

- 舌骨下肌群下拉舌骨，并协助颈部前屈。
- 舌骨上肌群上提舌骨，并协助颈部前屈。二腹肌、下颌舌骨肌和颏舌骨肌也会下拉下颌骨。
- 注意：舌骨的大部分附着点都在其名称中体现。

附着点和运动

斜角肌群

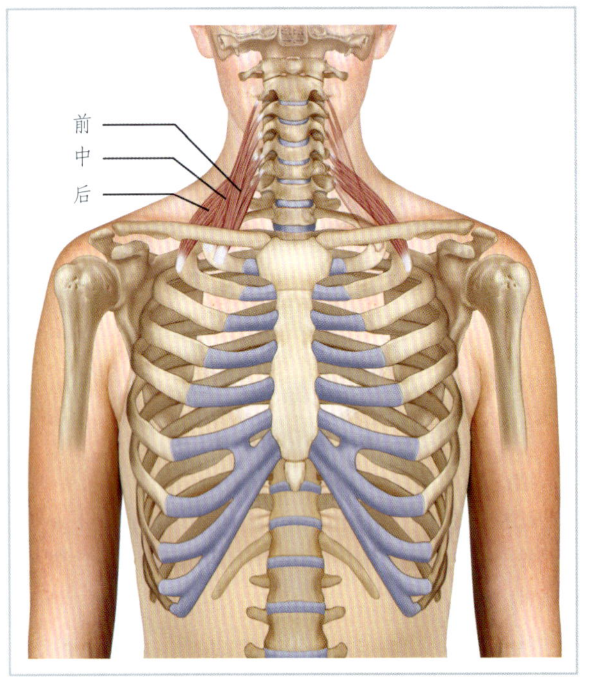

图 1–24 斜角肌群的前视图。斜角肌群由前、中、后斜角肌组成。在右侧(图片左侧)可见全部的斜角肌。在左侧(图片右侧)仅可见后斜角和中斜角肌(虚影所示)。

- 前斜角肌起于 C3~C6 横突的前结节,止于第 1 肋。
- 中斜角肌起于 C2~C7 横突的后结节,止于第 1 肋。
- 后斜角肌起于 C5~C7 横突的后结节,止于第 2 肋。
- 斜角肌群提拉胸肋关节和肋椎关节处的第 1 和第 2 肋骨,并可使颈部前屈、侧屈和向对侧旋转。

附着点和运动

头长肌和颈长肌

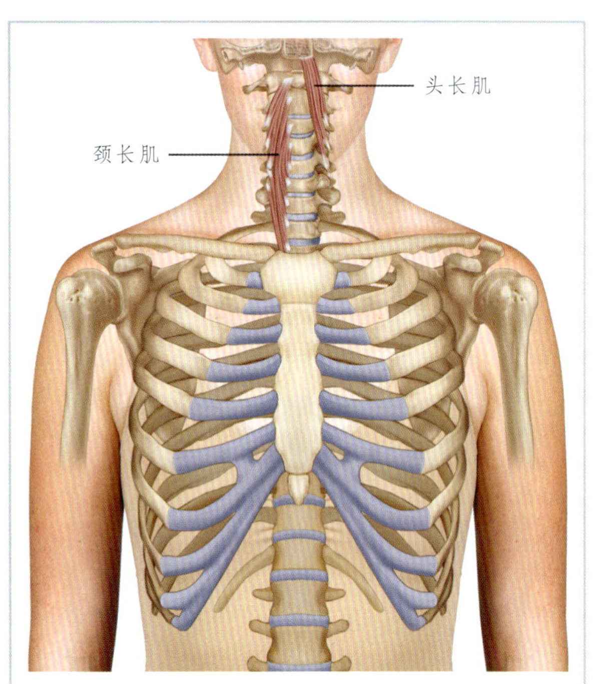

图 1–25 颈长肌和头长肌的前视图。在右侧(图片左侧)可见颈长肌;在左侧(图片右侧)可见头长肌。

- 颈长肌附着于 T3~C2 椎体的前侧和横突前结节以及寰椎(C1)前弓。
- 头长肌起于 C3~C5 横突前结节,止于枕骨。
- 颈长肌群和头长肌群在脊柱关节处可使颈部前屈、侧屈和向对侧旋转。

颈椎韧带

与肌肉一样,了解颈椎韧带也能帮助治疗师有效拉伸患者的颈部。无论使用何种技术,拉伸的目的都是放松限制关节运动的软组织。尽管韧带的功能是稳定和限制其附着的骨运动,但拉紧的韧带和过紧的肌肉一样,是过度限制关节运动的罪魁祸首。因此,当患者出现颈部紧张时,治疗师有必要了解颈部韧带的基本知识。

韧带的"作用"类似于拮抗肌。如果拮抗肌紧张,则会限制与其运动方向相反的运动。例如,如果颈部伸肌(位于后部)紧张,则会限制颈部前屈。由于这种运动通常发生在与肌肉相对的一侧,所以拮抗肌有时被称为对侧肌。同样,韧带往往位于对侧,即与受限动作相反的方向。例如,如果颈部屈曲受限,则限制该运动的韧带位于颈后部(即拮抗肌颈伸肌的位置)。如果颈部向右侧屈受限,则限制该运动的韧带位于颈部左侧 (即拮抗肌左侧屈肌的位置)(图 1–27)。通常情况下,旋转比较棘手。由于有旋转功能的肌肉可能位于人体的任何一侧, 这与其所产生的旋转动作有关,因此,限制旋转的韧带也可能位于人体的任何一侧。与肌组织相似,通过观察韧带(部分)如何在水平面上"缠绕"人体区域,可以发现韧带在限制旋转中的作用。

附着点和运动

头前直肌和头外侧直肌

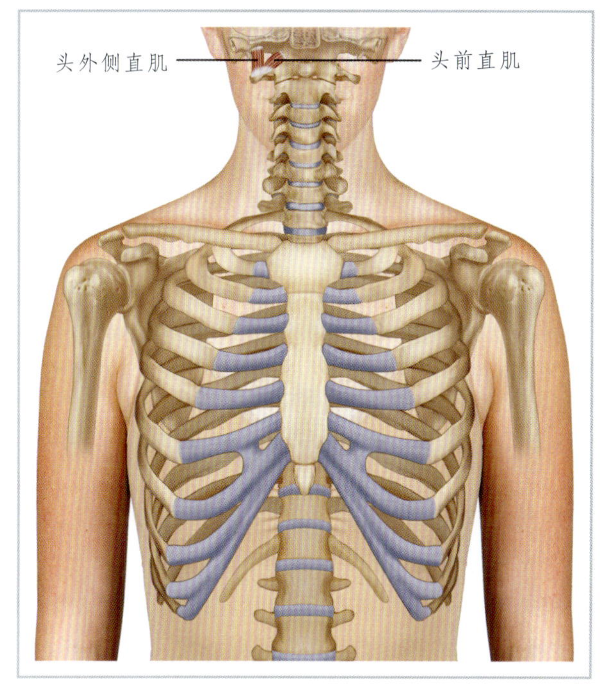

图 1-26 右侧头前直肌和头外侧直肌的前视图。

- 头前直肌和头外侧直肌起于寰椎(C1)横突,止于枕骨。
- 头前直肌在寰枕关节处使头部前屈。头外侧直肌在寰枕关节处使头部侧屈。

颈椎的主要韧带如图 1-28 所示。棘上韧带(在颈椎处增厚为项韧带)、棘间韧带、小关节囊(在结构上为韧带,因此也起到限制运动的作用)、黄韧带和后纵韧带均位于脊柱屈伸轴线的后侧,因此,均限制脊柱前屈。前纵韧带位于脊柱屈伸轴线的前方,因此,限制脊柱后伸。横韧带位于外侧,限制颈部向对侧屈。

预防措施

颈部包含许多结构,出于对患者安全的考虑,这些结构的位置非常重要。这些结构中有许多都是敏感的神经血管结构(神经、动脉和静脉),禁忌受压。另一些也是敏感的结构,需要轻柔触压。这些结构大部分

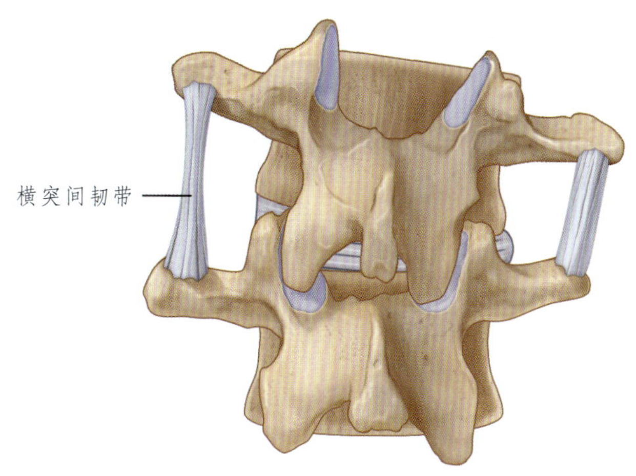

图 1-27 韧带功能。两个椎骨的后视图展示了韧带如何绷紧,并限制骨骼在与韧带位置相反方向上的运动。在本例中,当上节椎骨向右侧屈时,左侧横突间韧带绷紧并限制了这种运动。(Courtesy of Joseph E. Muscolino.)

位于前部(图 1-29)。因此,在处理患者的颈前部时,一定要保持谨慎。然而,也不应完全不开展治疗,因为颈前部的治疗非常有价值,特别是对于有颈部扭伤的患者。对颈前部解剖的了解可以使治疗安全地进行。第 3 章会讨论特殊病理情况下的其他注意事项和禁忌证。

前部结构:颈总动脉和颈静脉

颈总动脉和颈静脉位于颈前,略偏于中线外侧,向下/向上走行。以下是治疗该区域的一些方法和注意事项:

- 避开上述结构。手指压在颈动脉上通常很容易发觉,因为可以感觉到脉搏。
- 在触诊动脉时,通常用其他手指而不用拇指,因为拇指的脉搏很强烈,可能与患者的脉搏相混淆。
- 触诊脉搏时,不要过于深入,因为有可能压迫动脉,阻断血液循环,从而减弱脉搏。
- 如果在治疗时触及患者的颈动脉脉搏,无须停止治疗。可以轻微移动手指,或者轻轻地将血管推移到一侧,继续在原位置治疗。

前部结构:中线

位于颈前部中线的是甲状软骨、环状软骨和气管。以下是在这些结构附近治疗的一般方法和注意事项:

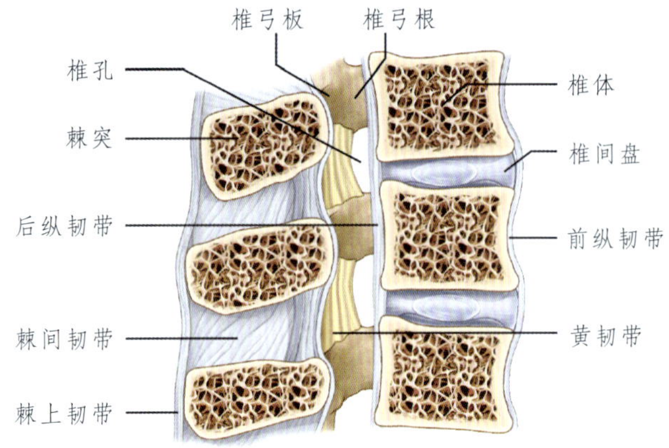

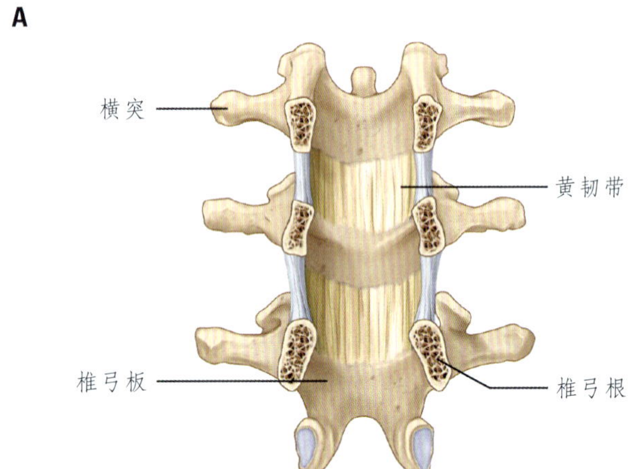

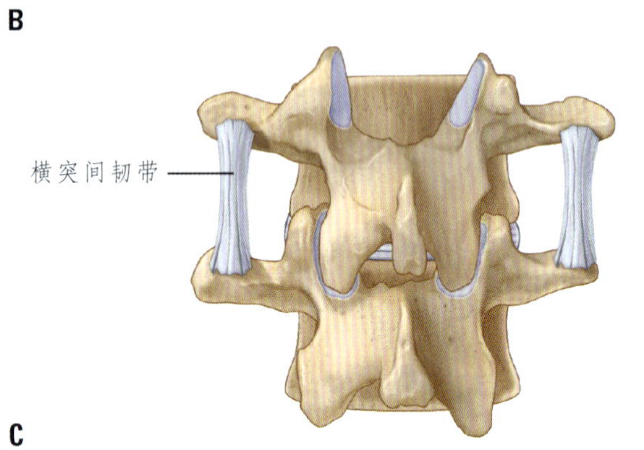

图 1–28 脊椎韧带。(A)脊柱矢状面右侧视图。(B)通过脊柱椎弓根的额状面前视图,其中可以看到椎管内的黄韧带。(C)横突间韧带的后视图。(Courtesy of Joseph E. Muscolino.)

■ 不要压迫上述结构。注意它们在颈前中线的位置。与血管一样,最好完全避开上述结构。

■ 如果患者无不适,可以轻轻地将上述结构推移到一侧(但是要注意,推移或按压可能会引起咳嗽反射)。例如,如果检查颈部前内侧的肌组织,如颈长肌,轻轻地将这些结构推移向另一侧可能会对深入触诊肌肉有帮助。

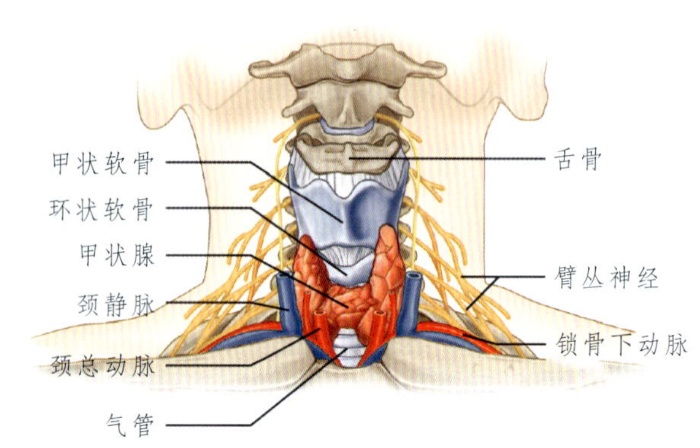

图 1–29 颈前部结构。颈前部许多结构都比较敏感,因此,在该区域操作时需要谨慎。甲状软骨、环状软骨、气管和甲状腺位于中线。颈总动脉和颈静脉位于中线稍外侧。臂丛和锁骨下动脉位于下外侧。(Courtesy of Joseph E. Muscolino.)

■ 避开甲状腺,其位于颈前下部。

■ 对舌骨仅可轻压。舌骨位于颈部前上方,是许多肌肉的附着部位。虽然可以且应该对这些肌肉在舌骨上的附着点进行治疗,但不需要施加太大的压力。

前部结构:臂丛神经和锁骨下动脉

位于颈前下方和颈前外侧的是臂丛神经和锁骨下动脉。这些结构穿过前、中斜角肌,然后继续下行至锁骨深处。如果对臂丛神经施加重压,患者通常主诉同侧上肢有剧烈疼痛。在对斜角肌进行深度特殊处理时可能会发生这样的情况。下面是对颈下部斜角肌治疗的指导。

■ 从轻至中度的压力开始,然后过渡到重压。

■ 如果斜角肌上的压力使患者感到疼痛或其他牵涉上肢的不适(如刺痛),可能是因为压力直接施加在臂丛神经上,此时应稍微改变施压位置。

侧向结构:横突

前文已经介绍过颈椎的横突,但在颈部治疗的注意事项和禁忌事项中仍需强调。横突分叉形成前结节和后结节,其尖端对压力非常敏感(见图 1–3)。在按摩斜角肌或其他肌肉的附着点时,可能需要直接按摩横突软组织附着点。这时必须考虑横突尖端的敏感性并相应地调整压力。在给患者做拉伸或颈部关节松动时,勿将横突作为接触点。通过接触患者颈椎的关节突和椎板沟,可以更好、更舒适地完成拉伸和关节松动。

框 1–1

颈动脉窦反射

在颈前部的颈总动脉中,颈动脉窦区域(大约在颈部的中间)包含位于血管壁的压力感受器。这些感受器参与一种叫作颈动脉窦反射的神经反射,这种反射可以降低血压。该反射的工作原理如下。压力感受器对动脉壁的张力很敏感,这可以解释动脉内高血压所致的动脉壁向外扩张。然而,如果通过人为施压造成血管壁向内(而不是向外)延伸或膨胀,压力感受器就会误以为高血压导致血管壁变形。因此,压力感受器会触发反射,从而降低患者的血压。虽然这实际上可以产生积极作用(例如,重症监护护士在患者血压上升时可以使用该方法),但如果患者年龄较大或身体虚弱,这也可能加重病情。血压过低可能导致患者昏厥或心脏停止跳动。

后部结构

在颈后部,要注意枕下神经和椎动脉的位置(图 1–30)。这两个结构位于枕下三角区,三角区的边界是头后大直肌、头下斜肌和头上斜肌。而枕大神经也位于这个区域。虽然对患者来说,颈后上部的深层组织治疗非常有用,甚至是必需的,但在进行此类治疗时,治疗师必须要考虑到这些神经和动脉的位置。

后伸和旋转运动

即使后伸和旋转不涉及解剖结构,操作也应该小心谨慎。在治疗患者颈部时,要注意许多患者并不能很好地耐受解剖位置以外的后伸或快速的旋转运动,老年患者尤其如此,有的中青年患者也可能出现这种情况,特别是最近曾有颈部损伤的患者。因此,应意识到这种可能性。如果有必要,建议在多次治疗间诊期间逐步增加这些动作的幅度。

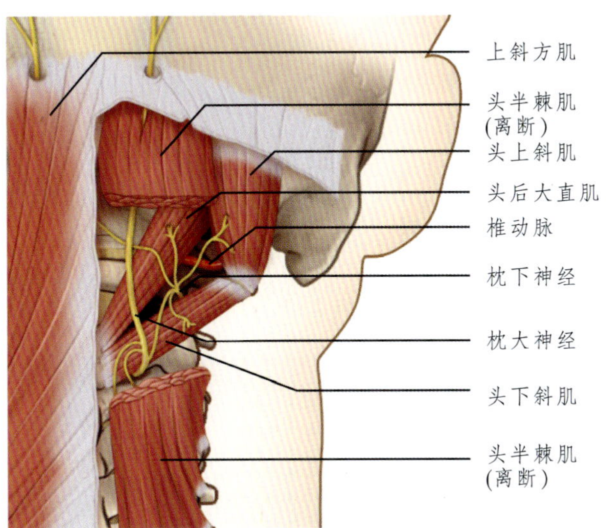

图 1–30 颈后部神经、血管结构。图中显示枕下神经、枕大神经和椎动脉。在颈后上部区域操作时应谨慎。(Courtesyof Joseph E. Muscolino.)

总结

本章对颈部的基本解剖学和生理学进行了概述。颈椎由 7 块椎骨组成。对拉伸和关节松动术特别重要的颈椎体表标志是形成颈柱的关节突和椎板。除了寰椎和枕骨(寰枕关节)、寰椎和枢椎(寰枢关节)之间这

治疗师提示 1.1

斜角肌治疗和牵涉症状

当对斜角肌施加压力时,上肢出现疼痛或其他牵涉症状可能是由于直接触压臂丛神经。然而,由于触发点的牵涉性,对斜角肌的压力也可以使症状牵涉上肢。因此,可能难以确定牵涉症状的原因。由直接神经压力引起的牵涉症状往往表现为剧痛,然而,实际情况并非总是如此。查阅触发点的牵涉图示可能有所帮助(触发点及其牵涉区域图示可见第 2 章)。如果患者疼痛属于典型的触发点牵涉痛模式,那么疼痛更可能是触发点牵涉症状,但并不能完全确定。如果牵涉症状不符合典型的触发点牵涉痛模式,那么很可能是直接按压到臂丛神经,这时应稍微改变施压的位置以消除对神经的压迫。当不确定的时候,应保持谨慎并改变施压的位置。

两个颈椎顶部的关节，每一节段颈椎关节都有两个成对的小关节和一个椎间盘关节。颈椎在所有运动范围内都能很好地运动。

从结构上讲，颈部肌组织可分为四个象限：右前、左前、右后和左后。从功能上讲，颈部肌肉可以分为六个主要的肌群：屈肌、伸肌、左右侧屈肌和左右旋肌。颈部韧带起着限制运动的作用，并且位于其所限制运动方向的对侧。

对颈部的许多区域进行治疗时都应保持谨慎，尤其是颈前部。

复习题

选择题

1.颈椎有多少块椎骨？

A. 5

B. 7

C. 10

D. 12

2.以下哪个突起通常是分叉的？

A.棘突

B.横突

C.关节

D. A 和 B

3.棘上韧带最能限制什么运动？

A.向右旋转

B.左侧屈曲

C.伸展

D.屈曲

4.下面哪个结构位于枕下三角？

A.颈动脉结节

B.椎动脉

C.颈总动脉

D.环状软骨

5.椎板沟中位置最深的肌肉是什么？

A.最长肌

B.半棘肌

C.多裂肌

D.回旋肌

判断题

1. 右斜角肌群可以进行屈曲、右侧屈和向左侧旋转。(　　)

2. C1 也被称为枢椎。(　　)

3. 前纵韧带限制颈部的前屈。(　　)

4. 纤维环是小关节的一个组成部分。(　　)

5. 项韧带是一种增厚的棘上韧带。(　　)

简答题

1.描述颈椎曲线的术语是什么？

____

2.哪两个棘突最容易被触及？

____

3.颈椎关节突的层叠称为什么？

____

4.颈部肌组织的六个功能群是什么？

____

匹配题

1.颈动脉窦反射	____关节松动术的最佳接触点
2.从解剖位置向右旋转的最大角度	____头半棘肌
3.关节突	____降低血压
4.颈部最大的肌肉	____斜方肌
5.从解剖位置向左侧屈的最大角度	____85°
6.能够伸展、屈曲和旋转颈部的肌肉	____45°

可扫描二维码查看答案

第 2 章 肌肉骨骼系统常见病变

本章目录

学习目标

1.解释为什么理解病理机制很重要。
2.描述本章所述各种症状的表现、机制和原因。
3.描述γ运动神经元、肌梭、肌肉记忆和静息时肌张力如何共同作用，以形成高张力肌肉系统。
4.比较全身肌肉紧张和肌筋膜触发点。
5.描述疼痛–痉挛–疼痛和收缩–缺血循环的区别。
6.描述粘连与活动度之间的关系。
7.确定肌肉高张力形成的四种主要方式。
8.列出并描述两种主要的关节功能障碍。
9.比较扭伤与拉伤。
10.列出并描述不同类型的椎间盘病变。
11.描述肌肉紧张与椎间盘病变之间的关系。
12.描述肌肉紧张与退行性关节病之间的关系。
13.比较三种类型的胸廓出口综合征。
14.解释为什么病理性颈椎间盘、退行性关节病和胸廓出口综合征均能引起上肢牵涉症状。
15.描述姿势、颈曲下降、头部前倾与紧张性头痛之间的关系。
16.定义本章的关键术语。

引言

对患者颈部实施恰当的治疗依赖于对患者病情的准确评估，以及对患者所患疾病机制的清晰理解。因此，本章将对颈部最常见的肌肉骨骼病变进行简要描述。第3章将讨论评估这些疾病的操作流程。

在治疗颈部时，最重要的是了解颈部功能的机制或生理。第1章讨论了颈部的正常力学。然而，当颈部出现病理改变时，颈部的力学结构就会改变。每一种病理状况都有其特有的生理机制、病理生理学机制或病理生物力学机制，理解这些以后，就可以对相关治疗工具的使用进行批判性思考。本章将指导读者如何选择能够安全、有效地帮助患者的技术方案，而不是要求读者应用可能无效甚至可能伤害患者的操作。

高张力肌肉系统

高张力或紧张的肌肉系统需要重点讨论，有两个原因：

1.这是治疗时最常见的症状。

2.任何颈部肌肉骨骼疾病都可能涉及。

更重要的是，高张力肌肉系统经常被传统医学专业忽视。针对人体的每个系统都有医学专科，但没有“肌肉医生”。“即使是脊椎按摩治疗专业者，通常也会把肌肉的重要性，置于关节位置和功能之下。”也许紧张的肌肉结构的重要性被忽视了，因其不能通过影像学检查或实验室结果被展示出来。因此，在肌肉触诊评估技能和软组织治疗技术方面接受过高级培训的手法治疗师有机会填补这一专业空白。

高张力肌肉系统概述

高张力肌肉是指张力过大的肌肉。肌肉的紧张度是根据肌肉收缩的程度而变化的。高张力肌肉系统有两种类型：全身性肌紧张和肌筋膜触发点。全身性肌紧张用来描述整个肌肉或肌肉的大部分过于紧张；肌筋膜触发点用来描述小的局部区域肌肉紧张，可以引起其他部位的牵涉痛。

全身性肌紧张

当有意识地收缩肌肉时，肌肉的张力升高。然而，当肌肉处于静息状态时，人体并未有意识地引导肌肉收缩，除了少量的基础张力来保持关节的姿势外，肌肉应该处于放松状态，这种张力称为静息张力。静息张力高于维持关节姿势所需的张力就是肌肉高张力的定义。其他常被用作同义词的术语是痉挛、抽筋和挛缩，这些术语本质上都表示肌肉基础张力过高。

全身性肌紧张的发病机制

全身性肌紧张的生理机制是由肌梭纤维（也称为梭形纤维或梭形细胞）决定的。肌梭纤维位于肌腹，与普通的肌纤维平行。与普通的肌纤维相似，肌梭纤维也有收缩和放松的能力。此外，肌梭纤维还有一个普通肌纤维没有的特点。肌梭是一种受体细胞，有能力感受自身是否被牵拉，对牵拉的速度和距离都很敏感。肌梭敏感度是由大脑的γ运动神经元决定的，该系统

> **框 2-1**
>
> **肌肉骨骼病理性改变**
>
> 1.高张力（紧张）肌肉系统
> 2.关节功能障碍
> 3.扭伤和拉伤
> 4.椎间盘病变
> 5.退行性关节病（DJD）
> 6.胸廓出口综合征（TOS）
> 7.颈椎前凸不足和头前倾姿势
> 8.紧张性头痛
> 9.枕大神经痛

> **框 2-2**
>
> **斜颈**
>
> 一种特殊类型的颈部高张力问题，多称为斜颈（也称为歪颈）。斜颈主要由胸锁乳突肌或同侧斜方肌痉挛导致。患者的头部和颈部向一侧屈曲，并向另一侧旋转。这种情况可能会突然发生，通常是由于过度使用或睡眠姿势不良。对于任何涉及肌肉痉挛的情况，按摩和身体治疗都是非常有效的。

可以控制肌梭收缩和放松。肌梭越紧张，对牵拉越敏感；肌梭越放松，越能耐受牵拉。

如果肌肉被牵拉，肌肉中的所有纤维（包括普通纤维和肌梭纤维）都会被拉长。如果这种牵拉发生得很快，或者超出肌梭纤维的承受范围，肌梭就会通过感觉神经元向脊髓发送信号。然后，该感觉神经元与返回肌肉的下一级运动神经元形成突触效应，控制普通肌纤维收缩（图 2-1）。这被称为肌梭反射，或牵张反射，本质上是保护性的。通过收紧肌肉，使牵张停止，肌肉不会被过度拉伸，也不会被撕裂。

通常认为牵张反射仅可以保护肌肉免受较强的外力，如挥鞭样损伤事故。然而，牵张反射也负责设定肌肉系统的静息张力。当 γ 运动神经元控制肌梭纤维收缩时，肌梭就会缩短。当人体运动时，只要肌肉被拉伸到比肌梭的长度略长，牵张反射就会使肌纤维收缩到肌梭设定的张力水平。在这种情况下，肌纤维的长度和张力将与肌梭的长度和张力相匹配。“肌肉记忆”这个术语通常用来表示肌肉的基础张力。肌肉记忆存在于神经系统，而不是在肌肉内。

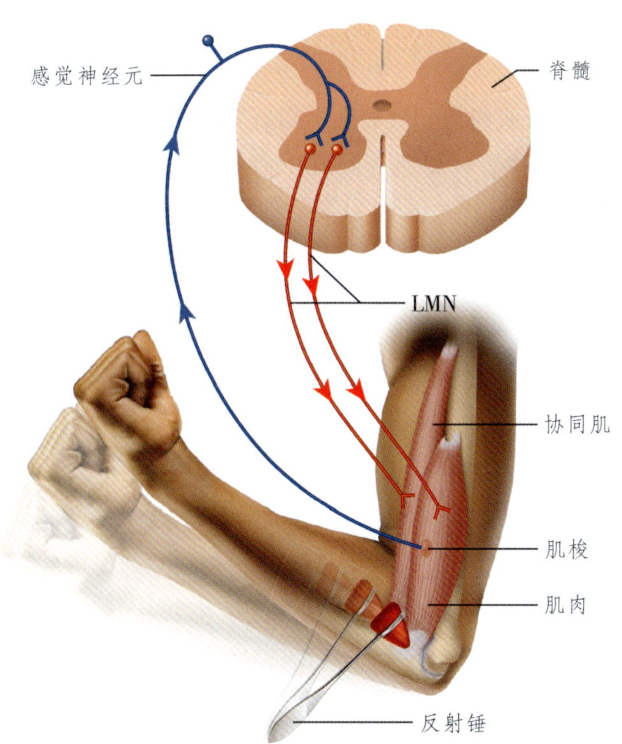

图 2-1 肌梭反射。用反射锤击打肘关节屈肌并使其快速拉伸，从而触发肌梭反射。信号通过感觉神经元被传递到脊髓。作为回应，一个信号从脊髓通过低级运动神经元（LMN）发出，控制肌肉及其协同肌收缩，引发屈肘。

全身性肌紧张的原因

全身性肌紧张的原因有很多，最常见的有四个：

1.肌肉过度使用。

2.肌僵直。

3.肌肉适应性缩短。

4.肌肉过度牵拉。

在每一种情况下，γ 运动神经元和肌肉牵张反射所设定的肌肉记忆张力都会增加。虽然本章分别讨论了每个病因，但当患者临床表现为肌肉紧张时，病因通常重叠。

肌肉过度使用

肌肉过度使用会导致疲劳和肌肉紧张，这都会增加肌肉对肌腱和骨附着点的拉力，刺激这些结构并引发疼痛。由于疼痛的刺激，神经系统发出信号促使肌肉收缩，使整块肌肉紧张度增加。这是一种保护性反应机制，可以减少或防止可能刺激或损伤肌肉系统或其他软组织的运动。肌肉紧张引起疼痛，然后引发进一步的紧张，继而引发进一步的疼痛，以此类推，该过程被称为疼痛-痉挛-疼痛循环。肌肉的持续收缩也会影响该区域的血液循环。起初，持续收缩会干扰血液的静脉回流，导致废物堆积。这些废物是酸性的，会刺激肌组织，导致疼痛加剧，进而延续疼痛-痉挛-疼痛的循环。最终使肌肉反射性痉挛增加（图 2-2）。

通常认为活动会导致肌肉过度使用，例如，体育运动或健身。如果同一块肌肉或同一组肌群在不休息的情况下被反复使用，就会逐渐疲劳并出现疼痛。长期的不良姿势也可能导致过度使用。虽然不那么明显，但不良姿势往往比过度运动更容易导致肌肉紧张。导致颈部肌肉紧张最常见的姿势之一是头部向前屈曲，使其重量不再集中在躯干上。例如，在摆放太低的笔记本电脑或手持电子设备上工作，或者把书置于膝盖上阅读。如果没有肌肉来抵消头部的运动，头部会随着重力下降，直到下颌碰到胸部。然而，参与头颈后伸的颈后肌（如半棘肌和上斜方肌）会通过等长收缩来保持不平衡的姿势，以防止头过度前倾（图 2-3A）。由于大部分人长期处于头颈部前屈的姿势，所以颈后部的紧张比颈前部更为常见。

另一个例子是将背包搭在肩上，为了防止包带滑

框 2-3

筋膜粘连

当肌肉紧张时，必须考虑的另一个因素是筋膜粘连。筋膜粘连，又称瘢痕组织粘连（或纤维性粘连，或简称“粘连”），由纤维性筋膜胶原纤维（见右图）组成。这些胶原纤维与组成肌腱、韧带和其他纤维筋膜组织的物质相同。尽管通常认为粘连不存在于创伤部位（即瘢痕组织），但实际上粘连在人体的软组织之间不断沉积。这些纤维通过结合/连接组织来增加组织的稳定性。然而，如果粘连过度积聚，可能会将软组织界面的两个对立面结合在一起，从而导致原本可以相互滑动的两个表面活动受限。在积极活动的患者中，这些纤维没有机会积聚，因为随着患者身体的移动，已经形成的粘连被分解和吸收。然而，久坐不动的生活方式会导致粘连不断累积，直到活动能力受到极大限制。虽然粘连不会导致肌肉的静息张力增加，但其确实会通过降低肌肉延展性从而增加肌肉的紧张度。如果肌肉不能拉长，那么其拮抗肌收缩时就无法完成动作。

韧带、关节囊和所有其他软组织的活动度也会受到粘连的影响。按摩、拉伸和水疗等手法治疗技术都有助于松解肌肉和其他软组织的粘连。

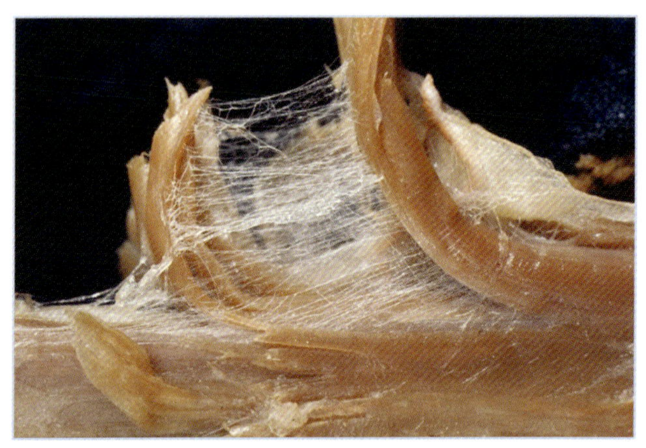

筋膜胶原纤维呈蛛网状。教育家兼作家吉尔·海德使用“绒毛”这个词来描述纤维筋膜。(Photo © Ronald A. Thompson. Courtesy Ron Thompson.)

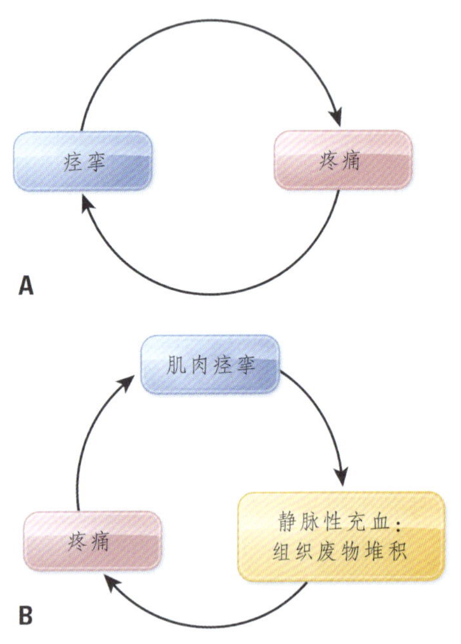

图 2-2 疼痛-痉挛-疼痛循环。(A)肌肉紧张（痉挛）过度牵拉其附着点，引起疼痛。在疼痛的反应中，肌肉的紧张程度会增加。(B)当肌肉紧张时，其收缩也会减少静脉血流量，导致区域酸性废物的积累。这会导致进一步的疼痛，从而延续疼痛-痉挛-疼痛的循环。

落，需要肌肉等长收缩来抬高肩胛。在这种情况下，上斜方肌和肩胛提肌等附着于肩胛的肌肉可能被过度使用（图 2-3B）。其他不良姿势还包括侧身在电脑前工作，做文书工作时趴在桌子上，甚至长时间将颈部转向一侧与人交谈。过度使用后，颈部维持姿势的肌肉很可能会疲劳和收紧。

肌僵直

颈部肌肉不仅在受到刺激和过度使用时可能会紧张，而且该区域的其他组织也易激惹、易损伤，尤其是颈椎关节的相关组织，如韧带和小关节囊。这种现象被称为肌僵直，是这些易损伤组织的一种保护机制。通过收紧肌组织，就像为这个区域装了一个夹板来阻止运动，从而使该区域的组织得以休息和修复。因此，颈部任何组织受到明显的创伤或刺激，都会导致该区域的颈部肌肉紧张。

适应性缩短

当肌肉长时间保持缩短状态并通过增加肌张力来适应缩短状态时，会发生适应性缩短。适应性缩短

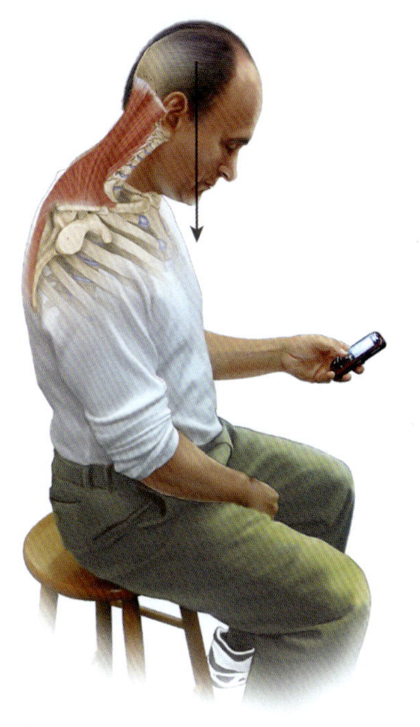

A

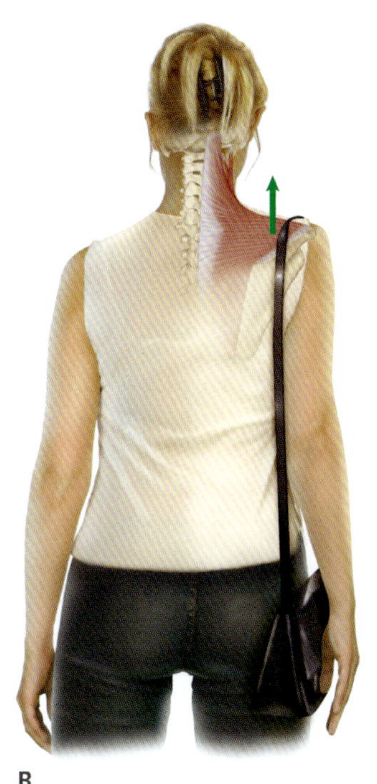

B

图 2–3　不良姿势和颈部紧张。(A)头颈前屈使用电子设备(如手机),会使头部在躯干上受力不平衡,需要头颈后伸肌的等长收缩来保持这种姿势。(B)将背包搭在肩上时,需要该侧肩胛提肌等长收缩。(Reproduced with permission from Muscolino JE. Seven keys to healthy neck posture. MTJ. Spring 2010:93–97.)

是一种保护机制。如果肌肉缩短且松弛,那么当肌肉收缩使人体运动时,肌肉不再松弛时才能在附着点处产生力。这不仅会导致动作效率低下,在急性应激时还可能有危险。因此,神经系统通过增加肌张力来适应性地缩短肌肉以匹配缩短的长度。最终的结果是,如果一个特定的姿势保持了很长时间,肌组织会缩短,并适应这个姿势,如果需要,肌肉可以立即紧张和产生动作。例如,如果长时间头颈前屈,不管是使用笔记本电脑、读书、在桌前做文书工作、低头切蔬菜或向婴儿俯身,颈前屈肌会适应性地缩短并紧张。颈前屈肌紧张会使这种姿势持续下去,增加后伸肌的负荷。

肌肉过度牵拉

颈部肌肉紧张的另一个常见原因是肌组织过度牵拉。如前所述,过度牵拉会激活肌梭的牵张反射,如果颈部拉伸过快或幅度过大,就会引起痉挛。尽管这种反射具有保护作用,但在最初触发痉挛之后,痉挛往往会持续很长时间,使该区域肌肉长期处于紧张状态。

过度牵拉肌肉可能会造成创伤,例如,挥鞭样损伤等。日常的拉伸中也可能发生过度牵拉。这种情况常在未热身就进行剧烈拉伸时出现,也发生在常规运动前的拉伸过程中。因此,建议在充分热身后再进行拉伸。尽管拉伸有益于身体健康,但如果拉伸过于剧烈,可能会损伤肌肉骨骼。适度是关键。

过度牵拉更多以一种隐匿和看似无害的方式发生。简单的姿势也可能是罪魁祸首。例如,工作中的不良姿势,侧身在计算机显示屏前工作,或者长时间把手机夹在肩部和耳朵之间。这些姿势也可能出现在工作之外的日常活动中,例如,颈部转向一侧和朋友聊天,或者使用手机、mp3 播放器或其他电子设备时颈部前屈。睡眠姿势也会有同样的问题,例如,睡觉时,颈部向一侧转动而身体保持平躺的姿势。这种姿势很容易造成与颈部旋转方向相反的颈旋肌过度牵拉,以致夜间或第二天早晨醒来时出现牵张反射,引发肌肉紧张。

肌筋膜触发点

另一种类型的高张力肌肉系统是肌筋膜触发点(简称“触发点”),俗称肌肉结节。如前所述,触发点是肌肉紧张的一个局部区域,可以引起其他部位的牵涉痛。触发点通常分为活化和隐性两种。隐性触发点在触压时才会有牵涉痛。活化触发点无触压即可引发牵涉痛。

肌筋膜触发点的形成机制

全身性肌紧张的机制是在大脑 γ 运动神经元控制下的肌梭反射，而肌筋膜触发点是一种局部现象。肌肉收缩是基于肌丝滑动原理。在这一过程中，肌球蛋白和肌动蛋白（在肌肉中发现的肌丝）的交联桥不断形成、解离、再形成，以产生肌肉收缩。这些交联桥释放的必要条件是以三磷酸腺苷（ATP）分子的形式提供能量。ATP 分子来源于供应肌组织的动脉血产生的葡萄糖（血糖）。如果动脉供血中断（通常是由于肌肉自身收缩造成的压迫），那么肌组织就会失去营养，包括葡萄糖。这种动脉供血的不足称为缺血；肌肉收缩引起的缺血称为收缩-缺血循环（图 2-4）。

当局部缺血，导致该区域肌纤维 ATP 形成不足时，这个区域的交联桥便不能解离，并形成一个触发点。因此，触发点形成和持续的机制是局部缺血。治疗的目的应该是通过手法促进局部血液循环来缓解缺血。推荐深度按摩（通常持续 30~60 秒）作为治疗肌筋膜触发点的首选方法。

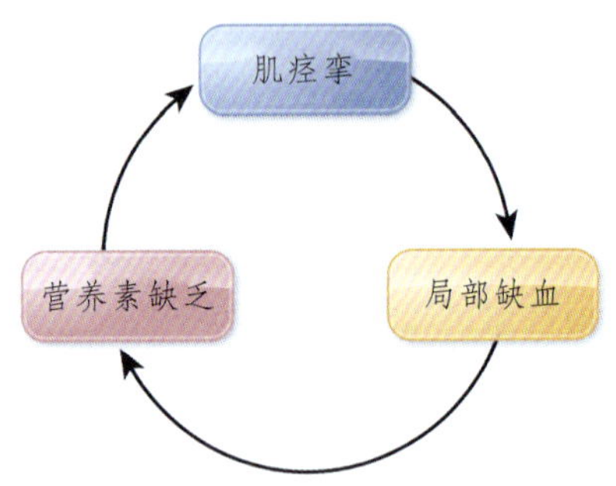

图 2-4 收缩-缺血循环。如果肌肉收缩力度足够大，就会压迫动脉，减少动脉血流向局部组织。这会导致局部缺血，进而诱发肌筋膜触发点在肌肉中生成。

肌筋膜触发点的形成原因

肌筋膜触发点形成的四个最常见原因是：

1.肌肉急性或慢性过度使用，包括活动时的向心收缩和维持姿势时的等长收缩。

2.肌肉的慢性牵拉。

3.肌肉长期制动。

4.肌肉损伤。

颈部常见肌筋膜触发点及其牵涉区域

触发点可以在肌肉内任何部位形成。然而，在肌肉中某些特定部位，触发点的形成比其他部位更为普遍。此外，肌肉中的每一个触发点都有一个特征性牵涉区。每个牵涉区通常分为主要和次要牵涉区。触发点最常引发主要牵涉区的疼痛；当症状更严重时，也会引发次要牵涉区的疼痛。图 2-5 至图 2-11 说明了颈部肌肉的常见触发点位置及其相应的牵涉区。触发点的位置用 X 表示。主要牵涉区用深红色表示；次要牵涉区用浅红色表示。

高张力肌肉系统总结

区分全身性肌紧张和肌筋膜触发点很重要，因为适用于这两种情况的治疗方法不同。针对全身性肌紧

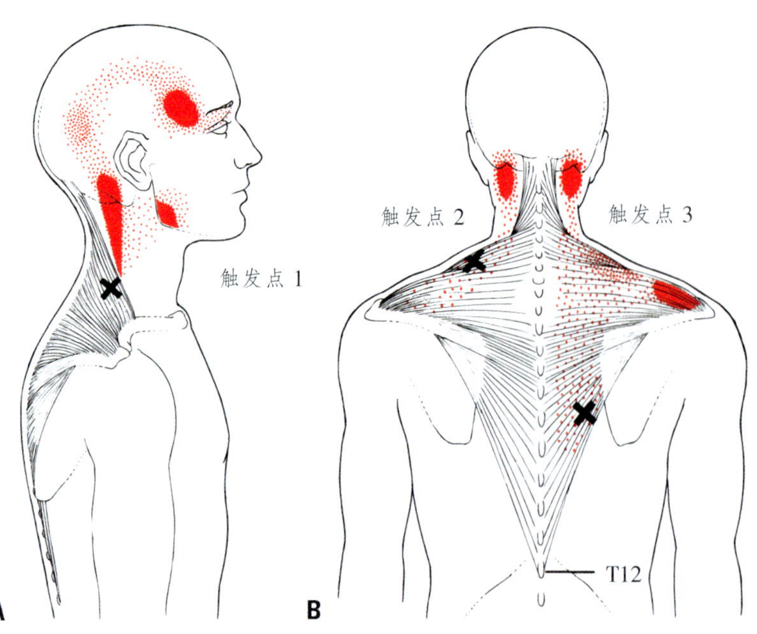

图 2-5 上斜方肌触发点及其对应的牵涉痛区域。(A)侧视图。(B)后视图。(Simons DG, Travell J, Simons LS. Travell & Simons' Myofascial Pain and Dysfunction: The Trigger Point Manual. Volume 1. Upper Half of Body. Baltimore: Williams & Wilkins, 1999.)

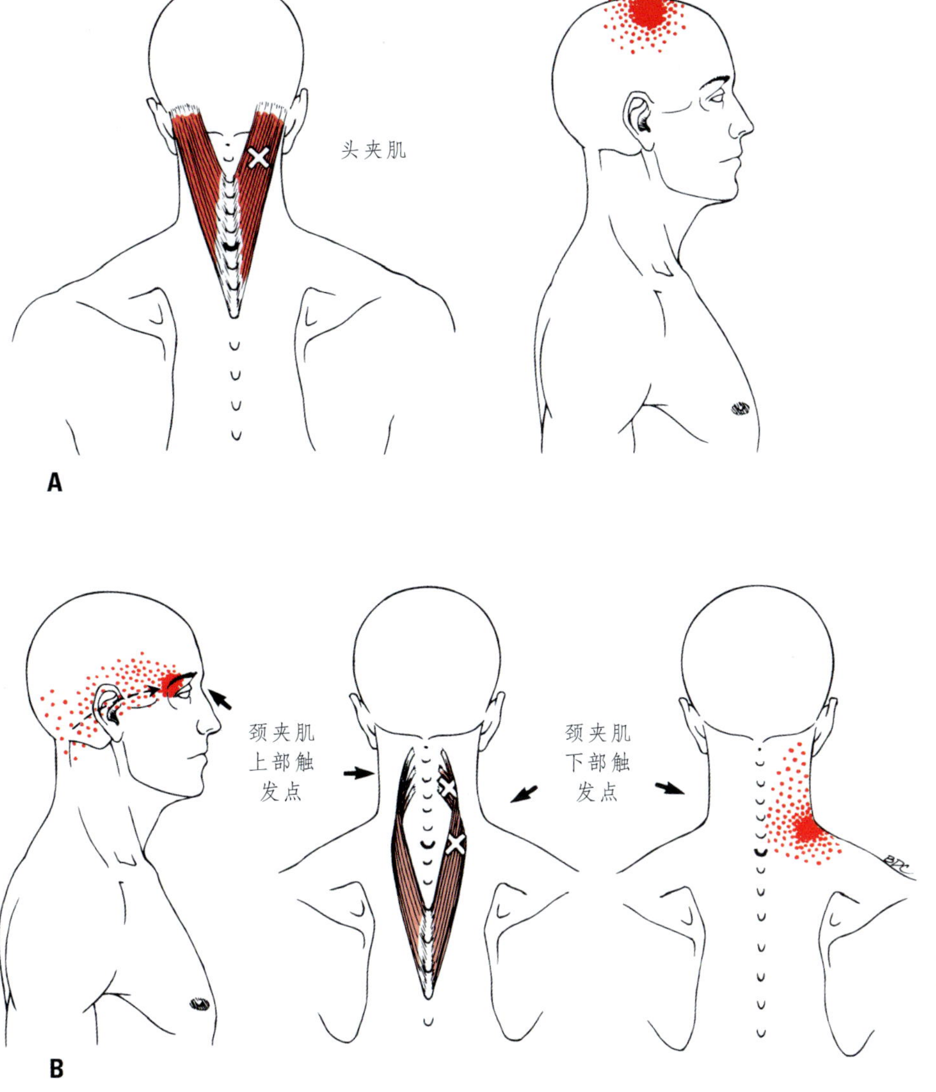

图 2–6　头夹肌和颈夹肌触发点及其对应的牵涉痛区域。(A)头夹肌。(B)颈夹肌。(Simons DG,Travell J,Simons LS. Travell & Simons' Myofascial Pain and Dysfunction:The Trigger Point Manual. Volume 1. Upper Half of Body. Baltim ore: Williams & Wilkins,1999.)

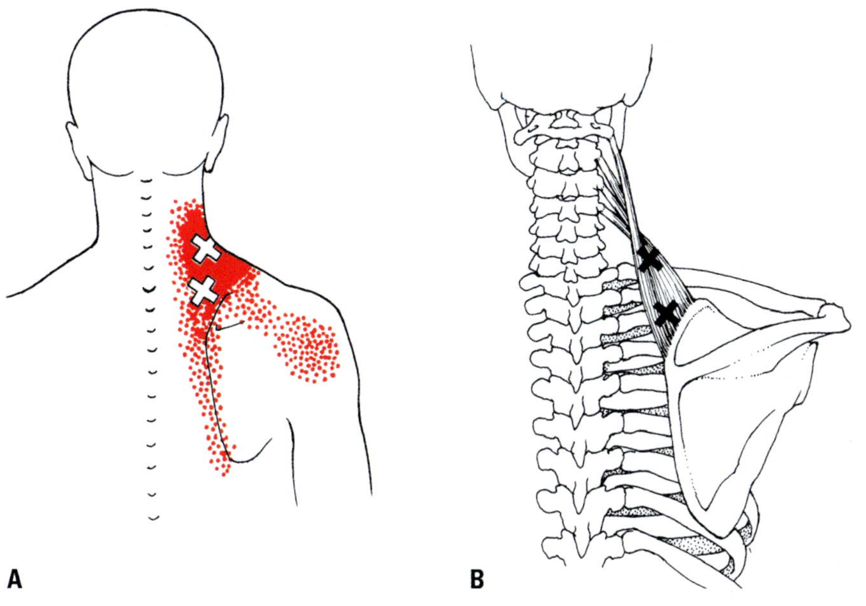

图 2–7　(A)肩胛提肌触发点及其在躯体上对应的牵涉痛区域。(B)标在肌肉上的触发点。(Simons DG,Travell J,Simons LS. Travell & Simons' Myofascial Pain and Dysfunction:The Trigger Point Manual. Volume 1. Upper Half of Body. Baltimore: Williams & Wilkins,1999.)

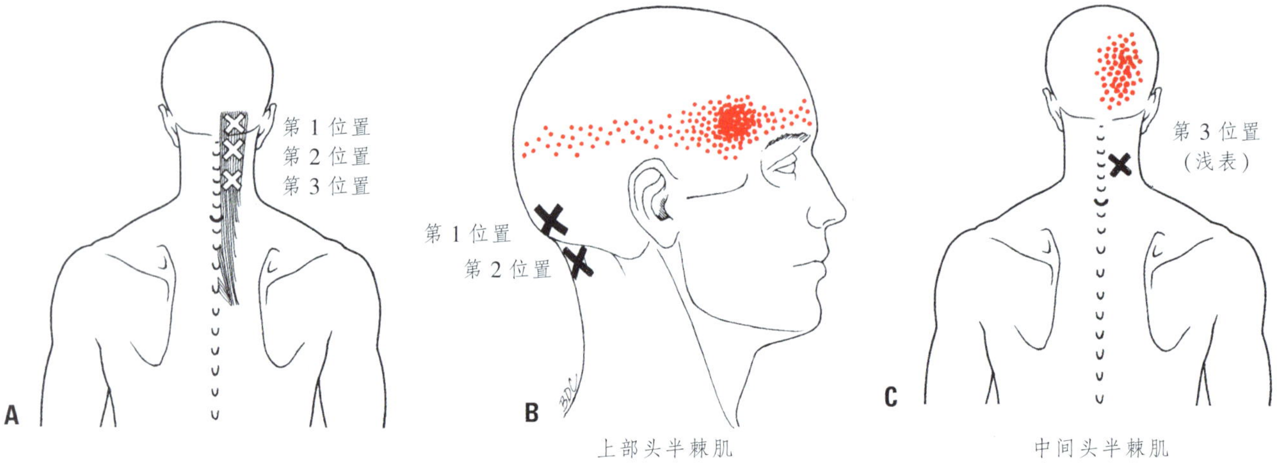

第 1 位置
第 2 位置
第 3 位置
A
第 1 位置
第 2 位置
B
上部头半棘肌
第 3 位置
（浅表）
C
中间头半棘肌

图 2-8 头半棘肌触发点。(A)触发点后视图。(B)第 1 和第 2 位置触发点的侧视图及其牵涉痛区域。(C)第 3 位置触发点的后视图及其牵涉痛区域。(Simons DG,Travell J,Simons LS. Travell & Simons' Myofascial Pain and Dysfunction:The Trigger Point Manual. Volume 1. Upper Half of Body. Baltimore:Williams & Wilkins,1999.)

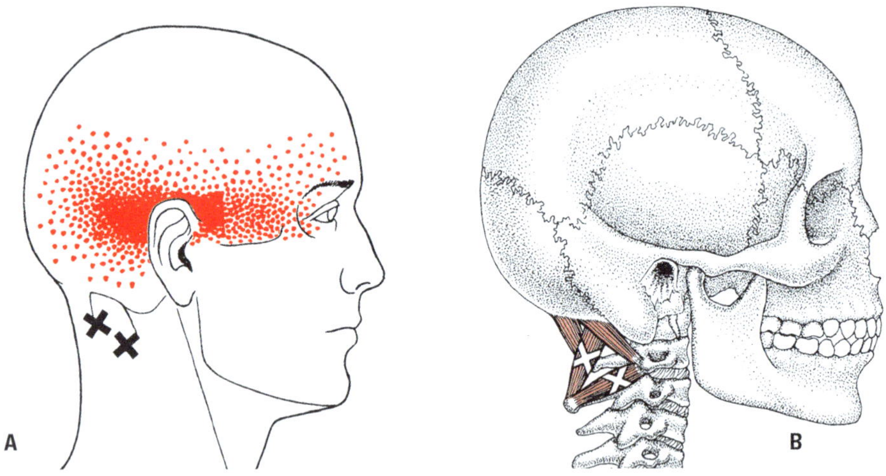

图 2-9 枕下肌群触发点。(A)常见触发点及其在躯体上对应的牵涉痛区域。(B)标记在肌肉上的触发点。(Simons DG,Travell J,Simons LS. Travell & Simons' Myofascial Pain and Dysfunction:The Trigger Point Manual. Volume 1. Upper Half of Body. Baltimore:Williams & Wilkins,1999.)

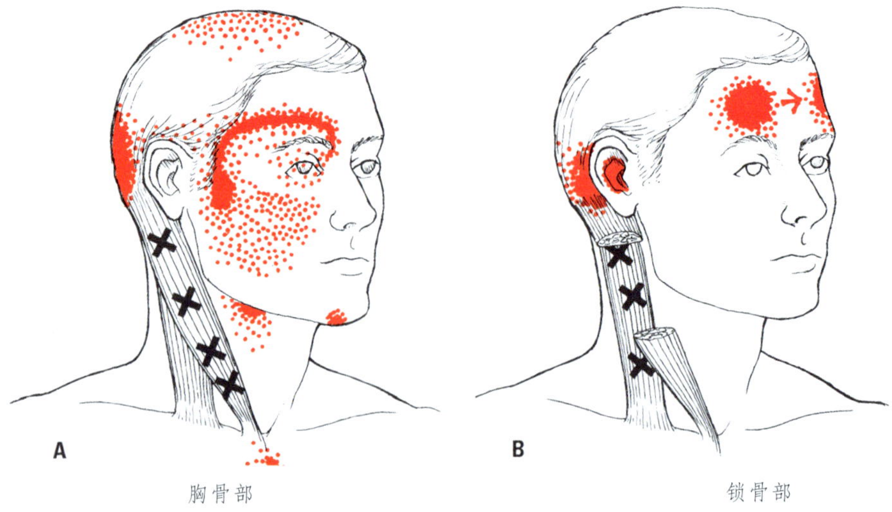

图 2-10 胸锁乳突肌触发点及其对应牵涉痛区域。(A)胸骨部。(B)锁骨部。(Simons DG,Travell J,Simons LS. Travell & Simons' Myofascial Pain and Dysfunction:The Trigger Point Manual. Volume 1. Upper Half of Body. Baltimore:Williams & Wilkins,1999.)

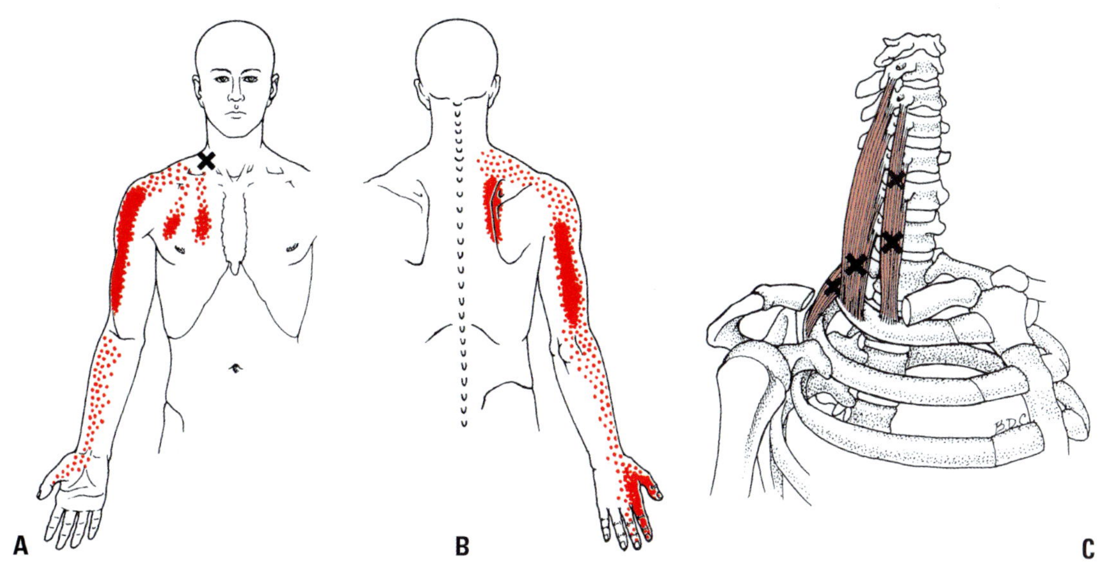

图 2-11 斜角肌群触发点。(A)常见触发点及其对应牵涉痛区域(前视图)。(B)牵涉痛区域(后视图)。(C)标记在肌肉上的触发点(前外侧视图)。(Simons DG, Travell J, Simons LS. Travell & Simons' Myofascial Pain and Dysfunction: The Trigger Point Manual. Volume 1. Upper Half of Body. Baltimore: Williams & Wilkins, 1999.)

张的手法治疗和运动疗法可能在紧张肌肉局部进行,但其预期结果是促使中枢神经系统的γ运动神经元改变肌肉张力的记忆模式。相反,治疗触发点的目的是直接引起局部肌组织本身的变化,增加触发点所在部位的血液供应。

然而,无论是全身性肌紧张还是肌筋膜触发点,所有高张力肌肉系统支配的关节运动幅度都会减小。如果关节运动被长时间限制,该关节的功能可能会减退。这种情况被称为关节功能障碍,将在下一节中讨论。

关节功能障碍

与高张力肌肉系统一样,关节功能障碍是大部分颈部肌肉骨骼疾病的重要表现。肌紧张和关节功能障碍似乎遵循周期性模式。如果存在肌紧张,则会限制关节运动,从而导致关节周围软组织粘连,进而引发关节功能障碍。同样,如果存在关节功能障碍,缺乏适当的运动会导致肌肉的适应性缩短和紧张,或在尝试运动时引发疼痛,造成邻近肌组织僵硬。因此,大部分肌肉骨骼问题都是肌组织紧张和关节功能障碍共同导致的。按摩、肌肉拉伸及关节松动对于治疗都很有帮助。

关节功能障碍概述

关节功能障碍是指关节功能异常。因为关节的功能是运动,所以存在两种形式的关节功能障碍。关节活动不足时,运动受限,运动幅度太小;关节活动过度时,运动过度,运动幅度太大。

治疗注意事项 2.1

高张力肌肉系统

本书中介绍的每一种技术都涉及紧张的肌组织。当然,所有形式的按摩、拉伸和水疗对治疗高张力肌组织都是有效的。特别推荐深度按摩治疗肌筋膜触发点。详见第3章。

治疗师提示 2.1

按摩与脊椎推拿疗法

紧张的肌组织和关节功能障碍通常并存于每一种肌肉骨骼疾病中,因此,按摩疗法和脊椎推拿疗法(或整骨疗法)相辅相成,脊椎推拿治疗室通常也有按摩治疗师。慢性病患者通常存在纤维粘连,更加需要脊椎推拿、按摩、湿热疗法和拉伸技术。

尽管关节活动不足和关节活动过度在颈部都可能发生，但更常见的且手法治疗师更擅长治疗的是关节活动不足。因为颈椎关节可以向多个方向运动，所以其可以在一个或多个基本运动范围内出现关节活动不足：前屈、后伸、左右侧屈和左右旋转（关于颈部平均运动范围，见表1–1）。例如，颈部关节可以正常地向右侧屈（也可以完成其他运动），但向左侧屈受限。因此，为了准确评估关节活动不足，应确定关节受限的特定运动范围。

然而，评估颈部特定运动（如右侧屈）的总运动范围并不一定代表颈部特定节段关节水平的运动范围。患者可能在右侧屈时有完整的45°运动范围，但是患者在颈部某一特定节段关节可能存在活动不足，如在C5/C6节段。如果在相邻的C4/C5节段上用更多的运动进行代偿，那么C4/C5节段的过度活动将掩盖C5/C6节段的关节活动不足（图2–12）。

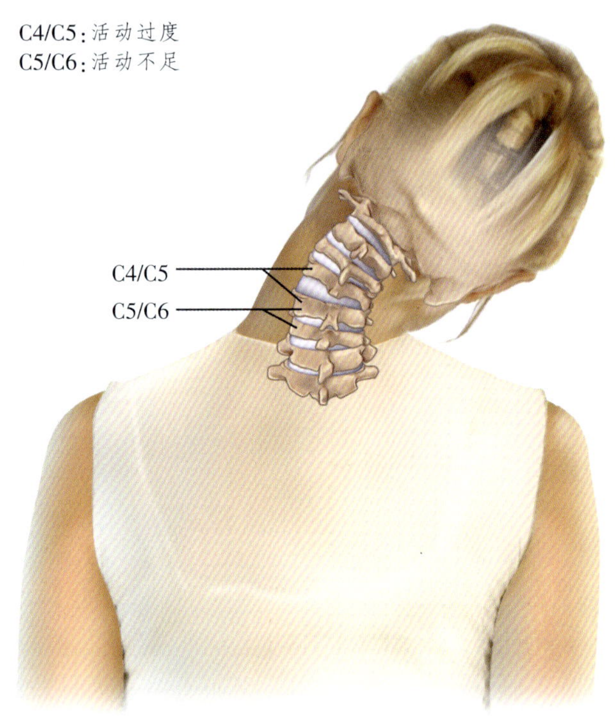

图2–12 关节过度活动。颈部某一节段水平的关节活动不足通常会导致相邻节段的关节代偿性活动过度。

关节功能障碍的发病机制和原因

通常有两个主要的机制可以导致关节活动不足。一种是紧张的肌肉（肌张力过大）跨过关节，尤其是较小的深层关节固有肌肉，如颈部回旋肌、棘间肌和横突间肌。另一种是纤维粘连导致的软组织紧张，尤其需要重视在关节囊和关节韧带中形成的粘连，因其会严重限制关节运动。

此外，也有两个主要的机制可以导致关节过度活动。关节软组织（特别是关节囊和韧带）的过度牵拉损伤会导致关节活动过度。另一个造成关节活动过度的常见原因是为了代偿邻近关节活动不足而出现的过度关节运动。在多个关节彼此相邻的脊柱，这种情况尤其常见。

前文曾举例说明了早期发现节段性关节活动不足的重要性。如果C5/C6活动不足，而C4/C5活动过度发生代偿，最终，C4/C5水平可能会被过度使用，出现疲劳和疼痛。这将形成疼痛–痉挛–疼痛循环，反过

框2–4

半脱位/错位与关节功能障碍

“半脱位”和“错位”这两个术语通常用于脊椎按摩和正骨。尽管这两个术语通常用于表示关节功能障碍，但实际上并不是关节功能障碍的同义词。半脱位和错位是指椎体的静态结构/姿势排列。如果从中立解剖位置来看，椎体出现轻微旋转、侧屈、前屈或后伸，则称为半脱位或错位。而关节功能障碍指的是脊椎关节的功能性运动。

然而，椎骨的静态排列与功能运动之间往往存在着联系。由于肌组织或粘连的不对称性，错位的椎骨常常脱位。同样肌肉过紧和粘连也可能会影响椎骨的运动，导致关节功能障碍。然而，这种关系并不总是成立，一个很形象的类比是：一扇自然地微微开着的门，如果观察其静态位置，则可以认为其错位，因其是半开的。然而为了确定门是否能正常工作，则需要确认其是否可以完成全范围运动，即完全打开和关闭。如果能做到这一点，则其是可正常工作的，即使是“错位的”。当结构和功能之间存在差异时，正确的功能通常更为重要。

来也会导致 C4/C5 关节周围深层小肌肉紧张,也同样可以使该关节活动不足。最终会影响下一节段水平(C3/C4),促使其活动过度以代偿其下方两个活动不足的节段。随着时间的推移,这一水平可能同样被过度使用,然后使自身活动不足。由关节活动不足导致的节段性关节功能障碍往往会产生多米诺骨牌效应,在颈部扩散,直到无法进行充分的关节活动过度代偿,颈部总运动范围减小。这种情况往往在疾病发展的后期出现。如果不及早发现,延误治疗会使紧张的肌组织难以治愈,形成更多的筋膜粘连。因此,当只有一个或两个节段关节活动不足时,应尽早定位和识别节段性关节活动不足。节段性关节活动不足的评估技术称为关节内运动评估或动态触诊,将在第 3 章中介绍。治疗的目的是引导这些受限关节运动。

应该强调的是,关节功能障碍不一定是整个颈部的问题。相反,其更常见于颈部特定节段关节水平。当节段关节水平的关节功能障碍发生时,通常是联结该关节或该区域两个关节的深层小肌肉紧张造成的,如回旋肌、多裂肌、横突间肌、棘突间肌和枕骨下肌。同样,筋膜组织紧张可能是筋膜粘连造成的,并不一定出现在颈部的每个区域。相反,可能发生在特定关节水平或两个关节水平的关节囊和韧带中。手法治疗师往往需要从整体来看待问题,但仅需要对较小的局部关节做出简单的处理。

框 2–5

关节活动不足的原因

除了紧张的肌组织和筋膜粘连外,还有另外两种机制可能导致关节活动不足。一种是关节边缘形成骨刺,这是 DJD 发展中的一部分(下文将详细介绍 DJD)。如果骨刺较大,则会限制节段水平的关节运动。另一种机制是关节腔内出现半月板体。半月板体是指通常出现在关节间隙周缘的纤维性脂肪软组织,其功能是帮助两个关节表面更好地吻合,以增加关节的一致性。但是,如果半月板体向关节中心移动,则会卡压在两块骨之间,造成运动受限(见下图)。

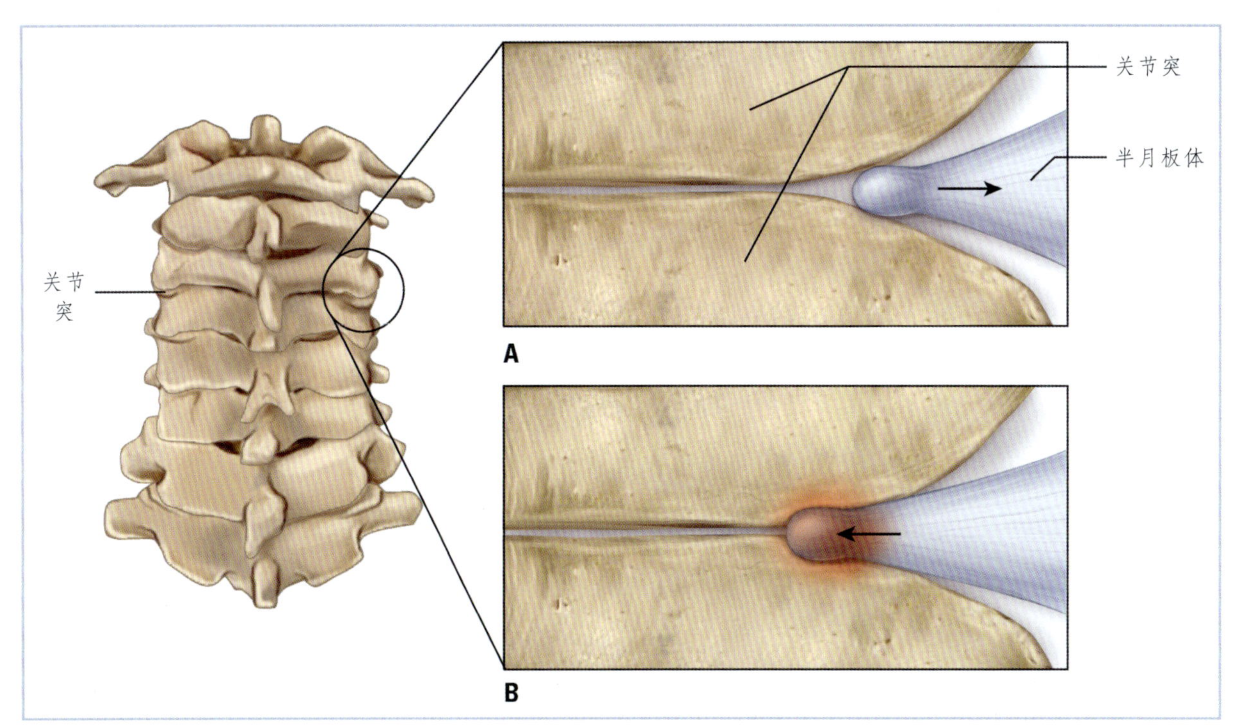

(A)半月板与关节突的正常关系。(B)卡压在两个关节突之间的半月板体。

治疗注意事项 2.2

关节功能障碍

本书中介绍的每一种技术都可用于解决关节活动不足的问题。按摩和拉伸可用于放松与关节活动不足相关的紧张肌肉，也可用于拉伸与其相关的紧张软组织。针对特定节段关节活动不足的最佳技术是关节松动技术。水疗也有助于软化和放松紧张的软组织。关节活动过度性功能障碍的治疗更为困难。详见第3章。

扭伤和拉伤

扭伤和拉伤通常一起处理，因为它们在性质上相似。从学术上讲，韧带或关节囊撕裂称为扭伤；肌肉撕裂称为拉伤。

扭伤和拉伤概述

扭伤和拉伤往往同时发生，因为撕裂一个组织的力很可能同时导致另一个组织撕裂。然而，这并不意味着扭伤一定和拉伤同样严重。损伤可能表现为轻微扭伤伴严重拉伤，反之亦然。扭伤或拉伤的严重程度可以分为：

- Ⅰ级：轻微撕裂。
- Ⅱ级：中度撕裂。
- Ⅲ级：明显撕裂或完全断裂。

拉伤和扭伤临床主要表现为软组织撕裂、疼痛、炎症。在急性期通常会出现瘀伤，肌肉僵硬/痉挛也存在于急性期，并且通常持续很长时间。

虽然扭伤和拉伤相似，但它们对功能的影响却大相径庭。扭伤比拉伤更严重，因为韧带缺乏良好的血液供应，所以不能很好地愈合。所以，一旦韧带被撕裂，通常会以损伤时的状态进行愈合，并一直保持这种状态，无法恢复到受伤前的初始状态，从而逐渐导致关节过度活动。另一方面，肌组织有良好的血液供应，如治疗得当，通常可以很好地愈合。但是，良好的血液供应也会导致更多的出血和瘀伤。拉伤通常会比扭伤更疼痛，因为肌组织中存在更多的感觉神经末梢。

治疗师提示 2.2

肌肉拉伤

"肌肉拉伤"这一术语的使用常不规范。有时，患者肌肉痉挛却被认为是肌肉拉伤。如前所述，当肌肉拉伸太快或幅度太大时，肌梭开始牵张反射，导致肌肉收缩(痉挛)。然而，此时肌肉痉挛却通常被称为肌肉拉伤(当然，如果在拉伸之前发生撕裂，那么除了痉挛之外，也确实会存在拉伤)。但是，从另一个角度来看，在这种情况下使用术语"肌肉拉伤"可能更合理。任何剧烈使用肌肉的行为通常都会导致正常和健康的肌筋膜组织轻微撕裂。这种筋膜轻微撕裂可以促使筋膜更大程度地修复和愈合。运动后肌肉肥大需要肌纤维产生更多的肌小节和肌浆。因此，这种轻微撕裂可以被解释为肌肉拉伤。最重要的一点是了解问题的机制，以找到最适合的治疗方法。

扭伤和拉伤的发病机制和原因

扭伤和拉伤的机制是相似的。过度的拉力会导致韧带或肌组织的纤维断裂，这种拉力可能见于外伤，如车祸中的挥鞭样损伤，也可以来自重复的姿势或运动微创伤，如韧带和肌肉长期过度紧张导致的劳损。韧带的功能是限制关节的运动，因此，如果韧带撕裂和拉长，关节往往会变得过度活动和不稳定，在急性期这可能被肌肉僵硬/痉挛所掩盖。另外，拉伤往往导致关节活动不足，这是因为短期内会发生肌肉痉挛，并且经常持续很长一段时间，而愈合过程中也会形成瘢痕粘连组织。尽管修复撕裂软组织时需要粘连，但如果形成的粘连过多，组织将失去其活动性，导致运动范围减小。

挥鞭样损伤

挥鞭样损伤是以患者在交通事故中头颈部呈现挥鞭样动作特征命名的。例如，当人开车撞到不可移动的物体或另一辆车时，其头颈部会前后摆动，类似于鞭子前后挥动。过度向前摆动会导致颈部过屈；过度向后摆动会导致颈部过伸。因此，颈部扭伤通常被称为过屈/过伸损伤。当车以每小时8km的速度行驶时，交通事故就会导致挥鞭样损伤。在没有车祸的情况下，颈部也可能会受到相当于挥鞭样损伤的伤害。运动损伤和日常的扭转、跌倒都会导致颈部受到类似的创伤。

挥鞭样损伤导致软组织过度拉伸或撕裂。过度拉伸会触发牵张反射，导致肌肉痉挛。与通常使用的术语一致，如果肌组织发生撕裂，则称为拉伤；如果韧带撕裂，则称为扭伤。扭伤往往更为严重，导致颈部失去稳定性（图 2-13）。

对于扭伤部位，由于在车祸或其他伤害中颈部被甩动的方式不同，扭伤的韧带也不同。例如：

- 如果颈部向前过屈，后纵韧带撕裂，颈部在前屈时会过度活动。
- 如果颈部向后过伸，前纵韧带撕裂，颈部在后伸时会过度活动。
- 如果将颈部甩向右侧（过度右侧屈），则颈部左侧的韧带会被撕裂，颈部在右侧屈时会过度活动。
- 如果颈部向右旋转，限制右旋的韧带可能会扭

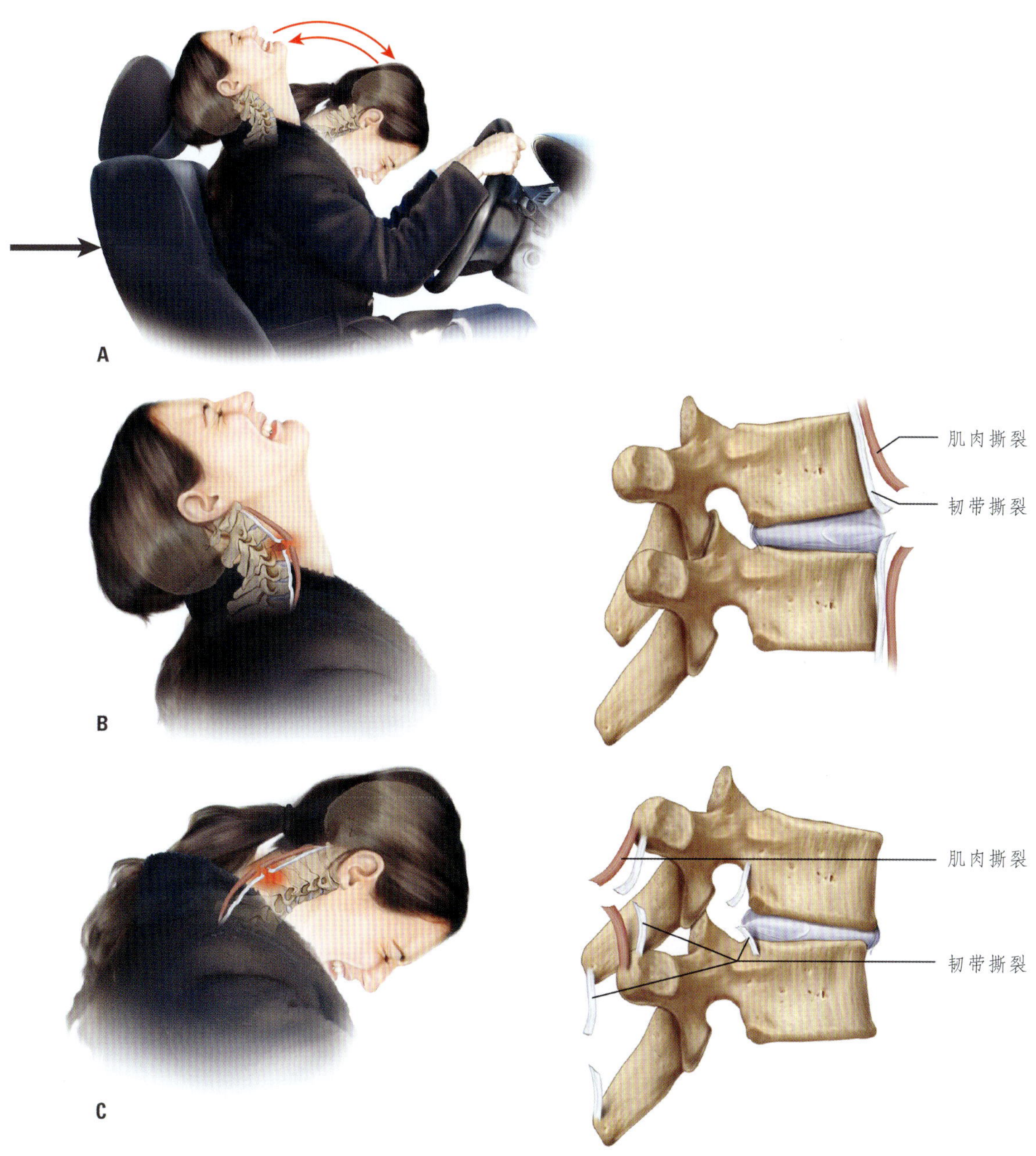

图 2-13　挥鞭样损伤。颈部扭伤是一种创伤性损伤，颈部首先被用力朝一个方向甩动，然后又向相反的方向甩动，导致软组织过度拉伸和（或）撕裂。(A)出现挥鞭样损伤时，汽车从后方撞击，头部和颈部被动呈过伸和过屈状态。(B)过伸。这会导致脊柱前韧带和肌组织的过度拉伸和撕裂。(C)过屈。这会导致脊柱后部韧带和肌组织的拉伸和撕裂。

治疗注意事项 2.3

扭伤和拉伤

冰敷对治疗急性拉伤和扭伤特别有效。按摩有助于治疗亚急性和(或)慢性扭伤和拉伤。拉伸有助于亚急性和慢性劳损的恢复。详见第3章。

伤,导致颈部过度向右旋转。

- 当然,可能会同时出现多方向挥鞭运动,导致多处韧带扭伤。

韧带扭伤部位的肌组织将被拉伤。

椎间盘病变

颈椎间盘病变非常常见。虽然任何椎间盘病变都会产生危害,但其症状和功能障碍的程度可能会有很大差异。有的椎间盘病变需要立即进行手术,有的椎间盘病变并无明显不适,或仅在出于其他原因进行MRI或CT扫描时被偶然发现。

椎间盘病变概述

椎间盘病变有两种主要的形式:

- 椎间盘变薄。
- 纤维环的纤维膨胀或破裂。

椎间盘变薄即椎间盘高度降低。内髓核的体积决定了椎间盘的高度。随着年龄的增长,髓核逐渐脱水导致椎间盘变薄。这种情况通常发生在中老年阶段。椎间盘变薄的危险在于,当相邻的两个椎体相互靠近时,供脊神经通过的椎间孔变窄(图2-14)。

因此,如果椎间盘明显变薄,则可能压迫脊神经。因为脊神经同时包含感觉神经元和运动神经元,所以无论脊神经起始于哪一节段,感觉神经元感知能力都会发生改变;无论脊神经终止于哪一节段,运动神经元运动功能都会发生变化。感觉症状包括刺痛、麻木或疼痛,运动症状包括肌肉抽搐、无力或弛缓性瘫痪。由于颈神经支配上肢,这些症状会发生在腋窝、上臂、前臂或手部。然而,对于大部分患者来说,椎间盘变薄不会发展到压迫神经并伴随上肢牵涉症状的程度。

另一种主要的椎间盘病变是外纤维环弱化,导致纤维凸出或破裂。根据严重程度主要分为三种类型:

- 椎间盘膨出。
- 椎间盘破裂。
- 游离型椎间盘。

最轻的一种是椎间盘膨出。这种情况下,纤维环变弱,使得髓核向外挤压纤维环,导致纤维环向外膨胀凸出(图2-15A)。椎间盘膨出是最轻的椎间盘病变,因为纤维环仍然完好无损。椎间盘破裂严重程度较高,因为纤维环已经减弱到髓核压迫可以导致其破裂的程度。在这种情况下,髓核可以从纤维环被挤入椎间孔或椎管中。椎间盘破裂也称为椎间盘突出或椎

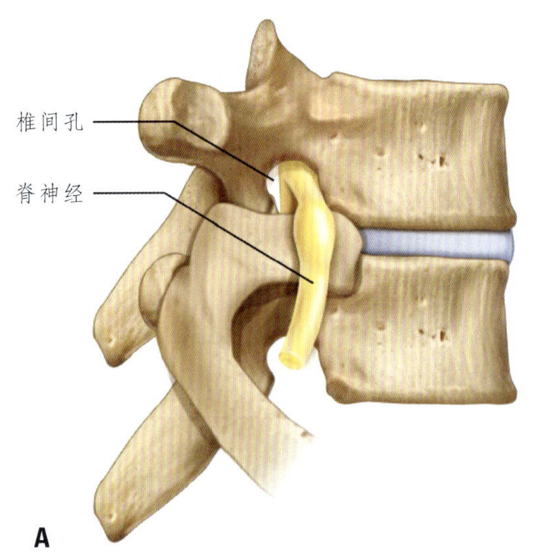

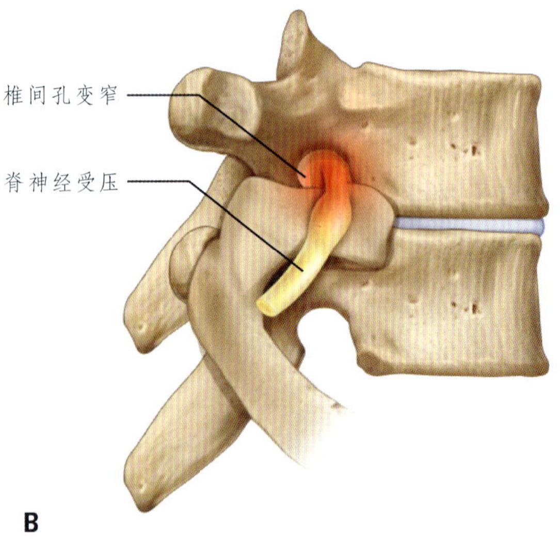

图2-14 椎间盘高度和椎间孔大小。(A)正常椎间盘有一个大小正常的可使脊神经穿过的椎间孔。(B)椎间盘变薄,导致椎间孔狭窄,并压迫脊神经。

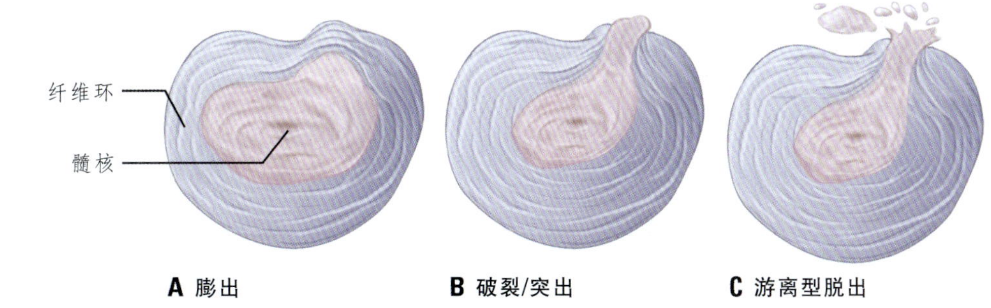

图 2-15 三种椎间盘病变。(A)椎间盘膨出。纤维环变弱并膨大,但髓核仍位于纤维环内。(B)椎间盘破裂/突出。纤维环破裂/突出,部分髓核被挤出纤维环,但仍附着于内核。(C)游离型椎间盘。椎间盘破裂/突出,其中部分髓核被挤出纤维环,与内核分离。

间盘脱出(图 2-15B)。游离型椎间盘是最严重的一种椎间盘破裂,其中部分髓核被挤出纤维环,并与内核分离(图 2-15C),不能再与椎间盘结合,只能在椎间孔或椎管内游离。

椎间盘膨出、突出和游离的风险在于椎间盘可以向外挤压椎间孔内的脊神经或者同一水平椎管内的脊髓。因此,它们被视为占位性病变。当椎间盘膨出时,突出的纤维环可以压迫神经结构;当椎间盘破裂或游离时,髓核可压迫神经结构。

这些病变严重程度取决于神经受压的程度。因此,较大的椎间盘膨出可能比较小的椎间盘破裂更加严重。游离型椎间盘通常是最严重的,因为髓核碎片会游离于椎间孔或椎管内,并可持续压迫脊髓或脊神经。

椎间盘病变的发病机制

压迫和削弱纤维环的力量导致纤维环膨出和破裂,可能是微创伤或大型创伤。微创伤指较小的身体压力,例如,由于支撑头部的重量而产生的压力,或长时间保持会使椎间盘承受压力的姿势,如电脑显示器放置不当使颈部保持旋转姿势,或保持低头姿势来阅读膝盖上的书。头部和颈部向前屈的姿势尤其普遍,并容易导致椎间盘问题,因为向前屈的姿势迫使相邻两个椎体将髓核向后推,导致髓核持续挤压后部纤维环,最终削弱纤维环(图 2-16)。随着时间的推移,这些微创伤逐渐累积,并逐渐削弱纤维环,直至髓核使纤维环膨胀或破裂。

巨大的创伤,如严重的挥鞭样损伤、创伤性运动损伤或跌倒也可能导致椎间盘膨出或破裂。最常见的情况是,由于反复的微创伤和某种创伤事件造成椎间盘变弱,纤维环完整性受损,以致纤维膨出或断裂。大部分情况下,无论椎间盘病变是由微小创伤还是大型创伤造成,纤维环都会受损或后外侧破裂。保持屈曲体位是造成这一问题的原因之一,因为这种体位会导致髓核向后挤压后纤维环,使其逐渐变弱。然而,由于脊柱的后纵韧带可以加强纤维环中线 (后内侧),因此,恒定和反复出现的姿势产生应力的影响通常表现在后外侧。因为椎间孔位于后外侧,大部分椎间盘突出导致一侧椎间孔内脊神经受压。如果椎间盘在中线后部膨出或破裂,则会压迫脊髓。

椎间盘膨出或破裂的症状可能只发生在上肢,也可能只发生在颈部,或者两者兼有。由于大部分椎间盘膨出或破裂在后外侧压迫椎间孔的脊神经,其结果

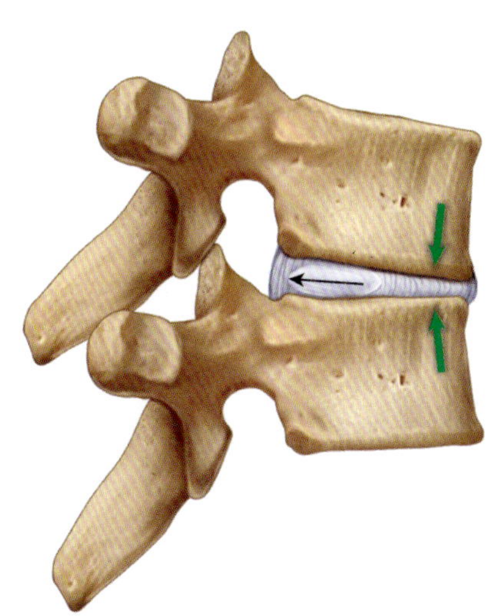

图 2-16 髓核压迫后纤维环。椎间关节屈曲在前椎间盘处产生压力,将髓核向后推向后纤维环。反复屈曲姿势可导致后纤维环过度磨损。

治疗师提示 2.3

肌肉紧张和椎间盘问题

肌肉紧张也许是最不受重视但却最常见的导致椎间盘问题的微创伤。当脊柱肌肉紧张时，其附着点会向中心靠近，牵拉与这些肌肉相关的椎骨，导致椎间盘受力增加(见下图)。患者颈部肌肉通常长期紧张，这可能是最终出现椎间盘病变的重要原因。

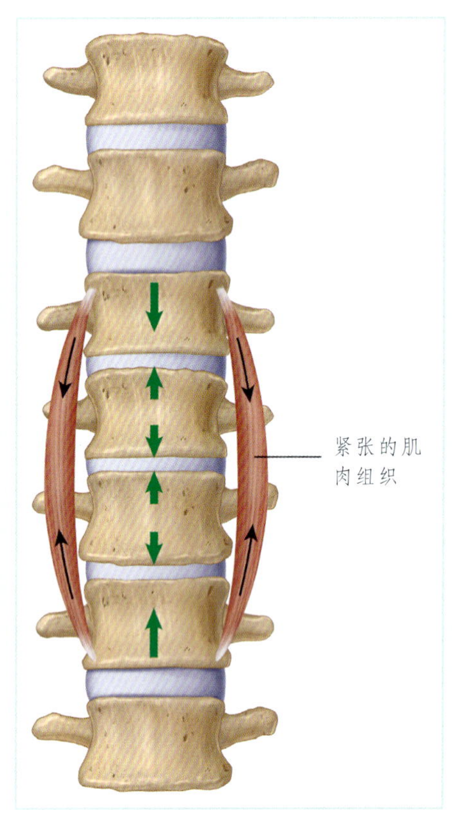

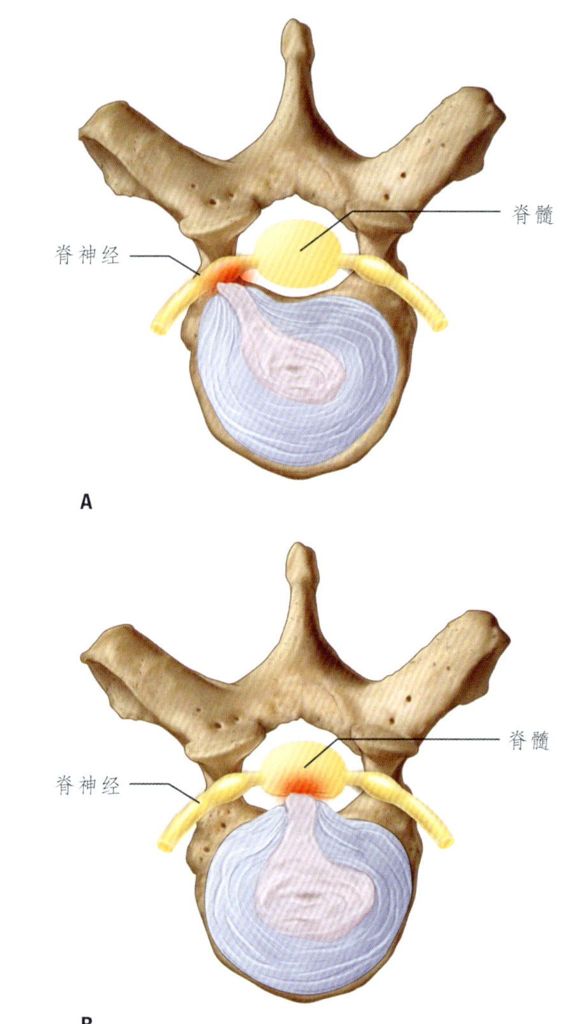

图 2-17 椎间盘突出。(A)后外侧椎间盘突出压迫通过椎间孔的脊神经。(B)椎管中线后方椎间盘突出压迫脊髓。

是上肢出现单侧感觉或运动症状。偶尔，椎间盘膨出或破裂可发生在中线后方。在这种情况下，症状取决于脊髓的哪个神经元受压，可能是单侧的或双侧的，如果膨出或破裂程度严重，症状可能出现在上肢甚至身体的其他部位(图 2-17)。

如果椎间盘区域的小神经受压，症状也可能是局部的。此时，神经受压直接引起疼痛，并且颈部肌肉可以保护性地僵直，以阻止可能进一步损害椎间盘的运动。不幸的是，肌肉痉挛本身可能会引起疼痛，肌僵直会增加对椎间盘的压力，使膨出或破裂进一步加重。值得注意的是，当出现急性椎间盘病变时，炎症和肿胀可能导致神经压迫。当病变从急性期过渡到亚急性期和慢性期时，由于肿胀消退，症状往往会减轻。

尽管有时会出现颈部局部疼痛或痉挛，但颈椎间盘病变往往完全没有局部症状，而是仅出现上肢牵涉症状。如果在上肢出现疼痛、刺痛、麻木或虚弱，则应视为存在椎间盘病变的危险信号。然而，这并不意味着所有上肢牵涉症状都来自颈椎间盘膨出或破裂。其他情况，如胸廓出口综合征(TOS)、旋前肌综合征，甚至腕管综合征也可能出现上肢牵涉症状。虽然根据适当的骨科检查可以做出合理准确的评估(见第3章)，但如果怀疑患者有颈椎间盘病变，应立即将患者转诊至专科医生进行明确诊断。

治疗注意事项 2.4

椎间盘病变

按摩对缓解与椎间盘病变相关的肌肉痉挛非常有益。拉伸也是有帮助的,但患者的颈部不应向椎间盘病变的一侧伸展或侧屈,也不应置于可导致或加重上肢牵涉痛的位置。冰敷有助于减少椎间盘病变的炎症,详见第 3 章。

退行性关节病

DJD 是一种关节退化病变。DJD 是对随着年龄增长而施加在关节上的力的正常反应。但是,如果其退行程度过大或损害了功能,则视为病理性改变。DJD 也被称为骨关节炎(OA),当其发生在脊柱,也被称为脊椎病。大部分有关节炎的中老年患者都有 DJD。

治疗师提示 2.4

退行性关节病和骨关节炎

关节炎(arthritis)字面意思为关节炎症(joint inflammation),“arthr”意为“joint”(关节);“itis”意为“inflammation”(炎症)。退行性关节病一词逐渐取代了骨关节炎一词, 因为病变很少涉及炎症, 使用“炎”不恰当。只有当病情恶化时,才会出现炎症。

退行性关节病概述

覆盖于骨关节面的软骨被破坏是 DJD 的初始症状。随着病情的发展,钙沉积于关节软骨下方的骨骼(软骨下骨)中。在 DJD 的后期,钙沉积开始发生在关节骨的外表面,骨刺(也称为骨赘)突出在关节边缘(图 2–18)。DJD 可以影响椎间盘和脊柱关节面。这些骨刺在 X 线片上易于观察,而 X 线片分析也成为诊断 DJD 的最佳和最简单的方法。

治疗师提示 2.5

退行性关节病是患者疼痛的原因吗?

DJD 的进展必须相当明显才能真正压迫脊神经或脊髓并引起症状。然而,当疼痛由关节周围的紧张的肌肉和其他紧张的软组织引起时,医生常常错误地将其归咎于 DJD。紧张的肌肉可能是关节周围最常见的导致疼痛的软组织。当医生查看患者颈部 X 线片时,如果存在 DJD,类似大部分中老年人, 则可能认为 DJD 是患者疼痛的原因。然而,X 线片上看不到肌肉和其他软组织,而这些组织却往往是真正的病因。在这种情况下,手法治疗师可以通过放松、软化和松解颈部肌肉和其他软组织来进行治疗。此外,由于紧张的肌肉和其他软组织增加关节的压力,改善软组织的健康状况也可以减轻患者 DJD 的程度,甚至可能有助于防止其造成神经压迫。

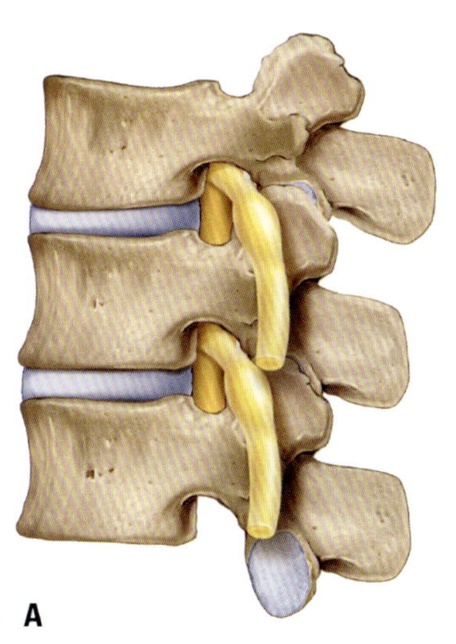

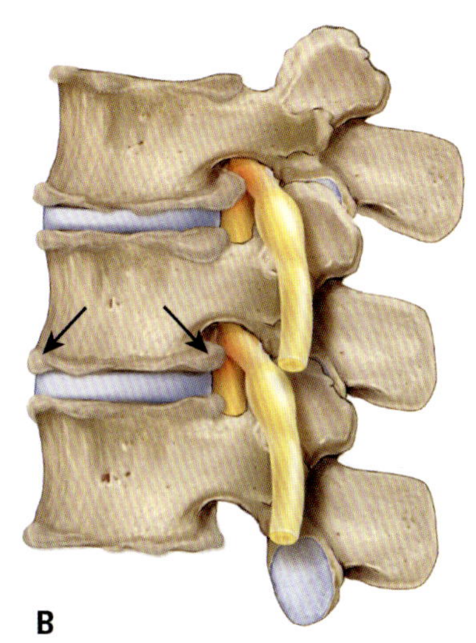

图 2–18 退行性关节病和骨刺的形成。(A)正常的脊柱。(B)关节边缘有骨刺。

DJD是由于关节承受的压力不断累积而发生的，大部分中年人的X线片会显示出一定程度的颈椎DJD。大部分情况下，DJD的出现是正常的，其不会导致任何症状。但是，如果病情发展到较严重的程度，DJD所在关节的运动功能可能会减退。这是由于骨刺阻碍了受累关节的全范围运动。此外，如果钙沉积产生的骨刺大到足以侵犯椎间孔内的脊神经或椎管内的脊髓，则可压迫神经，出现上肢牵涉症状。当DJD的钙沉积压迫脊神经或脊髓时，DJD的发病机制与椎间盘膨出或破裂相似，因其是一种压迫神经组织的占位性病变。

退行性关节病的发病机制和原因

DJD的发病机制是关节软骨和骨表面的简单磨损反应，这是由关节处骨骼受到的物理应力造成的。如果物理应力超过关节所能承受的程度，关节软骨即开始退化，因此，更多的应力会传递到软骨下骨。软骨下骨接受的过度应力会导致钙沿着关节骨边缘沉积。这一物理过程称为沃尔夫定律。

沃尔夫定律指出，钙的沉积是对施加于骨骼上物理压力的反应。这一过程旨在通过增加其钙质量来强化骨骼，但是，如果施加在骨骼上的应力过大，会发生过多的钙沉积，导致骨刺形成。运动和负重是影响关节的微创伤应力。紧张的肌组织，尤其是长期紧张的姿势肌，也可以被视为反复的微创伤，这会使紧张肌肉所跨越的关节承受的压力增大。当然，较严重的创伤，如摔倒和挥鞭样损伤事故，也会显著加重DJD的程度。

治疗注意事项 2.5

退行性关节病

按摩可显著缓解肌肉痉挛，而肌肉痉挛往往与加剧DJD的躯体压力增加共存。拉伸对可能紧张的软组织也有帮助。但是，如果DJD严重到神经受压的程度，患者不应侧卧在骨刺一侧，也不应处于可能诱发或增加上肢牵涉症状的任何体位。如果出现神经受压或神经刺激症状，冰敷有助于减少伴随的炎症。详见第3章。

胸廓出口综合征

TOS是指在胸廓出口处，由某种原因导致臂丛神经或锁骨下动脉或锁骨下静脉受压，而产生的一系列上肢症状的统称。该区域包括下颈部/胸部/腋窝区域（图2-19）。

该区域是一个出口，因为动脉将血液从胸部输送到手臂以滋养上肢组织，运动神经元将运动神经分支从胸部传输到手臂以支配上肢肌肉的收缩。该疾病有时也被称为胸廓入口综合征，因为这一区域是静脉输送血液和感觉神经元从手臂将感觉神经传输到胸部的部位。通常，“TOS”适用于此区域中

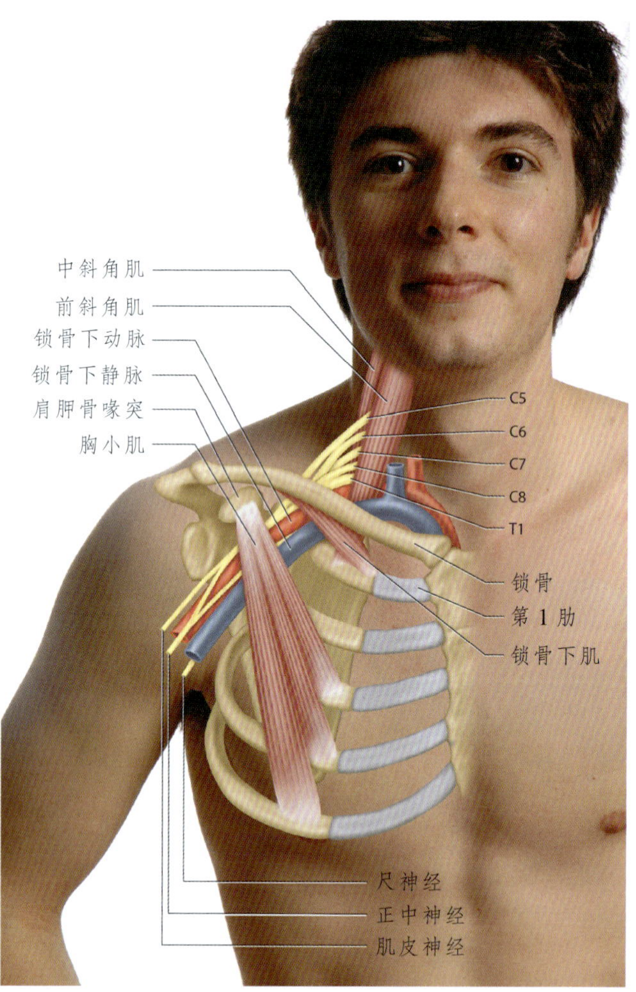

图2-19 胸廓出口综合征。TOS是一种导致臂丛神经和（或）锁骨下动脉和静脉在下颈部、胸部和腋窝区域构成的神经血管束受压的疾病。(Reproduced with permission from Massage Therapy Journal, American Massage Therapy Association, Evanston, IL; Winter 2006. Photography by Yanik Chauvin.)

的任何压迫症状，无论受压结构是出胸廓还是进入胸廓。

胸廓出口综合征概述

TOS 有四种主要类型，每种类型都以神经血管受压的位置命名：

- 前斜角肌综合征。
- 肋锁综合征。
- 胸小肌综合征。
- 颈肋综合征。

这四种综合征都涉及臂丛神经或锁骨下动脉或锁骨下静脉受压。当累及臂丛感觉神经元时，患者可能会出现感觉异常，如上臂、前臂或手部疼痛、刺痛或麻木。当累及臂丛运动神经元时，患者可能会出现运动功能异常，如上臂、前臂或手部肌组织无力。当锁骨下动脉受压导致动脉供血不足时，患者上臂、前臂或手部的动脉循环可能会减少。肤色较浅的患者通常手部皮肤显蓝色，而不是正常的红色。当锁骨下静脉受压导致静脉供血不足时，患者可能会出现手部、前臂或上臂静脉回流减少或完全中断，通常表现为手部肿胀。

> **治疗师提示 2.6**
>
> **胸廓出口综合征的评估**
>
> TOS 可导致上肢症状，类似于颈椎间盘病变或颈椎 DJD 引起的症状。治疗不应只针对一系列症状，而应针对导致这些症状的机制，所以评估潜在原因很重要。评估病因后，才可以确定适当的治疗策略。

胸廓出口综合征的发病机制和原因

前斜角肌综合征

前斜角肌综合征涉及前中斜角肌间的压迫。如果斜角肌群紧张并挤压位于其间的神经血管结构，就会发生压迫。斜角肌群常因颈部挥鞭样损伤或因头部前倾持续短缩而变紧。

肋锁综合征

肋锁综合征涉及锁骨和第 1 肋间的压迫，这一区域被称为肋锁间隙。肋锁综合征是由所谓上交叉综合征的不良姿势引起的，患者的上背部向前和向下弯曲，两侧肩胛骨向前伸。出现这种姿势通常是由于肩胛骨前伸肌（胸大肌和胸小肌）过紧、肩胛骨后缩肌（菱形肌和斜方肌，尤其是中斜方肌）和上背部伸肌（竖脊肌和半棘肌）力量减弱。这种姿势造成锁骨向前下方紧邻第 1 肋，使肋锁间隙闭合，肋锁处的神经血管结构受压。如果锁骨下肌、前斜角肌或中斜角肌紧张，并将第 1 肋向锁骨牵拉，也可能发生肋锁综合征。另一个可能导致肋锁综合征的因素是继发于锁骨骨折的锁骨上骨痂。

胸小肌综合征

胸小肌综合征涉及胸小肌和胸腔间的压迫。这是因为胸小肌紧张，压迫其与胸腔之间的神经血管结构。胸小肌紧张和缩短也会导致肩胛骨前伸呈圆肩姿势，这在解释肋锁综合征时曾提及。而肩胛骨后缩肌力量减弱，不足以抵抗胸肌紧张形成的强大拉力，这也加剧了这种姿势的形成。

颈肋综合征

一种被称为颈肋的解剖学异常也能引起 TOS 的神经血管受压症状。颈肋通常是在 C7 横突末端形成的一块小骨头，其可能导致臂丛神经受压。颈肋可见于约 1%的人群中。

> **治疗注意事项 2.6**
>
> **胸廓出口综合征**
>
> 按摩和拉伸可以很大程度上缓解 TOS 关联的肌肉紧张和痉挛。拉伸前的湿热疗法也是有必要的。详见第 3 章。

颈椎前凸不足和头前倾姿势

为了解异常颈曲背后的病理机制，应首先了解正常颈椎。正常的颈椎有前凸曲线，也称为前凸。前凸曲线是上位颈椎相对于下位颈椎在矢状面内向后延伸形成的后凹和前凸曲线(见图1-1)。颈椎前凸是儿童出生后抬起头来观察周围环境时形成的脊柱第二曲线。当正常颈椎前凸曲度减小或完全消失时，称为前凸不足，通常称为“军人颈”。颈椎曲度减小会导致头部前伸的姿势(图2-20)。在某些情况下，患者甚至可能出现反向颈椎曲线，即颈椎曲线后凸。

治疗师提示 2.7

术语 lordosis / lordotic

许多人用 lordosis / lordotic 来表示过度和不正常的前凸曲线。而 lordosis / lordotic 表示的前凸可以是生理性的，也可以是病理性的。所以使用时需要了解是指正常的前凸还是过度的前凸。过度前凸最准确的表示方法为 hyperlordosis/hyperlordotic。

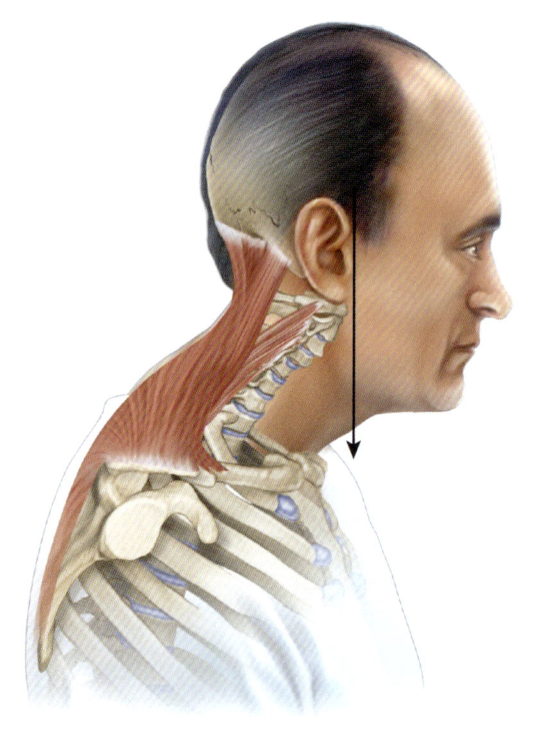

图2-20 颈椎前凸不足和头前倾姿势。在这种情况下，头部的重量不再集中在躯干上，导致颈部和头部的后伸肌等长收缩，以保持头部处于这种不平衡的位置。注意上颈椎代偿性前凸才能使头部朝前、耳眼呈水平位。(Reproduced with permission from Muscolino JE. Seven keys to healthy neck posture. MTJ. Spring 2010:93-97.)

颈椎前凸不足与头前倾姿势的形成机制

颈椎前凸可以使头部在躯干上保持平衡(重量直接集中在躯干上)，这样可以平衡头部重量，使头颈部肌肉轻松地保持头颈部位置。

然而，颈椎曲度消失时头向前移动，其重量不再集中在躯干上(见图2-20)。如前所述，理论上，头部的前倾会导致头部和颈部完全屈曲，直至下颌撞击胸部。但这种情况不会发生，因为颈部和头部的后伸肌等长收缩，使头部和颈部保持在不平衡的位置。这会导致颈后伸肌慢性紧张。因此，尽管颈椎曲度减小本身不会引起疼痛和功能障碍，但增加了颈后部肌组织的负荷，通常是肌紧张导致了患者的症状。

颈椎前凸不足和前倾姿势的形成原因

颈椎前凸不足最常见的原因是长期保持头部和颈部的前屈姿势。颈椎前凸曲线的形成原因是儿童反复抬起头伸展，因此，反复的前屈姿势可以减少其形成或在其形成后将其逆转。不幸的是，前屈姿势很常见的，儿童在童年早期就开始玩玩具或用蜡笔在置于膝盖的纸板上画画。上学后，铅笔取代了蜡笔，电脑取代了铅笔，仍为前屈姿势。即使是睡眠姿势，例如，枕头太厚也会使颈椎产生前屈，使这种姿势持续数千小时的时间。难怪这么多的患者都表现出颈椎曲度下降！颈椎前凸不足也可能是由挥鞭样损伤和车祸后出现的肌痉挛所致。

因为颈椎前凸不足，颈部和头部沿着上背部后凸曲线屈曲（术语 kyphotic 和 kyphosis 也可用于表示脊柱的正常后凸或后凸过度）。这诱发了颈部前倾，头部向下，胸部后凸更大，姿势的异常更明显。为了使眼睛直视前方并使头部水平以保持内耳平衡，上颈部伸肌(如枕下肌、上斜方肌、头夹肌和头半棘肌)收紧并挛缩，造成上颈椎前凸，以补偿下颈椎前凸不足。一般规律是胸部后凸越大，下颈椎前凸不足和上颈椎前凸过度越明显。

紧张性头痛

最常见的头痛类型是紧张性头痛，其是由颈部紧

治疗注意事项 2.7

颈椎前凸不足和头前倾姿势

颈后肌的按摩和拉伸对于减少与前凸不足相关的肌紧张和痉挛非常有益。如果造成这种姿势的原因是颈前部肌紧张，那么对该区域也必须加以处理。拉伸前的湿热疗法也是有必要的。详见第 3 章。

绷的肌肉过度拉伸(张力)引起的，这些肌肉对头皮和颅骨骨膜上的软组织附着点施加张力。

最常见的与紧张性头痛有关的肌肉是颈后肌，如上斜方肌、头半棘肌、头夹肌和枕下肌，因为它们常常需要代偿头部不平衡的姿势。这会导致疼痛，通常见于枕下区且多为单侧。当疼痛持续时，身体通过疼痛-痉挛-疼痛循环做出反应，收紧该区域的所有肌肉。通常，所有头颈部肌肉(如枕额肌)会过度紧张，使问题更加复杂。随着紧张性头痛发展为慢性，症状往往会更严重。头前部的疼痛通常会辐射到额骨(前额)区域，而不是枕部。

治疗注意事项 2.8

紧张性头痛

按摩、拉伸和湿热疗法都有助于放松引起紧张性头痛的肌组织。详见第 3 章。

枕大神经痛

枕大神经痛是指由枕大神经受压导致的头后部疼痛和(或)感觉异常。枕大神经是 C2 脊神经的一个分支，位于头下斜肌和头半棘肌之间，从头半棘肌和上斜方肌靠近枕骨附着点的两肌之间穿出，浅出皮下，然后到达头皮后部(图 2-21)。如果头半棘肌、上斜方肌或头下斜肌紧张，枕大神经可能受到压迫，引发头后部感觉症状。

治疗注意事项 2.9

枕大神经痛

按摩、拉伸和湿热疗法都有助于放松引起枕大神经痛的紧张肌组织。详见第 3 章。

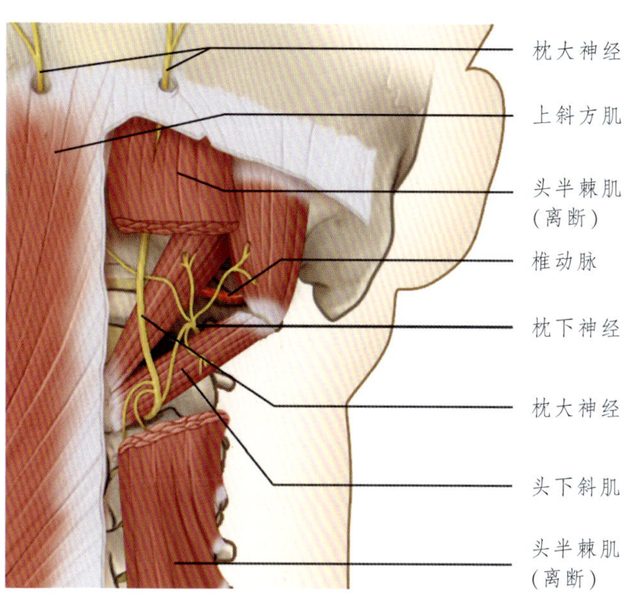

图 2-21　枕大神经。枕大神经在头下斜肌和头半棘肌之间走行，然后从头半棘肌和上斜方肌靠近枕骨附着点的两肌之间穿出。(Courtesy of Joseph E. Muscolino.)

总结

临床手法治疗师需要掌握人体正常解剖学和生理学的基础知识，同时还需要了解患者可能出现的各种肌肉骨骼疾病的生理学变化，即病理生理学。此外，临床手法治疗师还需要具备评估此类疾病的能力。第 1 章回顾了颈部的解剖学和生理学相关知识。本章介绍了手法治疗师在实践中会遇到的最常见的颈部肌肉骨骼疾病。第 3 章将介绍对此类疾病的评估和治疗策略。合格的临床骨科实践建立在对解剖学和生理学、病理生理学和评估这三个基本方面的清晰认知之上。

复习题

选择题

1. TOS患者的以下哪一种神经血管结构可能受压?
   A.颈动脉
   B.颈静脉
   C.臂丛神经
   D.枕大神经
2. 以下哪两种病变都是占位性病变?
   A.椎间盘突出、紧张性头痛
   B. DJD、椎间盘突出
   C.枕大神经痛、肌筋膜触发点
   D.全身性肌紧张、TOS
3. 通常哪种椎间盘病变最严重?
   A.变薄
   B.破裂
   C.游离
   D.膨大
4. 以下哪些是所有形式的TOS?
   A.前斜角肌、枕大神经痛、颈肋
   B.胸小肌、肌筋膜触发点、肋锁肌
   C.颈椎过度前凸、军人颈、枕大神经痛
   D.肋锁、前斜角肌、胸小肌
5. 以下哪项是肌筋膜触发点出现的原因?
   A.急性过度使用
   B.慢性牵张
   C.长期不动
   D.以上都是

判断题

1. 肌筋膜触发点由缺血引起。(　　)
2. 前倾姿势通常包括下颈椎前凸过度和上颈椎前凸不足。(　　)
3. 建议深层按摩治疗肌筋膜触发点。(　　)
4. 肌筋膜触发点张力由γ运动神经元决定。(　　)
5. 肌筋膜触发点、TOS和颈椎间盘突出都会引发上肢症状。(　　)

简答题

1. 什么机制决定静息肌张力?

____

2. 如果患者的颈部在挥鞭样损伤事故中被过度拉伸,那么软组织撕裂最有可能发生在哪里?

____

3. 表明钙是在对骨骼的物理压力作用下沉积的定律名称是什么?

____

4. 对于骨关节炎,更推荐使用什么术语?

____

匹配题

1. Hyper	____颈部
2. Tone	____紧张
3. Arthr	____关节
4. Collis	____扭曲
5. Itis	____过度
6. Torti	____炎症

可扫描二维码查看答案

第 3 章 评估和治疗策略

本章目录

学习目标

1.解释为什么在进行评估时了解正常颈部的生物力学和病理状态时的生物力学很重要。
2.解释诊断和评估之间的区别。
3.描述健康史在评估中的目的和作用。
4.描述评估测试的工作原理。
5.解释在评估过程中哪些是阳性结果，哪些是阴性结果。
6.举例说明体征和症状的区别。
7.描述姿势评估的目的，并举例不良姿势。
8.展示并描述主动关节活动范围(ROM)、被动ROM和徒手抗阻测试在评估中的作用。
9.描述触诊在评估中的作用。
10.描述关节活动评估。
11.列出颈椎间盘特殊评估测试和 TOS 特殊评估测试。
12.描述并能够展示本章中介绍的每项特殊评估测试。
13.描述本章介绍的每项特殊评估测试的基础机制。
14.描述并能够展示本章介绍的每项评估流程。
15.定义本章中的关键术语。

引言

为了给患者的颈部提供适当的治疗,有必要对患者的病情进行准确的评估,并清楚地了解病变机制。因此,本章涵盖了在决定治疗之前必须进行的评估流程。第1章中的解剖学和生理学概述,以及第2章中的病理学构成了本章的基础。因此,在开始学习本章之前,请先阅读前两章。

评估通常包括两个主要部分:

- **健康史**。在接诊新患者时,或接诊出现新病症的老患者时,评估从采集健康史开始。健康史是关于患者健康的书面或口头历史。健康史检查的目的是彻底了解患者的具体情况,以便为患者提供适当的治疗。
- **身体评估**。这个评估通常包括以下几个部分:
  - 姿势评估。
  - ROM 评估。
  - 触诊评估。
  - 关节活动/松动评估。
  - 特殊评估。

在评估患者的状况时,建议所有治疗师进行这些评估,但是不需要按照此处所示的顺序进行。

在收集了健康史和身体评估的所有信息后,进行评估并确定适当的治疗策略。下一步是完成检查报告,告知患者评估结果,以及推荐的治疗方法。经患者同意,便可开始治疗。

治疗师提示 3.1

诊断和评估

虽然诊断和评估看起来相似,但是它们之间存在着差异。通过诊断,医生可以确定患者的病情并且将该结果告知患者。而评估的目的不是为了告知患者病情,而是帮助治疗师确定实施哪种治疗方法是安全有效的,哪种治疗方法要避免。当然,如果对治疗的安全性和有效性存在疑问,建议将患者转诊至专科医生进行明确诊断。

健康史

健康史评估可以视为治疗师与患者之间的对话,健康史评估时,可以先让患者填写一份关于当前状况及其过去健康史的书面调查问卷。对话以口头记录的形式进行,患者回答有关其健康的其他问题。

健康史评估通常在身体评估之前完成,因其有助于确定在身体评估期间需要评估的区域。如果病史足够清楚,交谈中所讨论的症状和体征往往能反映患者的病情,使检查更加集中和有效。尽管健康史评估不需要按照特定的顺序进行,但治疗师在进行健康史评估时遵循一致的顺序可能会有所帮助。用一定的顺序进行健康史评估不仅有助于保持思维的有序性,而且能够在以后查看患者的健康史时提高效率。然而,对待不同的问题提出不同的健康史评估方法也很重要。患者对一个问题的回答通常会决定后续问题。一些关键问题见框3-1。

身体评估

如第2章所述,评估和治疗颈部时,最重要的是理解颈部功能机制。当人体处于病理状态时,颈部的力学结构会发生改变。这种改变通常导致单个组织或者组织间的完整性受损,了解这一点有助于治疗师对患者情况进行评估。评估测试(评估流程)的实质是对受损组织进一步施加压力,从而再现以往问题的体征或症状。如果治疗师能够理解病理状态下的机制,就可以推断出哪些组织出现了问题,以及如何治疗。通过这种方式,可以更方便地理解各种评估流程。

如果评估测试再现了疾病的体征或症状,则测试结果为阳性,表明组织是不健康的。例如,如果 Adson 试验(前斜角肌综合征的一种特殊评估试验)导致桡动脉搏动强度降低,则测试结果为前斜角肌综合征阳性。

如患者未出现体征或症状,则测试结果为阴性。出现阴性测试结果有两种可能:患者不存在这种疾病,或患者病情较轻,其检测结果低于产生阳性结果

框 3-1

健康史评估问题

1.你的身高和体重是多少?

2.你是左利手还是右利手?

3.你身体哪里出现了问题?

4.症状是什么时候出现的?

5.是什么导致了这个症状?有没有外伤或之前有没有征兆?

6.你以前有过这个问题吗?

7.你以前颈部有其他问题吗?

8.如果有疼痛,是尖锐的疼痛还是隐隐作痛?

9.上肢(上臂、前臂或手)是否有剧烈疼痛或其他症状?

10.这个问题会引起头痛吗?

11.症状(疼痛或其他症状)是否与早晚时间有关?如果是,是早上比较严重还是晚上比较严重?

12.症状是否与某些姿势或活动有关?

13.是否有其他诱发症状的因素?

14.症状什么条件下会加重?什么条件下会减轻?

15.总的来说,自症状出现以来,状况是变好、变差,还是保持不变?

16.你接受过治疗吗?如果是,治疗师是谁?评估/诊断是什么?治疗方法是什么?你的治疗进展如何?关于你的治疗,我可以书面联系你以往的治疗师/医生吗?

17.你认为是什么导致了你的病情?

除了患者针对症状的主诉外,收集有关其一般健康状况的信息也很有价值。

1.你是否有过其他症状,肌肉、骨骼还是其他?

2.你有骨折、车祸和其他身体创伤的病史吗?

3.你在服药吗?你是定期服用,还是只是暂时服用?

4.你的锻炼频率怎样?

5.你最常做的姿势(工作或其他)是什么?

6.你是以什么姿势入睡的?

7.你抽烟吗?你喝酒吗?如果是,多少?多久一次?

8.你的压力等级是多少?

9.是否有肌肉骨骼问题的家族史?

10.还有什么我没有问过的,而你想补充的吗?

治疗师提示 3.2

体征和症状

当评估测试产生症状或体征时,区分两者很重要。根据定义,症状本质上是患者的主观体验。例如,疼痛是一种症状。没有人知道患者有没有疼痛,只有患者能够说明疼痛和疼痛程度。相反,根据定义,体征是客观的。其可以由治疗师发现并验证,体征的程度通常也可以被测量。例如,当对患者进行 ROM 评估时,治疗师可以客观地判断出患者的运动范围是否减少,甚至可以以度为单位进行测量。患者身体评估应包括治疗师发现的客观体征和患者主诉的主观症状。

的阈值。每项评估都有一定的灵敏度来检测其所指示的疾病是否存在。

值得注意的是,如果测试出现了体征或症状,但不是目标体征或症状时,则评估测试结果仍被视为阴性。在进行 Adson 试验时,即使测试过程中患者出现颈部疼痛,也并不一定提示前斜角肌综合征。身体评估期间的颈部疼痛可能是由患者在身体评估期间的姿势引起的,但更可能的是由颈部劳损、扭伤、关节功能障碍或肌肉痉挛等许多其他疾病所引起。

在评估患者的颈部时,需要进行所有相关的评估操作流程。即使已经出现了一个阳性结果并且可以肯定患者患有某种疾病,仍应进行其他评估操作流程,因为患者可能有多种疾病。

以下是患者颈部身体评估测试的几项内容:

1.姿势评估。

2.ROM 评估。

3.触诊评估。

4.关节活动/松动评估。

5.特殊评估。

下一节将详细地讨论身体评估的方法。

姿势评估

姿势评估通常是身体评估测试的第一个操作流程。姿势一词意味着“位置”,因此,在评估姿势时,首先需要评估患者的静态位置。在给患者进行姿势评估前,了解良好姿势和不良姿势的定义十分重要。良好姿势被定义为对称的平衡的姿势,并且不会对身体的组织施加过大的压力(图 3-1A)。相反,不良姿势是不对称或不平衡的,并且对身体的组织造成过大的压力(图 3-1B)。当评估患者的姿势时,要寻找不对称和偏差,因为其表明身体组织上的压力增加。当患者有姿势偏差时,确定其发生的原因,以及对哪些组织造成压力是很重要的。

在一天中,患者可能会有各种不同的姿势/位置,但治疗师通常只做站立姿势评估,进行这个评估通常使用铅垂线。(铅垂线是一根附有重量的绳子,其完全垂直于地面,便于治疗师检查相对于垂直线的对称性。)尽管站立姿势评估很重要,但不是唯一需要评估的姿势。事实上,根据患者的职业、爱好和活动,站立姿势评估甚至可能与患者的健康状况无关。评估患者的所有体位是很重要的。对于有颈部问题的患者,坐姿尤其重要,例如,坐在办公桌前或用电脑工作时的姿势。因此,除了进行常规的站立垂线姿势评估外,如果附近有治疗床或有电脑,让患者坐下来演示其工作姿势会很有帮助。鉴于大部分人每天睡眠 6~8 个小时,寻找患者习惯性的睡觉姿势也很重要(这通常是在健康史评估时完成的)。

以下几个例子将说明在患者的姿势评估中涉及的关键推断技巧,以及这些例子中的姿势偏差。

- **例 1**:比较常见的是高低肩,通常在一侧肩上挎包,或者在耳和肩之间夹手机,会导致一侧肩高于另一侧的姿势偏差。这通常表明该区域的肌肉过度使用,如上斜方肌和肩胛提肌,因此,治疗师会在触诊和 ROM 评估期间具体评估这些肌肉。如果这些肌肉紧张,也应针对这些肌肉治疗,并为患者提供关于拉伸或水疗的居家康复建议。其他有助于缓解这种情况的建议包括:避免或改正可能导致和维持这种不良情况的姿势和活动。

- **例 2**:如果患者的姿势表现出头部和颈部不位于中线,而向右侧屈,则其颈部右侧肌肉可能是紧张的。然后治疗师将侧重于评估这些肌肉,如果评估表明这些肌肉是紧张的,则针对这些肌肉提供治疗方法,以及居家康复建议。

本书仅讨论了颈部的姿势偏差。然而,姿势偏差通常涉及整个身体, 其中一个部位出现姿势偏差也有可能导致其他部位出现问题并代偿。例如,单侧足弓下降可能导致一侧髂嵴高度偏低, 并且可能导致代偿性脊柱侧凸,最终影响颈椎。因此,姿势评估应始终针对患者的整个身体。在治疗师对患者进行全身的姿势评估后,再进行适当的治疗。

关节活动范围和徒手抗阻评估

关节 ROM 评估通常要在姿势评估后立即进行。有两种形式:

- 主动关节 ROM。
- 被动关节 ROM。

主动关节 ROM 评估是通过嘱患者主动收缩颈部肌肉来完成的,包括六个活动方向(图 3-2A)。被动关节 ROM 评估通过使患者的颈部在六个方向上被动运动来完成(图 3-2B)。注:斜面上的主动关节

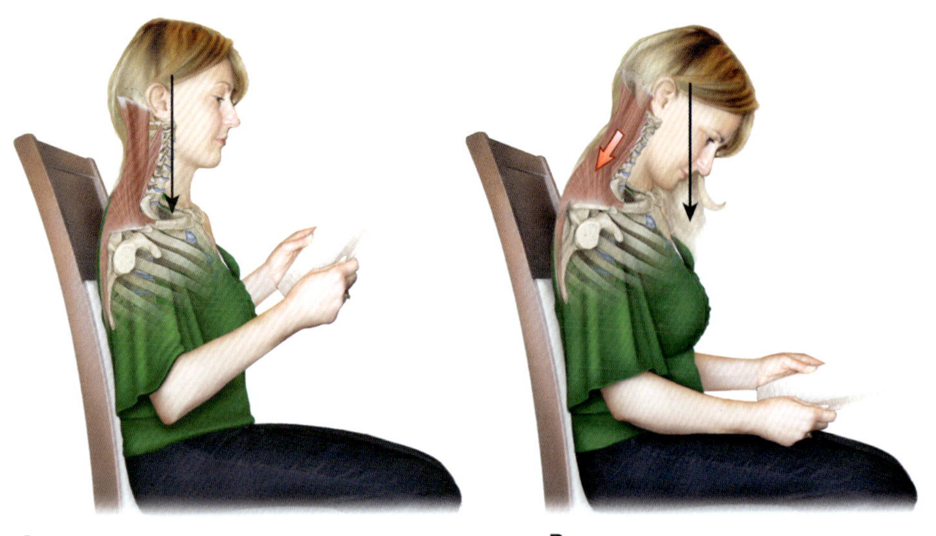

图 3-1 良好的颈部姿势与不良的颈部姿势。(A)患者的姿势是良好的,因其是对称的,并且头部重量在躯干上平衡分布。(B)一种不良的身体姿势,因为头部重量在躯干上分布不平衡,为了维持这种姿势,会给肌肉施加额外的压力。例如,颈伸肌必须等长收缩以防止重力将头部和颈部向下拉。

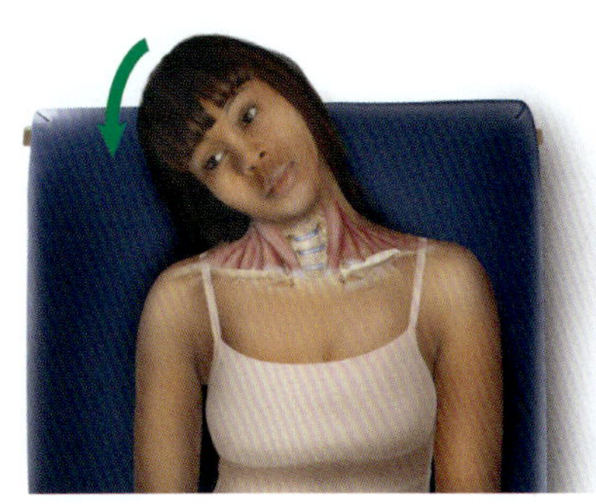

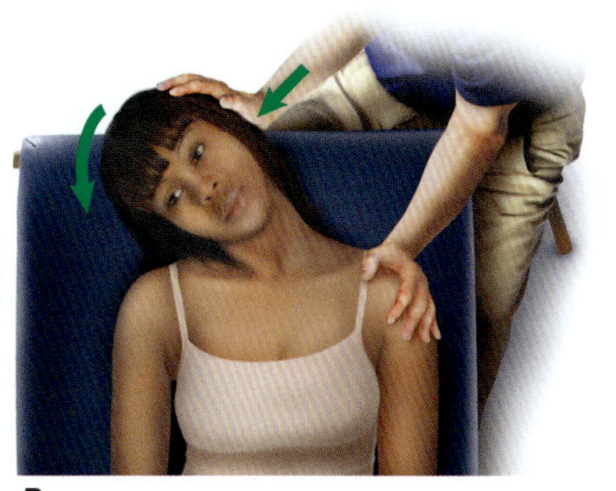

图 3–2 主动与被动 ROM。(A)患者主动将颈部向右侧屈。(B)治疗师将患者颈部推向右侧,患者的颈部被动向右侧屈。

ROM 和被动关节 ROM 也应进行评估。

- 矢状面:屈曲和伸展。
- 额状面:左右侧屈。
- 水平面:左右旋转。

进行 ROM 评估时,需要考虑两个重要因素:

- 在关节活动范围内是否存在着疼痛。
- 关节活动范围是实际数值,以度来表示。

下面的讨论说明了在执行 ROM 评估时如何使用批判性推理。

如果进行主动关节 ROM 评估时存在着疼痛,则评估结果为阳性。有三种可能产生疼痛的情况:

1.正在收缩并产生运动的“原动肌”紧张,导致患者在评估时感到疼痛。

2.运动关节的韧带/关节囊扭伤,其受到牵拉时引起患者疼痛。

3.关节运动方向对侧的拮抗肌紧张或痉挛,导致患者在这些肌肉被拉伸时感到疼痛。

因此,主动 ROM 评估时所产生的疼痛可由原动肌的劳损、关节扭伤或拮抗肌的劳损或痉挛引起,这些情况可能单独或同时出现。相反,如果患者未感到疼痛,则不存在这些情况。

如果患者在主动 ROM 评估时感到疼痛,那么应帮助患者被动地重复这些动作。如果患者被动运动时也感到疼痛,则存在扭伤(因为韧带和关节囊仍在移动),或存在拮抗肌拉伤或痉挛(因其仍在被拉伸)。在被动 ROM 评估期间,原动肌不再收缩,因此,被动 ROM 评估的疼痛并不表明该运动的原动肌紧张。

通过这些过程可以得出结论:如果主动运动引起疼痛,而被动运动不引起疼痛,那么患者一定存在原动肌紧张。如果患者在主动运动和被动运动时都感到疼痛,那么至少存在扭伤或拮抗肌的问题。

现在要确定患者的原动肌是否紧张,必须要进行第三项评估:徒手抗阻评估。患者应首先尝试做一个引起疼痛的 ROM 动作,此时治疗师提供一定的阻力来阻止患者运动,此时患者的原动肌等长收缩(图 3–3)。治疗师和患者应采用适当的力来刺激原动肌以确定其是否正常。

运动受阻时出现疼痛提示原动肌紧张,因为原动肌在这种情况下发挥作用。由于韧带/关节囊和拮抗肌没有等长收缩,因此,运动受阻时的疼痛并不提示韧带扭伤或拮抗肌的拉伤/痉挛。

因此,难点在于辨别扭伤引起的疼痛(由韧带/关节囊移动引起)与拮抗肌拉伤/痉挛引起的疼痛(由拮抗肌移动/拉长引起)。两者都会导致主动和被动 ROM 评估时产生疼痛,但在徒手抗阻评估时都不会产生疼痛。区分它们的最佳方法是询问患者疼痛产生时的位置(如果存在疼痛)。拮抗肌所在侧软组织的疼痛提示拮抗肌拉伤/痉挛。如果疼痛位于关节深处,则表明关节的韧带和关节囊扭伤。另一种方法是嘱患者等

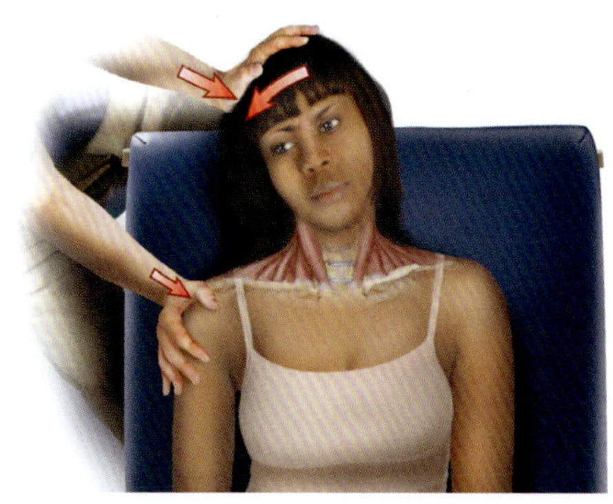

图 3–3 当患者试图将颈部向右侧屈时,治疗师给患者的颈部提供适当阻力。(注意:治疗师的右手稳定患者的右侧肩带,以防止代偿动作。)

长收缩拮抗肌来对抗治疗师的阻力，这会使拮抗肌紧张，但不会对韧带/关节囊产生任何作用（因为关节未移动）。

除了疼痛外，在进行关节 ROM 评估时要考虑的另一个因素是实际的 ROM，即每个方向的关节活动范围。实际上，ROM 评估是对移动时组织伸展能力的评估。可以将患者所表现出的活动范围与第 1 章中列出的标准 ROM 表进行比较，通过比较可以确定患者的关节活动是否正常，是否过度活动或活动不足。如果患者的 ROM 大于标准的 ROM，则颈部过度活动，提示韧带和关节囊松弛。如果患者的 ROM 低于标准值，则颈部活动不足，提示肌肉过度收缩（肌肉痉挛）、软组织内的纤维粘连过度或关节功能障碍。

治疗师提示 3.3

关节活动范围的评估

在将患者的 ROM 与表 1-1 中标准 ROM 进行比较时，需要保持开放心态。标准值是整个人群的平均值，因此，患者活动范围可能与标准值存在少许差异。此外，年轻患者通常比年长患者有着更大的 ROM。

除了评估关节活动的绝对测量值（以度为单位）外，还必须将患者颈部左侧与右侧运动进行比较。包括额状面的侧屈和水平面的旋转。假设一侧活动度正常，治疗师可以了解患者的正常 ROM 值，那么当另一侧的活动度减少时，治疗师可以通过双侧对比确定治疗目标，即能将受限的一侧恢复到的正常 ROM 值。注意：除患侧外的另一侧并不总是正常的，这通常可以通过评估患者的健康史来确定。

在评估颈部时，主动和被动 ROM 评估、徒手抗阻评估都是非常有价值的评估技术。这些技术能评估肌肉的拉伤、扭伤和痉挛。这些都是常见的肌肉骨骼疾病，也是患者咨询手法治疗师和运动治疗师的原因。

触诊评估

对于手法治疗师和肌肉骨骼系统的评估而言，也许没有比触诊评估更重要的评估程序。触诊评估时，治疗师使用指腹触摸患者的骨骼和软组织进行身体评估。

触诊骨性标志对于确定潜在的骨骼结构很重要，否则只能依赖影像学检查。在颈部，为了评估患者颈椎前凸的程度，触诊棘突很重要。经过长期姿势和身体创伤改变，正常的脊柱前凸曲线通常会减少或消失，甚至有时会反弓。因此，当患者处于仰卧位时，很容易触及 C2 和 C7 的棘突。然而，对于正常的颈椎曲线，通常难以触及 C3~C6 的棘突（图 3-4A）。如果可以很容易地触及 C3~C6 的棘突，则表明颈椎曲度减少（图 3-4B）。

在评估颈椎的曲线后，可以进行软组织触诊。首先确定软组织的位置，再进行下面的评估。如果被评估的组织是肌肉，那么就要评估其是否僵硬。紧张（过度收缩）的肌肉通常很硬；放松的肌肉是柔软的。如果肌肉是僵硬的，那么整块肌肉都是僵硬的吗？或者只是肌内部有小结节或者绷紧带？小结节可能是肌筋膜触发点，而绷紧带通常是肌纤维束过度收缩和聚集，或过度拉伸的结果。可以通过弹拨检查肌肉绷紧带，类似于拨动吉他的弦。

无论是评估肌组织、其他软组织还是骨骼，触诊结果都可以提供大量有效的信息。触诊时，有肿胀或温度升高提示可能存在组织炎症。软组织的厚度和密度增加提示可能存在组织内纤维粘连。触诊关节活动的终末感也很重要。在被动 ROM 评估时，颈部关节移动到终末时应该有一个小的、生理的弹响。如果出现坚硬感，就像碰到了水泥墙一样，通常提示存在 DJD、骨刺，或者存在明显的肌肉痉挛或软组织粘连。

在触诊前通常会进行健康史和 ROM 评估，这常常会提前给治疗师提供信息，包括触诊时应该关注的部位。触诊通常用于确认或消除治疗师在评估早期形成的临床印象。

关节松动评估

关节松动评估本质上是被动 ROM 评估的一种具体形式。该运动不是在某个方向上移动或拉伸整个颈部，而是指向一个明确的关节节段。这一点很重要，因其有助于缩小问题存在的区域。例如，如果治疗师被动地将患者的整个颈部向右侧屈，发现活动度降低，那么该过程所揭示的唯一信息就是在该方向上存在活动不足。而不能反映颈部的每个关节是否在该方

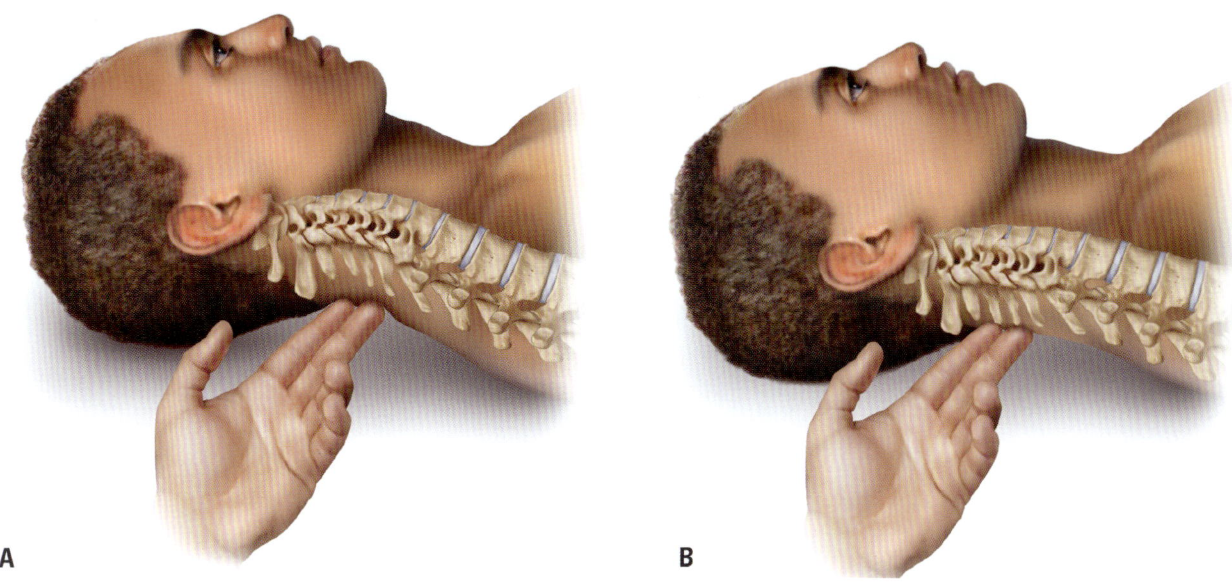

图 3–4　仰卧位触诊颈部棘突。(A)由于颈部正常的脊柱前凸曲线,C3~C6 棘突很难被触及。(B)由于患者的颈部曲度减少,所有颈椎棘突都很容易被触及(前凸不足)。

向上活动不足,或者活动不足是否只存在于一个或几个节段关节水平。关节松动则可以帮助治疗师判断以上问题。

事实上,在进行颈部右侧屈被动 ROM 评估时,当整个颈部具有正常的活动范围时,颈部完全有可能存在活动不足的关节水平。如果一个节段活动不足,则另一个相邻的节段关节可能会过度活动以进行代偿。这使得整个颈部的活动度在颈椎活动不足和活动过度同时存在的情况下保持正常。因此,确定特定节段关节水平健康状况的唯一方法是使用关节松动评估。

关节松动评估的操作与关节松动术类似(关于如何实施关节松动术,见第 10 章)。治疗师用稳定手接触并固定一个椎骨,然后移动其上方的椎骨(连同头部和位于固定椎骨上方的其他椎骨一起)(图 3–5)。

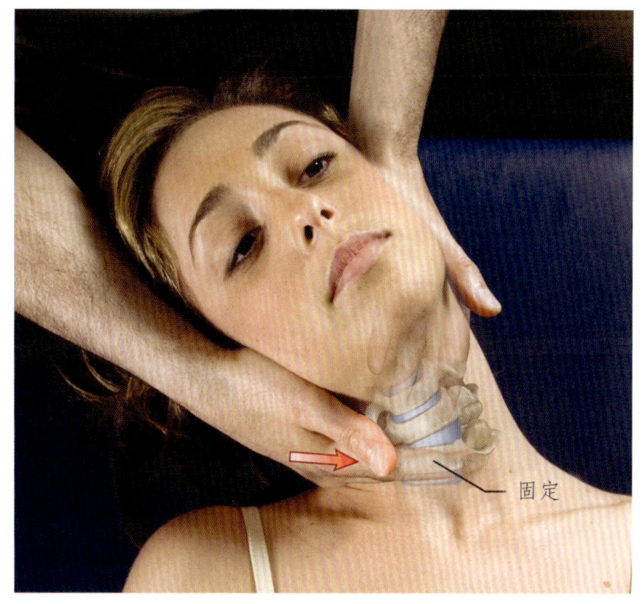

图 3–5　颈部关节松动评估:右侧屈。一个椎骨被固定(稳定),紧邻其上的椎骨相对其向右侧屈。关节松动仅允许对脊柱的特定节段水平的软组织进行评估。(Modeled from Muscolino JE. Joint mobilization of the neck. MTJ. Fall 2007:169–172. Photography by Yanik Chauvin.)

关节松动评估将运动具体到相邻两个椎骨之间的节段关节水平,便于治疗师具体评估该关节水平的运动终末感觉。通过在颈部的每个水平进行关节松动评估,可以评估颈椎具体节段的活动不足和活动过度,并针对这些节段进行治疗。关节松动评估也称动态触诊。

特殊评估测试

通过前文所述的流程可以准确评估大部分扭伤、

治疗师提示 3.4

关节松动评估

关节松动评估，类似关节松动技术，是通过使患者的关节进行被动运动，然后轻轻地施加一个均匀、稳定的力，使关节进一步向期望的方向移动。在关节松动评估中使用的力量必须是温和、均匀和稳定的。关节松动评估和关节松动技术不应快速或突然施加推力。关节松动范围内的快速推力被归为脊椎疗法或整骨疗法，手法治疗师没有合法使用权限。

拉伤和痉挛，但颈部还存在一些需要通过特殊评估测试进行鉴别的情况。每项特殊评估测试都会提供特定的有价值信息。最常用的颈部特殊评估测试见框 3–2。

椎间孔挤压(Spurling)试验

椎间孔挤压试验也被称为 Spurling 试验，该试验涉及压缩颈椎椎间孔。治疗师双手交叉置于患者头顶，并缓慢地施加适度的压力。通常保持 5~10 秒，然后缓慢释放。

该测试可在患者头部处于不同位置时进行。首先，在患者头部处于中立位时进行测试(图 3–6A)。为了增加压力，提高评估的灵敏度，可以从不同方向重复测试，包括将患者的头部伸展，或侧屈、旋转到同一侧(应向怀疑有占位性病变的一侧侧屈和旋转)。压力可以向下，或稍微向后和向受试者侧屈的一侧(图 3–6B)。在这个位置进行的测试通常被称为极限椎间孔挤压试验。进行该试验时，一侧椎间孔的压力会增加，但另一侧的压力会减少，因此，极限椎间孔挤压试验需要进行双侧测试。

挤压椎间孔减少了脊神经进出脊髓的空间。由于占位性病变，如果患者已经有颈部神经压迫症状，那么通过该试验进一步压迫颈部神经可能会重现或加重这些症状。大部分情况下表现为累及上肢的某种形式的感觉障碍。例如，患者可能会感觉到上臂、前臂或手的剧痛、灼痛、刺痛或麻木。健康者测试结果为阴性。

框 3–2

特殊评估测试

- 占位性病变检查
  - 椎间孔挤压试验(Spurling 试验)
  - 咳嗽试验
  - Valsalva 动作
  - 牵拉试验
  - 坍塌试验
- 胸廓出口综合征检查
  - Adson 试验(斜角肌试验)
  - Eden 试验(肋锁挤压试验)
  - Wright 试验(肩外展试验)
  - 臂丛神经牵拉试验(BPTT)
- 椎动脉能力测试(VACT)

特殊测试的常见用途包括：

- 椎间孔挤压试验、咳嗽试验、Valsalva 动作、牵拉试验常用于评估颈椎占位性病变。这些测试最常用于评估的病变是 DJD 引起的病理性(膨出或突出)椎间盘和骨刺，但这些测试也可用于评估肿胀或肿瘤。
- Adson 试验、Eden 试验、Wright 试验和 BPTT 常用于评估胸廓出口综合征。
- 坍塌试验可同时用于评估颈椎占位性病变和胸廓出口综合征。
- VACT 用于评估旋转和拉伸患者上颈椎的安全性。

如果症状累及上肢，则椎间孔挤压试验为阳性；症状出现的一侧有占位性病变。颈部出现疼痛或不适不视为阳性，因为当颈椎被挤压时，大部分人颈部都会产生疼痛或不适。椎间孔挤压试验阳性提示占位性病变，最常见的是存在椎间盘病变或中度至重度 DJD。

椎间孔挤压试验阴性表明无中度至重度 DJD 和椎间盘病变，至少无中度至重度的椎间盘病变。(轻度椎间盘膨出或突出患者可能也会产生阴性测试结果，特别是仅进行轻度评估的情况下。)

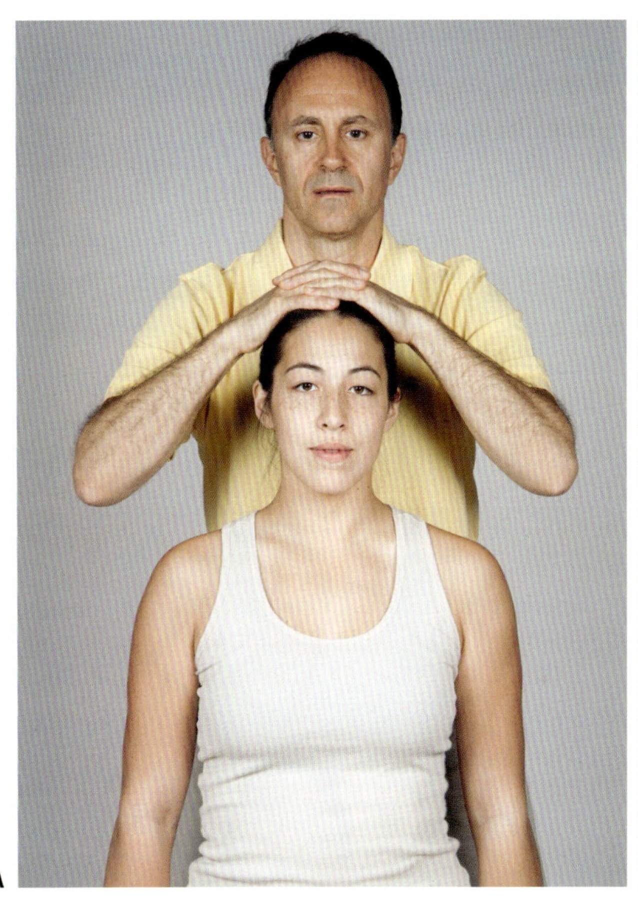

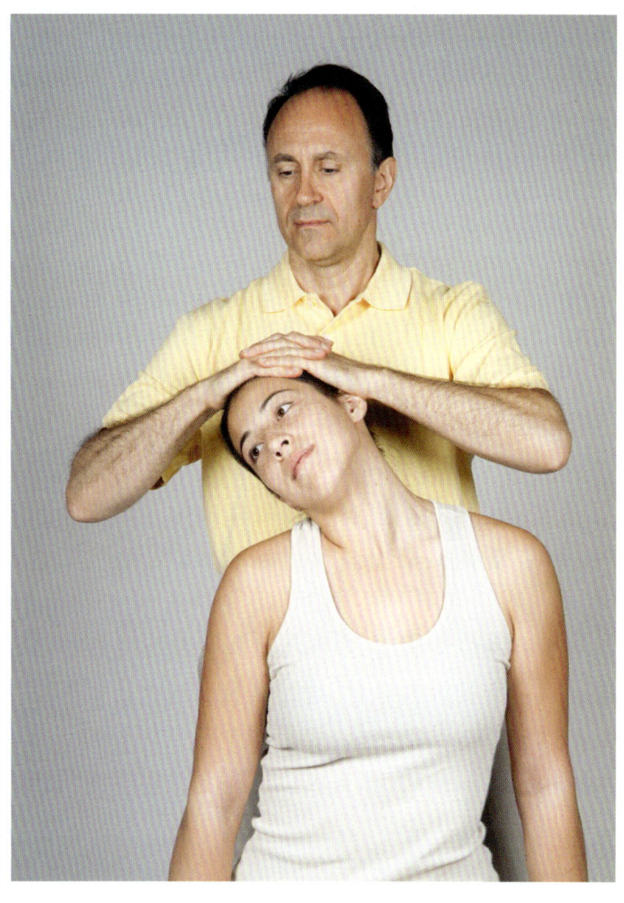

图 3-6 椎间孔挤压试验。(A)当患者的颈部及头部处于中立位时,治疗师向下压患者的头部。(B)对患者右侧颈部实施极限椎间孔挤压试验。压力可以直接向下,也可以向下并稍微向后和向外。注:在进行上述试验时,应缓慢并逐渐施加压力。

咳嗽试验和 Valsalva 动作

咳嗽试验和 Valsalva 动作都是为了增加鞘内压力,或增加对脊髓和对椎间孔间隙的脊神经的压力。其机制与椎间孔挤压试验相同:增加对这些神经结构的压迫,可导致有占位性病变的患者产生上肢放射症状。然而,椎间孔挤压试验只会增加对颈部椎间孔的压迫(可能还有上胸椎),咳嗽试验和 Valsalva 动作则会增加整个脊柱的受压程度。因此,这两种试验还可以评估腰椎间盘病变和进展性 DJD(如果患者出现过下肢放射症状)。

咳嗽试验时,嘱患者取坐位(或站位)并用力咳嗽(图 3-7A)。Valsalva 动作时,嘱患者取坐位(或站位)并深呼吸,屏气,然后像排便一样用力(图 3-7B)。为了

治疗师提示 3.5

椎间孔挤压试验阳性

椎间孔挤压试验测试结果为阳性的患者应该找医生就诊。如果患者还没有因这种情况咨询过医生,那么治疗师应提供转诊。治疗师可以继续治疗患者,但应避免使用任何可能加重患者上肢症状的手法和姿势。

治疗师提示 3.6

Valsalva 动作

进行 Valsalva 动作会导致流向心脏和大脑的血液暂时减少,可能导致患者头晕甚至晕厥。完成这个动作也会导致心脏血流量突然增加,这可能导致心脏压力增加,对心脏虚弱的患者(如充血性心力衰竭或其他晚期心脏病)可能有风险。

避免患者害羞和尴尬，在进行 Valsalva 动作试验时，避免与患者眼神接触。与椎间孔挤压试验一样，颈部出现疼痛不代表测试阳性。阳性结果是上肢出现放射症状（或腰椎间隙占位性病变引起的下肢症状）。

牵拉试验

牵拉试验与椎间孔挤压试验相反。椎间孔挤压试验通过治疗师向下按压受试者的头部来压缩椎间孔，而牵拉试验则通过治疗师抬起颈椎来减轻压力。患者取坐位，治疗师将一只手置于患者的枕骨，另一只手置于患者的前额，向上牵拉并由此扩大椎间孔间隙（图 3-8）。患者也可取仰卧位。对于牵拉试验，如果患者感觉上肢放射症状减轻，则是阳性结果。

对于有占位性病变，如椎间盘病变或晚期 DJD 压迫椎间孔内脊神经的患者，进行牵拉试验会得到阳性结果。试验背后的推理是，如果减少对脊神经的压迫也能减轻患者的症状，那么占位性病变对脊神经的压迫一定是导致症状的原因。

坍塌试验

坍塌试验对脊髓、上肢和下肢的周围神经都会产生张力。因此，可以用于评估颈椎和腰椎区域的占位性病变和 TOS。虽然本试验对评估腰椎和坐骨神经痛

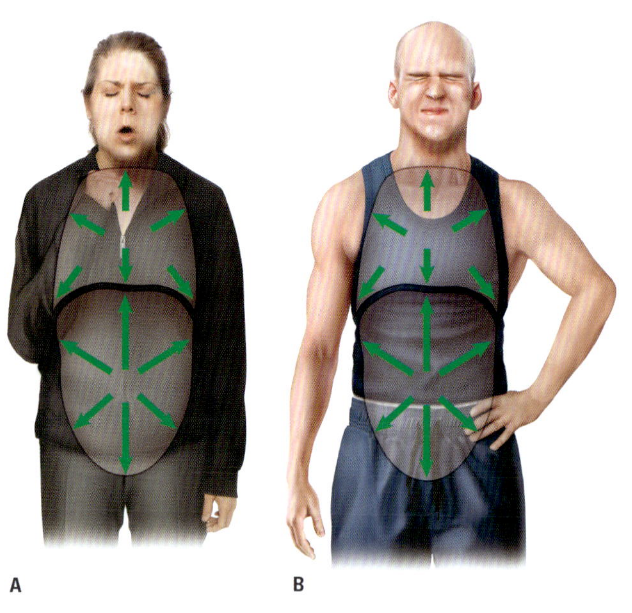

图 3-7 咳嗽试验和 Valsalva 动作。(A)进行咳嗽试验时，嘱患者用力咳嗽。(B)做 Valsalva 动作时，嘱患者深吸一口气并保持住，然后像排便一样用力。

治疗师提示 3.7

牵拉试验与颞下颌综合征

在进行牵拉试验时，治疗师的手可以置于患者的枕骨和前额，或置于枕骨和下颌。然而，接触下颌骨对患有颞下颌关节综合征的患者来说是禁忌（因为当抬起下颌骨时，会对颞下颌关节施加压力）。所以测试时要注意判别情况，采取适当的方式。

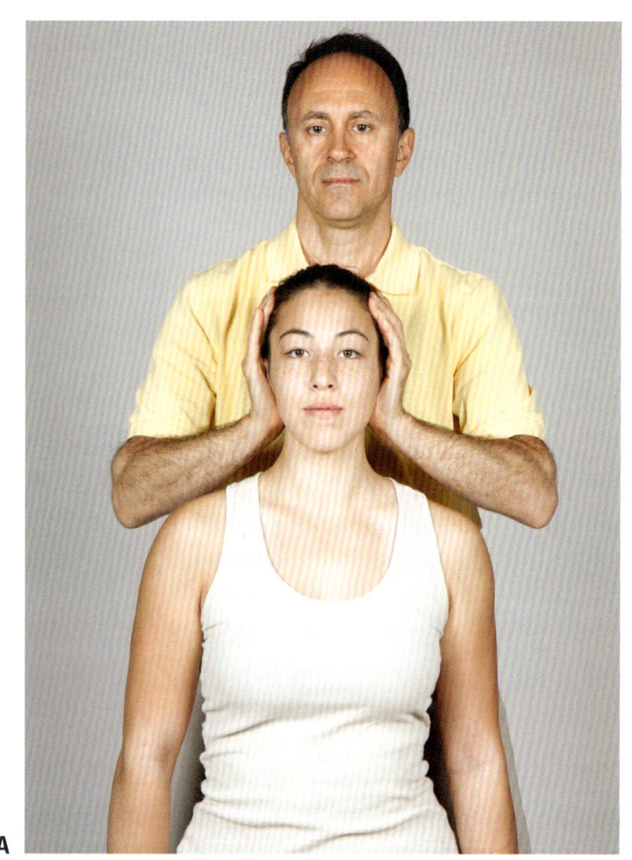

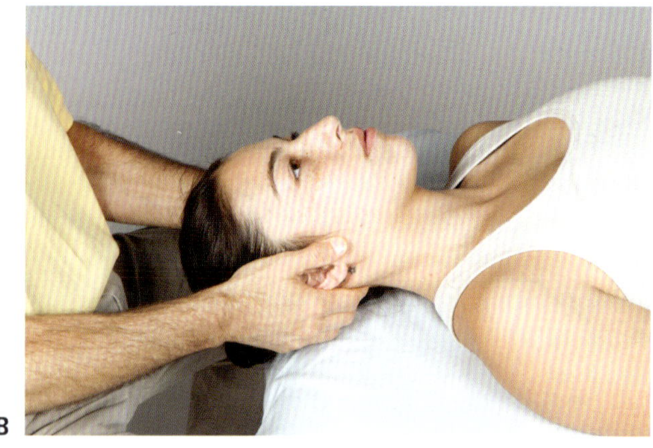

图 3-8 牵拉试验。(A)治疗师提起患者的枕部和前额/顶叶区域，牵拉颈椎，打开椎间孔。(B)仰卧位牵拉试验。

的病理改变最为有效，但也可用于颈椎占位性病变和TOS的评估。

坍塌试验中通过拉力来增加脊髓和脊神经的张力。其原理是：如果占位性病变压迫神经系统结构，那么在本测试拉动神经的过程中，很可能使脊神经受到占位性病变的阻力。在该试验中如果患者感觉症状牵涉上肢，则为阳性结果，提示存在颈椎占位性病变或TOS。（如果感觉症状牵涉下肢，则提示存在腰椎占位性病变。）与其他特殊试验一样，颈部局部（或腰部）疼痛不视为阳性结果。

坍塌试验分几个步骤进行，每一步都会增加脊髓和神经的张力。运动可以主动或被动进行。

1.嘱患者取坐位，双手紧握置于背后（图3-9A）。该动作会使臂丛神经紧张，开始评估TOS。

2.嘱患者屈曲胸椎和腰椎（图3-9B）。

3.嘱患者屈曲颈部和头部（图3-9C）。

4.然后，治疗师可以用手加压使患者的头部和颈部进一步屈曲，从而加大颈部和头部的屈曲程度（图3-9D）。脊柱的这些屈曲活动会拉伸脊髓，同时也增加了臂丛神经张力。

5.嘱患者完全伸直膝关节（图3-9E）。

6.最后，足可以背屈（图3-9F）。下肢的这些运动进一步增加了对脊髓的拉伸，也使下肢的坐骨神经得到牵拉。

图3-9G说明了这些步骤对神经结构的总张力。因为坍塌试验对脊髓和神经施加了巨大的压力，所以健康人在测试过程中也会感到疼痛和不适。因此，阳性的试验结果为，患者再次出现以往的上肢或下肢症状，或在测试过程中感到非常疼痛。

Adson 试验

Adson试验用于评估前斜角肌综合征。鉴于前斜角肌综合征是由前、中斜角肌紧张引起的神经血管卡压综合征，治疗师需要拉紧这些肌肉，使这些肌肉进一步压迫在其间穿行的臂丛神经和锁骨下动脉。Adson试验的方法为在治疗师触摸桡动脉脉搏的同时，嘱患者向同侧旋转，向对侧屈曲，并伸展颈部（与前、中斜角肌的动作相反）（图3-10）。

如果桡动脉的搏动强度（而不是速度）减弱，则是阳性表现，表明斜角肌之间的锁骨下动脉受压。锁骨下动脉受压被视为臂丛神经受压的指标，因为锁骨下动脉受压，则臂丛神经也会受压。如果患者在这项测试中感觉到疼痛、刺痛或麻木等感觉症状放射到上肢，则也被视为阳性表现，表明前斜角肌和中斜角肌之间的臂丛受到直接压迫。颈部局部疼痛不是阳性反应。

为了进一步获得阳性结果，可以嘱患者深吸气并屏住呼吸。因为斜角肌是吸气肌，这会导致其在拉伸状态下收缩，进一步增加其张力，并有可能压迫其间的神经血管结构。

Eden 试验

Eden试验用于评估肋锁综合征。肋锁综合征是第1肋与锁骨之间的肋锁间隙缩小所致的神经血管卡压综合征。Eden试验通过使锁骨和第1肋更靠近，进一步减少了这个间隙，导致行经这一区域的臂丛神经和锁骨下动静脉进一步受压。嘱患者挺胸并将肩带向后撤，类似军人立正的姿态，同时治疗师触诊桡动脉脉搏（图3-11）。挺胸会使第1肋向前移动，而向后撤肩带会使锁骨向后移动，从而减少它们之间的空隙。Eden试验也被称为挺胸试验。

阳性结果是桡动脉脉搏的强度（而不是速度）减弱，表明肋锁间隙的锁骨下动脉受压。如果锁骨下动脉受压，则臂丛神经也会受压。因此，与Adson试验一样，锁骨下动脉受压可作为臂丛神经受压的指标。如果患者在这项测试中有疼痛、刺痛或麻木等感觉症状放射到上肢，也被视为阳性反应，表明肋锁间隙的臂丛神经受到直接压迫。颈部或胸部的局部疼痛不视为阳性结果。

为了进一步引发阳性表现，可以嘱患者深吸气并屏住呼吸。这会导致第1肋抬起并向锁骨移动，进一步缩小了肋锁间隙，进一步增加了臂丛神经和锁骨下动静脉受压的可能性。

Wright 试验

Wright试验用于评估胸小肌综合征。胸小肌综合征是一种由胸小肌紧张引起的神经血管卡压综合征，治疗师需要拉紧这块肌肉，使其进一步压迫臂丛神经，以及在臂丛神经和胸腔之间穿行的锁骨下动静脉。Wright试验需要治疗师触摸桡动脉脉搏的同时，使患者的上肢尽量外展和后伸（图3-12A）。

阳性表现是桡动脉脉搏的强度（而不是速度）减

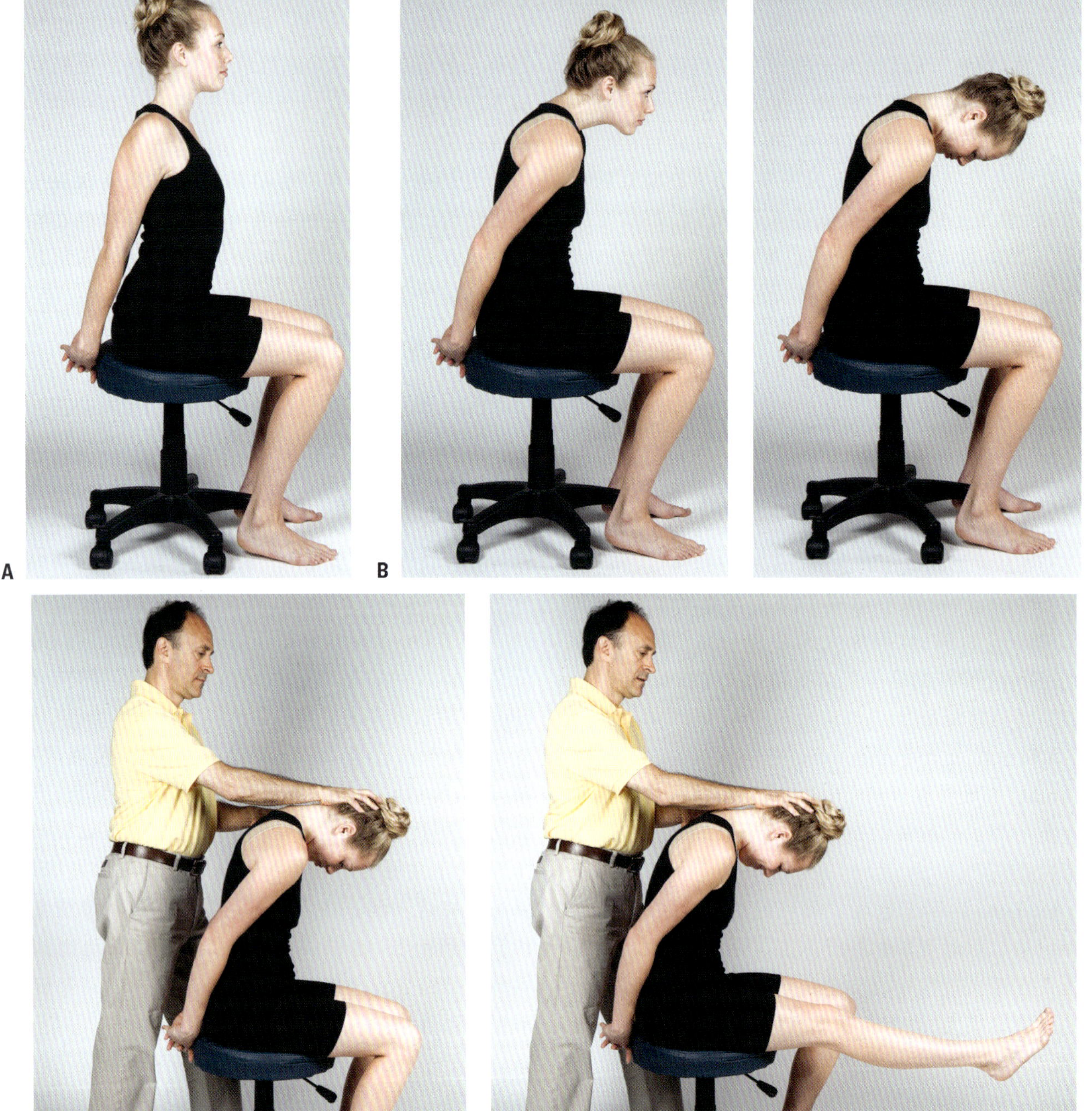

图 3-9 坍塌试验。坍塌试验分几个步骤进行。(A)患者取坐位,双手紧握置于背后。(B)患者屈曲胸椎和腰椎。(C)患者屈曲颈部和头部。(D)治疗师进一步使颈部和头部屈曲。(E)患者膝关节完全伸直。(待续)

弱,这表明胸小肌和胸腔之间的锁骨下动脉受压。如果锁骨下动脉受压,则臂丛神经也会受压。因此,如前所述,锁骨下动脉受压可作为臂丛神经受压的指标。如果患者在这项测试中有疼痛、刺痛或麻木等感觉症状放射到上肢,也被视为阳性反应,表明胸小肌和胸腔之间的臂丛神经受到直接压迫。颈部或胸部的局部疼痛不视为阳性结果。

为了进一步引发阳性表现,可以嘱患者深吸气并

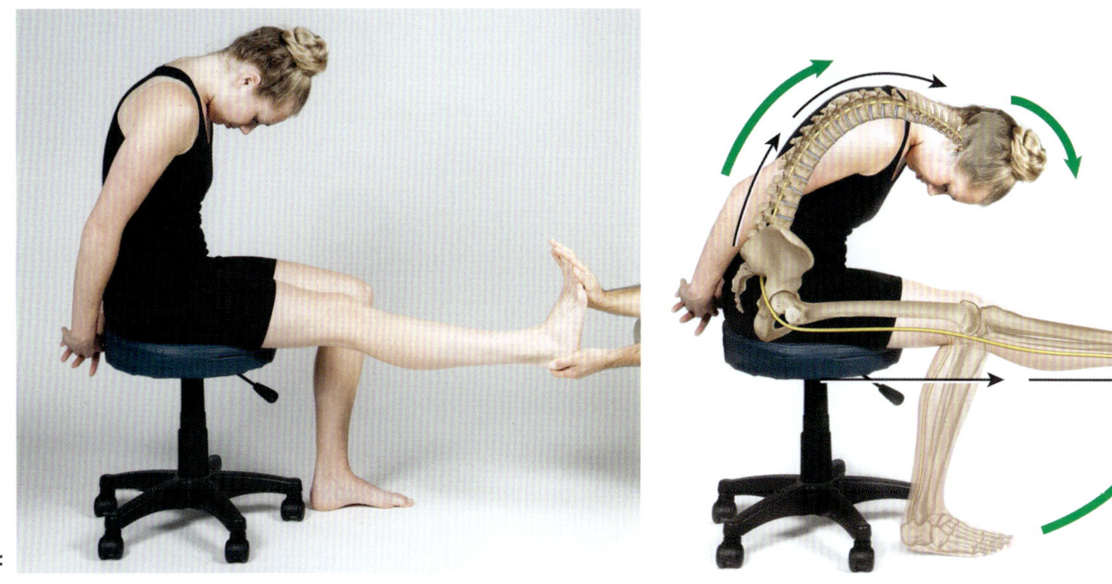

图 3-9(续)　(F)患者的足背屈。(G)坍塌试验的生物力学,显示了脊髓和神经受到的拉伸/张力。

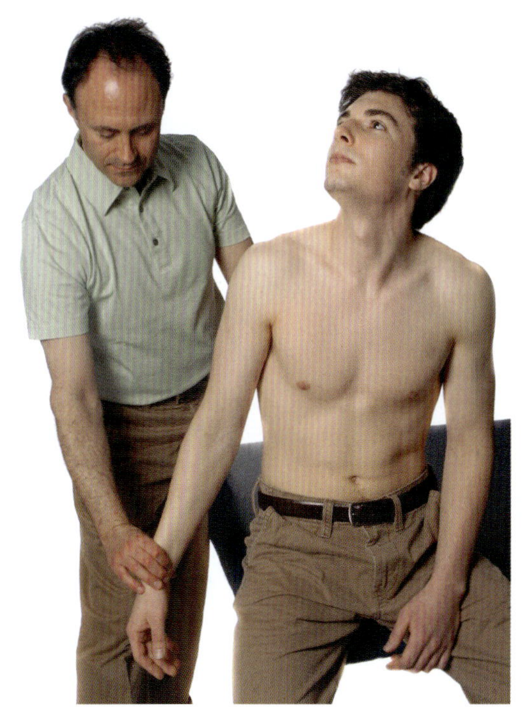

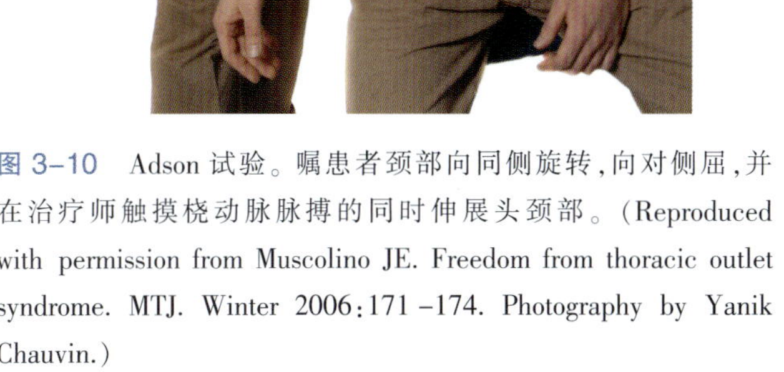

图 3-10　Adson 试验。嘱患者颈部向同侧旋转,向对侧屈,并在治疗师触摸桡动脉脉搏的同时伸展头颈部。(Reproduced with permission from Muscolino JE. Freedom from thoracic outlet syndrome. MTJ. Winter 2006:171-174. Photography by Yanik Chauvin.)

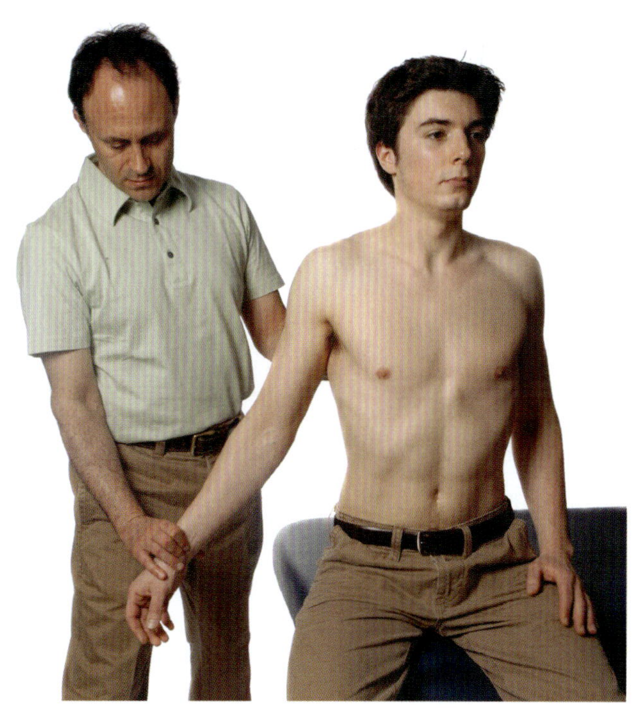

图 3-11　Eden 试验。嘱患者挺胸,肩带向后撤,类似立正姿态,同时治疗师触摸桡动脉脉搏。(Reproduced with permission from Muscolino JE. Freedom from thoracic outlet syndrome. MTJ. Winter 2006:171-174. Photography by Yanik Chauvin.)

屏住呼吸。这样可通过两种方式增加压迫。吸气使胸腔向上抬起,拮抗胸小肌。此外,因为胸小肌是吸气肌,这会导致其在伸长时收缩,进一步增加其张力,并有可能挤压位于其与胸腔之间的神经血管结构。

Wright 试验的另一个姿势是患者的上臂在额状面上外展 90°,屈肘(图 3-12B)。因为这个位置导致胸

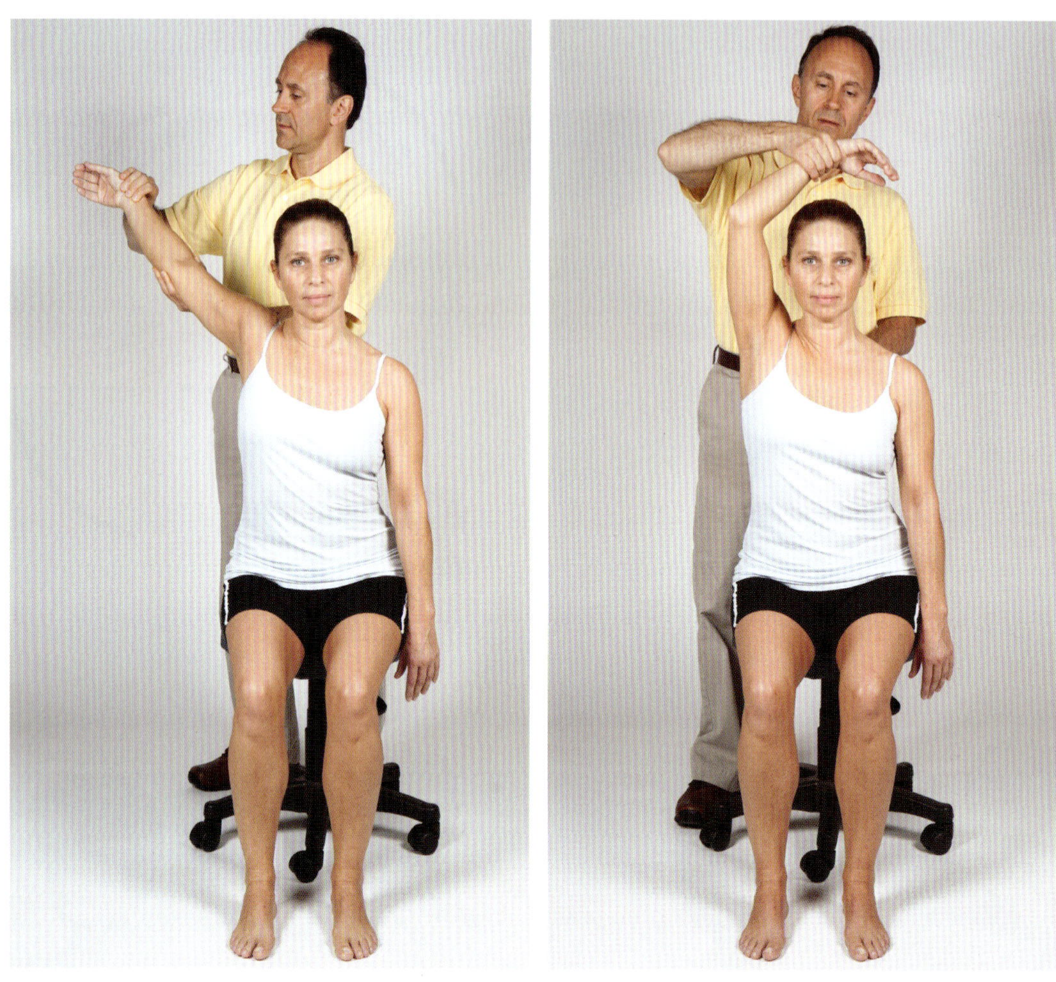

图 3–12 Wright 试验。(A)当治疗师触摸桡动脉脉搏时,患者手臂外展、后伸。(B)Wright 试验的替代姿势。患者的上臂外展,屈肘,治疗师触摸桡动脉脉搏。

小肌周围的臂丛神经和锁骨下动/静脉拉紧。采用与前文所述相同的标准来确定阳性检测结果。

治疗师提示 3.8

评估颈肋综合征

第三种 TOS,即颈肋综合征,不能通过骨科测试进行可靠的评估,通常通过 X 线片进行评估/诊断。

臂丛神经牵拉试验

臂丛神经牵拉试验(BPTT)实际上是一系列的测试,每一项都是为了评估臂丛的一条主要神经。有三种主要的 BPTT 用于评估正中神经、桡神经和尺神经。如果 TOS 导致一条或多条神经受压,则上肢应出现放射性感觉症状,此为阳性结果。

以下是对主要 BPTT 的简要说明。患者的肩带下降,上臂外展,颈部向对侧屈。

- 正中神经测试。肘关节伸展,前臂旋后,腕关节、掌指关节和指间关节伸展(图 3–13A)。

治疗师提示 3.9

臂丛神经牵拉试验和肩带下降

当治疗师外展患者的手臂时,保持对患者肩带施加向下的压力尤为重要。否则,神经失去张力,评估测试也会失效。

■ 桡神经测试。肘关节伸展，前臂旋前，腕关节屈曲、尺偏，掌指关节和指间关节屈曲(图 3-13B)。

■ 尺神经测试。肘关节屈曲，前臂旋后，腕关节伸展、桡偏，掌指关节和指间关节伸展(图 3-13C)。

BPTT 的原理是：在每个位置最大限度地牵伸三大臂丛神经之一。如果治疗师熟悉每个臂丛神经的位置，则可以推理出每个 BPTT 位置，而不必背下来。

■ 正中神经。由于正中神经向前横跨肘关节、腕关节和指间关节，这些关节的伸展会使其被拉伸；由于正中神经从内侧进入前臂，因此，前臂旋后增加了拉伸。正中神经在腋窝区域走行，所以肩带的下沉和手臂的外展会使其被拉伸。这条神经也在颈部的一侧走行，因此，颈部向对侧屈使其被进一步拉伸。

■ 桡神经。由于桡神经向前穿过肘关节，肘关节的伸展使其被拉伸；由于桡神经在腕关节的背侧和桡侧穿过腕关节，因此，腕关节的屈曲和尺偏使其被拉伸；由于桡神经穿过手指的背侧，因此，手指屈曲使其被拉伸；由于桡神经从外侧进入前臂，因此，前臂旋前增加了拉伸。桡神经穿过腋窝区域，所以肩带的下沉和手臂的外展会使其被拉伸。桡神经也在颈部的一侧走行，因此，颈部向对侧屈使其被进一步拉伸。

■ 尺神经。由于尺神经向后穿过肘关节，肘关节的屈曲使其被拉伸；由于尺神经在掌侧和尺侧穿过腕关节，因此，腕关节的伸直和桡偏使其被拉伸；由于尺神经穿过手指的掌侧，因此，手指伸直使其被拉伸；由于尺神经从内侧进入前臂，因此，前臂旋后增加了拉伸。尺神经穿过腋窝区域，所以肩带的下沉和手臂的外展会使其被拉伸。尺神经也在颈部的一侧走行，因此颈部向对侧屈使其被进一步拉伸。

椎动脉能力测试

VACT 用于评估上颈部椎动脉血流的情况。如果在治疗过程中需要对颈部(尤其是上颈部)进行拉伸

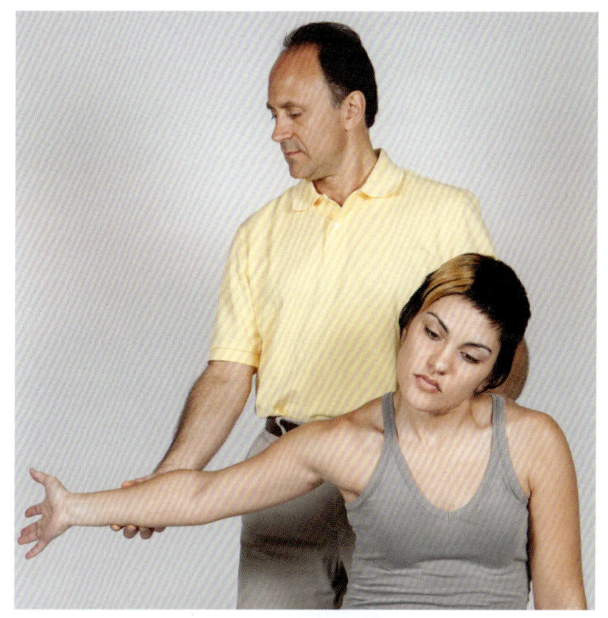

A

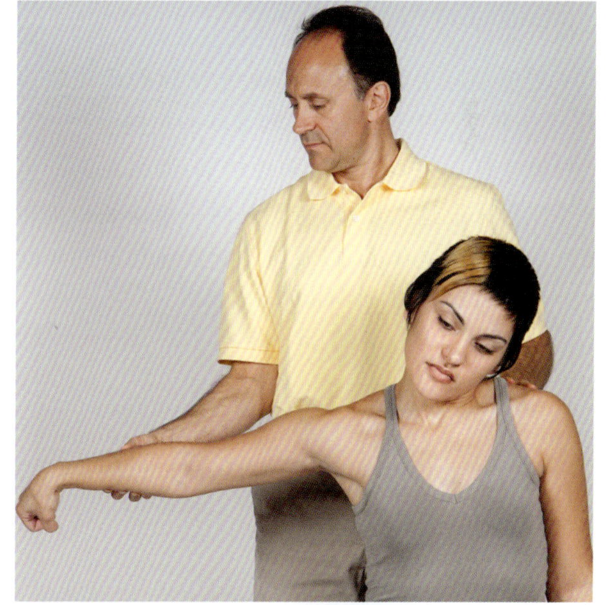

B

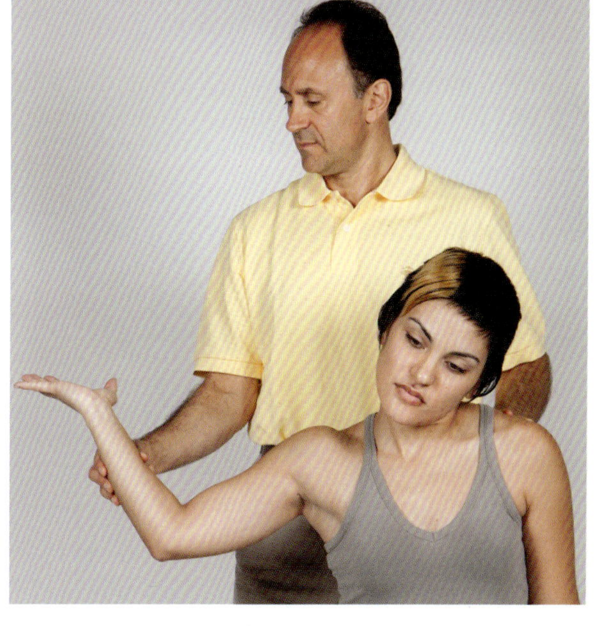

C

图 3-13 BPTT 的 3 种形式。BPTT 用于评估 TOS 导致的臂丛神经卡压。(A)评估正中神经卡压情况。(B)评估桡神经卡压情况。(C)评估尺神经卡压情况。

或关节松动，则进行该测试很重要。测试方法是嘱患者取坐位，将颈部和头部旋转到一侧，然后将头部和颈部向后靠近另一侧的肩部（即向一侧旋转，向对侧屈，然后伸展），再嘱患者盯住一个点。然后，患者保持该姿势约30秒（图3-14）。完成后，在另一侧重复试验。

对于大部分肌肉骨骼疾病的患者，保持VACT的姿势可能出现不适，但是，局部颈部疼痛和感觉症状放射到上肢并不是阳性结果。阳性测试结果为患者产生神经系统症状，如眩晕、轻度头痛、耳鸣、恶心或眼球震颤（眼睛来回摆动）。如果这些症状开始出现，应立即停止测试，即使患者保持该姿势未满30秒钟。

该测试原理：试验所需的姿势会自然中断单侧椎动脉中的血液流动。对于健康者，另一侧椎动脉继续向大脑后部供血，因此，并无任何症状出现。然而，如果另一侧椎动脉由于动脉粥样硬化/动脉硬化斑块而阻塞，大脑将失去血液供给，导致症状的出现。

如果在任何一侧出现了阳性结果，那么在治疗患者时不应再采取这个姿势，特别是向一侧伸展和旋转相结合的姿势。老年人，以及有动脉疾病和卒中风险的患者特别容易受到这个问题的影响。

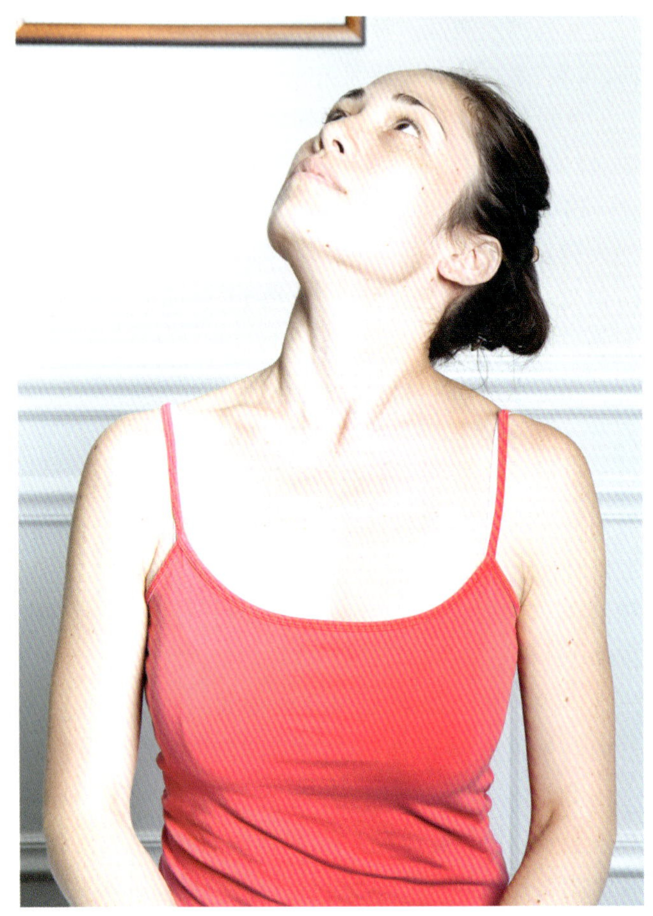

图3-14 VACT。VACT评估血液通过椎动脉流向大脑后部的能力。治疗师嘱患者将颈部旋转到一侧，然后伸展并向对侧屈。（Courtesy of Joseph E. Muscolino. Photography by Yanik Chauvin.）

治疗策略

进行健康史和体格评估检查后，就可以制订治疗策略。包括为患者制订治疗计划。治疗计划包括三个主要组成部分：

1.治疗过程中使用的治疗技术。

2.治疗频率。

3.给患者的居家指导。

治疗师提示 3.10

椎动脉能力测试

关于VACT的有效性存在相当大的争议。然而，目前尚无其他的替代评估方法。而且，考虑到漏查椎动脉闭塞可能带来的灾难性后果，仍然建议对所有接受颈部治疗的患者进行这项测试，特别是需要进行上颈部牵拉和关节松动时。

治疗技术

疾病的病理机制将决定治疗的目标，而目标又将决定需要的治疗技术。大部分颈部疾病都与紧张的软组织（高张力肌肉系统和筋膜粘连）有关，因此，松解这些组织通常是治疗的主要目的。大部分长时间存在的症状将导致关节功能障碍，因此，关节松动应该是另一个目的。如果想要改善患者的肌肉骨骼健康状况，这两个方面的问题都必须加以解决。本书中介绍的治疗技术旨在解决肌肉和其他软组织紧张，以及关节功能障碍和运动能力低下。如果在患者的组织预热之后进行，这些技术往往更加有效。选择使用哪种技术往往取决于治疗师和患者个人偏好。最有效的方法通常是在治疗计划内结合多种技术。

治疗频率

确定治疗技术后，下一步就是决定最佳的治疗频率。同样，这取决于具体情况。如果患者基本上无症状，只是想保持良好的健康状况，频率可能从每周 1 次到每个月 1 次不等，这取决于患者的生活方式和健康状况。然而，如果患者有肌肉骨骼问题需要解决，物理治疗频率需要每周 2~3 次。在理疗、脊椎按摩、力量训练和运动训练中经常选择这种频率，手法治疗也是如此。

如果患者想要有改善，每一次治疗都必须建立在前一次治疗的基础上。进行物理治疗会改变肌肉收缩时的组织状态和神经模式。治疗结束后，随着时间的推移，这些变化逐渐消失，因为身体又转变为病理状态。如果两次就诊的间隔时间太长，那么在后续治疗之前，患者会再次出现功能障碍。因此，为了使治疗有效，治疗间隔不应超过 3 天，直到达到预期的治疗效果(图 3-15)。这需要患者高度配合，但这是最高效且经济的方法。

居家指导

向患者提供有关姿势、水疗(热疗和冷疗)、拉伸和肌力训练的建议是非常有价值的。让患者参与制订自己的治疗计划也是非常有帮助的。毕竟，即使患者每周去治疗 3 次，每次治疗 1 小时，患者在一周的其余 165 个小时里都是居家状态。如果患者在家里和工作中保持不健康的姿势和活动，则很容易阻碍治疗师的计划进展。相反，如果患者利用这段时间来推进治疗计划，那么康复将会进行得更快。关于居家指导的更多信息见第 11 章。

> **治疗师提示 3.11**
>
> **居家指导**
>
> 在给患者提供居家指导时，最好避免过度推荐。虽然许多患者会做一个、两个或三个推荐的拉伸动作，但如果治疗师给患者四个拉伸动作，患者很可能会不知所措，不进行任何拉伸。通常，关于居家指导的最好做法是根据患者情况给出建议，而不是越多越好。具体数目将根据患者的自律和热情程度而有所不同。

具体情况的评估和治疗

第 2 章讨论了临床最常见的颈部肌肉骨骼疾病。本章介绍并解释了如何进行骨科评估测试，手法治疗师可以使用这些测试来评估肌肉骨骼状况。本书的第 2 部分解释了如何使用手法治疗技术治疗这些疾病。下面简要概述了与具体病变相关的评估流程和治疗方法。

高张力肌肉系统

通过测量患者的被动 ROM 来评估肌肉紧张度。如果关节活动受限，那么对抗该运动的肌肉(通常位于关节的对侧)很可能是紧张的。紧张的肌肉并不是唯一限制关节运动的组织。当主动或被动关节活动受限时，关节对侧任何紧张的组织都可能导致运动受限，包括韧带和关节囊。

无论是肌肉张力增加还是粘连，手法治疗师可用

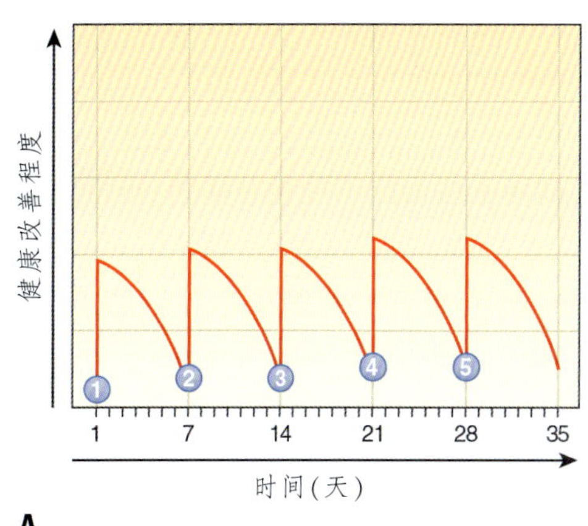

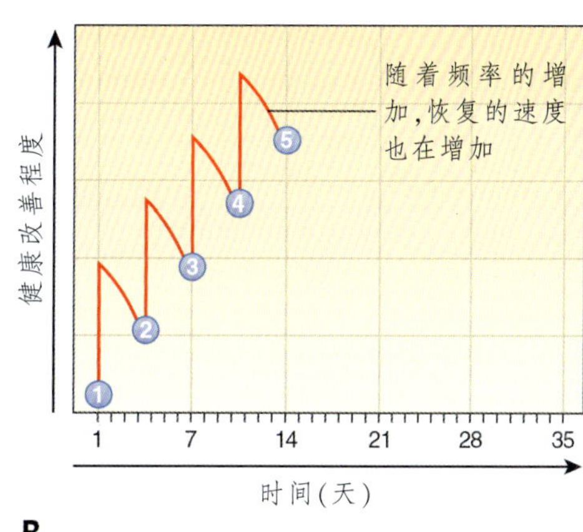

图 3-15 治疗频率的影响。(A)治疗频率每周 1 次。(B)治疗频率每周 2 次。治疗越频繁，患者恢复得就越快。治疗次数用蓝色圆圈表示。(Reproduced with permission from Muscolino JE. Treatment planning and client education. MTJ. Winter 2010;91-95.)

于帮助放松紧张的肌肉和其他软组织的治疗选择有很多：从软组织操作到水疗，再到拉伸技术和关节松动术。

关节功能障碍

关节功能障碍是通过关节松动评估（也称为动态触诊）来确定的。如果发现某个节段椎体活动不足，那么唯一有效的治疗方法就是关节松动术。如果患者有活动过度，手法治疗师几乎没有办法直接进行治疗，因为手法治疗师使用的每一种治疗方法都是为了增加活动能力，而不是减少活动能力。然而，如果关节过度活动代偿相邻关节活动不足，则邻近关节的活动不足改善后，过度活动可以得到缓解。注意：加强过度活动的关节周围肌组织是有帮助的。

扭伤和拉伤

评估扭伤或拉伤可以通过测量主动ROM、被动ROM和徒手抗阻来完成。通常用RICE（休息、冰敷、压迫和抬高）来代表急性扭伤或拉伤的治疗方法。只要组织中存在炎症，RICE疗法就应该继续进行。这可能持续几天、几周、几个月甚至更长时间——对于冰敷的使用不要像遵循食谱那般讲究。如果有炎症，就可以使用冰敷。

慢性扭伤的治疗通常是针对肌肉紧张，而肌肉紧张通常是对过度运动的一种补偿。紧张的肌肉经常会引起疼痛，需要治疗。此外，对于扭伤的患者，最好的长期治疗方法是增强该区域的肌肉力量。更强壮的肌肉可以弥补韧带拉伤后失去的稳定性，有助于防止疼痛导致的肌肉痉挛。

如果肌肉已经变得紧张，则对于慢性拉伤的治疗是为了放松肌肉，还可以消除或减少进一步粘连的形成。因此，一旦粘连修复了紧张（撕裂）的肌组织，组织的完整性恢复，就要开始进行软组织松解和拉伸，以最大限度地减少紧张，防止粘连的进一步形成。如果不确定组织完整性是否已恢复，应咨询医生。

椎间盘病变

只有通过MRI或CT扫描才能准确评估颈椎间盘病变状况，即椎间盘膨出或破裂。但是，椎间孔挤压试验、咳嗽试验、Valsalva动作、牵拉试验和坍塌试验也可以用于评估。虽然这些评估不如MRI准确，但通常能有效地评估中度或重度的椎间盘病变。如果颈椎间盘突出或破裂达到中度或重度，很可能会在大部分或所有的评估过程中出现阳性的测试结果。然而，症状较轻的患者可能有多数检测结果为阴性，仅少数检测结果为阳性。如果怀疑患者有椎间盘突出或破裂，可建议患者转诊至内科以明确诊断。治疗有颈椎间盘病变的患者时，治疗师禁止采取任何会增加椎间盘压力的操作，以防突出或破裂加重。应避免强烈压迫脊柱，患者的所有颈椎活动都应谨慎进行。如果椎间盘损伤位于后外侧，患者的颈部和头部不应伸展，也不应侧屈到椎间盘病变所在的一侧。如果椎间盘病变在中线后方，则应避免伸展。除此之外，原则上任何导致牵涉症状出现的操作都应禁止。

手法治疗的主要目的是放松椎间盘周围紧张的肌肉，因为这些肌肉会增加对椎间盘的压缩，从而进一步加剧症状。瑞典式按摩通常是有效的，只要压力不是太大，避免使脊椎关节发生移动，压迫椎间盘。由于涉及拉伸和关节松动，应避免或谨慎地在椎间盘病变水平或其附近开展这些治疗技术。颈椎牵引/分离应谨慎操作，对缓解椎间盘压力是有益的。

退行性关节病

医生通过X线片或其他影像学检查（如MRI或CT扫描）来评估DJD。DJD很难通过触诊进行评估，除非其程度很严重。在这些情况下，触诊有可能检测到位于小关节外缘周围的骨刺。晚期DJD还会阻碍受累关节的运动，因此，关节被动ROM将会减少，并且通常会有强烈的终末抵抗感觉。手法治疗无法直接治疗DJD本身的骨刺。然而，手法治疗可以间接地起到极其重要的作用。DJD的主要原因是关节的物理应力，物理应力的一个组成部分是横跨关节的肌肉紧张造成的压缩力。如果通过手法治疗放松紧张的肌肉，关节上的物理压力就会减少，这可能会使病情进展减慢或停止。因此，即使手法治疗不能逆转病情，也可以减缓病情的发展。

如果是晚期DJD，患者的骨刺压迫邻近的组织，已经出现炎症，也可以使用冷疗（冰敷）。如果骨刺压迫脊神经，则应避免任何增加压迫的体位/拉伸/关节松动。

胸廓出口综合征

通过 Adson 试验、Eden 试验、Wright 试验和臂丛神经牵拉试验，以及对胸小肌、斜角肌和其他肌肉的触诊来评估各种形式的 TOS。尤其重要的是，向患有这种疾病的患者提供居家指导，因为 TOS 通常是由圆肩姿势引起的。最重要的是教育患者保持正确的上背部姿势。关于患者居家指导的更多信息见第 11 章。

通过 Adson 试验，以及前斜角肌和中斜角肌的触诊来评估前斜角肌综合征。手法治疗的目的是放松斜角肌。这可以通过热疗、按摩和拉伸实现。

通过 Eden 试验，以及对胸肌、斜角肌和锁骨下肌的触诊来评估肋锁综合征。手法治疗的目的是放松紧张的使锁骨和第 1 肋彼此接近的肌肉，这可以通过热疗、按摩和拉伸来实现。加强肩胛骨的后缩力量也很重要。

通过 Wright 试验和胸小肌触诊来评估胸小肌综合征。手法治疗的目的是放松胸小肌。这可以通过热疗、按摩和拉伸来实现。加强肩胛骨的后缩力量也很重要。

颈椎前凸不足和头前倾姿势

医生通过颈部侧位 X 线片来评估变直的颈椎曲线，也可以通过体位检查和颈椎触诊来评估颈椎前凸不足和头前倾姿势。

当机体损伤（如挥鞭伤）导致的急性肌肉痉挛使颈椎曲度减小时，手法治疗的作用是放松这些痉挛的肌肉，使脊柱上肌肉拉力正常化。治疗师希望放松痉挛的肌肉可以使颈椎曲线恢复正常。然而，如果颈椎前凸不足是由慢性不良体位引起的，虽然可能会有所改善，但放松软组织很难使颈椎完全恢复正常的前凸曲线。

治疗的重点是松解头后小直肌、头上斜肌等头部伸肌，放松紧张的颈部伸肌群，特别是缓解上颈部伸肌的疼痛，这些肌肉由于头前倾姿势而呈等长收缩状态。治疗应包括热疗、按摩和拉伸。由于长期紧张的肌肉通常会限制该区域的关节活动，颈椎关节松动术很可能是有益的。当然，如果颈椎曲度减小，伸肌群会因为过度使用而变得紧张，因其能维持头部的不平衡姿势。因此，如果不能矫正颈椎前凸不足，那么将需要持续治疗颈部伸肌群。

向此类患者提供居家指导尤为重要，因为颈椎曲线消失通常由于患者长时间保持颈部和头部前倾或屈曲的体位。教育患者保持正确颈部姿势是最重要的。关于患者居家指导的更多信息见第 11 章。

紧张性头痛

评估紧张性头痛是通过了解健康史，以及触诊颈部和头后的肌组织（包括枕肌）来完成的。这对评估引起肌组织紧张的潜在原因也很有价值，例如，头前倾姿势。

对于紧张性头痛患者的治疗方法是放松颈部紧张的肌肉，通常是紧张的后部伸肌。这可以通过热疗、按摩和拉伸来实现。由于关节功能障碍常与肌肉紧张共存，因此，也应进行 ROM 评估。如果 ROM 降低，应进行关节松动。

枕大神经痛

目前尚无针对枕大神经痛的明确评估方法。应触诊上斜方肌、头半棘肌和头下斜肌。枕大神经痛的一种可能迹象是当压力施加于枕大神经通过上斜方肌（靠近其枕部附着处）的区域时，这种压力会引起头后方的疼痛或麻刺感。然而，这种牵涉感觉也可能是该区域肌筋膜触发点引起的。

对枕大神经痛的治疗包括松解头半棘肌和上斜方肌，解除对神经的卡压。要做到这一点，最好的方法就是按摩，如果卡压位于头半棘肌，需要更深层的按压。热疗和拉伸也有助于放松这一区域的肌肉。

总结

医学界有一句谚语，在没有确诊的情况下，永远不应该进行治疗。同样，在骨科手法治疗时，只有首先做出评估才能进行治疗。本章介绍了手法治疗师可以进行的骨科评估测试，以评估患者的情况。当然，这些测试无法全面准确地评估每一种情况。如果在进行这些评估测试后，仍对患者的情况有疑问，应转诊至专科医生，以进行准确和彻底的诊断/评估。治疗师需要进行准确的评估，从而对患者病情的病理机制有基本的了解，才可以确定并实施安全有效的治疗计划。

复习题

选择题

1.如果患者有肌肉拉伤,但没有扭伤,会有什么预测结果?

A.主动关节活动疼痛,被动关节活动疼痛

B.主动关节活动疼痛,被动关节活动无痛

C.主动关节活动无痛,被动关节活动无痛

D.主动关节活动无痛,被动关节活动无痛

2.以下哪项评估测试最适合评估TOS患者的特定神经受压情况?

A. BPTT

B. Wright 试验

C. Adson 试验

D. Valsalva 动作

3.以下哪项评估测试可以评估患者伸展和旋转头部的安全性?

A.挺胸试验

B.坍塌试验

C. Spurling 试验

D.椎动脉能力测试

4.颈椎动态触诊最适合评估什么情况?

A.紧张性头痛

B.胸廓出口综合征

C.关节功能障碍

D.颈椎拉伤

5.为了评估占位性病变,以下哪项测试增加了鞘内压力?

A. Valsalva 动作

B.牵拉试验

C.椎间孔挤压试验

D. Eden 试验

判断题

1.如果患者做主动关节活动时感到疼痛,那么其一定存在扭伤。(　　)

2.椎间盘膨出是一种占位性病变。(　　)

3.疼痛是一种体征。(　　)

4.在治疗患者的病理性肌肉骨骼综合征时,每周治疗1次的频率是最佳的。(　　)

5.在评估椎间盘突出时,Valsalva 动作、椎间孔挤压试验和咳嗽试验都是有效的。(　　)

简答题

1.在评估颈椎占位性病变的过程中,导致上肢症状减少的检查是什么?

____

2.颈肋综合征最好的评估方法是什么?

____

3. Adson 试验用于哪种疾病的评估?

____

4.在坍塌试验中,患者足部朝哪个方向移动?

____

匹配题

1.胸小肌综合征	____Wright 试验
2.占位性病变	____Eden 试验
3.扭伤	____被动 ROM
4.前斜角肌综合征	____Adson 试验
5.颈椎前凸不足	____椎间孔挤压试验
6.肋锁综合征	____姿势评估

可扫描二维码查看答案

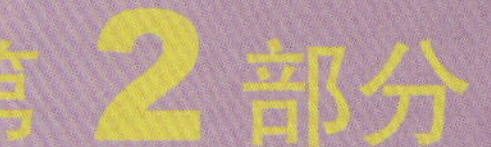

第 2 部分 高级治疗技术

第 4 章 颈后部深层组织操作的人体力学

本章目录

学习目标

1.描述深层组织压力的产生机制。
2.讨论深层组织操作时内部力和外部力的作用。
3.分步概述颈后部深层组织操作的常用方案。
4.解释为什么治疗师的坐姿和患者在治疗床上的位置很重要。
5.描述治疗手和稳定手的作用。
6.解释为什么在深层组织操作时,将核心与用力方向对齐并使用核心力量很重要。
7.解释为什么在深层组织操作时与患者沟通很重要。
8.描述冰敷在深层组织操作时可能的作用。
9.描述患者在颈部深层组织操作时通用的呼吸方案。
10.解释如何通过适当的人体力学从持续按压过渡到深度按摩。
11.定义本章中的每个关键术语,并解释其与颈后深层组织操作的关系。
12.使用本章介绍的操作流程对患者颈部进行深层组织操作。

注:本章图中,绿色箭头表示运动,红色箭头表示稳定,黑色箭头表示静态保持的位置。

引言

西式按摩技术是一种将物理压力施加于患者身体软组织(通常是肌肉和筋膜组织)的人体疗法。在患者身体组织上施加物理压力的目的有很多,如改变局部液体循环,影响神经本体感觉反馈环,以及打破筋膜粘连模式。施加的压力根据实际情况而定。并不是每个人都希望或需要接受深度按压/深层组织操作,有时轻度操作更可取。然而,当需要进行深层组织操作时,对治疗师来说,能够减轻自身压力并以最省力的方式完成深度按压是很重要的。本章介绍如何使用适当的人体力学,这样治疗师就可以更高效且省力地工作。本章中演示的人体力学可以应用于所有手法治疗操作和技术中。

注意:在很大程度上,本文使用的术语"深度按压"和"深层组织操作"是同义词,但也可以做出区分。深层组织操作意味着目标结构是更深的组织。而深度按压可以用于深层的或表浅的组织上。然而,由于通常需要更深的压力才能到达深层组织,所以本文使用的这些术语一定程度上可以互换。

框 4-1

深层组织操作的人体力学

1.颈底部
2.下颈段
3.上颈段
4.枕下区

机制

对颈后肌实施深层组织操作与在人体其他部位进行深层组织操作的生物力学原理和指南是相同的,因为生物力学原理遵循物理学的基本定律。施压是一个在人体组织中产生力量的过程。力量有两个来源:外部或内部。外部力量源自人体的重力。内部力量源自肌肉的收缩。

治疗师提示 4.1

按摩和技术

本章的目的不是推荐任何一种按摩方式(如加压或轻抚法)或技术。每种手法和技术都有其优势。同样,没有一种手法或技术是万能的,按摩师需要学习如何根据患者的需求选择使用合适手法。不推荐完全遵循操作流程。本书的主旨是运用批判性思维,基于对人体解剖学、生理学和运动学的基本理解,以及对本书第1部分中介绍的患者病理力学的评估和理解,有效和适当地应用本书第2部分中介绍的高级技术。

从外部看,重力作用于人体的质量,从而产生体重。可以利用自身的体重向患者的组织施加压力,只需靠在患者身上即可。这种方法比较轻松,因其不需要治疗师用力。因此,应尽量使用这种方法。因为核心是人体中最大、最重的部分,所以在与患者接触时,治疗师需要将核心置于接触点后方。

通过重力和体重产生尽可能多的力之后,治疗师产生的其他力都来自肌肉收缩。这需要治疗师主动用力,所以可能会比较劳累。为了最大限度地减少身体的疲劳和磨损,要尽可能使用较大的肌肉。当涉及深层组织操作时,这一点尤其重要。这些较大的肌肉主要位于人体的近端。

技术概述

对颈部实施深层组织操作的理论遵循物理定律,并应尽可能使用体重和收缩较大的肌肉。进行深层组织操作的关键在于如何执行和应用这些准则。以下是对患者颈后部深层组织操作的概述。在此示例中,目标肌肉(接受治疗的肌肉)为覆盖椎板沟的肌肉,位于右侧颈部的中间。

起始位置

- 患者取仰卧位,治疗师朝向右侧坐在治疗床头。
- 右手是治疗手,置于患者颈部右侧。
- 左手是稳定手,置于患者头部左侧。
- 注意右肘要贴近躯干,这样在按压患者时,就可以将身体重心置于治疗手后方。

■ 左肘也要贴近躯干，最大限度地利用稳定手后方的核心部位来支撑和稳定患者头颈部(图 4–1)。

步骤 1：旋转并支撑患者头颈部

■ 将患者颈部向对侧旋转 30°~45°，贴近左（稳定）手(图 4–2)。

步骤 2：治疗手接触

■ 将拇指置于右侧椎板沟上方的肌肉组织上(图 4–3)。

■ 治疗手接触的其他方式见图 4–4。

步骤 3：稳定患者头颈部

■ 使用左手确保患者头颈部完全稳定。

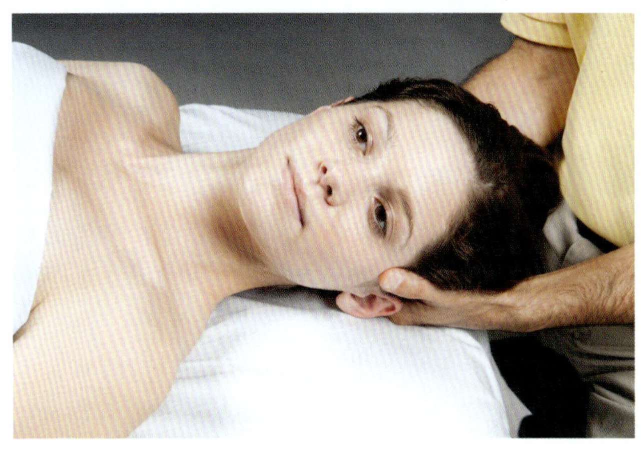

图 4–2 旋转并支撑头颈部。向左侧旋转患者头颈部，可以更好地深入颈部右后侧的肌肉组织。

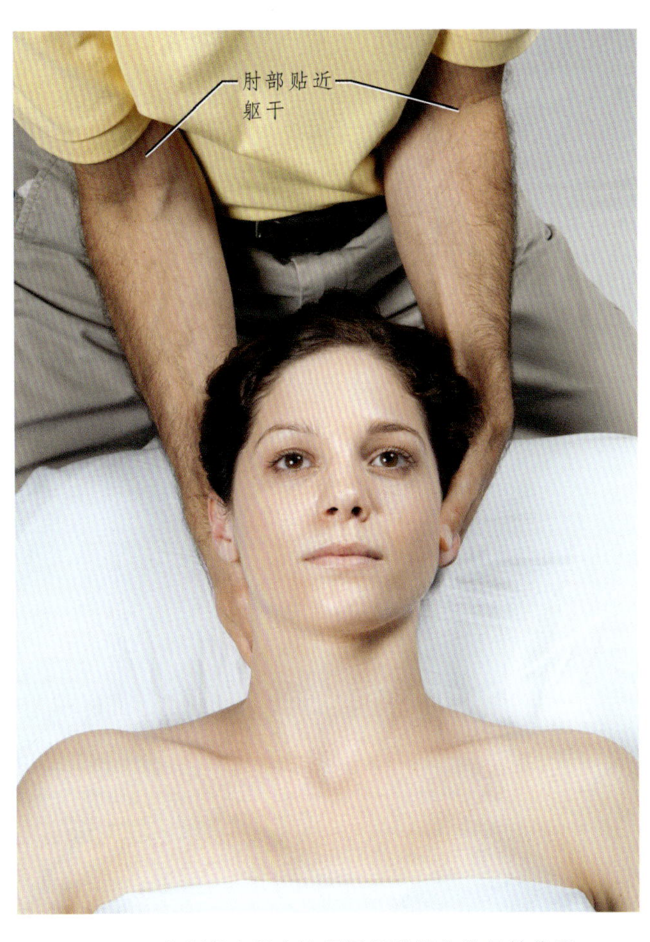

图 4–1 在颈部右侧实施深层组织操作的起始位置。

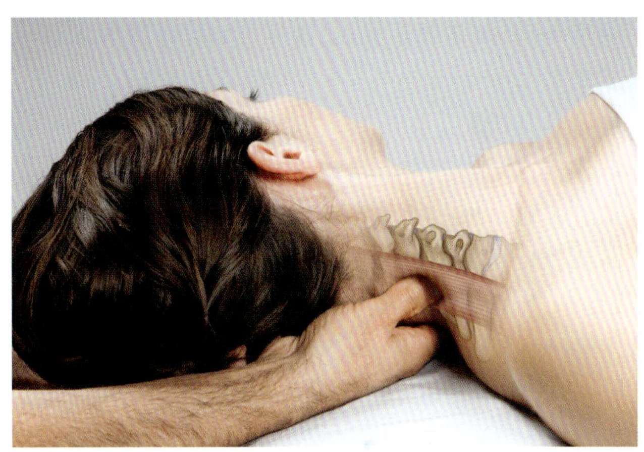

图 4–3 治疗手接触。图示拇指指腹接触患者。

■ 如果患者头颈部未完全固定，当开始按压患者颈部右侧时，头颈部就会移动，患者受到的压力将减少。

步骤 4：施加压力

■ 用右手拇指指腹压入患者的肌肉组织实施深层组织操作。

■ 缓慢深入患者的组织中，将压力垂直施加于患者颈部。

■ 治疗师的力应来自核心(图 4–5)。

实践应用 4.1

患者取俯卧位或侧卧位

本章展示患者取仰卧位时对下颈后部深层组织的操作。但是,患者取俯卧位或侧卧位时操作也非常有效,因为这些姿势使治疗师可以站立在患者一侧,利用体重产生压力。

对俯卧位患者的中、上颈部进行操作时,站在床的一侧,确保压力沿着患者颈部向上深入组织(图A),这样可以避免过度将患者的面部压入面部支架,也会对颈部产生一定的牵拉力。这种姿势在上颈部和枕下区域特别有效,因为很容易让压力垂直作用于患者。对头发较长的患者进行操作时,俯卧位下按摩中、上颈部也是首选,因为俯卧位的按摩方向从下至上,不会拉扯头发。而仰卧位下按摩是从上到下,容易拉扯头发。最好站立在治疗床头来完成针对俯卧位患者的下颈部和上躯干的操作,以便将压力垂直引导到组织中(图B)。如果治疗师体型较小或患者体型较大,那么俯卧位下也可以使用肘部来进行治疗(图C)。

侧卧位颈部操作也很有效,可以进行纵向以及横向交叉按摩。然而,当患者侧卧时,需要避免向患者颈部的横突施加太大的压力。当用拇指作为侧卧位的接触点时,最好站在治疗床头,操作方向应由上而下。注意前方手的手指不要压在患者颈部,避免这种情况的方法是屈曲这只手的其余手指(图D)。如果治疗师与患者的体型允许治疗师使用肘部进行操作(图E,F),那么也可以用肘部进行操作。再次强调,操作应该沿着患者颈部纵向进行。侧卧位下也可以对患者的肌肉组织进行非常有效的横向按摩操作。站在患者的一侧,用屈曲的手指接触患者身体另一侧的肌肉组织,然后向后倾斜,用体重使手指深入患者的肌肉组织(图G)。与其他侧卧位操作一样,请避免对横突施加太大的压力。

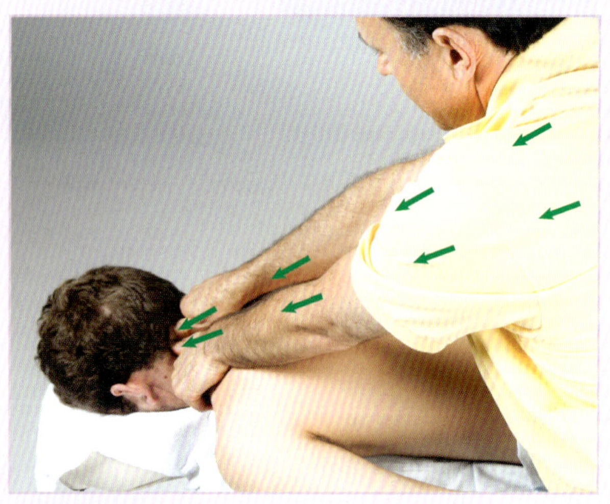
A

俯卧位和侧卧位。图A~C为俯卧位操作。(A)操作上颈部。(B)操作颈部基底部和上背部。(C)用肘部接触。

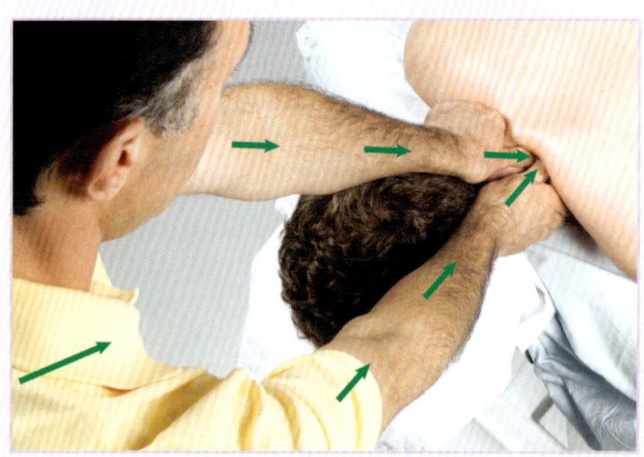
B

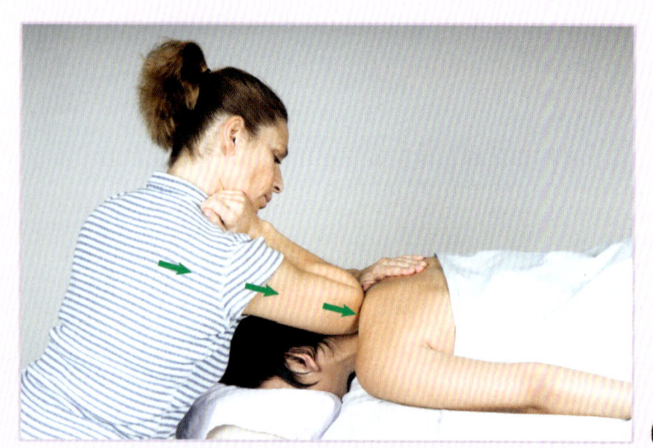
C

(待续)

实践应用 4.1(续)

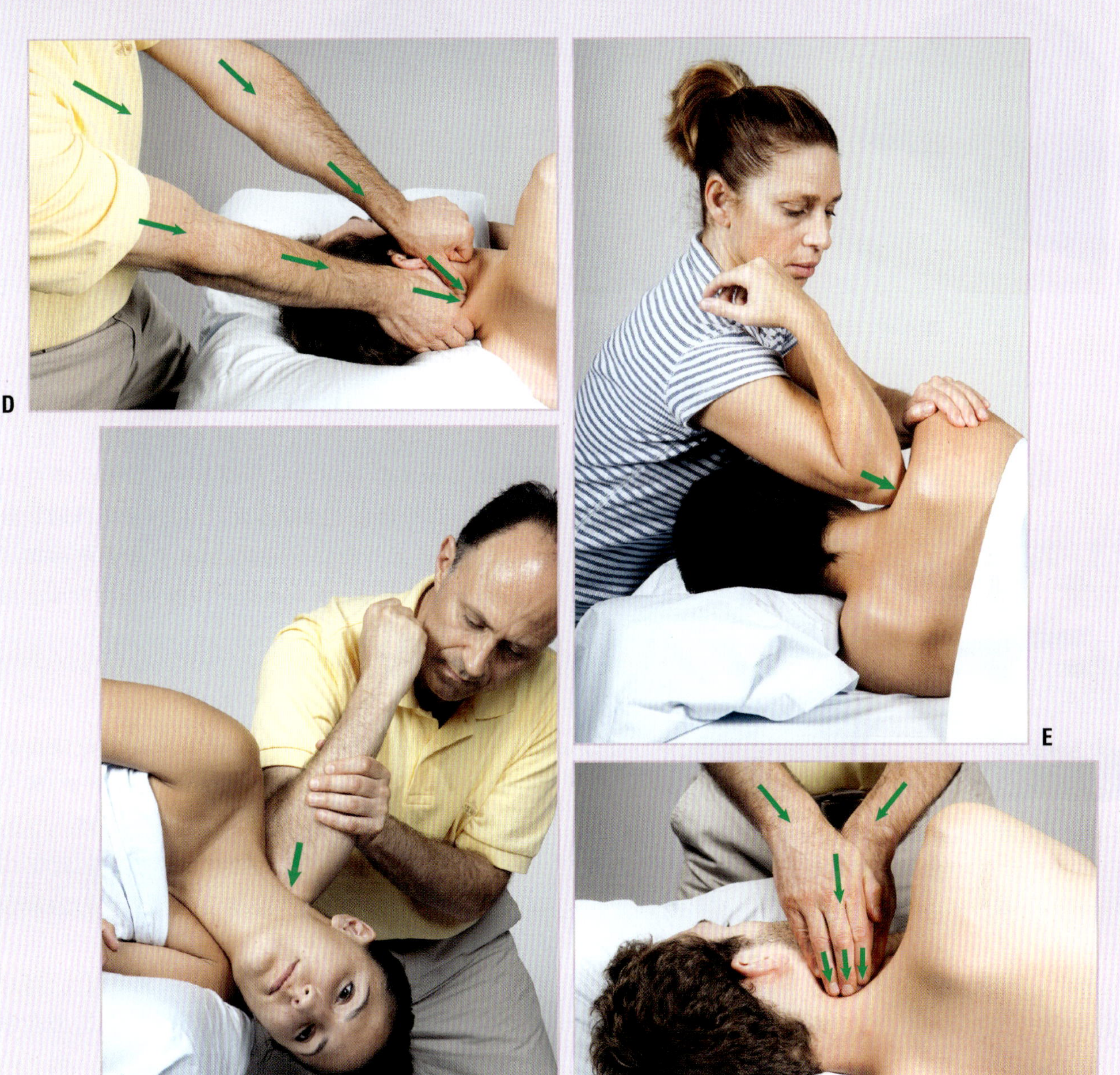

(续)图 D~F 为侧卧位操作。(D)拇指接触,沿肌肉组织长轴进行纵向操作。(E,F)用肘部接触,(F)中患者颈部正在被拉伸。(注:患者颈部由其肩部支撑)(Courtesy of Joseph E. Muscolino. Photography by Yanik Chauvin.)(G)指腹接触,对肌肉组织进行横向操作。

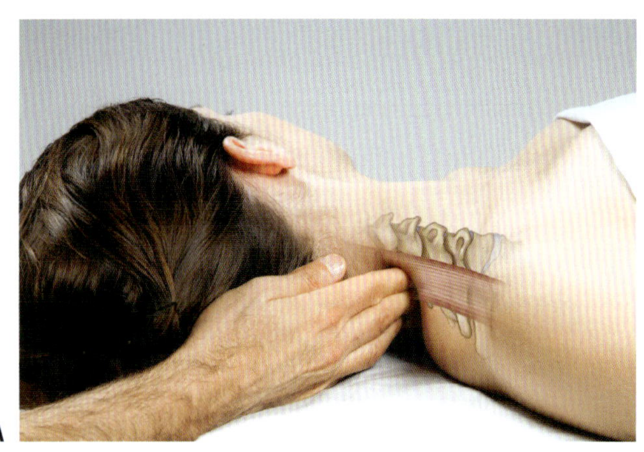

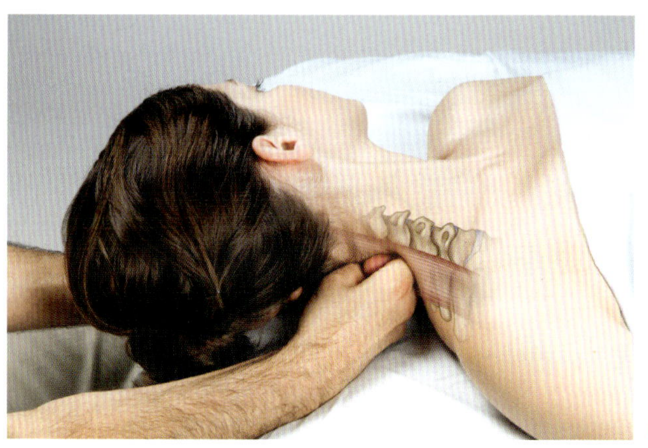

图 4–4 治疗手接触的替代姿势。(A)用示指和中指指腹操作。(B)用指间关节操作。

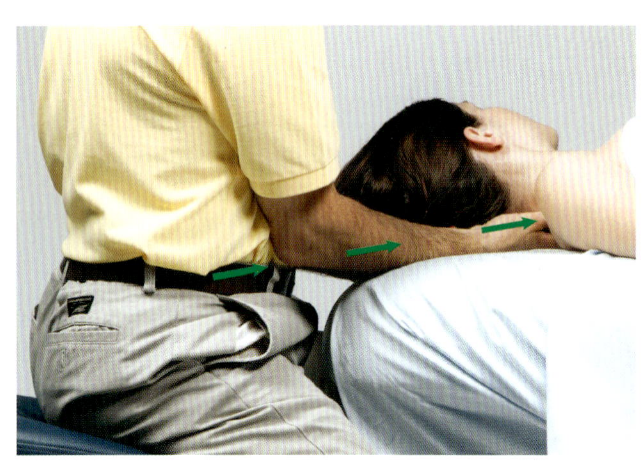

图 4–5 施加压力。治疗师拇指指腹缓慢深入患者的肌肉组织。压力应来自治疗师的核心,通过摆动骨盆,身体前倾并保持脊柱直立的方式产生。

技术操作

患者体位摆放

通常,当患者仰卧时,会自然躺在治疗床中间,距离治疗床左右两侧距离相等。但是,对于治疗师而言,这不一定是最佳的人体力学位置。最好让患者移动到治疗床的一侧。当对右侧颈部进行操作时,让患者躺在治疗床的右侧。这样可以避免弯腰,从而减轻治疗师背部和肩部的压力。这还可以使治疗师的核心与患者的距离更近,从而可以更有效地利用体重和较大肌群。

根据需要调整患者的位置,使其靠近或远离治疗床头也很有帮助。通常,让患者尽可能靠近床头,这样患者就会离治疗师更近,治疗师不需要弯腰。但是,有时也可以让患者向治疗床尾移动,因为这样可以将治疗手的前臂置于治疗床上,既可以在工作时放松上肢,又可以更好地稳定前臂,并在对患者颈部加压时借助床面的支撑。图 4–6 所示为患者在治疗床上的体位。

调整坐姿

患者取仰卧位时,治疗师通常坐在治疗床头的中间。然而,这并不适合发挥有效的人体力学,因为几乎不可能使核心与手部动作保持在一条线上。为了尽可能利用核心,应使肚脐与治疗手的前臂保持在一条线上。治疗师要调整坐姿以找到核心的最佳位置。

最有效的压力是垂直压入患者颈廓。因此,当对患者的肩部顶部(颈部的底部)进行操作时,应坐在靠近治疗床头中心的位置,或稍微偏向治疗的一侧。但是,当对更上方的颈部区域进行操作时,需要将凳子移到治疗床一侧。向一侧坐多远取决于目标颈部区域有多高。图 4–7 展示了根据正在治疗的颈部区域,治疗师选择的最佳坐姿。在对颈部进行操作时,使用带轮子的凳子会更方便,因其便于治疗师调整位置(图 4–8)(请参阅治疗师提示 4.2)。

旋转并支撑患者头部

左手是稳定手。当用治疗手施加压力时,稳定手具有支撑患者头部和稳定患者头颈部的双重作用。旋转患者颈部至对侧,便于对接受治疗一侧的后部肌肉进行操作。

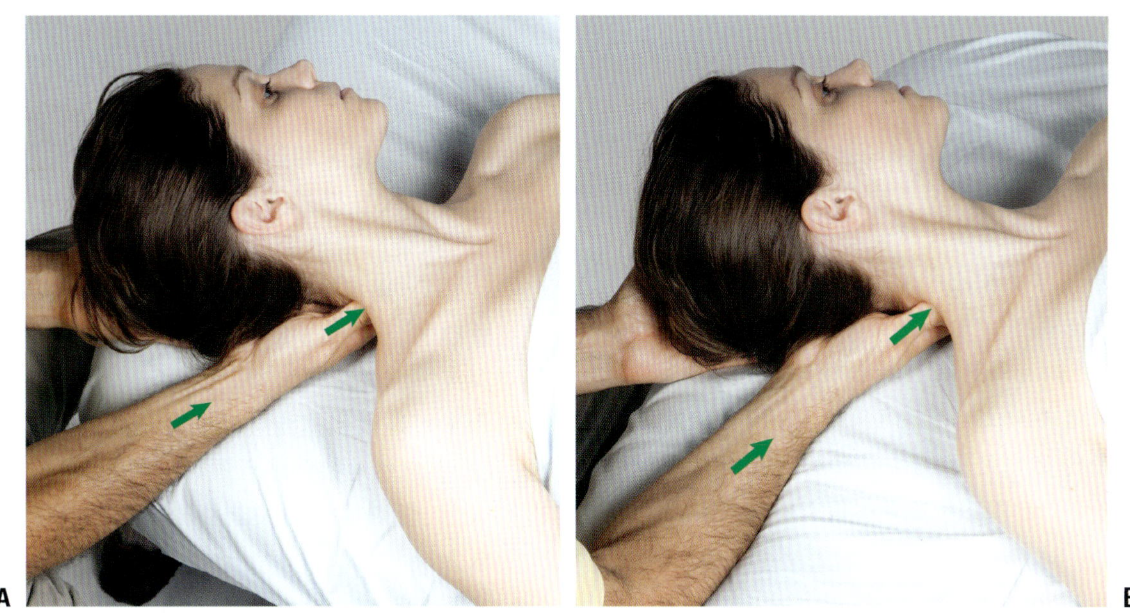

图 4–6　患者在治疗床上的两个位置。(A)患者靠近治疗床边,使治疗师在施加压力时能利用核心。(B)患者距离治疗师更远,在治疗师对患者颈部按压时,可以将前臂置于治疗床上,以更好地稳定前臂。

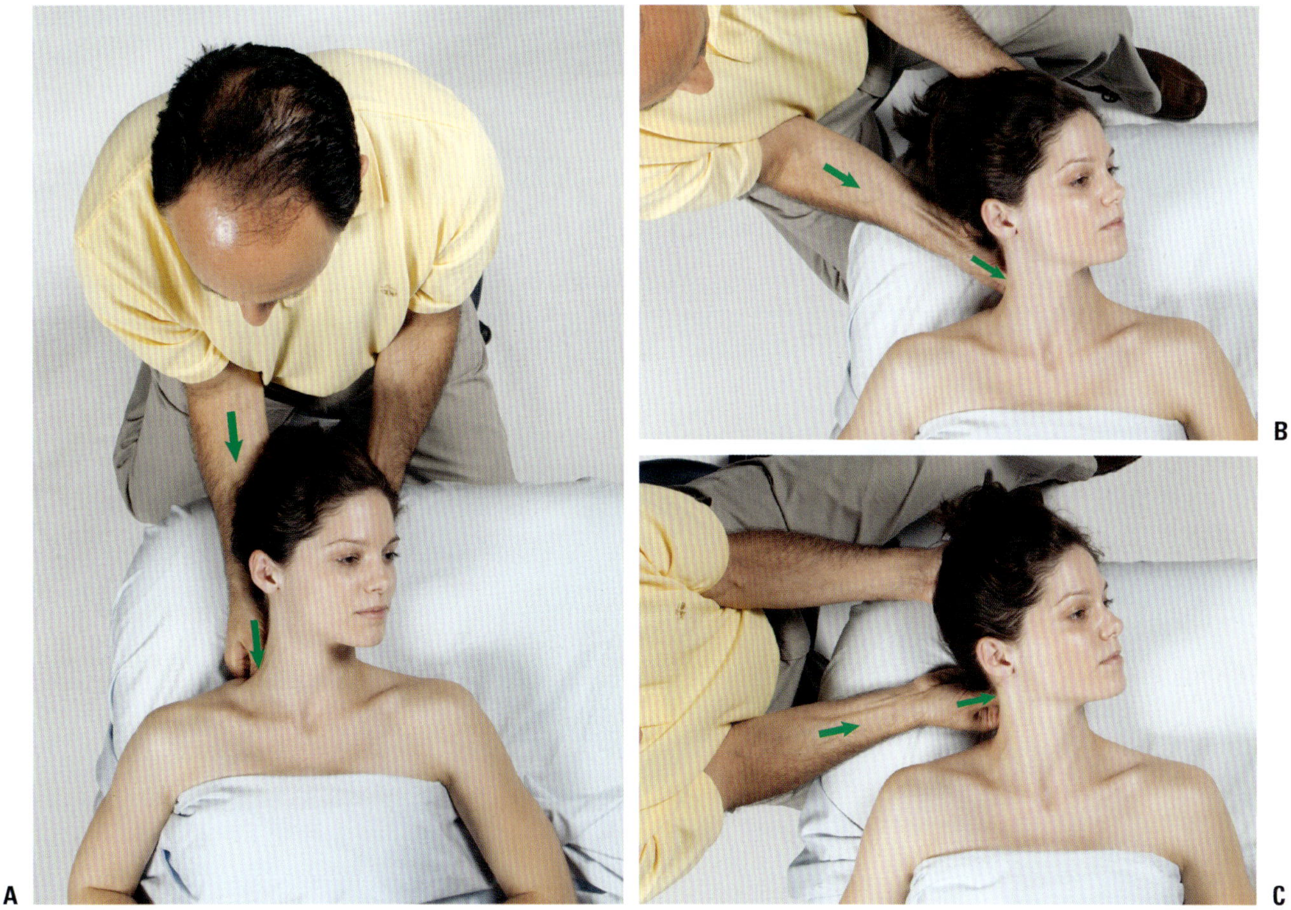

图 4–7　治疗师的最佳坐姿。治疗师的坐姿因目标区域而不同。(A)按摩患者颈底部。(B)按摩患者中颈部。(C)按摩患者上颈部。

治疗师提示 4.2

凳子的选择

当对患者颈部不同区域进行治疗时，需要不断调整坐的位置。那么使用带轮子的凳子会很方便，这样治疗师可以在治疗床边自由移动。然而，这种凳子的缺点是当向患者施压时，如果未充分进行稳定，则治疗师施加的压力不会传向患者，反而会随着凳子的滚动而使治疗师远离患者。如果治疗师使用的是带轮子的凳子，需要选择轮子可以锁定和解锁的凳子，或者将足部置于地板上以稳定自身和凳子(见图 4–8)。

稳定又舒适地支撑患者头部非常重要。如果患者感受不到治疗师在有力支撑其头部，那么当进行治疗时患者就不会放松肌肉组织。最好的接触方式是尽可能用手指和手掌托住患者头部。不要屈曲手指，这样就不会用指尖接触到患者头部，从而避免使患者感到不适(图 4–9)。

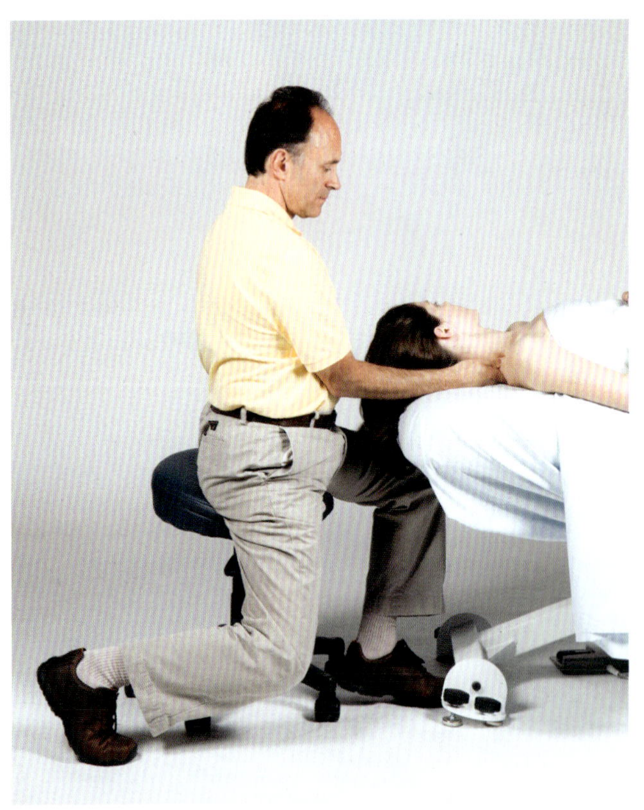

图 4–8 当使用带轮子的凳子时，治疗师可以通过足部蹬地来稳定自己的身体和凳子。

治疗接触方式的选择

对仰卧位患者的颈后部进行操作时，治疗手的理想接触方式是拇指指腹接触。内收拇指后将手置于颈下，其余四指滑入颈后引导拇指指腹接触颈部(图 4–10)。用拇指指腹而不是拇指尖接触患者颈部是很重要的。当拇指尖用力时患者会感到不适，尤其是对深部组织进行操作时。

为了更好地用拇指接触患者颈部，轻轻地伸出拇指，让指腹自然地接触患者颈部。但是，不要将拇指伸出得太远，否则拇指的关节会松开，并对关节造成过大的压力。

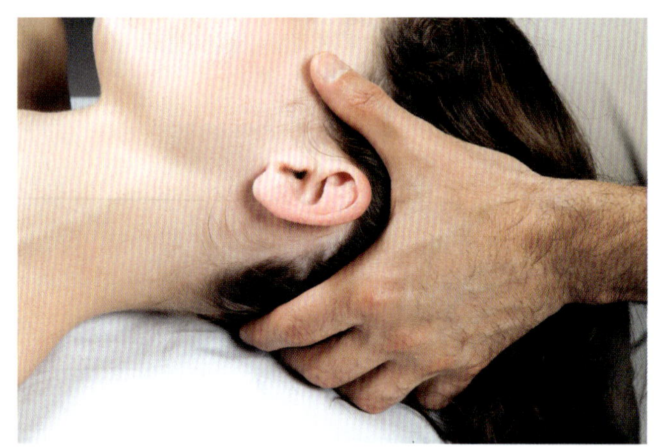

图 4–9 稳定手的位置。治疗师的稳定手应舒适安全地支撑患者头部。

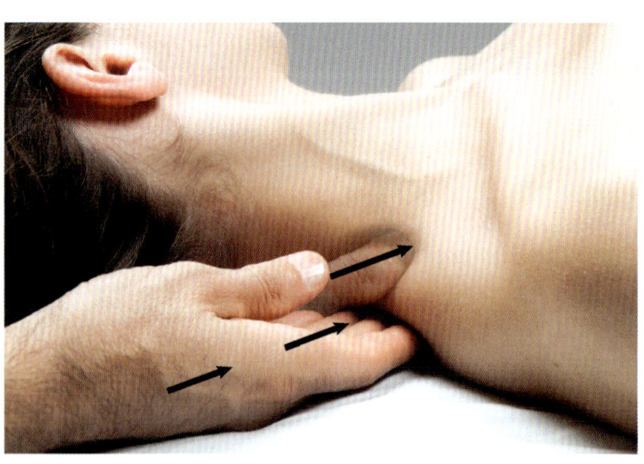

图 4–10 治疗手的理想接触方式。当对仰卧位患者的颈后部进行治疗时，治疗师将手指滑动到患者颈部/躯干下方，以使拇指指腹接触到患者颈部的肌肉。

也可以使用其他手指接触患者颈部,但是拇指是在该区域最理想的选择。部分治疗师遇到的问题是拇指的指间关节过伸(图 4-11A)。如果拇指轻度过伸,则可以用拇指进行此操作。还有一些支具,可以戴在拇指上,以防止指间关节出现过伸(图 4-11B)。但是,如果拇指在过伸时极易活动,则在对颈部实施深层组织操作时可能需要使用另一种接触方式,如图 4-4。

堆叠上肢关节

堆叠关节排列成直线,即关节是伸展的。这使得来自核心的力量可以通过上肢施加于患者,而几乎没有力量损失。对仰卧位患者的颈部操作时,必须将腕关节堆叠。如果用拇指与患者接触,则也需要将其堆叠。如果将其他手指指腹作为接触点,则手指的关节需要堆叠。注意:在坐姿工作时,通常无法堆叠肘关节,因为治疗师离患者太远。

> **治疗师提示 4.3**
>
> **治疗手接触点的交替**
>
> 即使是完美的人体力学也无法消除按摩时对治疗师身体的所有压力。理想的人体力学只是将压力降到最低。通常情况下,身体承受最大压力的部位是治疗手的接触点。因此,应在治疗过程中交替使用治疗手。如果由于某种原因限制了拇指的使用,建议在对身体其他部位进行操作时使用其他接触方式,拇指仅用于仰卧位下颈部操作。当然,如果根本无法使用拇指,则可以使用其他接触方式。

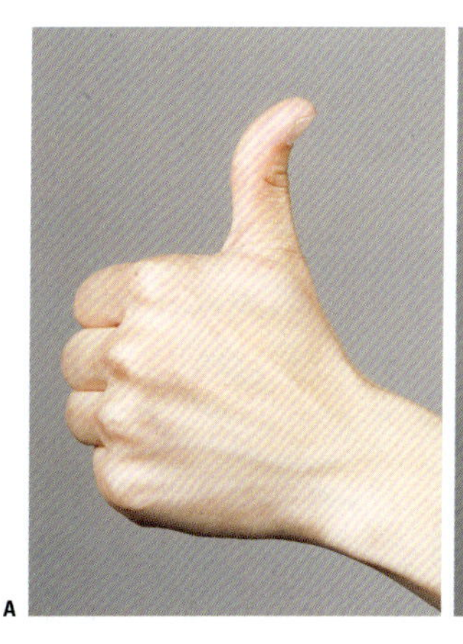
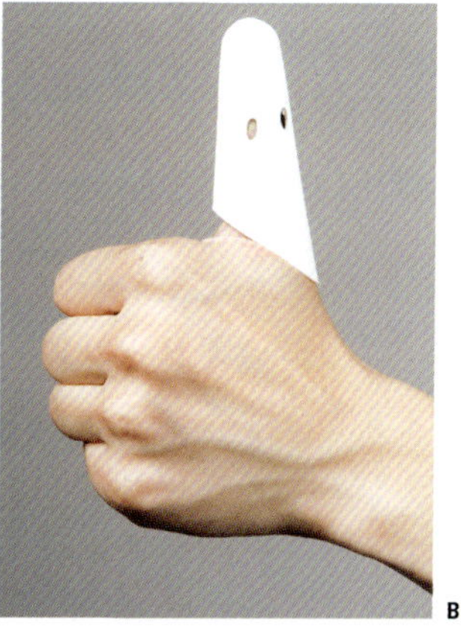

图 4-11 拇指指间关节。(A)拇指指间关节过伸。(B)使用支具支撑拇指指间关节。

让核心与按压方向保持一致

患者仰卧于治疗床上,治疗师选择合适的坐姿后,接下来很重要的一点是要使核心与按压方向保持一致。通过肩关节外旋使肘部位于核心的前方。将肘部固定在髂前上棘内侧(通常略高于髂前上棘)(图 4-12A)。进行按压时,确保骨盆的运动能直接转移到前臂。以这种方式使核心和前臂成为一个固定的单元,这样骨盆移动会带动前臂移动,同时手可以按压到患者(图 4-12B)。为了确保核心与按压的方向一致,在肚脐指向的方向画一条线,并将其与按压的方向进行比较,这条线应平行于前臂(图 4-12C)。当核心与按压方向一致时,即可利用核心区域的较大肌肉来产生按压的力量,而不是拇指、手、前臂或肩部的较小肌肉。

学会利用核心

将核心与按压方向对齐,可以通过向前倾斜骨盆并伸展脊柱使核心向患者倾斜,从而产生深层压力(图 4-13)。在对仰卧位患者的颈部进行操作时,将核心肌群向患者倾斜是一种技巧。坐姿工作时身体前倾的动作主要是水平方向的向前倾斜,只有轻微的向下倾斜。这涉及在髋关节处摆动(前倾)骨盆,并略微伸展脊柱,使躯干保持向前。骨盆在与前臂相同的方向上向前摆动是很重要的。想象一名击剑运动员,手持剑向前猛冲,这样可以帮助记忆正确的人体力学动作(图 4-14)(见治疗师提示 4.4)。

当向前摆动骨盆向患者倾斜时,肘关节不要屈曲(图 4-15)。如肘关节在向前倾时屈曲,核心产生的力量将会消散在肘关节处,无法成功地向患者施加深层压力。

使用更大的肌肉

让核心向患者倾斜涉及转移体重和肌肉收缩。如果使用更大、更强壮的近端肌肉,则会更加省力。按大小和力量升序排列,可以使用的肌肉是手指、腕关节、肘关节和桡尺关节、盂肱关节、肩带,以及包括躯干和

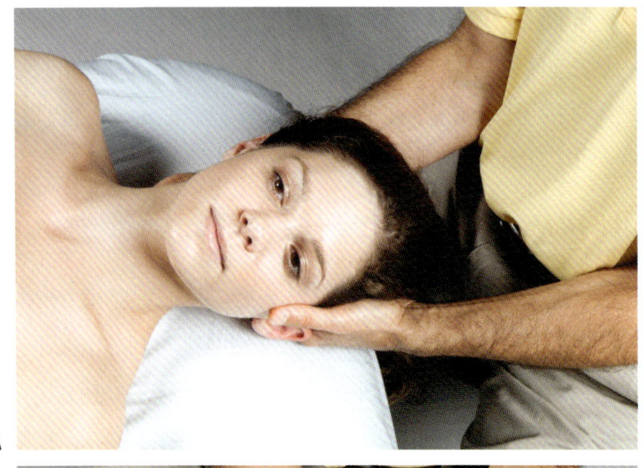
A

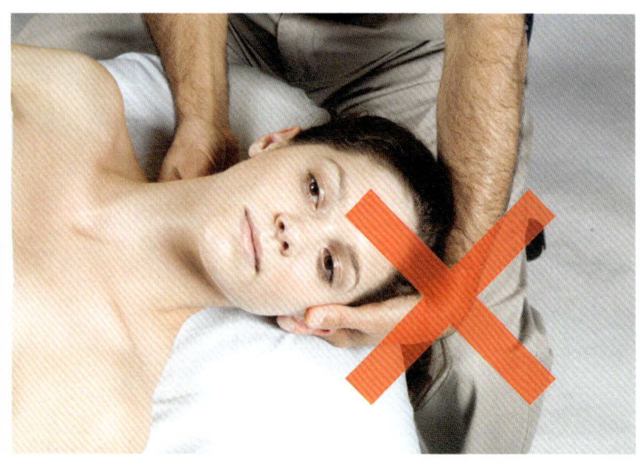
B

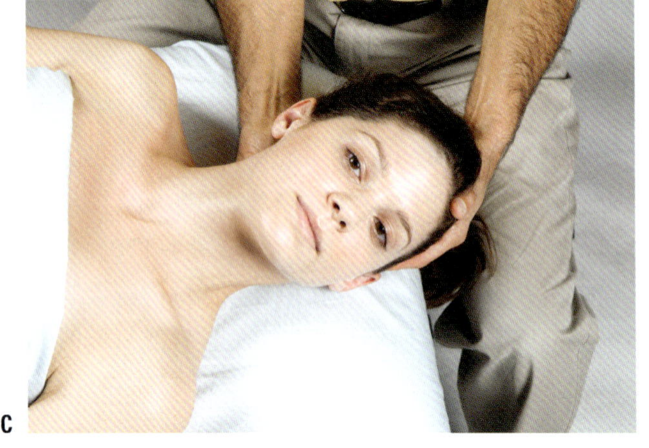
C

改变稳定手的姿势。请注意,随着治疗师调整坐姿以治疗患者不同颈部区域,治疗师的稳定手位置有所不同。(A)当治疗师坐在治疗床头时,稳定手的位置。(B)治疗师坐在治疗床旁但不重新放置稳定手时的姿势:腕关节过度屈曲。(C)治疗师已重新放置稳定手,以减轻腕关节压力。

如图所示,在支撑和稳定患者头颈部时,请注意不要与患者的颞下颌关节接触或对其施加压力。为了使患者感到舒适,请注意不要将患者耳朵罩住。当调整坐姿时,改变稳定手在患者头上的位置对于治疗师的舒适度很重要。如果坐在治疗床头开始治疗患者,那么当向侧面移动时,治疗师需要相应地将稳定手滑动到患者头部周围,使其与头部较高的位置保持接触,否则,腕关节会过度屈曲,并可能会受伤。

骨盆在内的核心肌肉。使用更大的近端核心肌肉将减少疲劳和受伤的可能性。

下肢肌肉也大而有力,当需要对患者颈部施压时也能有效地提供帮助。一侧足部在身后蹬地,通过踝关节跖屈肌、膝关节伸肌和髋关节伸肌,将蹬地的反作用力施加到患者身上(图 4-16)。

垂直施加压力

如前所述,如果压力角度垂直于正在治疗的颈部轮廓,则达到最大压力。调整坐的位置来适应这一点的重要性已经讨论过了。为了理解垂直施加压力的概念,将患者颈部分为四个区域:颈底部、下颈部、上颈部和枕下区域(图 4-17)。各区域的范围都已在图上被勾勒出来,并且与该区域垂直的箭头也已绘制出来。这些箭头表示最有效地按压患者颈部所需的垂直力线。

治疗师提示 4.4

持剑呈弓箭步式

人体力学中的一个常见错误是,治疗师在摆动(向前倾斜)骨盆以使其向患者倾斜时会向前倾倒。这通常还涉及治疗手的肘关节在不应屈曲时屈曲。为了掌握正确摆动骨盆的技巧,通过想象击剑时向前冲刺可能会有所帮助。向前冲刺时,骨盆在向前移动时几乎保持水平(见图 4-14)。站位时练习这个动作。熟练后,请在坐位下为患者治疗时尝试此动作。

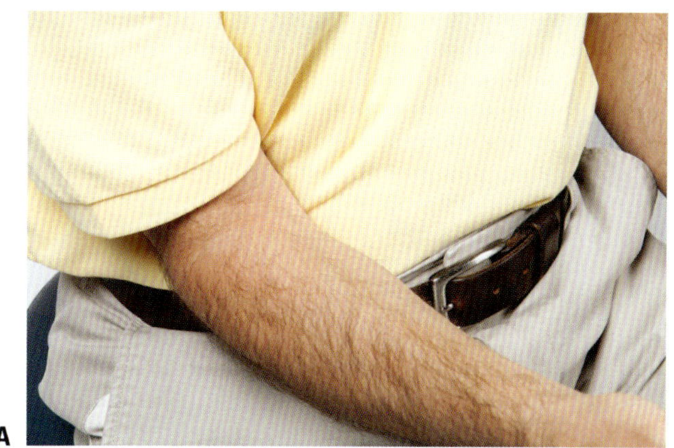
A

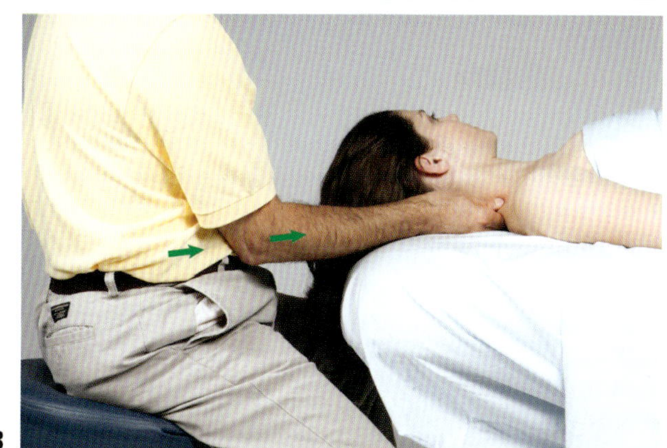
B

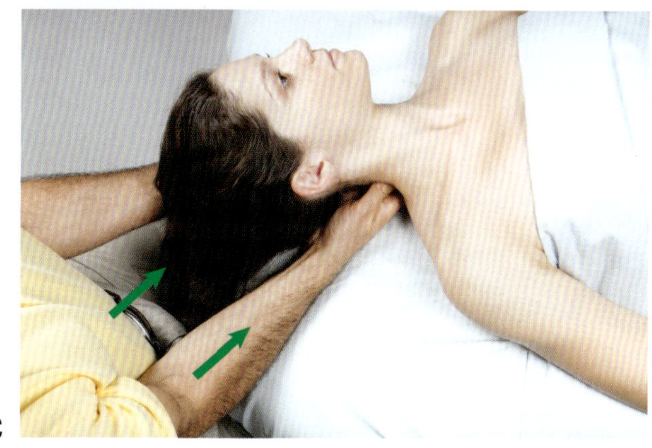
C

图 4–12　双肘贴近躯干并使核心与按压方向对齐。(A)治疗师的前臂支撑在核心的前方,肘部贴近髂前上棘内侧。(B)进行按压时,应使骨盆产生的运动转移到治疗手的前臂。(C)通过从治疗师的肚脐笔直画出一条线并将其与前臂的方向进行比较,可以看到核心与按压方向一致。

稳定患者

当进行深层组织操作时,使用稳定手与用治疗手按压同样重要。如果目标部位上方的头部和颈部未被很好地稳定,那么当患者头颈部被推开时,施加在颈部的所有压力都将丢失。稳定手应保持完全固定,确保治疗手不会移动患者头颈部。

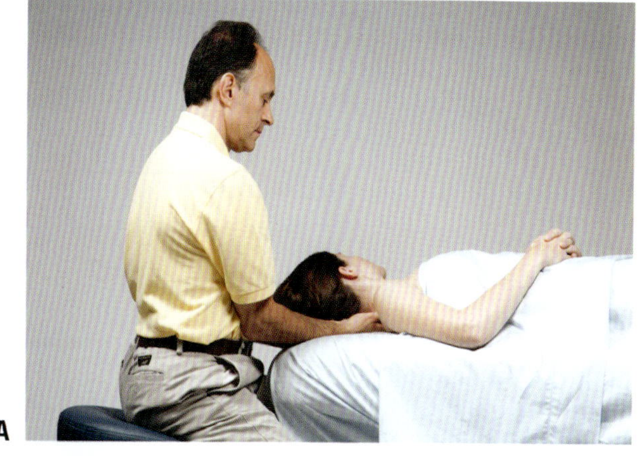
A

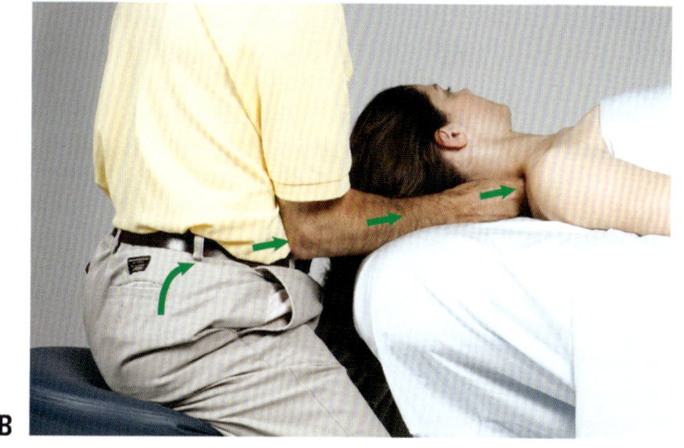
B

图 4–13　摆动骨盆产生压力。(A)起始位置。(B)治疗师通过向前方摆动骨盆(骨盆向前倾斜)引起身体前倾以向患者施加压力。

治疗师提示 4.5

注意肘关节

对仰卧位的患者进行操作时,治疗侧的肘关节应贴近核心部位,理想的情况是上臂紧贴躯干。在这个位置,肘关节是屈曲的,所以不会堆叠。因此,当身体前倾,用核心部位向患者颈部施加压力时,稳定肘关节并使其不再进一步屈曲是非常重要的(见图 4–15)。身体倾斜的目的是通过前臂和治疗手的接触将核心力量转移到患者身上。如果肘关节进一步屈曲,即使是轻微屈曲,也会损失部分核心力量。这可能是在患者仰卧位下对颈部进行操作时最常见的人体力学错误,许多治疗师无法理解为什么虽然依靠核心,但患者仍然感觉不到明显的压力。

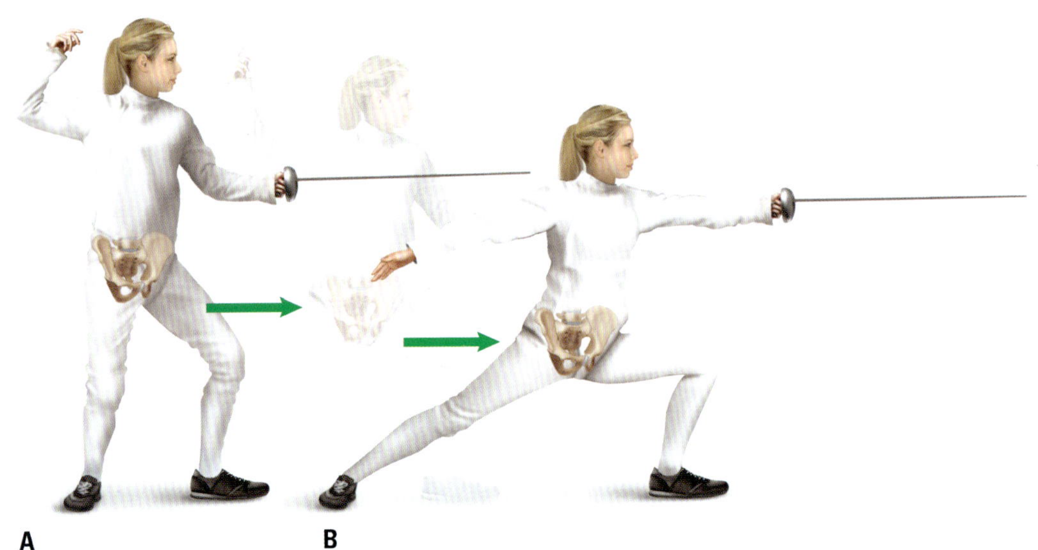

图 4–14 与击剑类比。为了帮助掌握坐位时使用核心部位的人体力学，想象或练习像击剑时一样向前移动骨盆。请注意，随着击剑手的姿势从(A)到(B)，骨盆几乎保持水平。

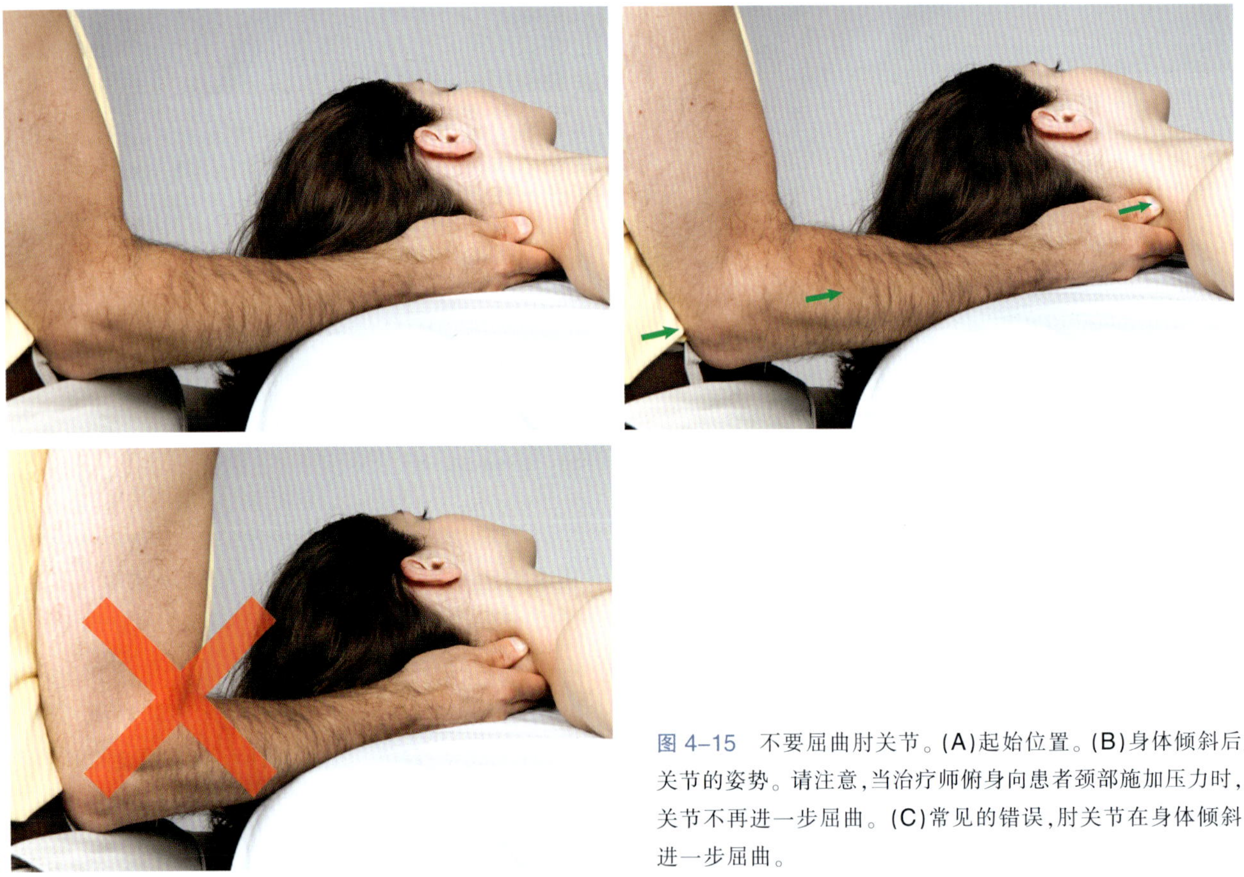

A

B

C

图 4–15 不要屈曲肘关节。(A)起始位置。(B)身体倾斜后肘关节的姿势。请注意，当治疗师俯身向患者颈部施加压力时，肘关节不再进一步屈曲。(C)常见的错误，肘关节在身体倾斜时进一步屈曲。

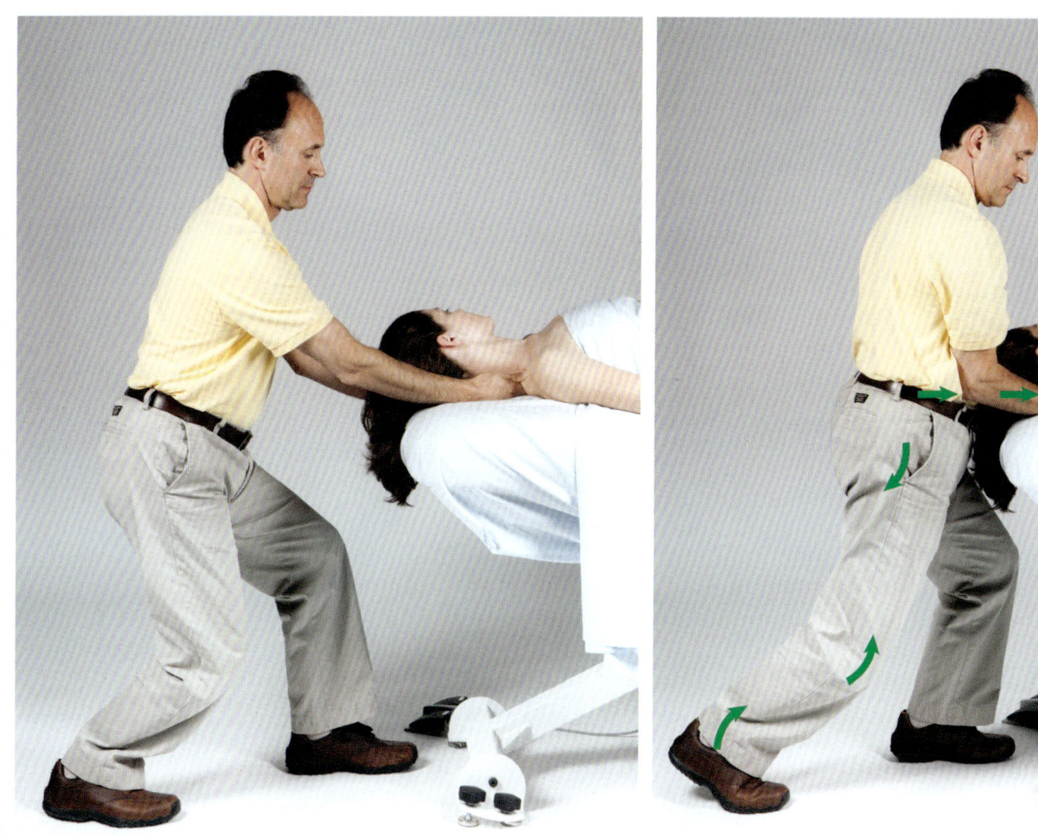

图 4–16　使用较大的肌肉来产生压力。一侧足部在后方蹬地，强大的踝关节跖屈肌、膝关节伸肌和髋关节伸肌可以增加核心力量。(A)起始位置。(B)蹬地。

接触组织

深层组织操作需要接触患者的组织。这意味着需要深入组织，直到感觉到阻力。一旦感觉到阻力，就需要施加更大的压力来完成深层组织操作。保持在患者的耐受范围内，并缓慢增加压力。然而，要成功实施深层组织操作，通常需要施加足够的力使压力传递到深部组织层。

关注患者的呼吸

当进行操作时，嘱患者把注意力集中在呼吸上通常会有所帮助。嘱患者深呼吸，当患者放松和呼气时，开始慢慢地深入患者的组织。如果需要进行非常深层的操作，可在达到压力的最大深度之前重复此步骤 2~3 次。

从持续按压到深度按摩的转变

以上所有的指导方法都是为了在对患者颈后部进行持续按压时完善人体力学。

但这并不意味着持续按压是最佳的治疗技术。通过每次针对患者颈部的一个节段来学习如何优化人体力学是更容易的。要从对静态位置的持续按压过渡到深度按摩，即压力从一个点移动到另一个点，并同时保持适当的人体力学，需要将治疗接触点滑动到相邻区域。这种运动不应该来自拇指关节处(或其他手指关节处)。相反，必须从核心开始，进一步摆动骨盆，伸展脊柱。通过堆叠上肢关节，骨盆运动将转化为在患者颈部治疗的接触点的运动。保持压力小范围运动是很重要的，因为距离最初接触点越远，越难维持适当的人体力学。在 2~5cm 的小范围内深部按压颈部能维持最佳的人体力学。

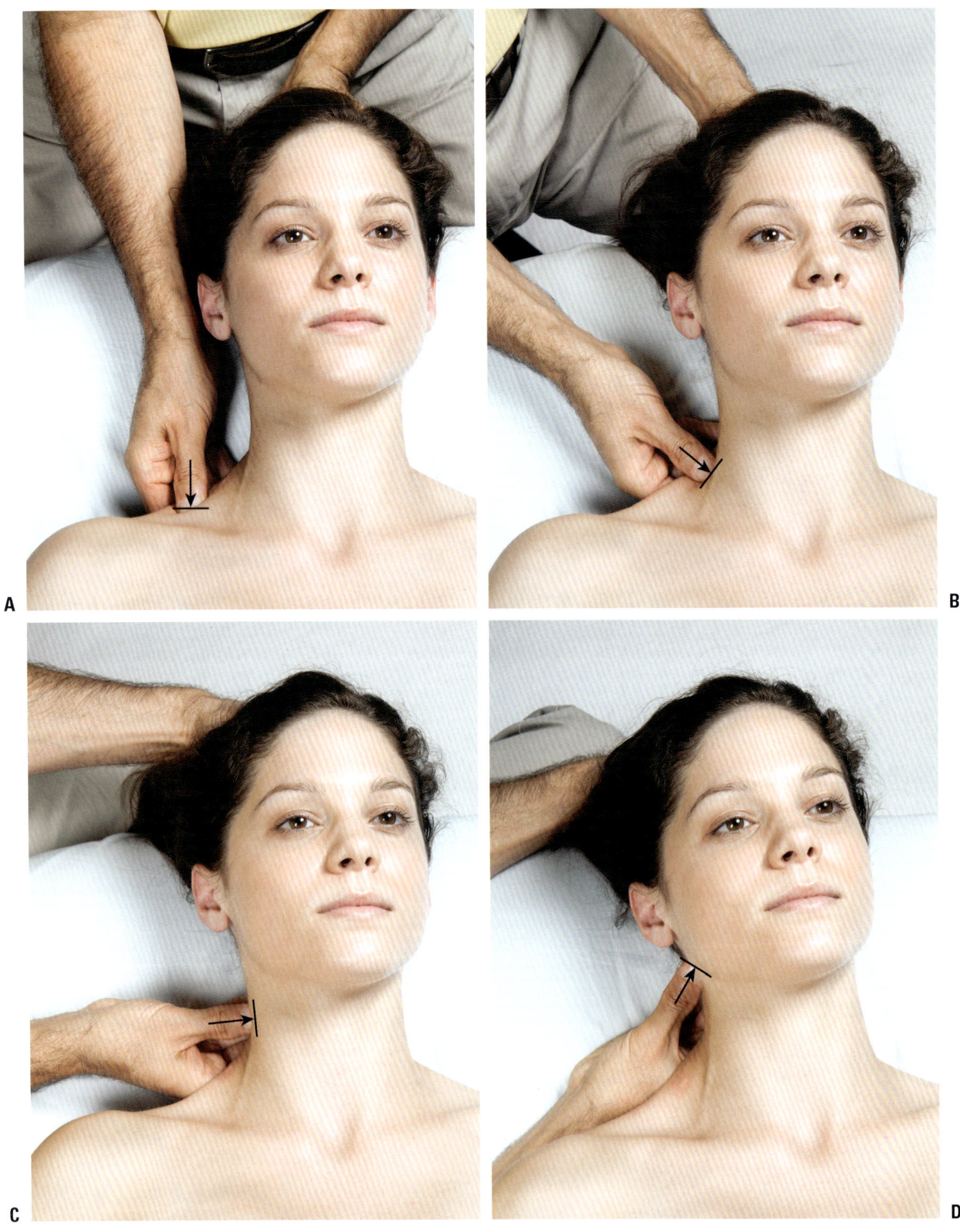

图 4–17 垂直施加压力。图中线条勾勒出颈部不同区域的边缘。请注意，治疗师的前臂和治疗手总是以近似垂直的角度与该边缘接触。(A)对颈底部/上躯干的操作。(B)对下颈部的操作。(C)对上颈部的操作。(D)对枕下区域的操作。

治疗师提示 4.6

用双手作为治疗手

稳定手的作用是当治疗手向患者颈部施压时，保持头颈部不动。然而，当治疗手深入患者的组织时，稳定手可以通过将患者头颈部向治疗手移动而增加压力(见下图)。这样，治疗手和稳定手可以协同工作和移动，提高了工作的力度和效率。有趣的是，当用稳定手移动患者头颈部到治疗手时，深部组织按压开始类似于颈部的关节松动术(见第10章)。

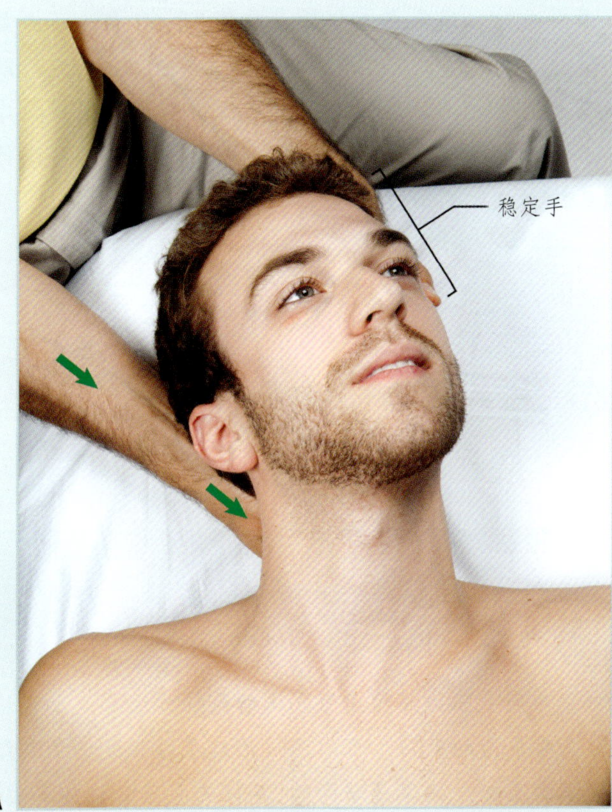

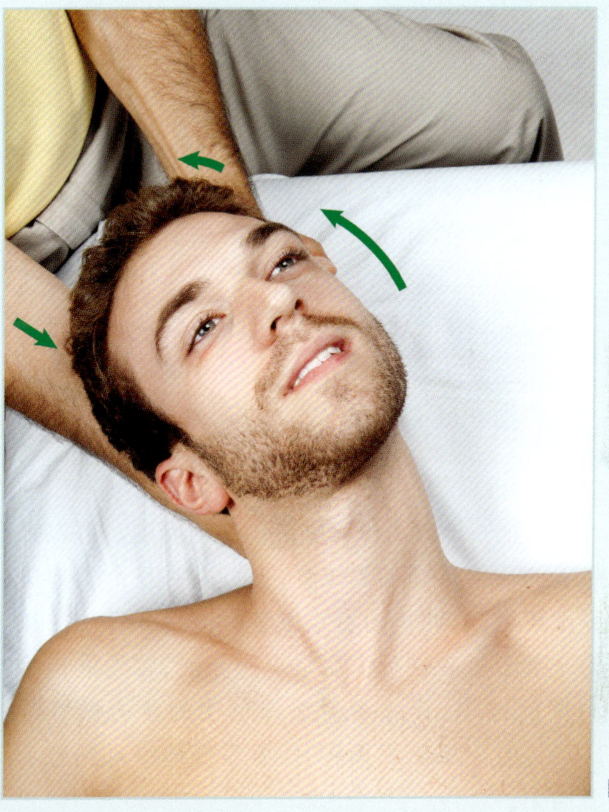

稳定手可以用来增加压力的深度。(A)稳定手保持固定，以使患者颈部稳定在治疗手上。(B)左侧的稳定手侧屈患者颈部，使其与治疗手接触，从而增加了压力的深度。

治疗师提示 4.7

按压深度

应始终在患者的耐受范围内进行深层组织操作。对患者施加巨大压力或超出患者耐受范围的操作是无益的。如果这样做，患者可能会收紧颈部目标肌肉组织，无论是出于对疼痛的反应还是对疼痛的想象。考虑到按摩的主要目的之一是降低肌肉张力，当患者收紧被按摩的目标肌肉时，按摩就失效了。此外，禁忌突然进行深压。相反，在施加深度压力之前，应先用轻柔的按摩进行热身，然后再进行适度的深度按摩。即使如此，缓慢而平稳地进入患者的肌肉组织施加深层压力也是很重要的。当患者做好了充分的准备，并适当地进行深度操作时，患者通常可以适应较大的压力。

实践应用 4.2

治疗肌筋膜触发点

触发点是一个可使疼痛或其他症状牵涉至远处的较小的局部压痛区域。当触发点出现在肌肉组织中时，会引发小面积挛缩、压痛和牵涉痛，这被称为肌筋膜触发点，俗称肌肉结节。对触发点的物理治疗方法通常选择缺血性按压和持续按压技术。在缺血性按压和持续按压时，压力直接施加在触发点上，并持续一段时间，通常为10秒(通常情况下，缺血性按压施加的压力大于持续按压)。然而，近年来，许多研究触发点的权威人士[包括Simons、Travell和Simons的《肌筋膜疼痛和功能障碍：触发点手册》(Williams & Wilkins 1999)和Davies的《触发点治疗工作手册：疼痛缓解的自我治疗指南》(New Harbinger Publications，2004)]都提倡深度按摩，而不是持续按压技术。深度按摩不仅对患者来说更舒适，治疗师使用拇指也更容易，而且能更好地增加局部动脉循环，这才是真正治愈触发点的关键。按压只需要在2~5cm的范围内进行，通常在1分钟内重复30~60次。压力要深，但是由于压力不是持续地作用在触发点上，所以患者通常能更好地耐受。如果没有尝试过深度按摩治疗触发点，可以尝试一下这种方法，观察与持续按压技术相比的治疗结果。

深层组织操作流程

有不止一种方法可以解决颈部的问题。可以根据患者的需要选择局部按摩，也可以对整个颈部进行深度按摩，以此作为覆盖患者身体更多部位的按摩的一部分。在进行深层组织操作前，首先进行轻到中度的操作，让患者对更深层次的压力做好准备。当进行深层组织操作时，要缓慢地深入到患者的肌肉中。

接下来的四个操作流程展示了深层组织操作的人体力学。通常建议从颈底部(肩部/上躯干的顶部)及较大的颈部肌肉下部附着点处开始按摩颈部。这四个操作流程展示的是对颈部右侧的治疗，按颈底部到枕下区域的顺序排列。交换治疗手和稳定手后，左侧可以相同的方式操作。

治疗师提示 4.8

与患者沟通

衡量压力深度是否合适的最佳方法应是患者组织对压力的反应。可以通过治疗手的指腹感受到组织的反应。按摩是双向的，不仅要向患者施加压力，还要不断观察患者对压力的反应。在进行按摩时，向患者口头询问压力的深度也非常有价值。即使对患者组织的反应充满信心，也要直接与患者沟通，让患者感受到治疗师时刻在关注他/她。这可以使患者感到舒适和放松，对于进行更深入的操作尤其重要。在向患者询问时，不要简单地问“压力如何？”这个问题让患者不得不评价按摩，许多患者可能会觉得不适。但无论是好是坏，回答通常都是“很好”。更好的提问方法是“想要压力大一些还是小一些？”引导患者参与讨论正在做的事情，患者会很积极而不会敷衍地回答。这种措辞更有可能引起患者诚实和准确的反应，并使患者享受治疗，使患者从中受益。

操作流程 4-1:颈底部

起始位置

■ 患者取仰卧位,位于治疗床的右侧,头部置于治疗床头。

■ 治疗师坐在床头,略偏向右侧(图 4-18A)。

步骤 1:旋转并支撑患者头颈部

■ 患者头颈部向左旋转,头部置于治疗师的左(稳定)手上,稳定手应环绕患者耳缘一周(图 4-18B)。

步骤 2:治疗手接触

■ 右手为治疗手。右肘贴近核心,手指滑到患者的上背部下方,直到拇指指腹接触到颈底部,向后朝向椎板沟。

■ 确保拇指和前臂垂直于目标颈部区域(图 4-18C)。

■ 确保核心与按压方向对齐,肚脐指向应与前臂方向平行(或非常接近平行)。

步骤 3:稳定患者头颈部

■ 确保左手已经完全稳定患者头颈部。

步骤 4:加压

■ 通过骨盆向前摆动,将右手拇指慢慢压入患者颈底部椎板沟内的肌肉(棘突附近)。

■ 用左手牵拉患者颈部与右手拇指接触来增加压力。

■ 继续向前摆动,将这个动作转换成沿着患者肌肉走行的从内侧到外侧的深部按压,移动 2~8cm(图 4-19A)。

进一步重复

■ 在同一位置重复此操作 2~3 次。

■ 稍微向侧面移动至患者的肩部上方,以类似的方式做 3~4 次深部按压。

■ 重复 3~4 次操作,每次在患者的颈底部稍微向外移动,直至到达上斜方肌的前缘(图 4-19B)。

■ 再次从后部的椎板沟开始,重复整个方案,这次增加压力的深度。

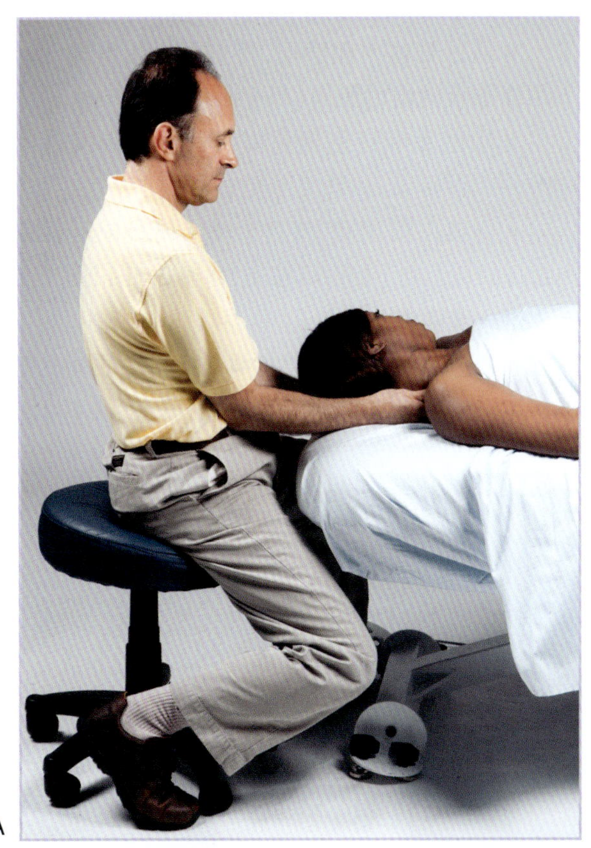
A

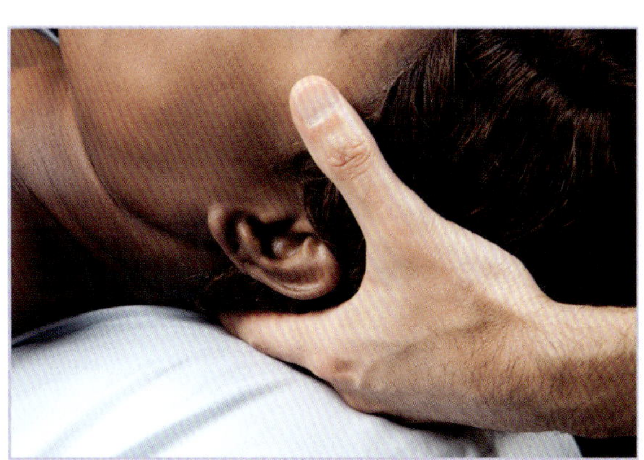
B

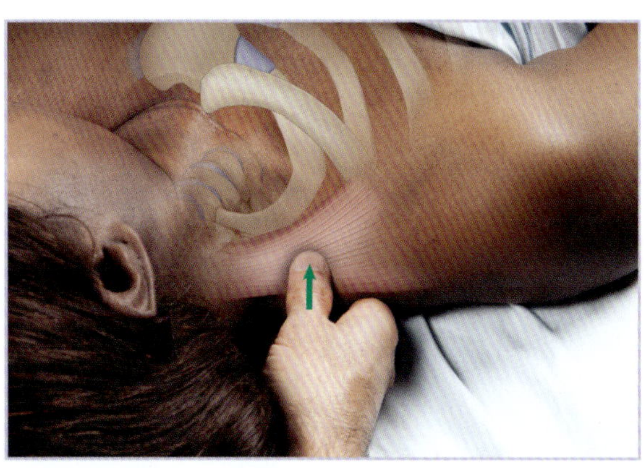
C

图 4-18　起始位置。

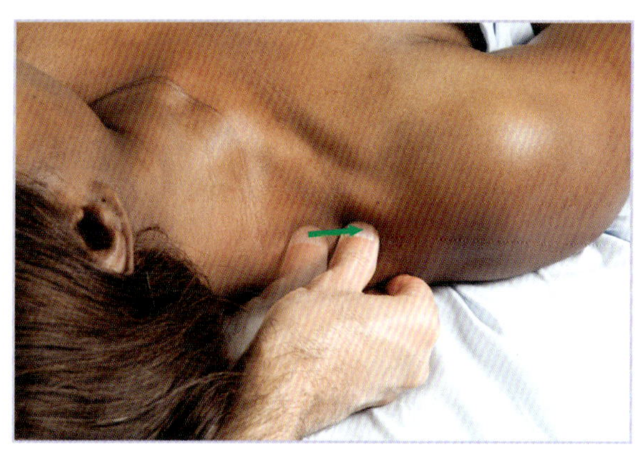

图 4-19 按压及进一步重复。

操作流程 4-2:下颈部

起始位置

■ 下颈部的起始位置与颈底部的起始位置基本相同。患者取仰卧位,靠近治疗床右侧,头部置于床头。

■ 唯一的区别是治疗师应坐在更远离治疗床的位置,这样就可以垂直地接触到患者的下颈部。稳定手略微向患者头顶滑动,这样腕关节就不会过伸和不适(图 4-20A)。

步骤 1:旋转和支撑患者头颈部

■ 患者头颈部向左旋转,头部置于治疗师的左(稳定)手上,稳定手应环绕患者耳缘一周。

步骤 2:治疗手接触

■ 右手为治疗手。右肘贴近核心,手指滑到患者颈部下方,直到拇指指腹接触到下颈部椎板沟内肌肉组织。

■ 拇指和前臂垂直于接触的患者颈部的轮廓(图 4-20B)。

■ 还要确保核心与按压方向对齐,肚脐指向应该平行于前臂方向(或非常接近于平行)。

步骤 3:稳定患者头颈部

■ 确保左手完全稳定患者头颈部。

步骤 4:加压

■ 通过骨盆向前摆动,将右手拇指慢慢压入患者下颈部椎板沟内的肌肉(棘突附近)。

■ 用左手牵拉患者颈部与右手拇指接触来增加压力。

■ 继续向前摆动,将这个动作转换成沿着患者肌肉走行的从上到下的深部按压,移动 2~5cm(图 4-21A)。

进一步重复

■ 以同样的方式重复 3~4 次按压,每次在患者颈部稍微向前移动,直至到达脊柱的横突(图 4-21B)。

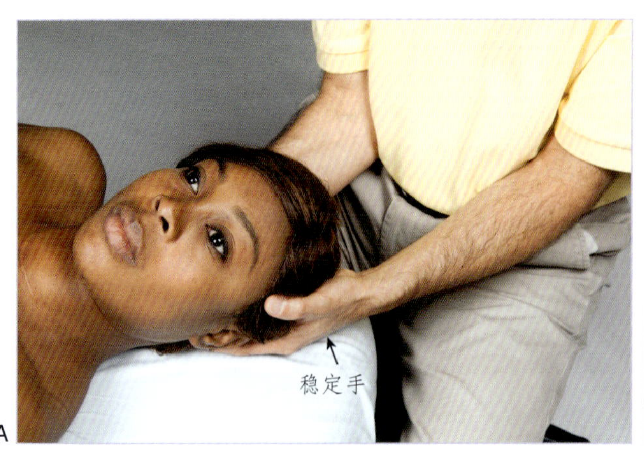

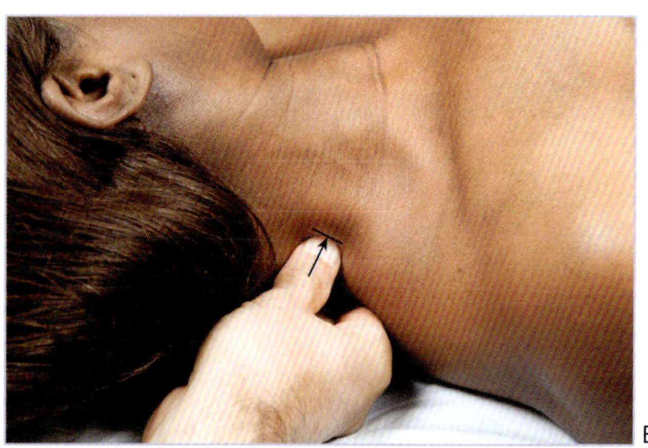

图 4-20 起始位置。

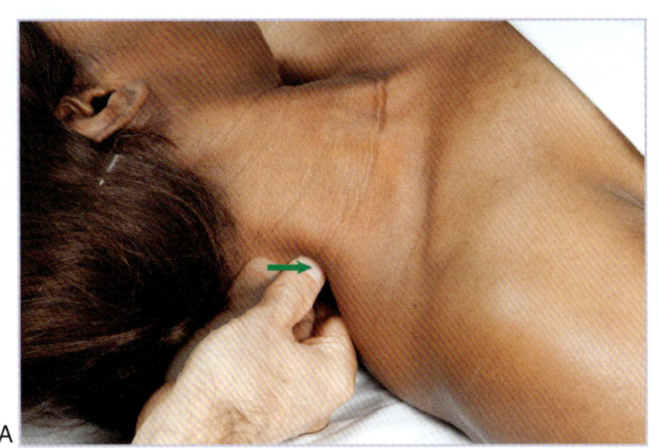

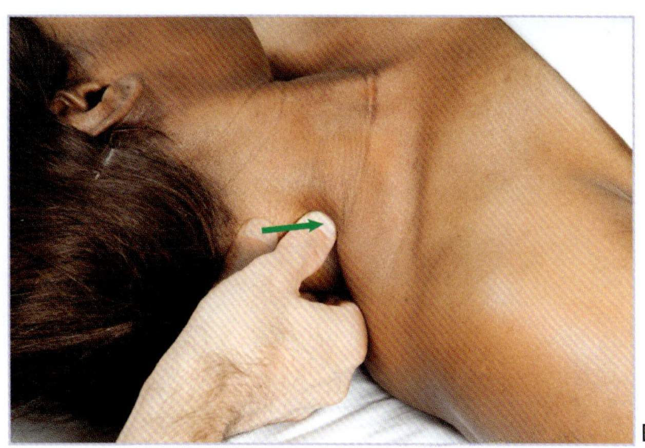

图 4-21　按压及进一步重复。

■ 鉴于横突较为表浅，当接近横突时，一定要减轻压力。

■ 重复这个操作流程 2 次，每次都稍微增加压力。

实践应用 4.3

冰敷以增加压力深度

治疗师从不希望深层组织操作使患者痛苦，并导致患者收紧肌肉。然而，有时患者的肌肉组织非常敏感，无法让治疗师足够深入地引起组织的变化和改善。在这种情况下，冰敷该区域使其不再敏感是有帮助的，这样治疗师就可以在不给患者带来痛苦的情况下进行更深层次的操作。有时，深层组织操作后进行冰敷也有利于降低治疗后疼痛或肿胀的可能性。(有关冰敷应用的更多信息见第 11 章。)

操作流程 4-3：上颈部

起始位置

■ 上颈部操作的起始位置与下颈部和颈底部操作的起始位置基本相同。患者取仰卧位，靠近治疗床的右侧，头部靠近床头。

■ 考虑到上颈部的轮廓，治疗师应坐在治疗床的一侧，这样就可以垂直地接触到患者的颈椎顶部附近。此时需要稳定手更多地滑向患者的头顶，这样腕关节在支撑和稳定患者头颈部时不会感到不适(图 4-22A)。

步骤 1：旋转和支撑患者头颈部

■ 患者头颈部向左旋转，头部置于治疗师的左(稳定)手上，稳定手要高于患者的耳朵。

步骤 2：治疗手接触

■ 右手为治疗手。右肘贴近核心，手指滑到患者头颈部下方，直到拇指指腹接触到上颈部的椎板沟内肌肉。

■ 确保拇指和前臂垂直于接触的患者颈部的轮廓(图 4-22B)。

■ 确保核心与按压方向对齐；肚脐指向应平行于前臂方向(或非常接近于平行)。

步骤 3：稳定患者头颈部

■ 确保左手完全稳定患者头部和上颈部。

步骤 4：加压

■ 通过骨盆向前摆动，将右手拇指慢慢压入患者

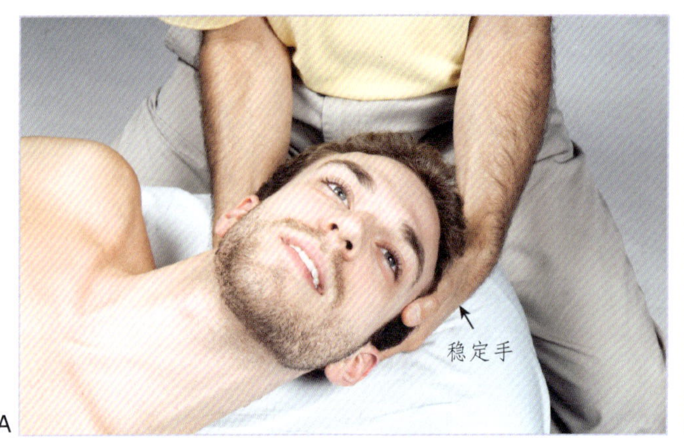

A

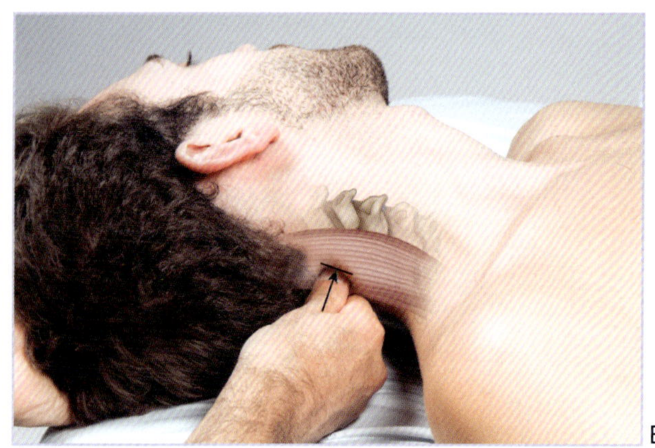
B

图 4-22 起始位置。

上颈部椎板沟内的肌肉(棘突附近)。

■ 可以用左手牵拉患者颈部与右手拇指接触来增加压力。

■ 继续向前摆动,将这个动作转换成沿着患者肌肉走行的从上到下的深部按压,移动 2~5cm(图 4-23A)。

进一步重复

■ 以同样的方式重复 3~4 次按压,每次在患者颈部稍微向前移动,直至到达脊柱的横突(图 4-23B)。

■ 鉴于横突较为表浅,当接近横突时,一定要减轻压力。

■ 重复这个操作流程 2 次,每次都稍微增加压力。

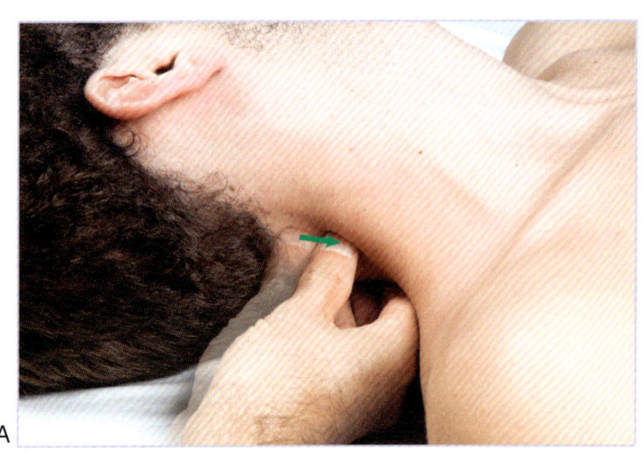
A

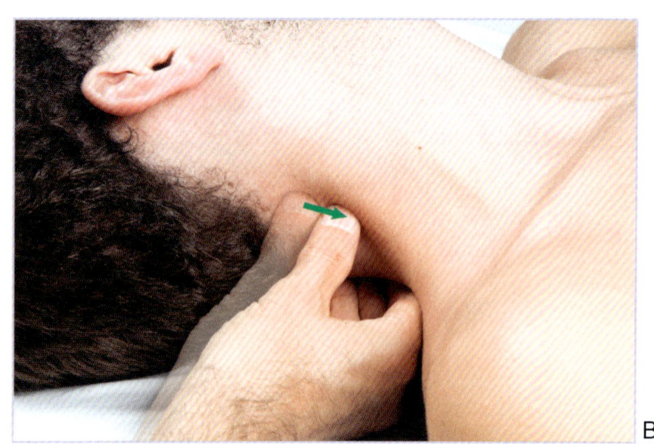
B

图 4-23 按压及进一步重复。

操作流程 4-4:枕骨下区

起始位置

■ 患者姿势与上述三个操作流程相同。患者取仰卧位,靠近治疗床的右侧,头部靠近床头。

■ 治疗师的座位更靠近治疗床尾,这样就可以接触到患者颈部的顶部,恰好在枕脊下方,中线的一侧。一定要重新摆放稳定手,这样腕关节就不会受到过大的压力(图 4-24A)。

■ 为了能够垂直触诊到患者枕骨下部,通常需要将前臂置于患者的肩部下方(图 4-24B)。

步骤 1:旋转和支撑患者头颈部

■ 患者头颈部向左旋转,头部置于治疗师的左手上,稳定手应高于患者的耳朵,靠近患者的头顶。

步骤 2:治疗手接触

■ 右手为治疗手。右肘贴近核心,手指滑到患者

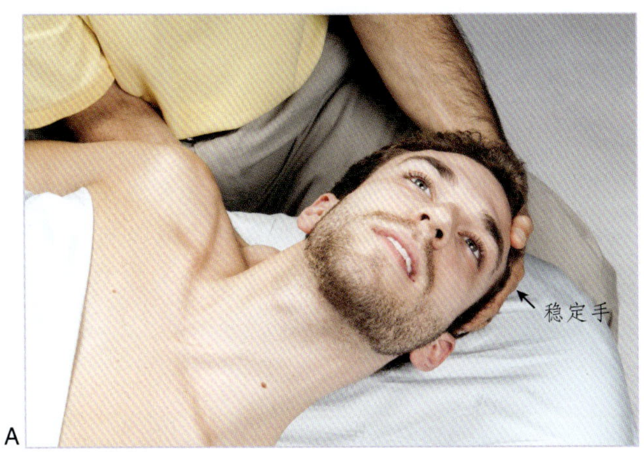

A

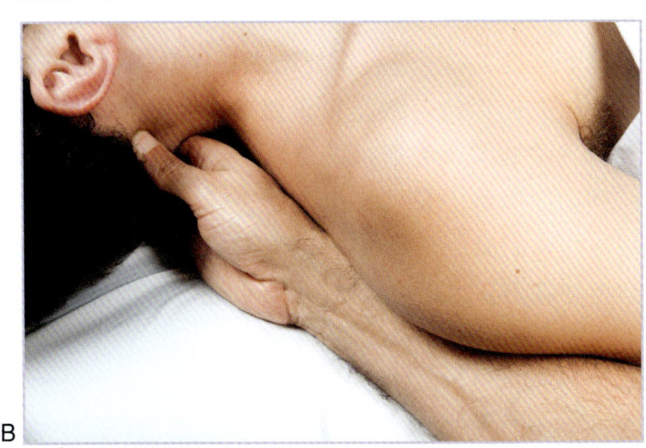
B

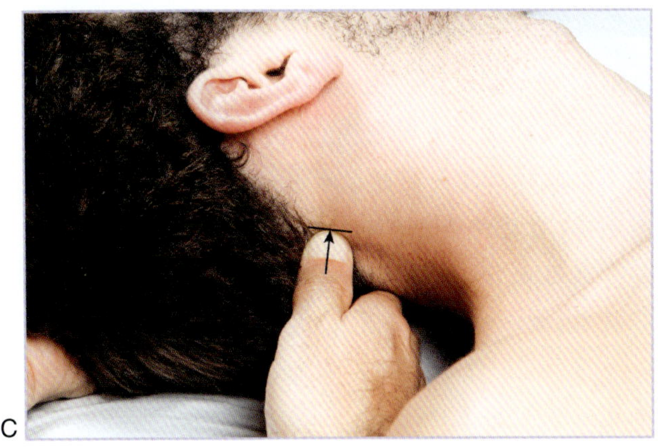
C

图 4–24　起始位置。

头部下方，直到拇指指腹接触到枕骨正下方的肌肉组织。

■ 确保拇指和前臂垂直于目标颈部轮廓(图4–24C)。

■ 确保核心与按压方向对齐，肚脐指向应平行于前臂方向(或非常接近于平行)。

步骤 3：稳定患者头部

■ 确保左手已经完全稳定患者头部。

步骤 4：加压

■ 通过向前摆动骨盆，将右手拇指慢慢压入患者枕骨下区的肌肉组织，恰好在枕脊和寰椎后结节附近

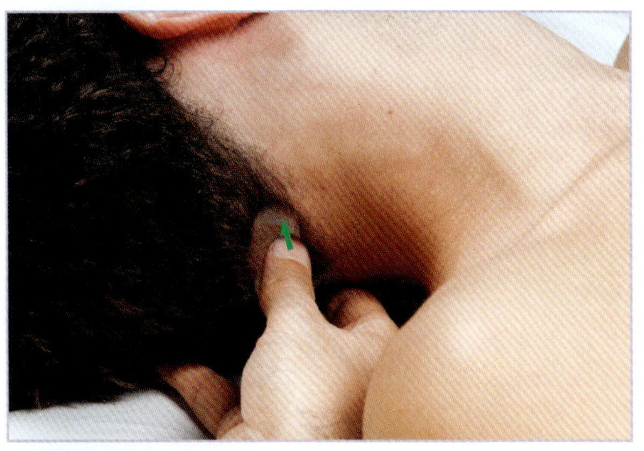
A

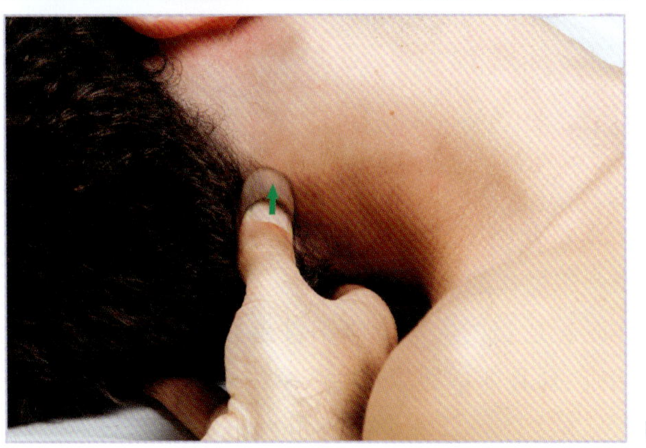
B

图 4–25　按压及进一步重复。

在颈部枕骨下区操作时，要小心地按压，因为枕下神经、枕大神经及椎动脉都位于这个区域。关于该区域解剖结构的更多详细信息见第 1 章。使用稳定手移动患者颈部时，请注意不要过度伸展患者头部。

的椎板沟上方。

■ 然而，不像前两个动作那样沿着脊柱向下按压，而是将压力从内侧引导到外侧，平行于枕脊并略低于枕脊(图 4–25A)。

■ 可以用左手将患者颈部移到右手拇指接触点来增加压力。

■ 继续向前摆动，将这一动作转换为沿着患者肌肉从内侧到外侧的深部按压。

进一步重复

■ 重复这个按压动作 2~3 次。

■ 一定要覆盖整个枕下区域，从枕骨中线到枕脊外侧边缘(图 4–25B)。可以使用一系列短距离(2~5cm)的按压，也可以使用几个较长的按压。

■ 重复这个操作流程 2 次，每次都稍微增加压力。

实践应用 4.4

在深层组织操作中增加拉伸

本章介绍的操作方法中，患者颈部都处于中立位，或者向正在接受按摩的一侧侧屈，以此缩短和放松目标肌肉组织。然而，在拉伸时按摩肌肉组织也是很重要的。为此，患者颈部需要向对侧屈。在拉伸时按摩肌肉的优点是可以加强对更浅层肌肉组织的作用。而放松位按摩肌肉的优点是可以使更浅层的肌肉组织放松，从而更容易进入深层的肌肉组织。

总结

本章介绍了如何尽可能省力地对患者颈肌进行深层组织操作的人体力学原理。当需要进行深层组织操作时，适当的人体力学不仅能为患者提供更有效的治疗，而且能帮助治疗师在承受较少的身体压力的情况下完成工作。进行深层组织操作时，让身体核心与按压方向保持一致是很重要的。将肘部收至髂前上棘并将腕关节和拇指关节固定，向前摆动骨盆，向前移动前臂将力量传至患者颈部。如果患者头颈部被治疗师的另一只手很好地固定住，则深层组织操作会更加省力。实际上，治疗师可以通过恰当的方法使工作更省力。

病例分析

■ 病史与评估测试

新患者 Christian Froehlich，40 岁，主诉颈部疼痛。颈部一直隐隐作痛持续几个星期，而且没有任何改善。患者未注意到颈部有任何活动限制，但感觉确实很紧。全面病史采集显示轻微的创伤，但似乎与其颈部疼痛没有因果关系。患者表示不适集中在颈部右侧的中部，有时似乎转移到头部右侧，从后脑一直到太阳穴。患者患有间歇性颈部疼痛多年，与其工作量有关。患者在电脑旁工作，一天大部分时间都在打电话。

在几年前的一次严重发作时，这位患者到骨科就诊，颈部 MRI 检查显示左侧有轻度到中度的 C5/C6 椎间盘突出症。疼痛每年发生 1~2 次。患者通常服用骨科医生开的处方药，一种抗炎药和一种肌肉松弛剂。但是，当患者服用肌松剂时，很难集中精力工作，所以患者希望治疗师能帮助缓解颈部肌肉紧张和疼痛，这样就不必依赖药物。

治疗师评估显示其颈部没有活动限制。Valsalva 动作和咳嗽试验为阴性，但椎间孔挤压试验为阳性。无局部颈部疼痛或头部牵涉痛，仅感觉到左手示指轻微刺痛（有关评估流程的回顾见第 3 章）。

通过触诊，可以发现其整个颈部两侧都处于紧张状态，右侧的紧张程度大于左侧。最严重的位置是一个触发点，位于颈部右侧的中间，非常接近中线。触发点位于斜方肌上方，但似乎比斜方肌要更深一些。按压这个触发点不仅诱发了患者所经历的颈部疼痛，也诱发了其头部的牵涉痛。

■ 思考题

1.深层组织操作是否应包含在对 Christian 的治疗计划中？如果是，为什么？如果没有，为什么？

2.如果深层组织操作有价值，对 Christian 使用安全吗？如果是，依据是什么？

3.如果进行深层组织操作，应针对哪些肌肉或肌群？为什么？

复习题

选择题

1.患者取仰卧位时，应如何摆放患者颈部，以便更好地通过椎板沟进入肌肉组织？

A.同侧旋转

B.向同侧侧屈

C.对侧旋转

D.向对侧侧屈

2.当患者取仰卧位，对颈后部做深层组织操作时，使用什么动作来产生从核心到颈后的按压力量？

A.骨盆前倾

B.脊柱旋转

C.脊柱屈曲

D.骨盆后倾

3.对仰卧位患者实施颈后部操作时，以下哪一项坐姿是正确的？

A.当对患者的颈底部进行操作时，治疗师应该坐在治疗床的侧面。

B.当对患者的枕下部进行操作时，治疗师应该坐在治疗床头。

C.当对患者的枕下部进行操作时，治疗师应该坐在治疗床的侧面。

D.治疗师应该始终坐在治疗床的侧面。

4.哪项技术越来越被推荐用于治疗肌筋膜触发点？

A.缺血性压迫

B.轻静态触摸

C.深层按摩

D.持续加压

5.关于稳定手在对患者颈部做深层组织操作时的作用描述，以下哪一项是正确的？

A.罩住患者耳朵。

B.可以通过将患者颈部拉近治疗接触点来增加按压的力量。

C.将患者头部移动到与按压相同的方向。

D.用于同侧旋转时支撑患者头部。

判断题

1.在生物力学上，要产生力量，最好使用较大、较近端的肌肉，而不是较小、较远端的肌肉。(　　)

2.治疗师的核心应该垂直于按压的力线。(　　)

3.当治疗师按摩患者颈部时，应该始终坐在治疗床中央。(　　)

4.当患者取仰卧位，对患者颈后部右侧做深层组织操作时，右手就是治疗手。(　　)

5.当治疗师向患者倾斜时，肘关节应该在进行按压时进一步屈曲。(　　)

简答题

1.力的方向应该与患者颈部的轮廓成什么角度？

____

2.在进行深层组织操作时，为了更好地利用核心，治疗师应该把肘部置于哪里？

____

3.如何判断核心是否在后方，并且与按压方向一致？

____

4.如何更好地询问“按压力度如何？”这个问题？

____

匹配题

肌肉收缩	____治疗师坐在治疗床头
腕关节解剖位置	____核心位于按压位置后面
肘部贴近躯干	____治疗师坐在治疗床一侧
枕下区域的操作	____堆叠
重力	____内力
颈底部的操作	____外力

可扫描二维码查看答案

第5章 颈前部按摩

本章目录

学习目标

1.解释为什么评估和按摩颈前部很重要。
2.分步骤描述颈前部按摩常用的方案。
3.分别描述在颈前部按摩中治疗手和稳定手的作用。
4.描述按摩颈前部时患者常用的呼吸方案。
5.描述治疗颈前部时,患者体位如何摆放。
6.解释为什么按摩颈前部时,操作必须谨慎。
7.描述颈前部按摩的具体注意事项和禁忌部位。
8.描述颈动脉窦反射。
9.解释如何用胸锁乳突肌作为定位颈前部其他肌肉的标志。
10.定义本章中每个关键的术语,并解释它们与颈前部按摩的关系。
11.对本章介绍的颈前部肌肉或肌群进行按摩操作。

注:本章图中绿色箭头表示运动,红色箭头表示稳定,黑色箭头表示静态保持的位置。

引言

颈前部按摩有必要作为单独一章来介绍，因为很少有按摩治疗师可以熟练治疗该区域。颈后部受到的关注最多，但颈前部常常被忽视。其中有三个原因。首先，颈前部没有颈后部那样厚的肌肉组织层；其次，与颈后部相比，颈前部肌肉很少参与维持颈部姿势，因此，不会经常出现病症；第三，颈前部有许多敏感和脆弱的结构，可能使得治疗师不敢治疗这个部位。即使治疗，通常也不充分，达不到治疗效果。尽管颈前部不可能耐受也不需要与治疗颈后部时相同的压力深度，但仍要施加适当的压力才能起到治疗效果。

对颈前部治疗不足是不可取的，因为颈前部经常受到挥鞭伤和其他突然使颈部过度拉伸的创伤。此外，在核心力量训练中，特别是在进行前腹壁训练时，颈部所需要保持的姿势，增加了颈前部紧张的发生率。因此，本章专门用于介绍颈前部肌肉组织的治疗方案。

框 5-1

颈前部按摩操作流程

1.胸锁乳突肌
2.斜角肌群
3.颈长肌和头长肌
4.舌骨肌群

治疗师提示 5.1

与患者沟通

颈前区不仅在生理结构上敏感，有时也会引起患者情绪上的敏感。因此，在进行治疗时，需要特别注意与患者进行沟通。就身体构造而言，颈前部有许多精细的结构，所以治疗时需要非常谨慎；就人的情绪而言，尤其是对有外伤史的女性而言，这里是一个特别脆弱的部位。在开始治疗颈前部之前，治疗师要先说明接下来的操作，并提醒患者，当感到不适并希望停止治疗时，一定要说出来。然后，缓慢小心地开始治疗，每隔几分钟检查一次，以确保患者无不适感。

框 5-2

颈椎过度屈伸损伤(挥鞭伤)

颈椎过度屈伸损伤是指头部被强行向一个方向甩动后再向相反方向甩动。发生这种情况时，突然被强力拉伸的颈部肌肉受伤有以下两个原因。如果在任何方向上的拉伸过度，则位于关节另一侧的肌肉可能被过度拉伸和撕裂(例如，肌肉拉伤)。然而，即使拉伸的范围不大，如果拉伸比较突然并且有力，引发了肌梭反射，肌肉组织也会痉挛(肌梭反射见第 2 章)。颈部向后过伸的损伤最容易使颈前部肌肉拉伤或痉挛。

技术概述

如果治疗师可以轻松定位目标肌肉，并且了解肌肉周围的精细结构需要的预防措施，那么对颈前部进行治疗并不困难。确保治疗安全有效的最好方式是尽可能熟悉该部位的解剖结构。因此，治疗颈前部之前，建议复习第 1 章中介绍的该部位解剖结构。

颈前部肌肉可分为以下四个肌肉或肌群：

1.胸锁乳突肌。
2.斜角肌群。
3.椎前肌群的颈长肌和头长肌。
4.舌骨肌群。

颈前部按摩的操作流程包含三个步骤：①起始位置；②定位目标肌肉组织；③技术操作。以下是以右侧胸锁乳突肌为例所做的颈前部按摩概述(图 5-1)。

起始位置

- 患者取仰卧位。
- 治疗师坐在治疗床头。本例中治疗右侧胸锁乳突肌，应偏向治疗床的右侧。
- 治疗师的左手是稳定手，稳定并支撑患者的头颈部，置于患者头部左侧(图 5-2)。

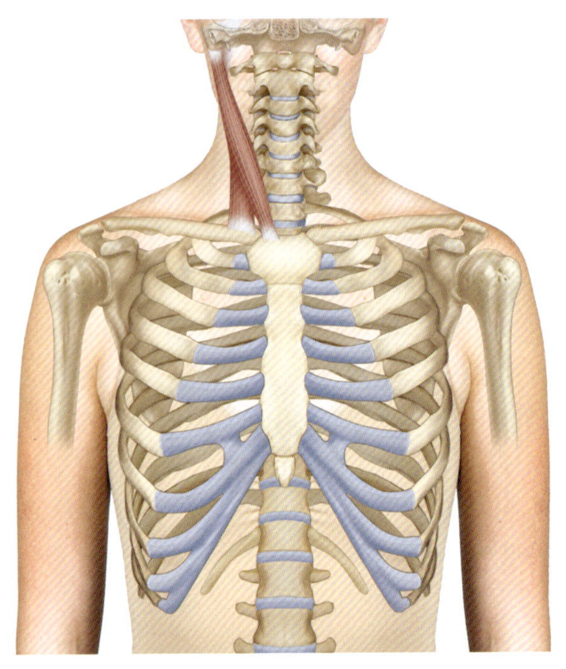

图 5-1 右侧胸锁乳突肌前面观。

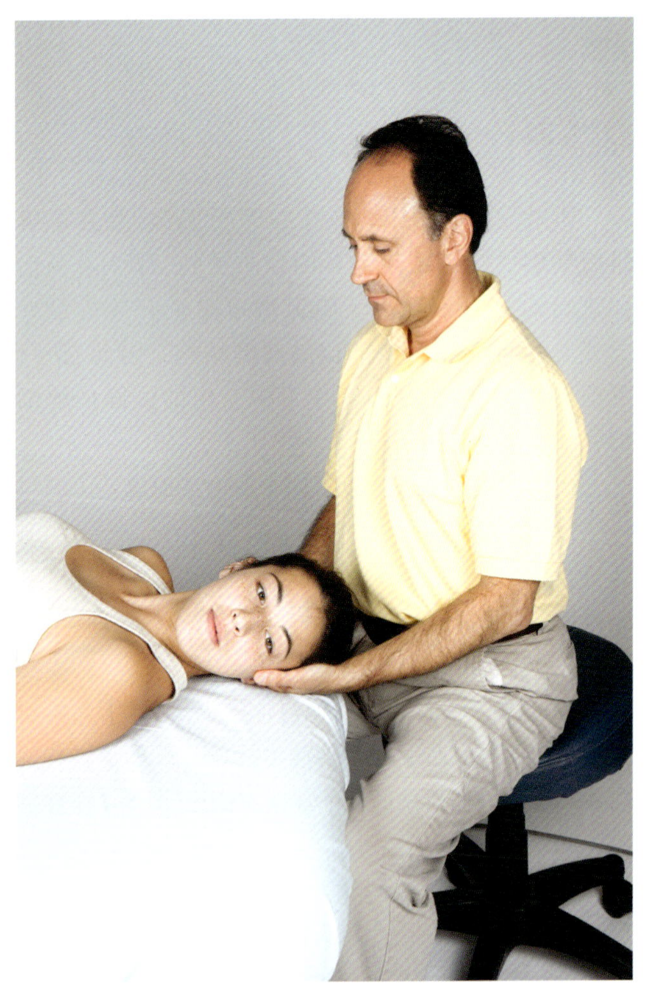

图 5-2 起始位置。

步骤 1:定位目标肌肉组织

■ 定位右侧胸锁乳突肌,嘱患者将颈部旋转到对侧(左侧),然后主动使颈部屈曲。

■ 胸锁乳突肌此时会收缩并可见。胸骨头通常比锁骨头更明显,在下颈部观察并触诊胸骨头外侧的锁骨头(图 5-3)。

步骤 2:技术操作

■ 定位右侧胸锁乳突肌后,嘱患者放松。

■ 治疗师的右手是作用在胸锁乳突肌上进行操作的治疗手,将手指指腹置于右侧胸锁乳突肌上。

■ 按摩右侧胸锁乳突肌。根据被治疗的肌肉组织,所采用的按摩方式也可以不同。

■ 最常用按摩胸锁乳突肌的方法是将其从颈部提起,并用手指夹住揉捏(图 5-4A)。

■ 在胸锁乳突肌上进行各种按压式按摩时(例如深度按压按摩、深度横向按摩、持续按压)(图 5-4B),由于横突和颈总动脉位于肌肉深部,治疗师必须谨慎地进行操作。

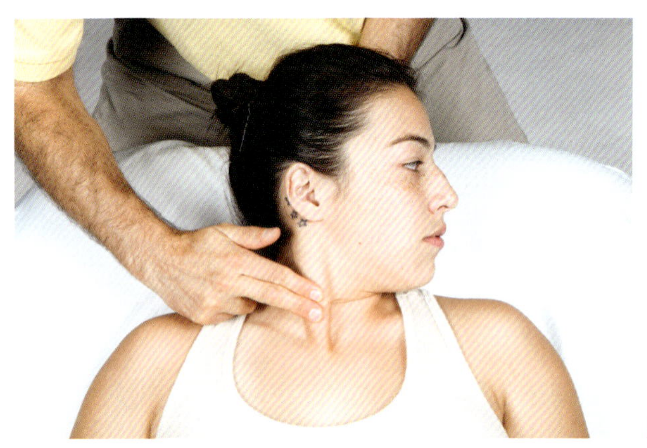

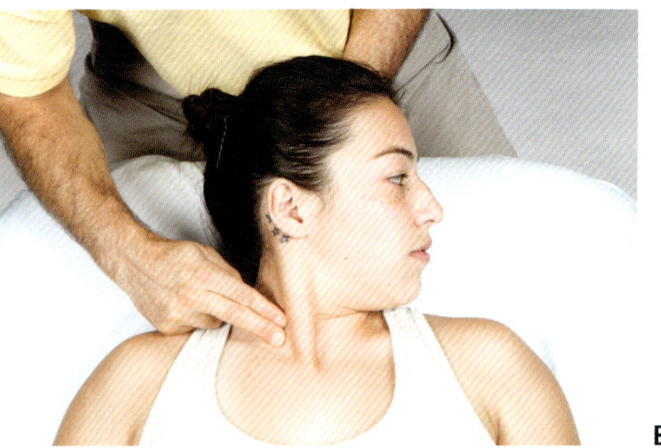

图 5-3 定位目标肌肉。(A)胸锁乳突肌胸骨部。(B)胸锁乳突肌锁骨部。

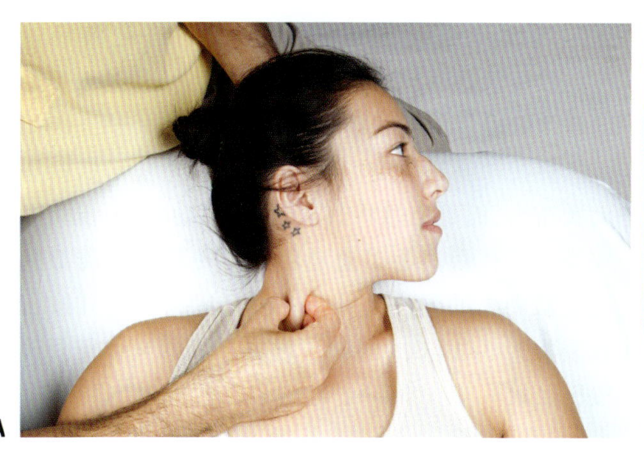

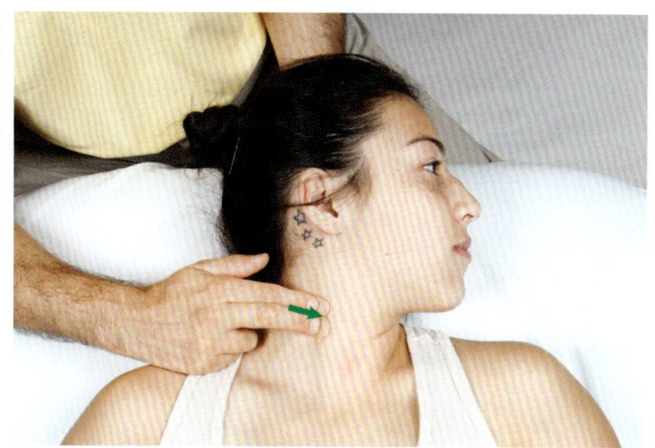

图 5-4 技巧演示。(A)夹捏胸锁乳突肌。(B)按压胸锁乳突肌。

- 按摩从胸骨/锁骨端到颞/枕部。

治疗时,通常对肌肉组织施加压力。如果对胸锁乳突肌进行治疗,则必须谨慎操作,因为其深部的横突相当锋利和尖锐,而且靠近可以触发颈动脉窦反射的牵张感受器——颈总动脉,会造成血压降低。按压胸锁乳突肌时,触发这种反射(详见第 1 章)可能会使血压降低。请注意,如果同时治疗两侧胸锁乳突肌,则反射的强度将加倍。因此,需要将胸锁乳突肌提离颈部并在手指之间揉捏。

技术操作

治疗颈前部时,要时刻牢记以下的方法。每个点都涉及治疗时的一个特定方面。理解和应用这些方法将有助于安全有效地治疗颈前部。

支撑头部

患者仰卧时,一般头部靠在治疗床上即可保持稳定,但用左手(稳定手)进一步稳定患者的头部是有帮助的。治疗师与患者的接触应该足够牢固,以确保患者感到安全,并能够让颈部肌肉完全放松。同时动作要轻柔,确保患者无不适感。治疗师的手尽可能大面积接触,这样手对头部的压力就尽可能均匀地分布。避免指尖触碰患者。此外,不要遮住患者的耳朵或对患者的颞下颌关节施加压力,因为这会使患者非常不适(图 5-5)。

将胸锁乳突肌作为体表标志

由于精细结构之间非常接近,所以定位目标肌肉的精确边界是非常重要的。这需要出色的触诊评估技能。尽管本章概述了每个肌肉的具体触诊方案,但需要注意的是,定位胸锁乳突肌尤其重要,因其可以作为斜角肌群、颈长肌和头长肌定位和操作的标志(图 5-6)。

使用指腹

指腹是最佳接触位置,因为指腹是最敏感的。通常情况下,用示指和中指的指腹接触患者(图 5-7)。

按压方向和次数

按压可纵向或横向进行,因为颈前部肌肉按压没有确定的或必需的方向。在肌筋膜触发点治疗时,往

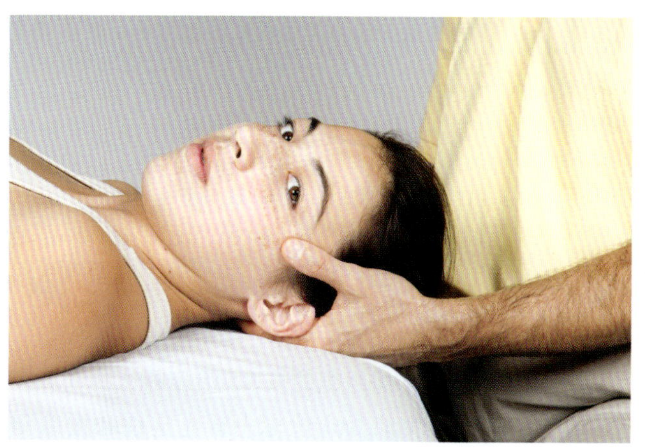

图 5-5 稳定手的触诊。治疗师用稳定手稳定并支撑患者头部,这是一种可靠且舒适的方式。压力会分散在手掌和手指掌侧。

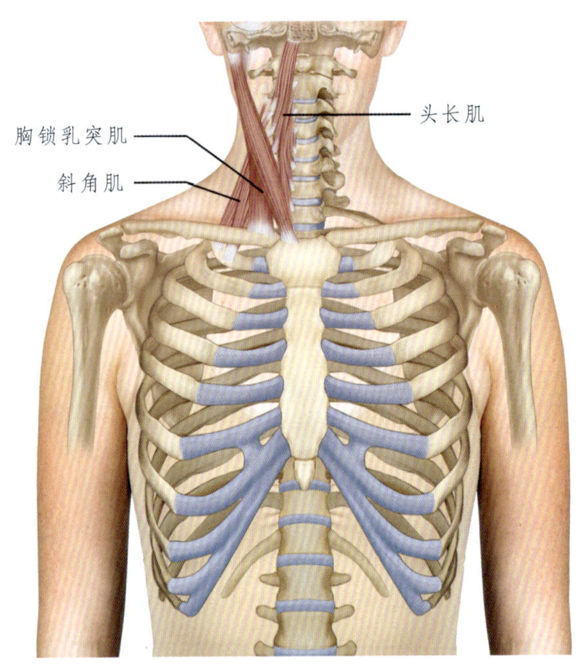

图 5-6 胸锁乳突肌作为体表标志(前视图)。胸锁乳突肌可作为斜角肌和颈长肌/头长肌的定位标志。斜角肌直接位于外侧,长肌直接位于内侧。

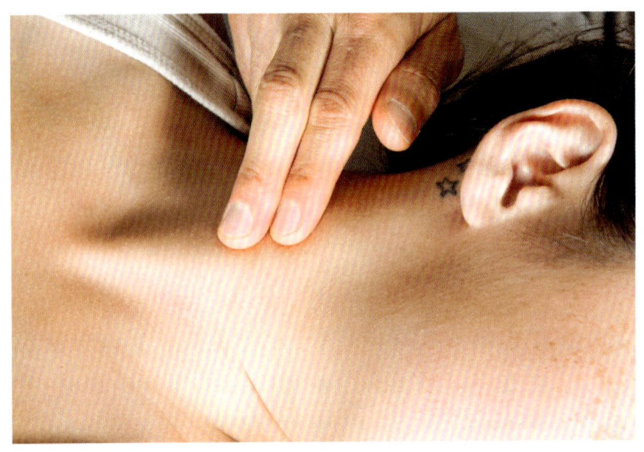

图 5-7 治疗手的接触。示指和中指的指腹接触是敏感而有效的。

往运用纵向按压,而横向按压更适用于松解筋膜粘连。故建议将两者结合。但最好的方法还是根据患者的需求来确定使用的按压方式。

在按摩胸锁乳突肌时,通常建议避免对肌肉施加太大压力,而是通过将其从颈部提起并用手指夹捏来按摩。这样做是为了避免将压力转移到颈前部胸锁乳突肌中央的颈总动脉。对目标肌肉的适宜按压次数通常为 3~10 次。同样应根据患者的具体需要确定按压次数。

治疗师提示 5.2

适当的人体力学

治疗颈前部肌肉组织很少需要很深的压力,因此,按压颈部时,利用适当的人体力学并不像治疗其他部位时那么重要。然而,适当的人体力学仍然可以提升工作效率,降低对治疗师身体的压力和受伤的风险,并强化良好的习惯。应将身体重心置于按压位置的后方,并与按压力线对齐,可以从肚脐引出一条直线,并将其与前臂的按压方向进行比较,来检查对齐方式。关于使用核心肌群和适当人体力学的更多详细内容见第 4 章。

呼吸方式

颈前部治疗时,并无必须遵循的呼吸方式。但是,由于该部位通常对按摩很敏感,所以当治疗师进行治疗时,需要嘱患者吸气然后呼气。这种方式通常最能使患者放松,可以方便治疗师更深入地对颈前部肌肉进行按摩。

颈前部按摩操作流程

下面介绍颈前部肌组织的按摩。治疗师从胸锁乳突肌开始,以胸锁乳突肌为定位标志首先定位和按摩斜角肌,然后是颈长肌和头长肌,最后对舌骨肌群进行按摩。本章以右侧为例展示按摩方式。按摩左侧时,治疗师坐在治疗床左侧,交换治疗手和稳定手。第 1 章给出了这些肌肉的图示和精确的附着点,以及动作信息。

实践应用 5.1

侧卧位和坐位

本章的操作流程展示了患者在仰卧位下接受颈前肌按摩,因为仰卧位是患者最能接受的体位。患者也可以侧卧,接受按摩的一侧位于上方。当患者取仰卧位或侧卧位时,治疗床需要能支撑并在一定程度上稳定患者的头颈部。另一个可选择的体位是坐位,这实际上是接触斜角肌、颈长肌和头长肌的最佳方式。在这个位置上,稳定和支持必须由治疗师提供。因此,用稳定手稳定和支撑患者的头颈部是非常重要的(见下图)。

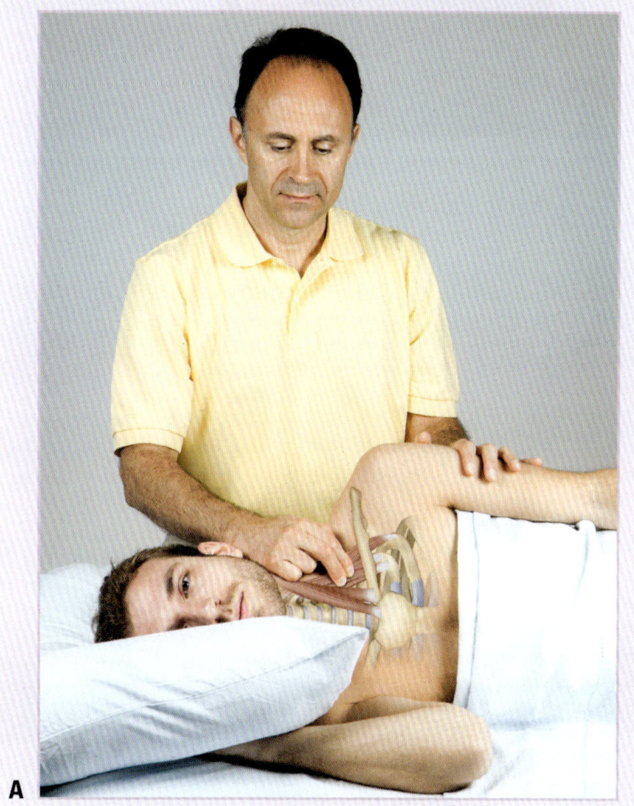

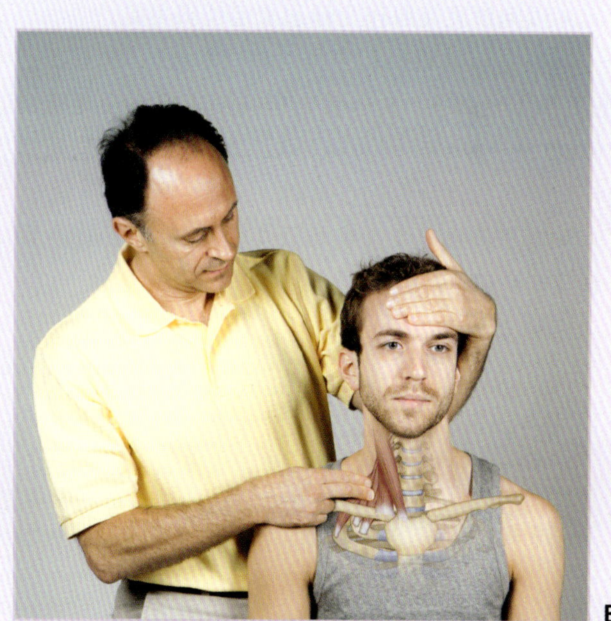

颈前肌按摩的体位选择。(A)侧卧位。(B)坐位。

操作流程 5-1:胸锁乳突肌

在所有颈前肌中,最常见的目标肌肉可能是胸锁乳突肌。胸锁乳突肌从胸骨和锁骨的下方连接至颞骨乳突和枕骨上方。右侧胸锁乳突肌的按摩见本章“技术概述”(见图 5-1 至图 5-4)。对于左侧胸锁乳突肌,治疗师需要坐在治疗床左侧,交换治疗手和稳定手后进行按摩。

操作流程 5-2：斜角肌群

三块斜角肌(前、中、后)位于颈前外侧的一个称为颈后三角的区域。胸锁乳突肌构成其前/内侧，上斜方肌构成其后/外侧，锁骨构成其下方(见图 1-12)。斜角肌从第 1 肋和第 2 肋连接到颈椎横突的前结节(图 5-8)。

起始位置

- 患者取仰卧位。
- 治疗师坐在需要操作一侧的治疗床头。
- 左手作为稳定手支撑患者的头部。

步骤 1：定位目标肌肉组织

- 以胸锁乳突肌作为标志来定位斜角肌。
- 首先定位胸锁乳突肌，如"技术概述"部分所述(见图 5-1 至图 5-4)，然后定位胸锁乳突肌锁骨头的外侧缘(图 5-9A)。因为锁骨头不如胸骨头明显，所以治疗师需要通过触诊进行判断。
- 紧靠胸锁乳突肌的锁骨头向下移动(外侧)，即可触及斜角肌(图 5-9B)。

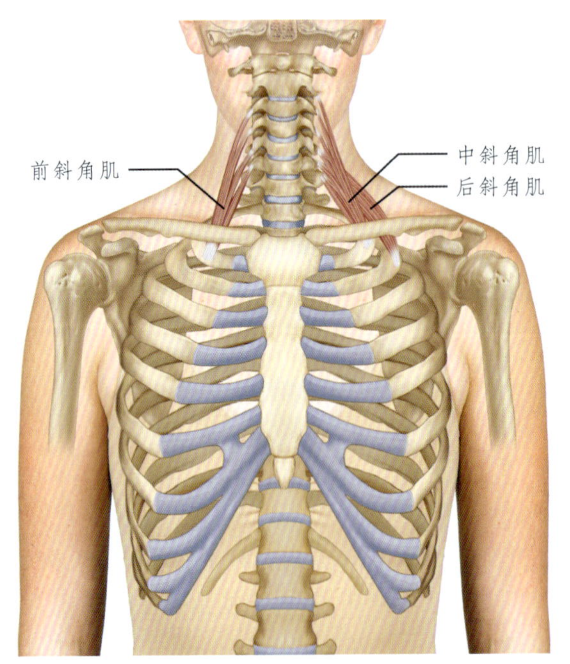

图 5-8 斜角肌的前视图。患者右侧显示前斜角肌。患者左侧显示中、后斜角肌。

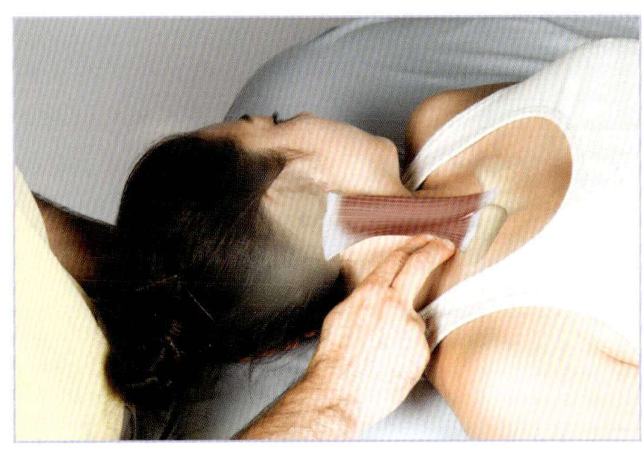

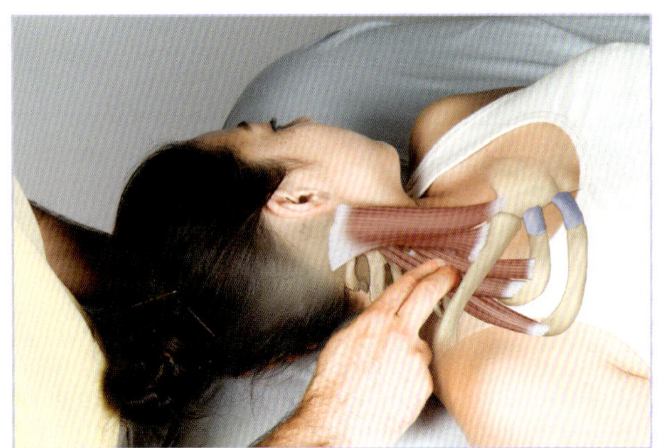

图 5-9 定位斜角肌群。

治疗师提示 5.3

胸廓出口综合征

TOS 是一种颈部和上躯干的神经血管压迫疾病。斜角肌紧张通常与两种类型的 TOS 有关：前斜角肌综合征和肋锁关节综合征。前斜角肌综合征发生时，紧张的前、中斜角肌导致其间的神经血管受压。当紧张的前、中、后斜角肌牵拉第 1 肋时，会造成锁骨和第 1 肋之间的神经血管受压，发生肋锁综合征。因为 TOS 的感觉症状(如疼痛或刺痛)常牵涉上肢，所以一定要全面评估有上肢牵涉症状患者的斜角肌。更多关于 TOS 的信息见第 2 章。

步骤 2:技术操作

■ 首先,要使用手指指腹的平坦表面,使用指尖可能会使患者感到不适。

■ 施加适当的压力,从胸锁乳突肌外侧开始,沿着斜角肌纤维的走行从上内侧到下外侧(图 5-10A)。

■ 重复这个动作,直到覆盖颈后三角的整个斜角肌。

■ 以这种方式按摩完成后,再返回并横向按摩肌纤维(图 5-10B)。

■ 胸锁乳突肌深部:通常情况下,大部分前斜角肌以及与中、后斜角肌相连的横突位于胸锁乳突肌深部。为了触及并按摩胸锁乳突肌深部的斜角肌纤维,胸锁乳突肌应放松,这需要使患者头部和颈部向该侧侧屈(图 5-11A)。如有必要进一步放松胸锁乳突肌,那么可以将头部和颈部轻微屈曲或向对侧旋转。

■ 锁骨深部:斜角肌纤维延伸至锁骨深部的第 1 肋和第 2 肋,基本上无法触及。通过指腹触诊锁骨后部肌肉的方式,尽可能按摩到这些肌纤维。被动屈曲和支撑患者头部或被动同侧侧屈患者颈部,通常可以更好地触及这些纤维(图 5-11B)。

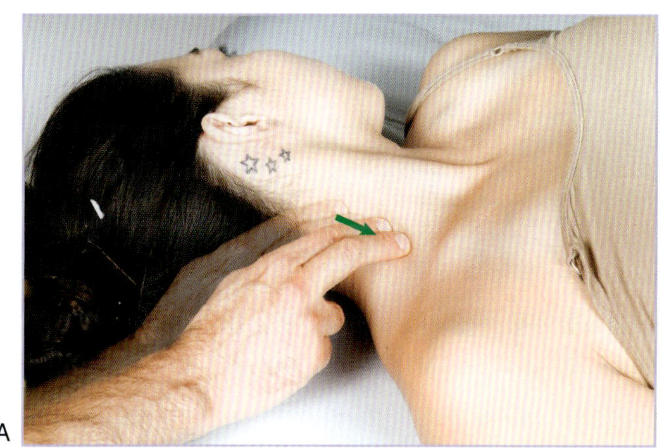

A

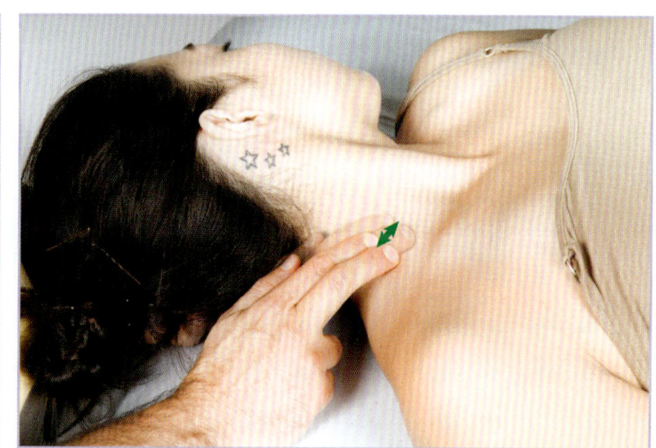

B

图 5-10　按摩斜角肌群。

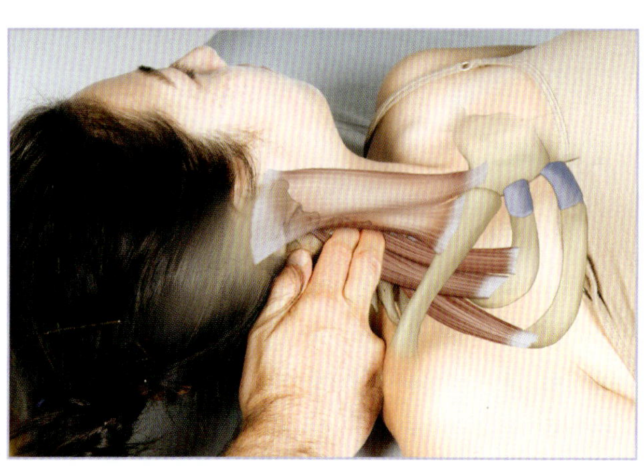

A

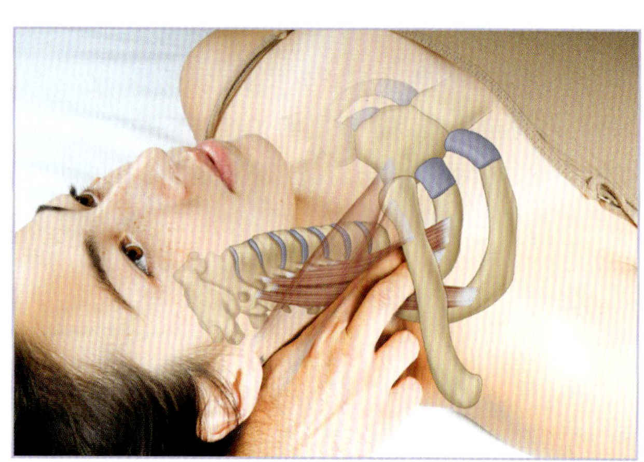

B

图 5-11　触诊胸锁乳突肌深部的斜角肌。

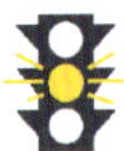

如右图所示，臂丛神经和锁骨下动脉位于前、中斜角肌之间，进入颈后三角，然后在锁骨和第1肋之间走行。治疗时，要避免直接对这些结构进行按压。其大小类似小鞋带，所以当其位于手指下方时可以触及。如果治疗师的手触及动脉，应该能通过触诊的手指感觉到脉搏。如果治疗师的手触及神经，患者常会感到疼痛或刺痛，并向下放射至同侧上肢。如果触及这些结构，可以通过轻微地移动触诊手指将其移开。

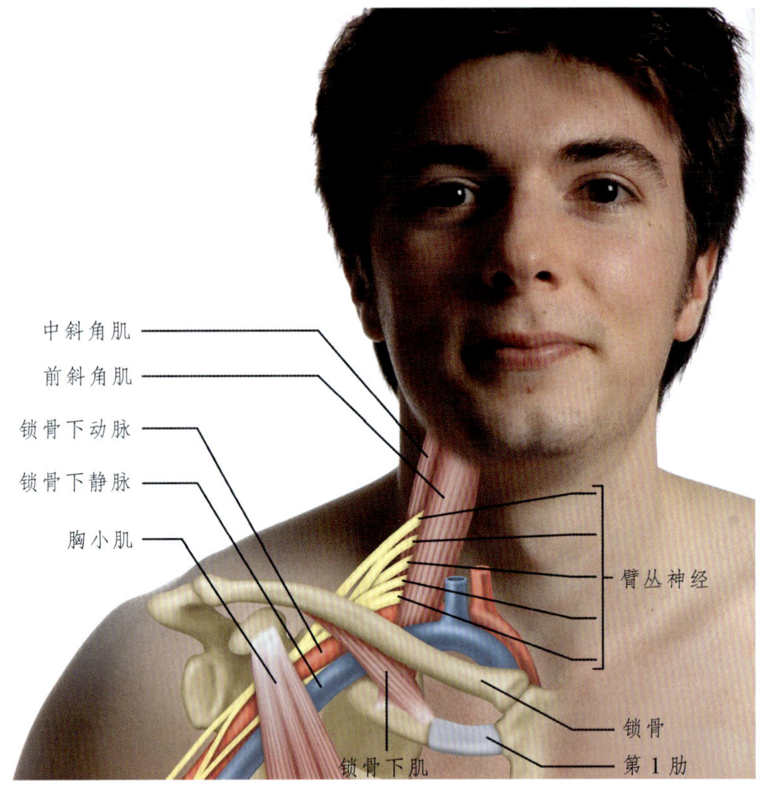

颈前部臂丛神经和锁骨下动脉。(Reproduced with permission from Muscolino JE. Freedom from thoracic outlet syndrome. MTJ. Winter 2006:171-174. Photography by Yanik Chauvin.)

操作流程 5-3:头长肌和颈长肌

治疗师很少评估或按摩头长肌、颈长肌，这是不可取的，因为这些肌肉是重要的颈椎姿势稳定肌，而且常常会变得紧张，尤其是在颈部被用力向后甩动的挥鞭样损伤中。长肌附着在T4到枕骨之间的脊柱前方(图5-12)。

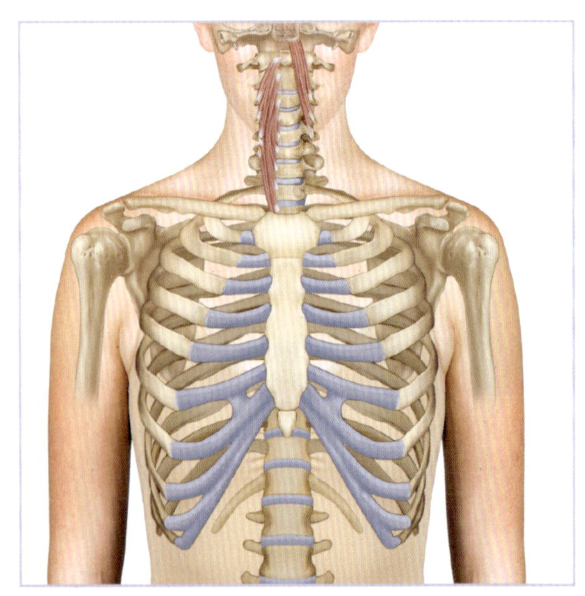

图 5-12 颈长肌和头长肌前视图。患者右侧显示颈长肌，左侧显示头长肌。

起始位置

- 患者取仰卧位。
- 治疗师坐在治疗床头，靠近需要按摩的一侧。
- 左手支撑患者头部，作为稳定手。

步骤1:定位目标肌肉组织

- 以胸锁乳突肌为标志定位长肌(见图5-1至图5-4)。
- 在定位到胸锁乳突肌胸骨头内侧缘之后(图5-13A)，紧靠胸锁乳突肌(内侧)向下滑动，可以触及长肌(图5-13B)。
- 如果想直接触诊长肌，需要嘱患者深呼吸，患者呼气时，以向后再稍微向内的方向按压颈前部，缓慢深入并靠近脊柱(图 5-13C)。

■ 尽管长肌位于颈椎横突和椎体上，但位置并不深。由于长肌很少被按摩到，而且该区域有许多敏感的结构，该区域往往很敏感并且易激惹，所以应非常缓慢地增加压力。

■ 颈长肌和头长肌附着在脊柱上，通常并不难知道其什么时候被触及，因为可以感觉到脊柱前方椎体的坚硬阻挡。

■ 为了确认是否作用在长肌上，可以嘱患者抗重力屈曲颈部(图 5-13D)。这个动作会刺激长肌，治疗师会感觉到长肌在收缩。

步骤 2：技术操作

■ 确定触诊到长肌后，可以在肌肉上以轻到中度的压力进行垂直的短时间纵向按压(图 5-14)。也可以横向弹拨肌肉。

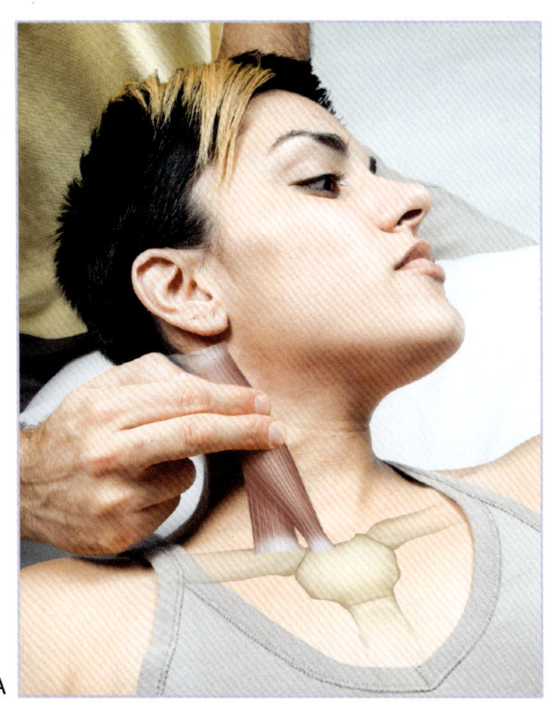

A

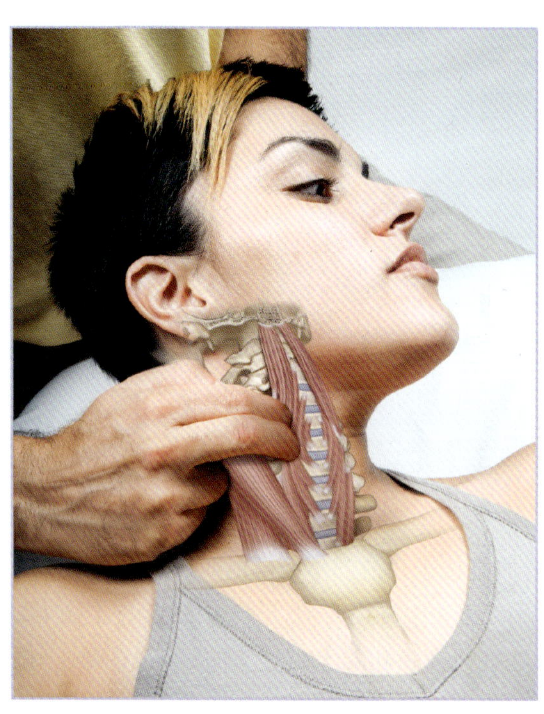

B

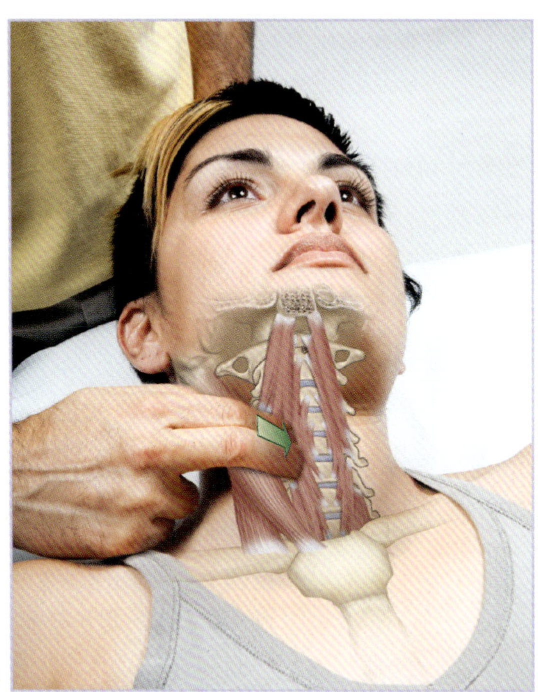

C

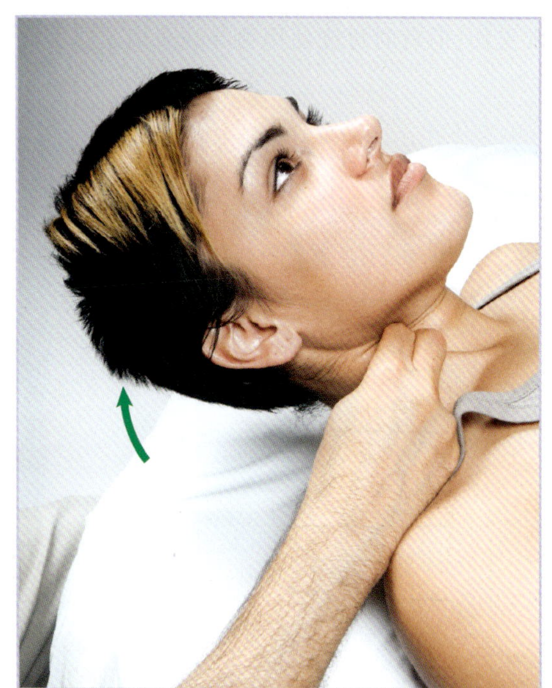

D

图 5-13 定位头长肌和颈长肌。

■ 长肌群附着在整个颈椎上，所以完成一个节段的治疗后，继续以类似的方式向上和向下按摩肌肉组织，这样才能达到最好的效果。

■ 位于胸腔内最低处的肌纤维和位于枕后及上颈椎最高处的肌纤维无法被触及。

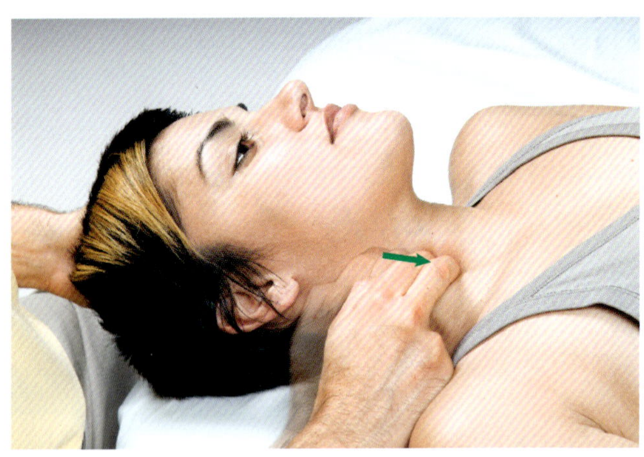

图 5-14 按摩头长肌和颈长肌。

许多精细和敏感的结构位于长肌附近。一种是颈总动脉，通常位于肌肉的外侧。对患者颈部长肌进行深入评估和治疗时，如果感觉到颈总动脉的脉搏，可以稍微调整触诊手指的位置和方向，也可以轻轻移开动脉，让其离开按压的肌肉。

气管也位于长肌群的内侧附近。可以先轻轻地将气管向身体另一侧移动，以便更好地触诊到脊柱上的颈长肌。也可以在避免气管受压的前提下简单地按摩长肌。无论使用哪种方式都要注意，触摸或按压气管经常会引起患者不自主的咳嗽反应。

最后，长肌附着处的横突较为尖锐，将肌肉组织向其按压可能引发疼痛。虽然可以对长肌的椎体部分施加中到重度的压力，但在横突附近操作时，必须减小压力的深度。

操作流程 5-4：舌骨肌群

舌骨肌是位于颈前部小而薄的肌肉。四块舌骨下肌位于舌骨下方，四块舌骨上肌位于舌骨上方（图5-15）。这些肌肉在功能上与舌头的运动、吞咽、下颌骨的下移、颈部的屈曲和颈部的稳定有关。虽然这些肌肉不常受伤，但有时过度使用会导致肌肉紧张和疼痛。对于歌手和管乐器演奏者来说尤其如此。

由于舌骨下肌群小而表浅，且覆盖着许多敏感结构，在操作时不应使用深压力。稍微深一点的压力可以用于舌骨上肌群，但由于其非常小和表浅，所以通常不需要很深的压力。虽然纵向按压也是有效的，但

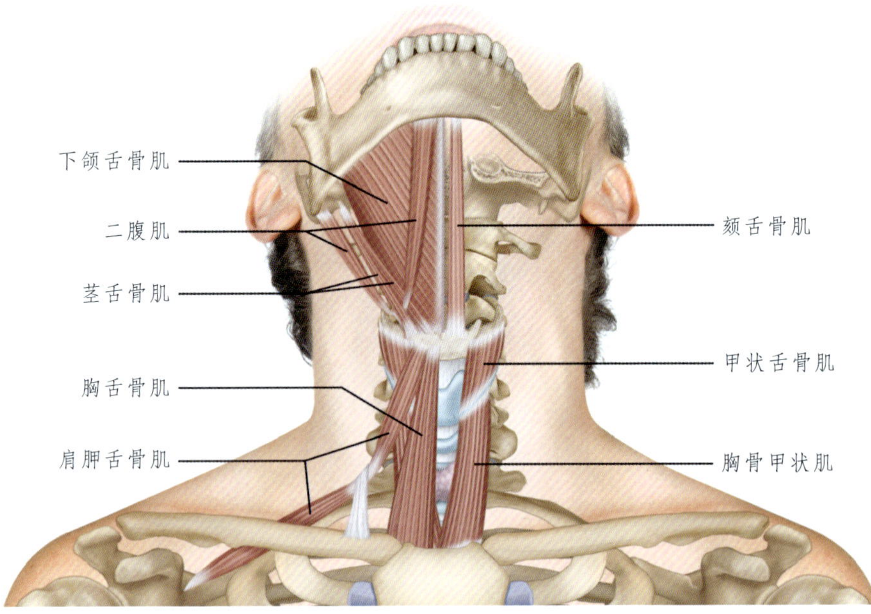

图 5-15 颈部后伸状态下舌骨肌群前视图。右侧（图片左侧）展示了除位于下颌舌骨肌深面的颏舌骨肌以外的全部舌骨肌。左侧展示了胸骨甲状肌、甲状舌骨肌、颏舌骨肌。

横向按压通常最有效。

起始位置

■ 患者取仰卧位。

■ 治疗师坐在治疗床头，靠近需要进行按摩的一侧。

■ 左手支撑患者头部，作为稳定手。

步骤一：定位目标肌肉组织

■ 可以通过让患者轻微地抗阻使下颌骨下移，来刺激舌骨肌收缩。

■ 大部分舌骨下肌可在舌骨和胸骨之间被触及，舌骨上肌可在舌骨和下颌骨之间被触及。

■ 在舌骨和颞骨乳突之间可以触及茎突舌骨肌和二腹肌的后腹；在颈部后三角可以触及肩胛舌骨肌的下腹部，走行在表面并斜穿过斜角肌。

步骤二：技术操作

■ 首先从胸骨到舌骨进行几次轻柔的纵向按压（图 5-16A）。

■ 然后用一系列轻柔的，短而横向的按压动作从胸骨开始按摩肌肉组织，直到到达舌骨（图 5-16B）。

■ 在进入下一操作流程之前，重复按摩 3 次。

■ 对舌骨上肌用类似的方式操作，先从舌骨到下颌骨做几次纵向按压（图 5-17A）。

■ 然后在肌肉上进行一系列的短时间横向按压。从舌骨开始按压，直到下颌骨（图 5-17B）。

■ 如有需要，可以对舌骨上肌施加更深的压力。

■ 对茎突舌骨肌、二腹肌后腹（位于舌骨和颞骨

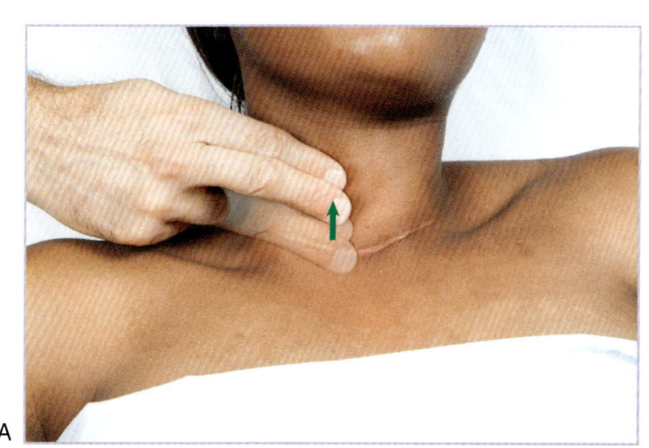
A

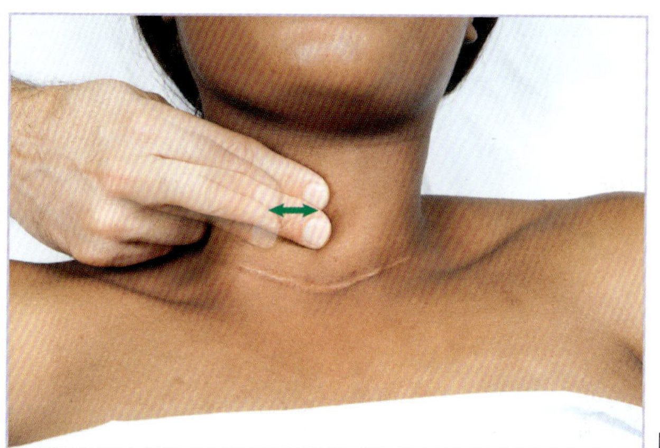
B

图 5-16 按摩舌骨肌。

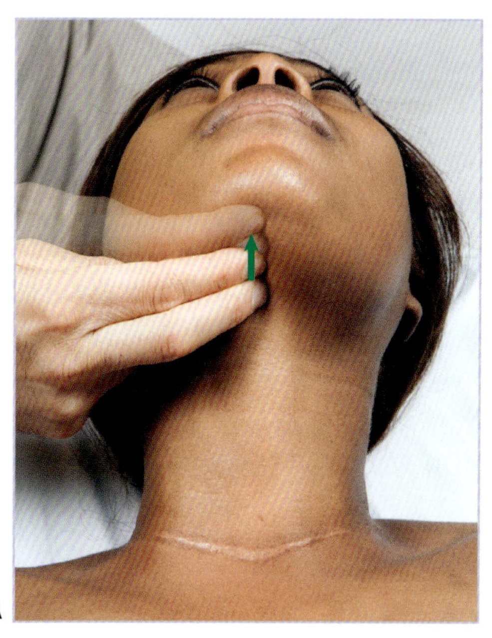
A

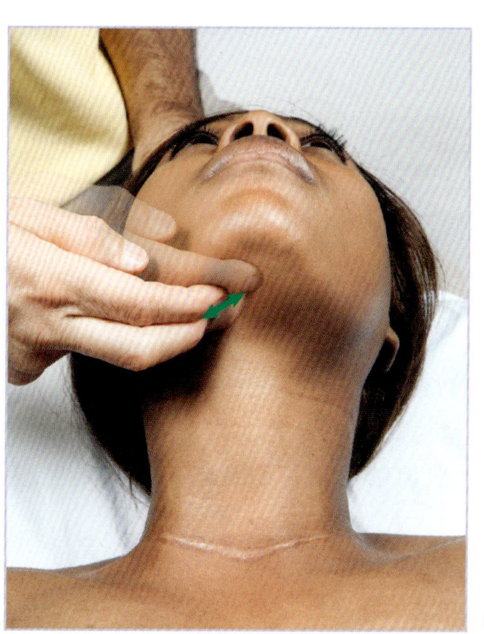
B

图 5-17 (A)纵向按压。(B)横向按压。

乳突之间更外侧的位置)(图 5-18A)、肩胛舌骨肌下腹(颈后三角)(图 5-18B)进行操作时,请遵循与位于正中线的其他舌骨肌肉相同的步骤。

■ 根据目标肌肉的需要,调整压力的深度和按压次数。

在处理舌骨肌群,特别是舌骨下肌时要小心,因为大量的精细和敏感的结构位于舌骨附近。这些结构包括甲状软骨、环状软骨、气管、甲状腺、颈总动脉、颈静脉、舌骨和颞骨茎突(颈部解剖见第1章)。此外,臂丛神经和锁骨下动脉位于肩胛舌骨肌下腹部的深处。考虑到这些结构的邻近性,只能使用轻到中度的压力,并同时与患者沟通,以确保其无不适感。

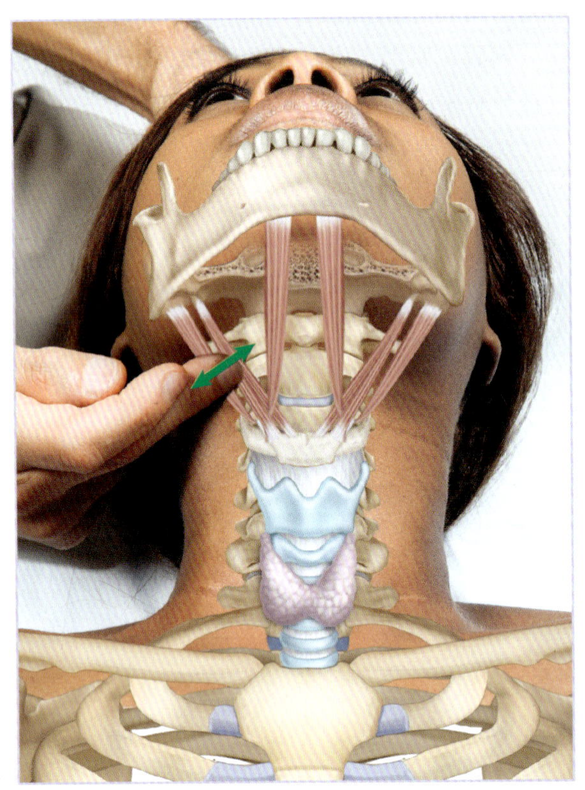

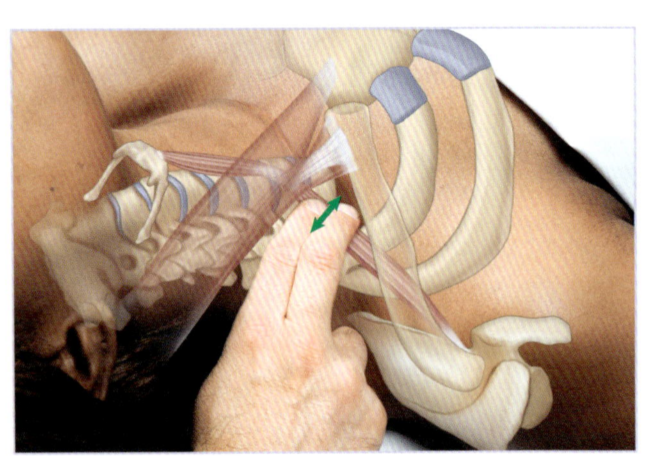

图 5-18 按摩其他舌骨周围肌肉。

总结

应该重视评估和治疗颈前部,因为该区域的肌肉组织损伤和过度使用可导致患者疼痛和不适。因此,颈前部按摩对患者来说是非常有效和有益的。包含颈前部的肌肉结构评估的颈部检查才是完整的。虽然按摩颈前部比按摩颈后部需要更加小心,但如果治疗师了解该区域的解剖结构,并花时间练习这些技术,按摩将是安全有效的。在颈前部施加极深的压力是不可取的,但可以在部分肌肉上小心地施加适度的压力。本章中的信息有助于没有系统治疗过颈前部的治疗师将这些技术运用在治疗方案中。

病例分析

病史和评估测试

患者 Mike Fried,28 岁,主诉颈部右侧慢性钝痛,患者称自己感觉类似喉咙痛。这个问题已经持续 3 个多月,并在内科医生、骨科医生和咽喉科医生处做过检查。X 线片、颈椎 MRI、血液检查和重复的咽喉培养均为阴性。经诊断未见任何异常,并已出院。然而其症状仍在继续。

患者的疼痛开始是非常轻微的,疼痛频率和强度随着时间的推移稳步增加。起初,疼痛很轻,只是偶尔才会感觉到。现在,疼痛是持续的,而且变得相当强烈。吞咽时疼痛尤其剧烈。此外没有其他症状。

病史显示患者以前没有颈部问题。患者十几岁时经历过一次车祸,但没有任何症状。患者不记得在疼痛开始时有没有突然的创伤或伤害。据其回忆,在疼痛发作前后,其生活中唯一的变化是加入了一家健身房,在多年的身体不适后开始锻炼身体。在健身房进行心肺功能锻炼和力量训练,并且也进行加强腹部的核心运动,包括仰卧起坐。

评估显示其颈椎可以全范围无痛活动。椎间盘病变或其他占位性病变的所有骨科评估结果均为阴性,TOS 和椎动脉能力测试的所有评估结果也均为阴性(评估流程见第 3 章)。虽然患者右侧颈后肌有中到重度的紧张,但压迫这一区域并不会引起目前所特有的疼痛。在前方,其胸锁乳突肌、斜角肌和舌骨肌群是正常的,但右侧颈长肌紧张,接触时会引起疼痛。此外,对这块肌肉施加压力引起了目前特有的疼痛。

思考题

1.颈前部按摩应该包括在 Mike 的治疗计划中吗?如果是,为什么?如果不,为什么?

2.如果颈前部按摩有价值,对 Mike 使用安全吗?如果是,依据是什么?

3.如果进行颈前部按摩,应该进行哪些具体操作?为什么?

复习题

选择题

1.夹捏式按摩通常用于以下哪种颈前肌？

A.斜角肌

B.舌骨下肌群

C.胸锁乳突肌

D.颈长肌

2.当按压颈前肌时，患者首选的呼吸方案是什么？

A.呼气

B.吸气

C.屏住呼吸

D.以上都不是，没有首选的呼吸方案

3.下列哪种肌肉位于颈后三角内？

A.中斜角肌

B.胸锁乳突肌

C.颈长肌

D.胸骨舌骨肌

4.长肌的最佳定位在哪里？

A.胸锁乳突肌胸骨头外侧

B.胸锁乳突肌锁骨头外侧

C.胸锁乳突肌胸骨头内侧

D.胸锁乳突肌锁骨头内侧

5.触诊舌骨肌群时，哪种关节动作最适合用来引起其收缩？

A.下移舌骨

B.下移下颌骨

C.上提舌骨

D.颈部后伸

判断题

1.前斜角肌的一部分位于胸锁乳突肌深面。(　　)

2.示指和中指的指尖是按摩斜角肌的首选治疗接触点。(　　)

3.臂丛神经位于中、后斜角肌之间。(　　)

4.所有的长肌组织都能按摩到。(　　)

5.颈总动脉位于胸锁乳突肌深部。(　　)

简答题

1.什么肌群位于胸锁乳突肌锁骨头外侧？

____

2.哪种类型的挥鞭样损伤最可能损伤颈前部肌肉组织？

____

3.哪些肌肉位于胸锁乳突肌胸骨头内侧？

____

4.哪些颈前部肌肉是重要的姿势稳定肌？

____

匹配题

1.臂丛神经受压　　____颈动脉窦反射

2.颈总动脉受压　　____胸锁乳突肌

3.颈后三角的后缘　　____咳嗽反射

4.气管受压　　____斜方肌

5.颈后三角的前缘　　____胸廓出口综合征

6.附着横突　　____斜角肌群

可扫描二维码查看答案

第 6 章　多平面拉伸

本章目录

学习目标

1.解释多平面拉伸这一名称的由来。
2.解释为什么多平面拉伸是有效的。
3.对比静态拉伸和动态拉伸。
4.解释如何推断多平面拉伸方法而不是记忆。
5.描述当拉伸患者颈部时如何利用核心肌肉。
6.通过描述多平面拉伸的步骤,说明多平面拉伸的机制。
7.解释为什么拉伸不应该太快和幅度太大。
8.描述治疗手和稳定手的作用。
9.描述患者在多平面拉伸技术中常用的呼吸方案。
10.解释如何放松其他肌肉,使目标肌肉的拉伸更有效。
11.定义本章节的关键术语并解释它们与多平面拉伸的关系。
12.对本章节涉及的肌肉使用多平面拉伸技术。

注:本章图中绿色箭头表示运动,红色箭头表示稳定,黑色箭头表示静态保持的位置。

引言

为了使关节向一个方向运动，位于关节另一边的软组织必须拉长。如果这些软组织是紧张的，则会限制关节活动范围，导致关节失去灵活性。这些软组织可能是肌肉、韧带、关节囊、其他组织的筋膜层，甚至皮肤。紧张的软组织可以通过拉伸得到有效的治疗，这种治疗方式的目的是拉长紧张的组织。

进行颈部拉伸时，可以在一个基本平面内或多个基本平面上移动患者颈部(基本平面的回顾见第1章)。例如，如果患者颈部向前移动至前屈位，拉伸发生在一个基本平面内：矢状面。相反，如果患者颈部前屈，并向左侧或右侧侧屈，则拉伸发生在斜切面内，该斜切面跨两个基本平面：矢状面和额状面。当拉伸发生在两个或三个基本平面上时，就称为多平面拉伸。多平面拉伸的优点是可以对目标肌肉进行更具体、更有效的拉伸。

框 6–1

多平面拉伸操作流程

1.上斜方肌
2.头夹肌和颈夹肌
3.肩胛提肌
4.头半棘肌
5.枕下肌群
6.胸锁乳突肌
7.斜角肌群
8.头长肌和颈长肌

机制

拉伸的基本机制很简单。当身体的某个部位朝一个方向移动时，会产生一条张力线，拉伸位于关节另一侧的肌肉(和其他软组织)。例如，如果颈部向前移动，后方的组织就会被拉伸。因此，拉伸运动的方向决定了哪些肌肉被拉伸，意识到这一点可使肌肉拉伸变得容易，只需做与运动方向相反的动作(例如，做拮抗动作)。例如，如果一块肌肉是颈部的前屈肌，则通过后伸颈部来拉伸；如果是颈部的右旋肌，则通过左旋拉伸。不需要记忆拉伸肌肉的动作，了解目标肌肉的运动方向，就能推理出拉伸动作。

拉伸功能性肌群

大部分治疗师都是通过在单个基本平面内活动来拉伸患者的颈部，如做矢状面屈伸，额状面的左右侧屈或水平面的左右旋转。正如已经讨论过的，被拉伸的目标肌肉是运动的拮抗肌。

然而，单个基本平面上的运动并不仅仅拉伸单个特定目标肌肉，而是拉伸整个功能性肌群。功能性肌群包括能够进行相同关节运动的肌肉。例如，如果在矢状面移动患者颈部至前屈，则整个颈部伸肌群都被拉伸。同样地，将患者颈部向右侧屈，可拉伸整个左侧屈的功能性肌群。因此，在基本平面上拉伸对于拉伸

框 6–2

经典的静态拉伸和动态拉伸

经典的拉伸，无论是在没有辅助的情况下还是在有辅助的情况下，都是指将患者的肢体一部分移动至能够拉长目标组织的位置。被带到这个位置后，患者这部分肢体被静止地保持在该位置一段时间。建议拉伸时间为10~30秒，重复3次。因为拉伸时保持静态，所以这种拉伸被称为静态拉伸。

最近，许多资料提倡改变拉伸的模式，从静态拉伸到更动态的拉伸。动态拉伸时，患者利用身体某部位肌肉主动将该部位移动到拉伸的位置。然后，不要静态保持在拉伸位置，立即返回到起始位置，或保持拉伸位置1~3秒。每次拉伸保持几秒钟，可重复多次，通常为8~10次。动态拉伸的优点是不仅能更有效拉伸目标组织，也能兴奋组织，增加该区域的血液循环，润滑关节，改善对正在进行动作的神经控制，并促进肌肉把肢体带到拉伸位置。动态拉伸正迅速成为被推荐的拉伸方法。因其还具有其他优点，很适合作为力量训练之前的拉伸方法。然而，经典静态拉伸的提倡者认为，要真正改变紧张的软组织的张力水平，静态拉伸是必要的。

整个功能性肌群非常有效。然而,并不一定能有效地将拉伸分离到该组特定的目标肌肉。因此,需要进行多平面拉伸。

多平面拉伸

多平面拉伸不仅在一个基本平面内拉伸目标肌肉,而是在两个或三个基本平面内拉伸。通过对目标肌肉的多个基本平面运动,可使拉伸更具体和更有效,因为目标肌肉可以拉伸到最大程度。例如,如果目标肌肉是右上斜方肌,单平面拉伸可通过在矢状面将患者头颈部前屈来完成,因为右上斜方肌是颈部伸肌。或者,由于右上斜方肌是右侧屈肌,可以在额状面移动患者的头颈部至右侧屈。虽然这两种基本平面拉伸都能在一定程度上成功地拉伸右上斜方肌,但可以

框 6-3

拉伸条件

拉伸患者软组织时,可使用辅助拉伸或无辅助拉伸。无辅助拉伸是患者将自己的肢体移动到拉伸的位置(图A)。辅助拉伸指治疗师帮助患者将肢体移动到拉伸的位置(图B)。将患者肢体移到拉伸位置的手称治疗手或拉伸手;另一只用来稳定患者身体其他部位的手称稳定手。

被拉伸的组织称为目标组织。如果肌肉被拉伸,则被称为目标肌肉。虽然所有紧张的软组织都需要被拉伸(而且每次拉伸时所有软组织都在被拉伸),但本章集中介绍和讨论肌肉的拉伸。

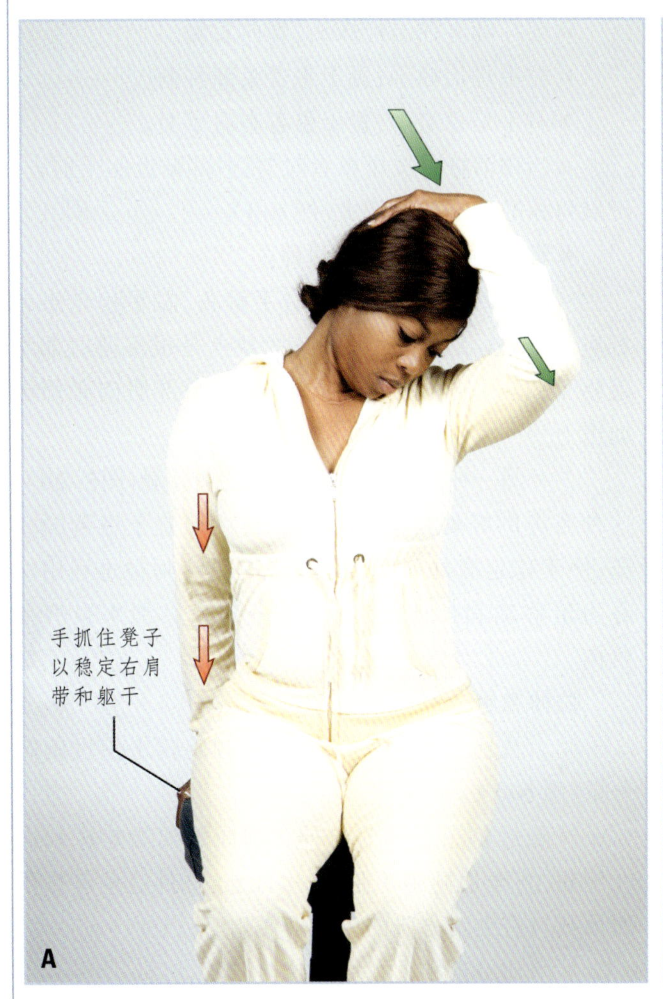

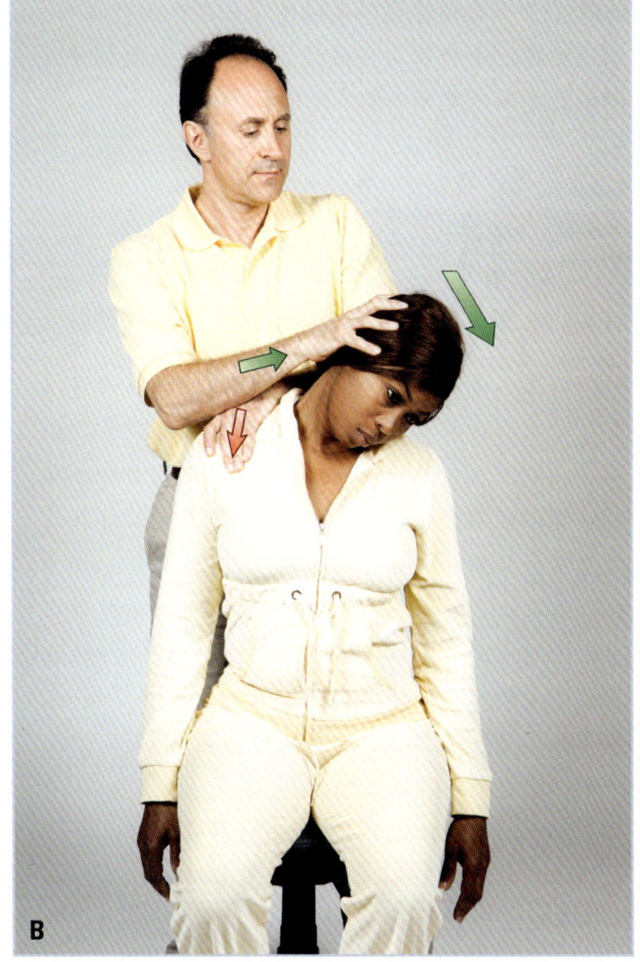

无辅助拉伸和辅助拉伸。(A)患者无辅助拉伸。(B)辅助拉伸由治疗师进行。

通过将患者的头颈部移动到矢状面屈曲和额状面左侧屈组合完成更有效的拉伸，因为这可以使斜方肌的上部在两个平面上被拉伸。

右上斜方肌的多平面拉伸整合了矢状面和额状面的动作，比单平面拉伸的屈曲或左侧屈更有效。然而，更有效的拉伸还要考虑右上斜方肌的水平面分量的作用。右上斜方肌是对侧旋转肌，在水平面上做头颈部的左旋。因此，为了最大限度地提高拉伸的效率，患者的头颈部应同时做前屈、左侧屈和右旋。做与右上斜方肌三种基本平面动作相反的动作可以达到最大限度的拉伸。

框 6-4

多基本平面拉伸

需要注意的是，将患者的颈部在两个(或三个)基本平面上拉伸实际上只是在一个斜切面内运动(有多个基本平面的分量)。当定义拉伸是多平面拉伸时，实际上表示其为多基本平面拉伸。本章介绍的所有多平面拉伸都涉及跨多个基本平面的运动，但只能在一个斜切面内运动。因此，多平面拉伸可以被更准确地称为多基本平面拉伸。

治疗师提示 6.1

什么是第三基本平面动作?

如果不考虑其他平面动作，即使目标肌肉可以在一个平面内有效拉伸，拉伸的效果也可能会打折扣。以右上斜方肌为例，通常仅考虑矢状面和额状面分量即可充分拉伸右上斜方肌，将患者颈部拉伸至前屈和左侧屈。在这种情况下，有必要在拉伸中加入水平面分量吗?也许不是。然而，如果治疗师没有注意到右上斜方肌有水平面的活动功能，可能会忽略患者颈部的旋转，从而失去拉伸的效果。例如，如果让患者在做前屈和左侧屈时向左旋，那么右上斜方肌就会因为左旋而松弛(因其是左旋肌)，从而失去拉伸的效果。因此，即使不打算在所有三个平面拉伸目标肌肉，但至少要考虑目标肌肉在三个基本平面的运动方向，以确保肌肉不在任一平面放松。

技术概述

多平面拉伸技术的概述很简单。确定目标肌肉后，只需将患者的头部或颈部移动到与目标肌肉的关节动作相反的位置，即将其移动到拮抗作用的位置。

下面是以右上斜方肌作为目标肌肉进行多平面拉伸的概述。本章描述了辅助多平面拉伸，在这一过程中，患者在治疗师的帮助下进行拉伸。在没有治疗师帮助的情况下，患者通常也可以进行无辅助的多平面拉伸。无辅助多平面拉伸的更多信息见第11章。

右上斜方肌的多平面拉伸

起始位置

- 患者取仰卧位，躺在治疗床右侧。
- 治疗师坐在治疗床头，朝向右侧。
- 左手是治疗手，置于患者头部右侧。
- 右手是稳定手，置于患者右肩带上。
- 当用治疗手按压患者时，将肘部贴近躯干前方，可以将核心置于双手后方(图 6-1)。
- 常用的起始位置有两种：
  - 一种是交叉前臂，右手触头，左手稳定患者右肩带(图 6-2A)。这种姿势的缺点是很难使肘部贴近躯干，也很难利用核心重量，所以肩部肌肉必须更加用力。
  - 另一种姿势是交叉前臂与患者接触(图6-2B)。这种姿势的好处是治疗师的手自然地置于患者的肩部，便于稳定肩部和躯干。缺点是治疗师很难利用核心力量移动和拉伸患者，大部分力量必须来自肩部肌肉。

拉伸患者

- 首先将患者的头颈部向右侧旋转来预设旋转分量(图 6-3A)。
- 随后将患者同时拉伸至前屈远离治疗床和向左侧屈，直至遇到组织阻力。(注意：选择这些动作是因为其与右上斜方肌的主动动作相反。)
- 增加一点压力以增加拉伸强度。

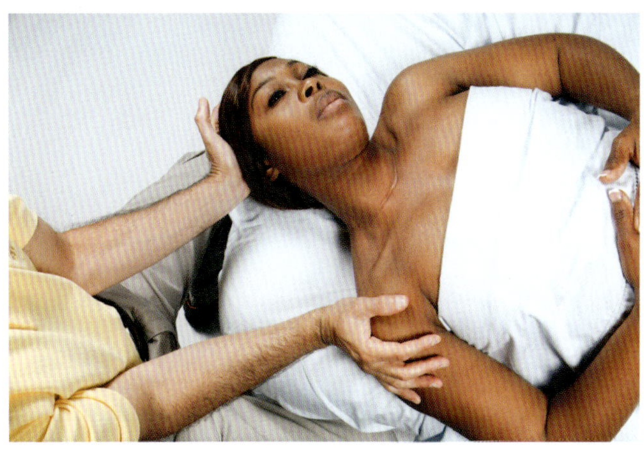

图6-1　拉伸右上斜方肌的起始位置。注意：治疗师的肘部要贴近躯干，使手臂与后方的核心对齐。

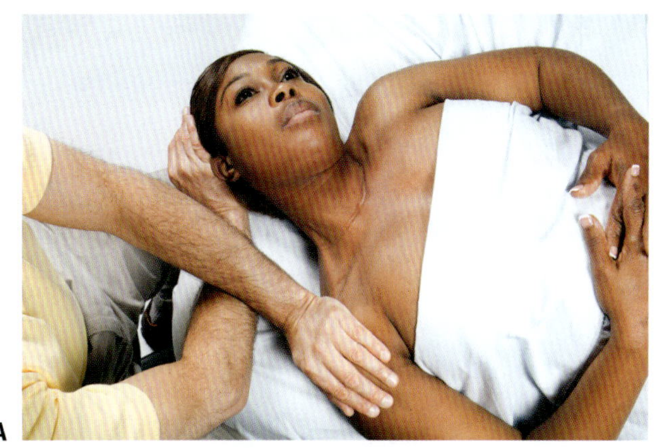

A

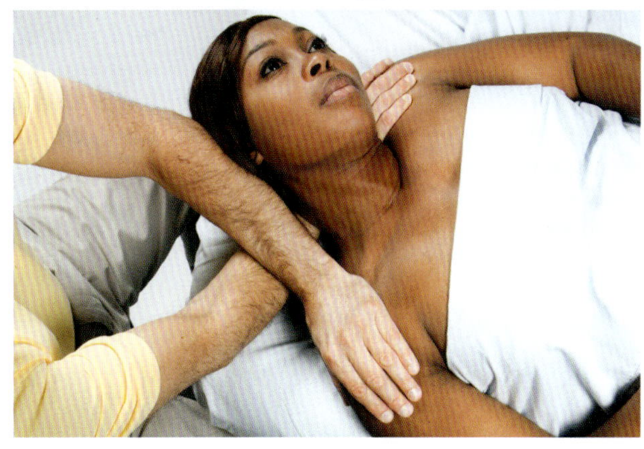

B

图6-2　右上斜方肌拉伸的另一种位置。(A)交叉前臂，手接触。(B)交叉前臂，前臂接触。

治疗师提示6.2

利用核心

第一次把肘部贴近躯干可能会让人感到不适。然而，只要稍加练习，这个姿势就会变得很舒适。这个姿势可以让治疗师使用核心力量推动和拉伸患者，并稳定患者的躯干或肩带，而不是过度使用肩部肌肉。对于超重和胸部较大的女性治疗师，如果肘部很难一直贴近躯干，那么肘部越靠近核心部位越好。如果很难把两侧肘部都贴近躯干，可以将发力最多的一侧肘部贴近躯干。有意识地外旋肩关节，可以帮助治疗师保持肘部向内。练习这个姿势一段时间，就可以熟练掌握。

- 拉伸过程中，确保用右手稳定患者右肩带(图6-3B)。
- 拉伸动作保持3~30秒。
- 重复完成后，将患者放回原位，嘱患者放松几秒钟。

进一步重复

- 重复的次数通常取决于每次重复拉伸的时间。
- 如果每次拉伸10~20秒，通常重复3次。
- 如果每次拉伸的时间较短(例如，2~3秒)，那么会进行更多的重复，通常为10次或更多。
- 与其他临床手法一样，患者组织的反应是如何实施拉伸方案的最终决定性因素。
- 每次重复应增加患者肌肉的拉伸幅度(图6-4)。
- 另一侧重复：图6-5为左侧上斜方肌拉伸的示意图。

技术操作

进行多平面拉伸时，务必牢记以下原则。每个点都针对多平面拉伸技术的一个特定方面。理解并应用这些指导原则将帮助治疗师更有效地进行多平面拉伸。

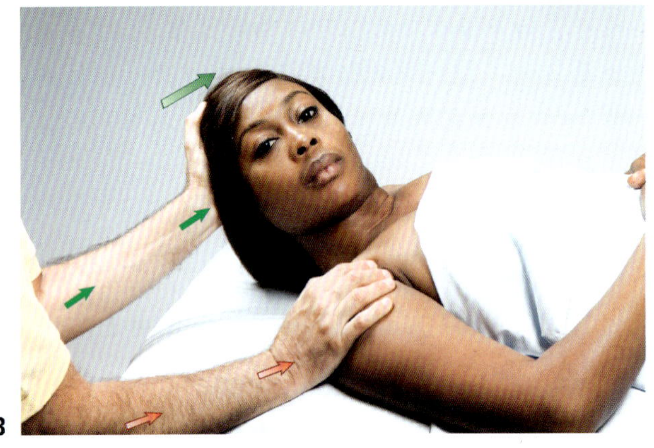

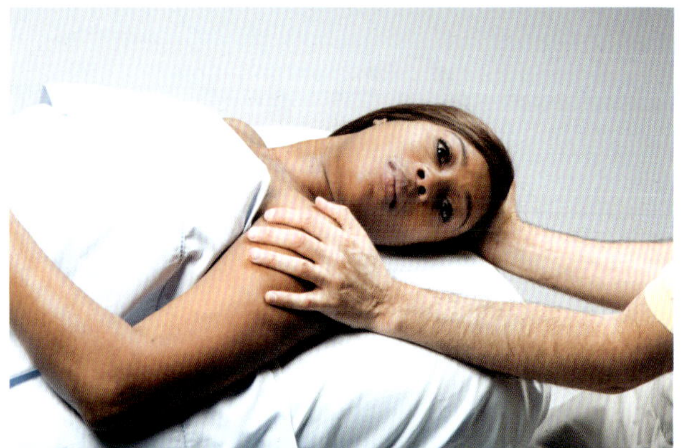

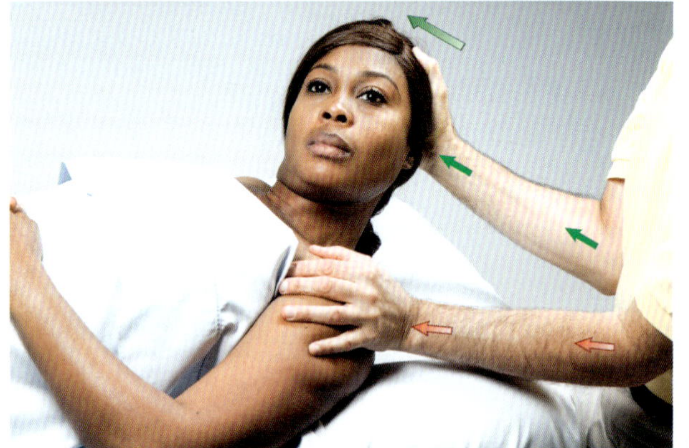

图 6-3 拉伸右侧上斜方肌至前屈、左侧屈和右旋。(A)预设旋转。(B)拉伸患者,稳定右肩带。

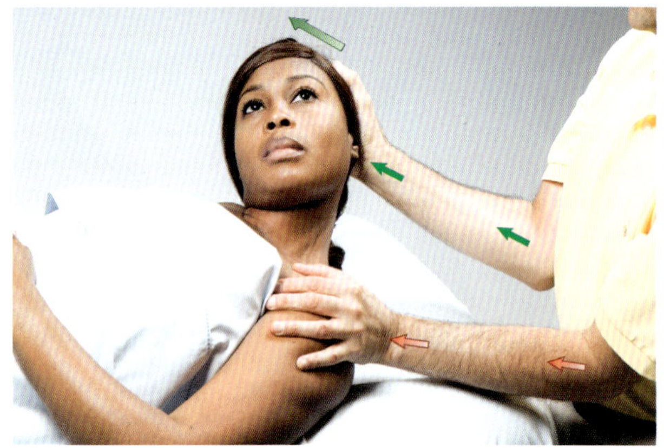

图 6-5 左侧上斜方肌拉伸。(A)起始位置。(B)第一次重复时拉伸。(C)在多次重复后拉伸幅度变大。

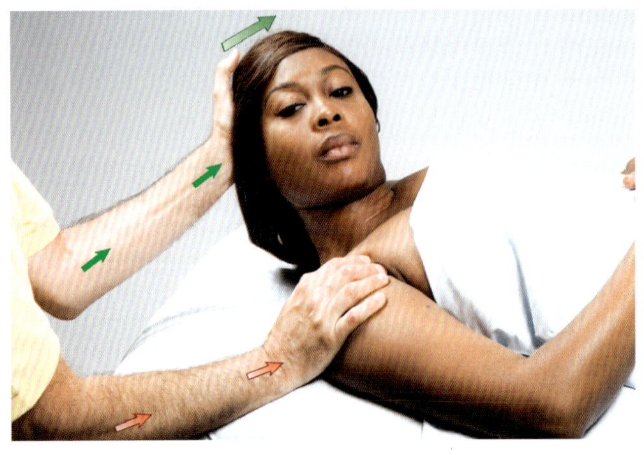

图 6-4 通过多次重复,右上斜方肌拉伸幅度变大。

拉伸:缓慢且柔和

当拉伸目标组织时,无论是第一次还是最后一次,应缓慢地拉伸,不要过度用力。如果目标肌肉拉伸过快或幅度过大,则可能触发肌梭反射(也称为牵张反射)。肌梭反射是一种具有保护功能的神经反射。当肌肉被拉伸得过快或幅度过大时,肌梭反射会引导肌肉收缩,以防止肌肉过度拉伸和撕裂。这会造成目标肌肉痉挛,影响拉伸的效果。因此,拉伸应始终在患者无不适的前提下缓慢进行。需要强调的一点是,当感觉到目标组织对拉伸运动产生抵抗时,应该只给拉伸运动增加少量压力。因为操作会多次重复,所以每次重复时增加少量拉伸范围就可以在拉伸结束时实现

治疗师提示 6.3

预设旋转

进行涉及水平面旋转的多平面拉伸时,通过预先设置拉伸的旋转分量通常更容易合并。预设旋转是指在拉伸前将患者的颈部置于旋转位置。以右上斜方肌为例,当患者处于起始位置时,在开始拉伸前,先将患者的头颈部向右旋转,然后将患者拉伸至屈曲和左侧屈,拉伸操作时注意保持患者的颈部和头部处在向右旋转的状态。

更充分的拉伸。

手的放置:治疗手和稳定手

和其他颈部拉伸技术一样,治疗手的位置不能使患者感到不适。为了做到这一点,尽可能大面积接触患者,这样手对患者的头部的压力就尽可能均匀地分布(图 6-6A)。

稳定手的位置也是至关重要的,除非治疗师的手处于正确的位置,否则患者的肩带和躯干会经常移动,目标肌肉会放松,因此失去拉伸的效果。稳定手的位置也不能使患者感到不适,并且稳定手也应该尽可能大面积接触患者(图 6-6B)。

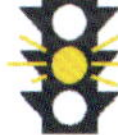

当把治疗手置于患者头部一侧时,不要盖住耳朵,这会使患者感到不适。避免对患者颞下颌关节施加过大压力也很重要。

此外,治疗手和稳定手的放置往往需要伸展腕关节。为了腕关节的健康,压力与患者的接触点应该是手掌根部(腕区)。如果通过手掌或手指直接施加压力,腕关节过伸,很可能会损伤腕关节。

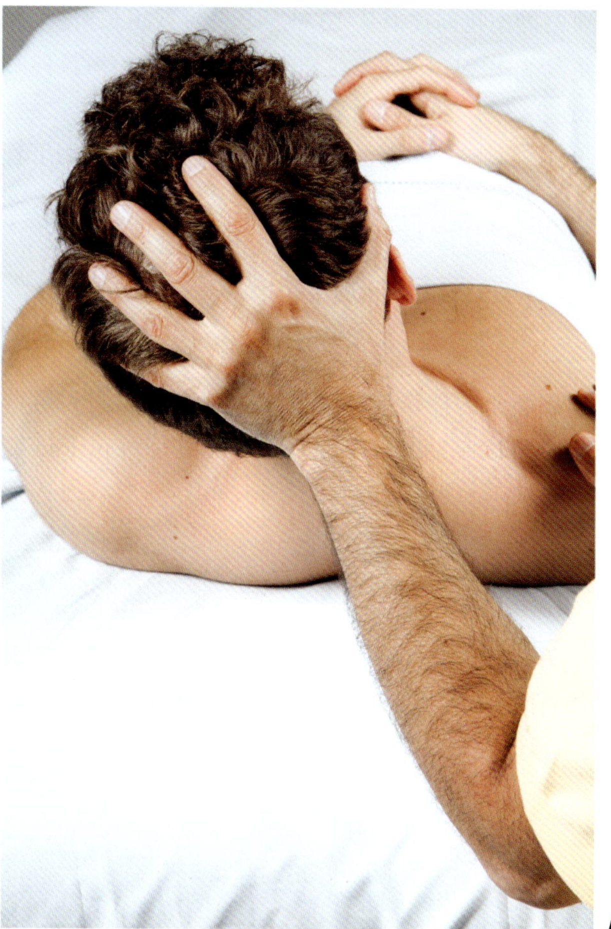

A

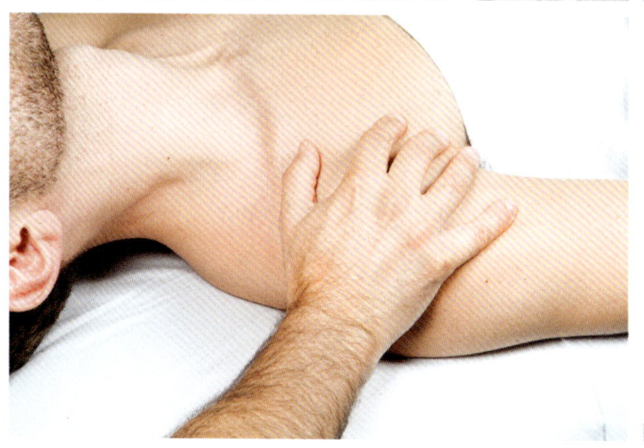

B

图 6-6 治疗手和稳定手的放置。(A)治疗手。(B)稳定手。

呼吸

进行多平面拉伸时,常规的做法是每次重复之前,患者先吸气,然后当治疗师帮助患者拉伸时,患者缓慢地呼气。

方向

进行多平面拉伸的方向对该技术的疗效至关重要。多平面拉伸的目的是确定移动患者的头部和颈部的理想方向,从而实现目标肌肉在三个基本平面的最佳拉伸状态。由于多平面拉伸是通过进行与目标肌肉相反的(拮抗)动作来完成的,因此,进行多平面拉伸依赖于对目标肌肉所有动作的扎实理解。

时间长短和重复的次数

目前对于拉伸动作坚持多长时间仍然存在争议。

经典的静态拉伸提倡从10秒至2分钟或更长时间，通常重复3次。近来，动态拉伸的倡导者建议缩短拉伸时间，在1~3秒之间，但重复次数更多（在8~10次之间，或更多）。对一例患者最有效的疗法可能对另一例患者不起作用。尝试两种方法，找到对患者最有效的方法。许多治疗师喜欢结合使用这两种方法，先进行一些较短时间的重复拉伸，然后再以较长时间的重复拉伸结束治疗。

多平面拉伸操作流程

接下来的操作流程展示了颈部主要肌肉和肌群的多平面拉伸。所有拉伸都是在患者仰卧位下进行的，除非另有说明。

操作流程 6–1：上部斜方肌

图 6–7 显示双侧上斜方肌。通过同时将患者的头颈部屈曲、侧屈和向同侧旋转来进行多平面拉伸。因此，通过屈曲、向左侧屈和向右旋转来拉伸右上斜方肌。通过屈曲、向右侧屈和向左旋转来拉伸左上斜方肌。左右上斜方肌的多平面拉伸见“技术概述”部分，图 6–1 至图 6–5。

图 6–7 左右斜方肌的后视图（中间和下部纤维已透明）。

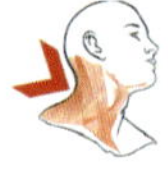
上斜方肌伸展，侧屈，并向对侧旋转头颈部，还可以上提和后缩肩胛骨。

实践应用 6.1

在“稳定”部位处增加拉伸

通常，在患者肩带稳定时，只能通过移动患者的头部和颈部来拉伸上斜方肌。然而，不仅可以通过稳定肩带来增强拉伸效果，也可以通过将肩带下沉来增强。因为上斜方肌也能提高肩胛骨/肩带，压低肩胛骨/肩带会增加肌肉的拉伸（见下图）。对肩胛提肌也可使用该方法。

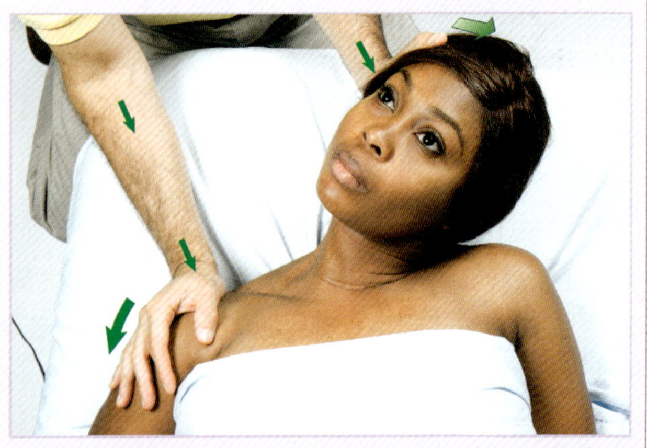

通过压低右肩带，增加右上斜方肌的拉伸。

操作流程 6-2：头夹肌和颈夹肌

图 6-8 显示右侧的头夹肌和左侧的颈夹肌。

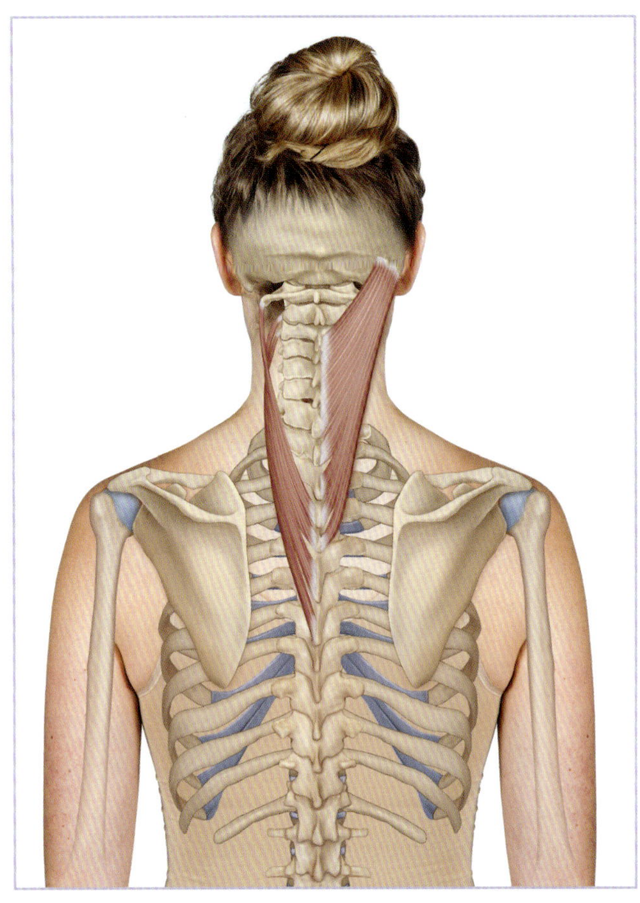

图 6-8　头夹肌和颈夹肌的后视图。

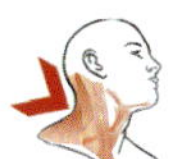

头夹肌可以使头颈部后伸、侧屈和向同侧旋转。

右侧头夹肌的多平面拉伸

- 首先，通过向左侧旋转患者的头颈部来预设旋转分量。
- 将患者头颈部拉伸至屈曲和左侧屈。
- 右手稳定患者的躯干。
- 此时，右头夹肌以屈曲、左侧屈、左旋的形式被拉伸(图 6-9)。
- 左头夹肌应以屈曲、右侧屈和右旋的形式被拉伸。

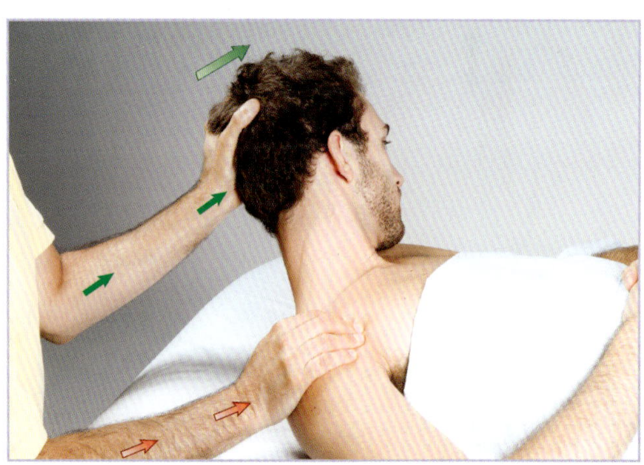

图 6-9　拉伸右侧头夹肌。

操作流程 6-3:肩胛提肌

图 6-10 显示双侧的肩胛提肌。

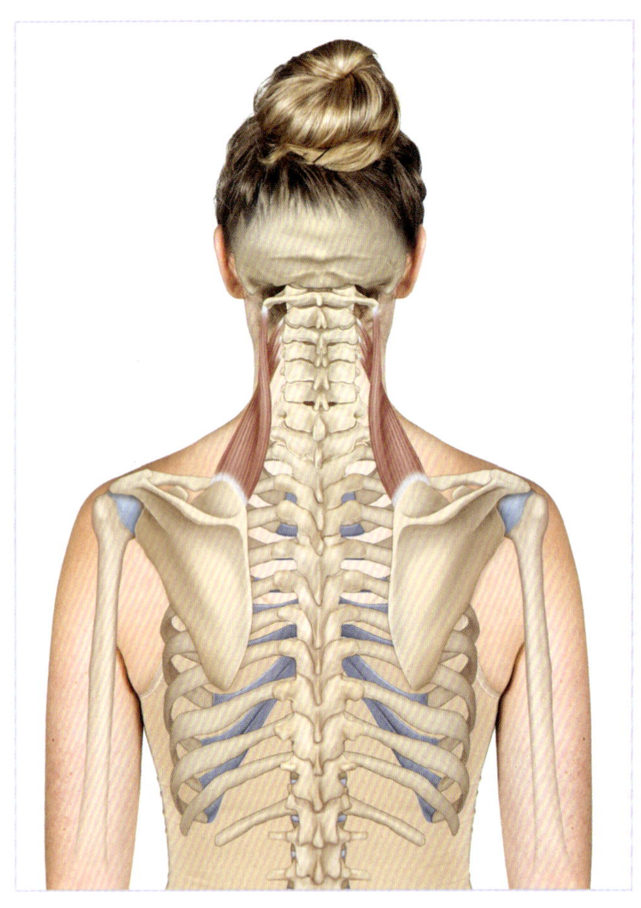

图 6-10 左右肩胛提肌的后视图。

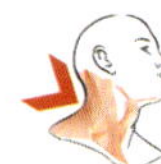

肩胛提肌伸展、侧屈、向同侧旋转颈部,同时使肩胛骨上提。

右侧肩胛提肌的多平面拉伸

- 首先,通过将患者的颈部向对侧旋转至左旋位置来预置旋转分量。
- 将患者颈部拉伸至屈曲和左侧屈。
- 右手稳定患者的躯干。
- 此时,右肩胛提肌以屈曲,左侧屈和左旋的形式被拉伸(图 6-11)。
- 左肩胛提肌应以屈曲、右侧屈和右旋的形式被拉伸。

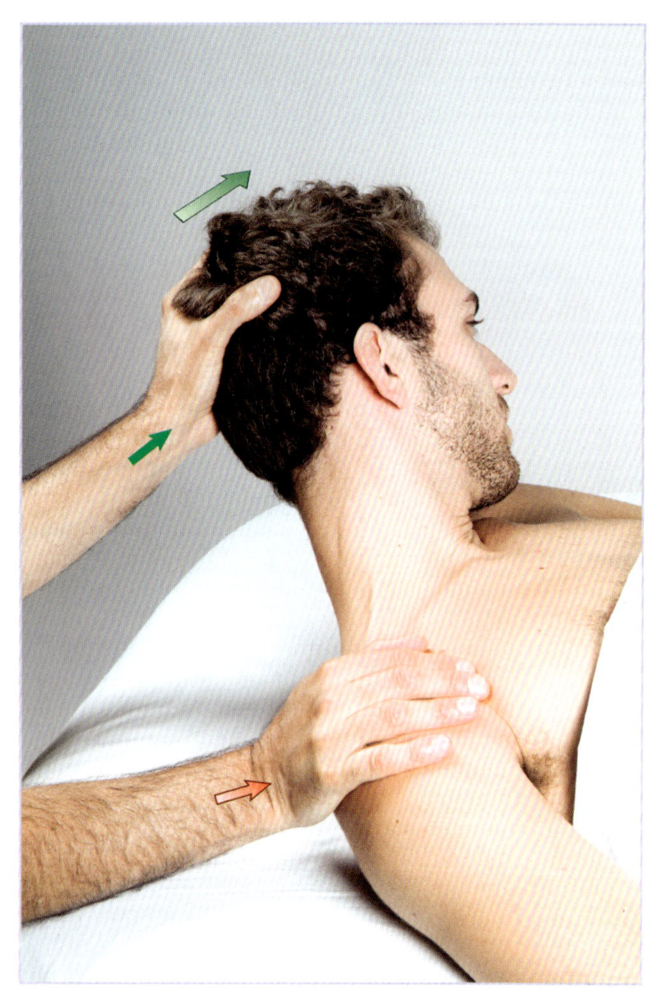

图 6-11 拉伸右侧肩胛提肌。

实践应用 6.2

夹肌和肩胛提肌的区分

头夹肌、颈夹肌和肩胛提肌对于颈部或头部具有相同的功能，即后伸、侧屈和向同侧旋转。因此，通过移动患者颈部实现多平面拉伸同样适用于这些肌肉：患者颈部屈曲、侧屈和向对侧旋转。将拉伸分离到夹肌和肩胛提肌的关键在于了解肌肉在其他附着点的动作。肩胛提肌附着在肩带上并可移动肩带；头夹肌附着在脊柱上并可移动脊柱。有两种方法可以集中拉伸肩胛提肌。第一种是稳定患者的肩带(图A)。第二种是拉伸时将肩带下沉，第二种方法比第一种方法更有效(图B)。为了分离对夹肌的拉伸，必须使肩胛提肌松弛，可以在拉伸时嘱患者肩带上抬(图C)。然而，肩带移动时患者脊柱不能移动，如果脊柱移动，头夹肌也会松弛，导致失去拉伸效果。

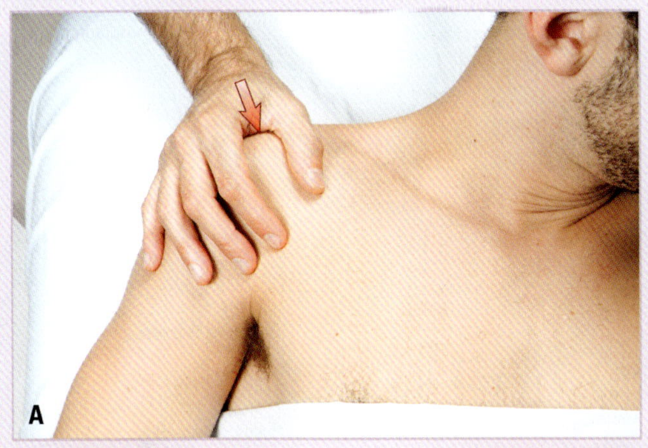

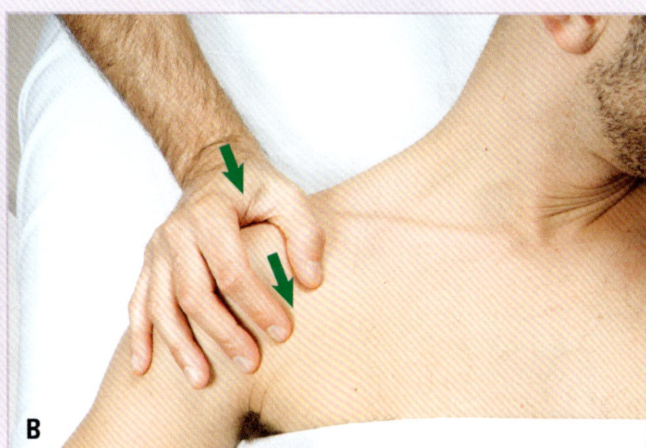

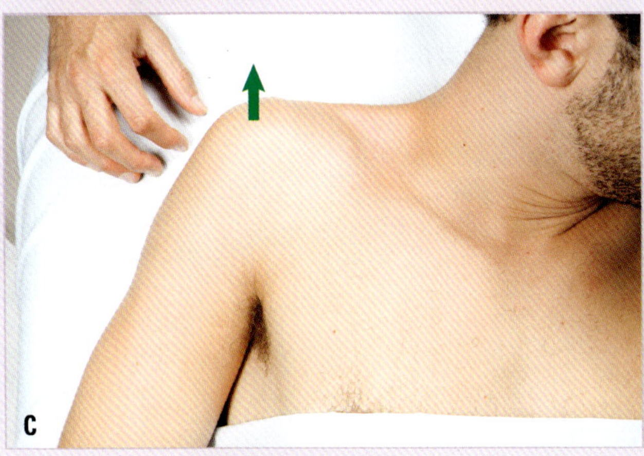

夹肌和肩胛提肌的区分。(A)稳定肩带，将拉伸的重点集中在肩胛提肌上。(B)下压肩带进一步重点拉伸肩胛提肌。(C)使肩带上提可以松弛肩胛提肌并将拉伸重点转移至夹肌。

操作流程 6-4:头半棘肌

图 6-12 显示双侧头半棘肌。头半棘肌位于斜方肌的深层,大部分治疗师并不像了解斜方肌那样了解头半棘肌。然而,头半棘肌是颈后最大的肌肉,其功能是极其重要的。当患者颈后部肌肉紧张时,一定要评估头半棘肌。

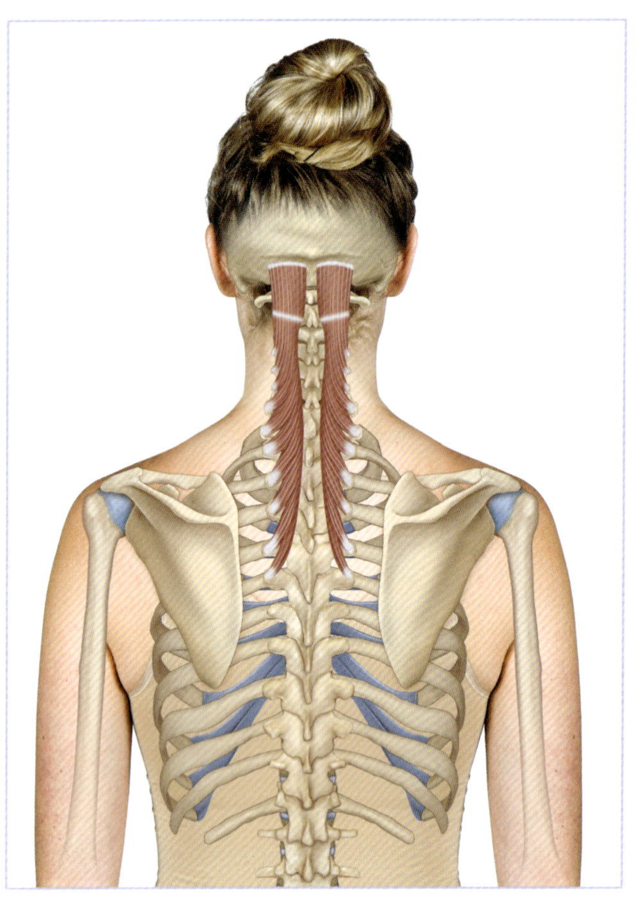

图 6-12 左右头半棘肌后视图。

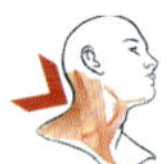

头半棘肌可以使头颈部后伸和侧屈。

右侧头半棘肌的多平面拉伸

- 将患者的头颈部拉伸至屈曲和左侧屈。
- 右手稳定患者的躯干。
- 此时,右侧头半棘肌以屈曲和左侧屈的形式被拉伸(图 6-13)。
- 左头半棘肌应以屈曲和右侧屈的形式被拉伸。

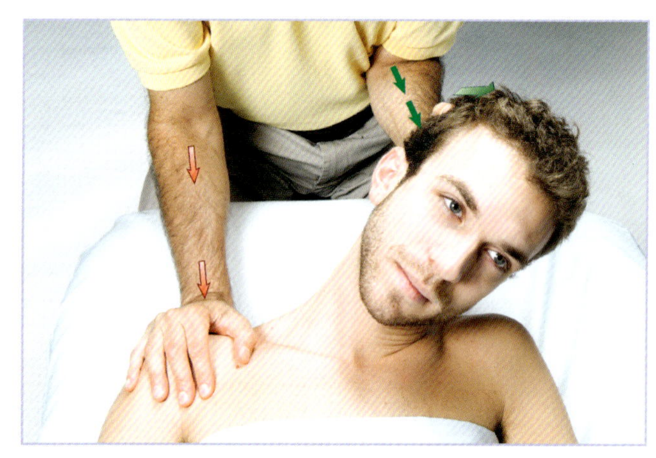

图 6-13 拉伸右侧头半棘肌。

实践应用 6.3

头半棘肌和旋转

当处理头半棘肌问题时,由于头半棘肌在水平面上没有旋转能力,因此,旋转并不能增强拉伸,只能后伸和侧屈。然而,采取旋转的方式可能是有效的。如果另一块后伸和侧屈的肌肉是紧张的状态,则可能会限制头半棘肌的拉伸。因此,需要放松该肌肉。可以将患者的头颈部旋转到与该肌肉旋转作用相同的方向。例如,如果右上斜方肌紧张,并限制右头半棘肌拉伸,可以在拉伸时将患者的头和颈部向左旋转,这样做会使右上斜方肌松弛(因为右上斜方肌是左旋肌)。放松后,右上斜方肌将不再阻碍头半棘肌的拉伸。

操作流程 6-5：枕下肌群

图 6-14 显示枕下肌群。右侧为头后大直肌和头后小直肌。左侧为头下斜肌和头上斜肌。这些肌肉位于枕下区的高处，穿过寰枕关节（AOJ）和寰枢关节（AAJ）。枕骨下的四块肌肉并不都有相同的功能。因此，将拉伸集中到肌群中的任何一块肌肉都需要对该肌肉进行特定的多平面拉伸。

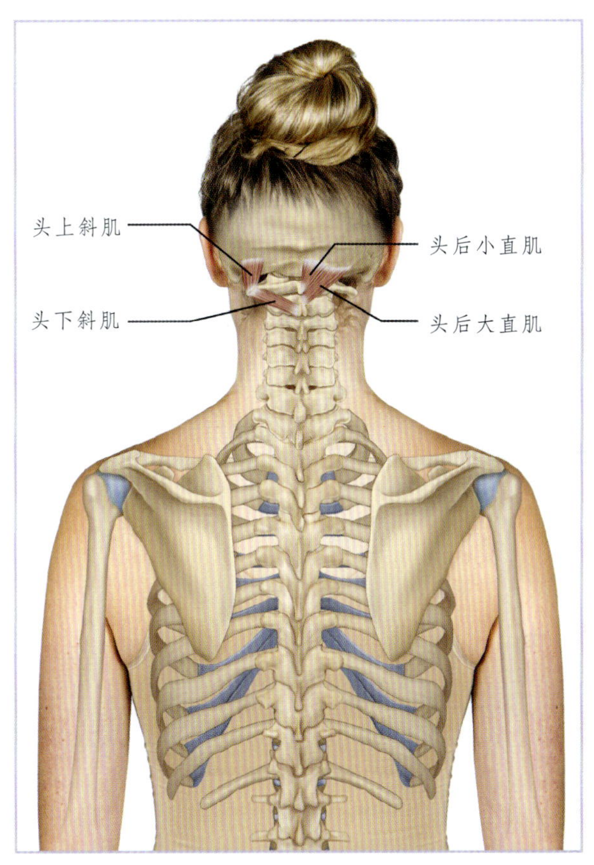

图 6-14　枕下肌群的后视图。

- 头后大直肌在寰枕关节和寰枢关节处使头和寰椎后伸、侧屈和向同侧旋转。
- 头后小直肌在寰枕关节处使头前伸、伸展和侧屈。
- 头下斜肌在寰枢关节处向同侧旋转寰椎。
- 头上斜肌在寰枢关节处使头前伸、伸展、侧屈和向对侧旋转。

右侧头后大直肌的多平面拉伸

- 首先，通过向对侧旋转患者的头部（和寰椎）至左旋状态预设旋转分量。
- 将患者的头部（和寰椎）拉伸至屈曲和左侧屈。
- 通常，需要双手分离拉伸运动至头部和上颈部，因此，不需要用手来稳定躯干。
- 此时，右侧头后大直肌被拉伸至屈曲、左侧屈和左旋的状态（图 6-15）。
- 左侧头后大直肌被拉伸至屈曲、右侧屈和右旋的状态。

右侧头后小直肌的多平面拉伸

- 首先，通过嘱患者收拢下颌来预置患者头部的后缩状态。
- 将患者的头部拉伸至屈曲和左侧屈。
- 因为需要双手在寰枕关节分离运动至头部，所以不需要用手来稳定躯干。
- 此时，右侧头后小直肌被拉伸至后缩、屈曲和左侧屈的状态（图 6-16）。

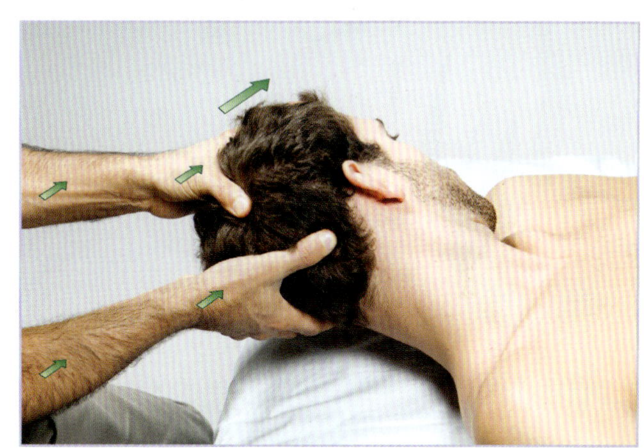

图 6-15　拉伸头后大直肌。

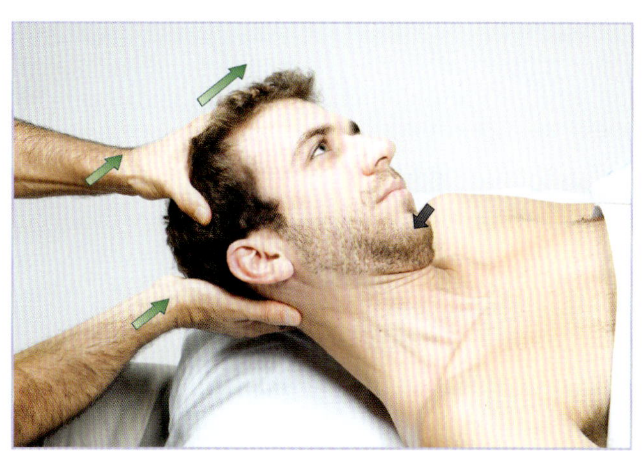

图 6-16　拉伸头后小直肌。

- 左侧头后小直肌应被拉伸至后缩、屈曲和右侧屈的状态。

右侧头下斜肌的多平面拉伸

- 用双手向对侧旋转患者的头部(和寰椎)至左旋状态。
- 不需要用手帮助稳定。
- 右侧头下斜肌被拉伸至左旋的状态(图6–17)。
- 左侧头下斜肌应被拉伸至右旋的状态。

注：由于头下斜肌仅在一个平面上移动寰椎,所以不能在多个平面上被拉伸。只需在水平面运动就可完成最佳拉伸。因此,从技术上讲,这不属于多平面拉伸。

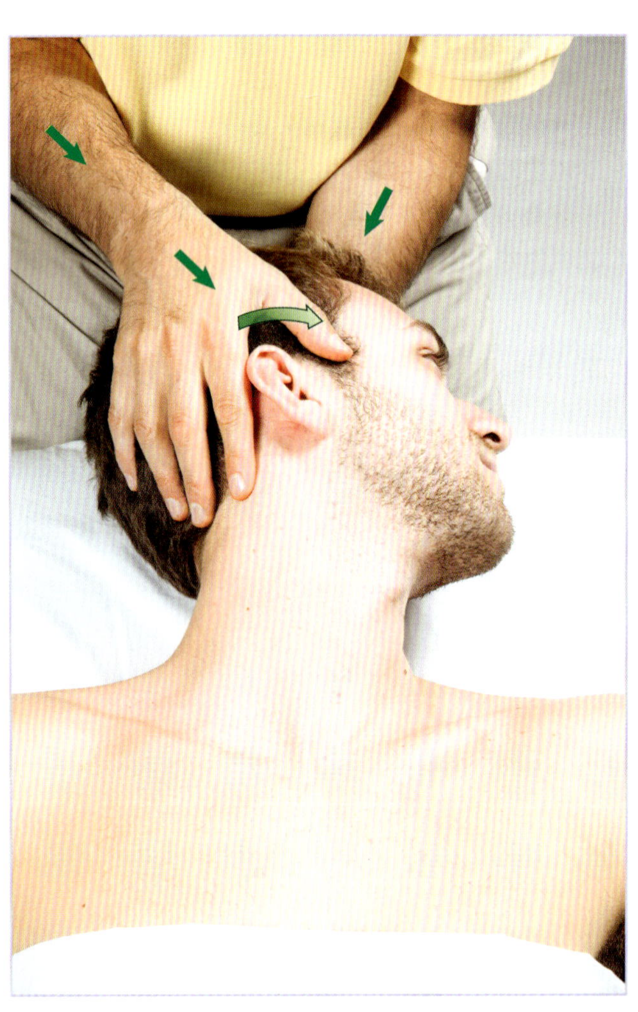

图6–17 拉伸头下斜肌。

右侧头上斜肌的多平面拉伸

- 首先,需要患者收拢下颌来使头部后缩。
- 然后,将患者的头向同侧旋转至右旋状态预置旋转分量。
- 最后,将患者的头部拉伸至屈曲和左侧屈。
- 用双手移动和拉伸患者的头部,因此,不需要用手来保持躯干稳定。
- 此时,右头上斜肌被拉伸至后缩、屈曲、左侧屈和右旋的状态(图6–18)。
- 左头上斜肌应被拉伸至后缩、屈曲、右侧屈和左旋的状态。

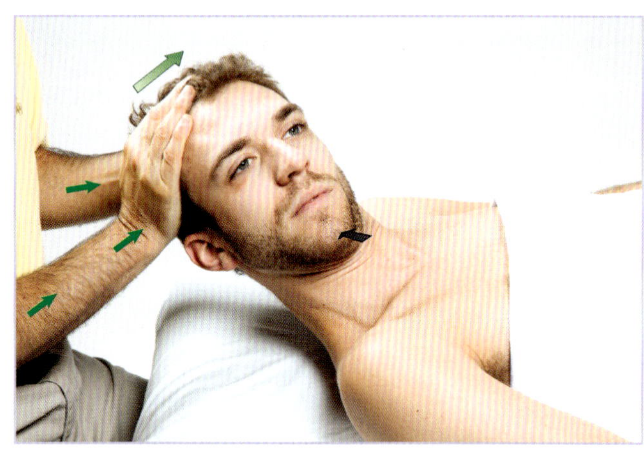

图6–18 拉伸头上斜肌。

治疗师提示6.4

拉伸上颈部的枕下肌

枕下肌只穿过上颈椎关节:寰枕关节和寰枢关节。因此,当拉伸这些肌肉时,在寰枕关节和寰枢关节处分离上颈部的运动是很重要的。

操作流程 6-6：胸锁乳突肌

图 6-19 显示双侧胸锁乳突肌。

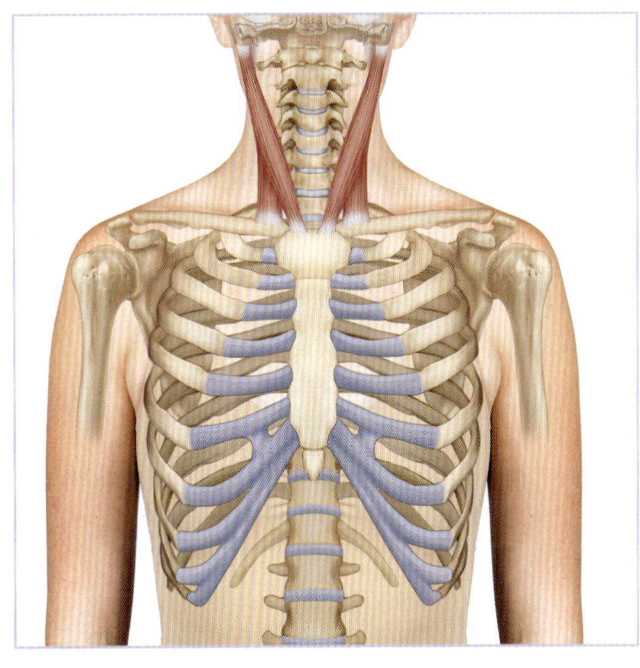

图 6-19 左右侧胸锁乳突肌的前视图。

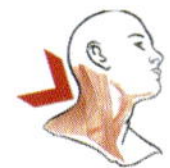

胸锁乳突肌使头部和上颈部后伸，使下颈部屈曲，使头部和整个颈部侧屈和向对侧旋转。

右侧胸锁乳突肌的多平面拉伸：

- 患者保持仰卧状态，头部超过治疗床头。
- 用双手牢固并舒适地支撑患者的头部，先嘱患者将下颌收拢，并使头部和上颈部屈曲。
- 然后，小心而缓慢地将患者的头部和颈部移至治疗床面以下，使患者的下颈部伸展。
- 接下来，向同侧旋转患者的头颈部至右侧。
- 将患者的头颈部拉伸至左侧屈。
- 躯干被治疗床很好地稳定住，所以不需要用手来稳定躯干。
- 此时，右侧胸锁乳突肌被拉伸至上颈部屈曲的状态，同时下颌内收，下颈部后伸，整个颈部和头部呈右旋和左侧屈的状态（图 6-20）。
- 左侧胸锁乳突肌应被拉伸至上颈部屈曲的状态，同时下颌内收，下颈部后伸，整个颈部和头部呈左旋和右侧屈的状态。

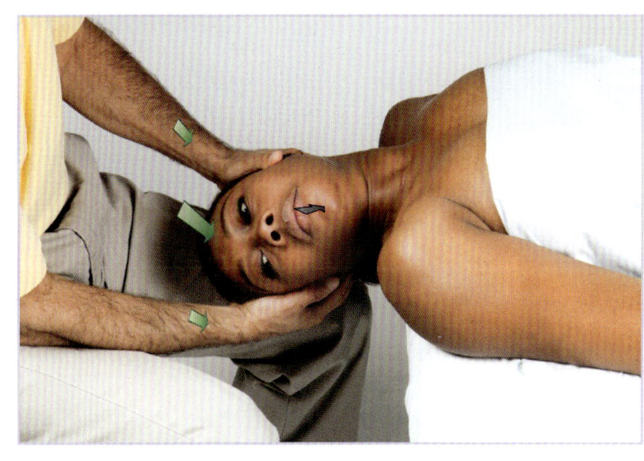

图 6-20 拉伸胸锁乳突肌。

当头部和颈部被拉伸至后伸状态时，许多患者容易感到不适。应提前向患者解释如何进行拉伸。这个体位姿势会让一些患者头晕目眩，尤其是老年患者。当通过后伸拉伸屈肌组织时，应格外谨慎。如果拉伸同时伴有旋转，则更加需要注意。在进行后伸合并旋转运动之前，要为患者进行椎动脉能力测试（见第 3 章）。

治疗师提示 6.5

拉伸胸锁乳突肌

胸锁乳突肌是对治疗师很有挑战性的肌肉，因为与其他使整个头颈部屈伸的肌肉不同，胸锁乳突肌可以使头部和上颈部后伸，但也可以使下颈部前屈。这是因为其向后穿过上颈椎关节，但向前穿过下颈椎关节（见图 1-22）。患者的颈椎曲线决定了胸锁乳突肌从伸肌到屈肌的变化，因此，对每一个患者施加的拉伸动作是不同的。为追求最佳的拉伸效果，协调头部和上颈部的前屈与下颈部的后伸可能是一项挑战。

关于旋转分量，在拉伸中设置的旋转越多，胸锁乳突肌的胸骨头就越优先被拉伸，因为其在水平面的分量更大。拉伸中侧屈越多，胸锁乳突肌的锁骨头就越优先被拉伸，因为其在额状面的分量更大。

操作流程 6–7:斜角肌群

图 6–21 显示斜角肌群。前斜角肌在患者右侧显示,中后斜角肌在患者左侧显示。

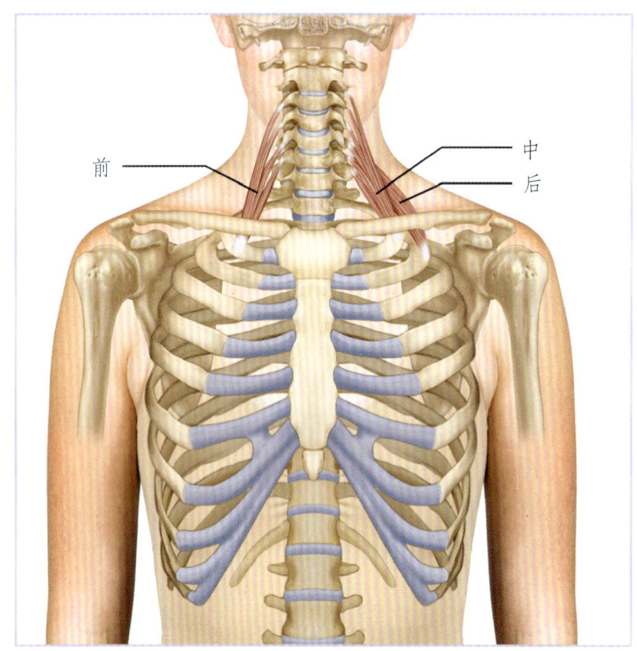

图 6–21 斜角肌群的前视图。

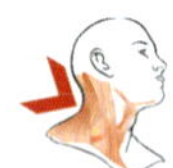

- 前斜角肌可使颈部前屈、侧屈和向对侧旋转,也可以向上提拉第 1 肋。
- 中斜角肌可以使颈部前屈和侧屈, 向上提拉第 1 肋。
- 后斜角肌可以使颈部侧屈,向上提拉第 2 肋。

斜角肌群的三块肌肉分别进行不同的动作:

- 前斜角肌可以在三个基本平面上移动颈部,使颈部前屈、侧屈和向对侧旋转。
- 中斜角肌可以在矢状面和额状面移动颈部,但不能在水平面移动。中斜角肌可以使颈部前屈和侧屈。
- 后斜角肌只能在额状面移动颈部,使下颈部侧屈。

因此,要将拉伸集中在肌群的任何一块肌肉上,需要对该肌肉进行特定的拉伸。本书展示的前中斜角肌拉伸为患者仰卧,头部超过治疗床头。后斜角肌拉伸时,患者仰卧,头部置于治疗床上。

右侧前斜角肌的多平面拉伸

- 患者取仰卧位,头部超过治疗床头。
- 将患者颈部向右侧旋转,预设旋转。
- 接下来,通过后伸和左侧屈来拉伸患者颈部。
- 需要用双手来支撑患者头部,不需要用手来稳定患者躯干。治疗床可以充分地稳定躯干。
- 右侧前斜角肌被拉伸至右旋、后伸和左侧屈的状态(图 6–22)。
- 左侧前斜角肌应被拉伸至左旋、后伸和右侧屈的状态。

右侧中斜角肌的多平面拉伸

- 患者取仰卧位,头部超过治疗床头。
- 用双手支撑患者头部和颈部,小心地使患者颈部后伸和左侧屈。
- 与前斜角肌拉伸一样,患者躯干由治疗床固定。
- 此时,右侧中斜角肌被拉伸至后伸和左侧屈的状态(图 6–23)。

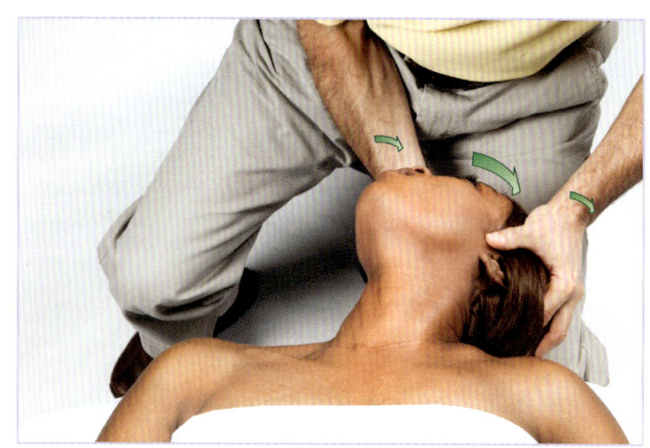

图 6–22 拉伸前斜角肌。

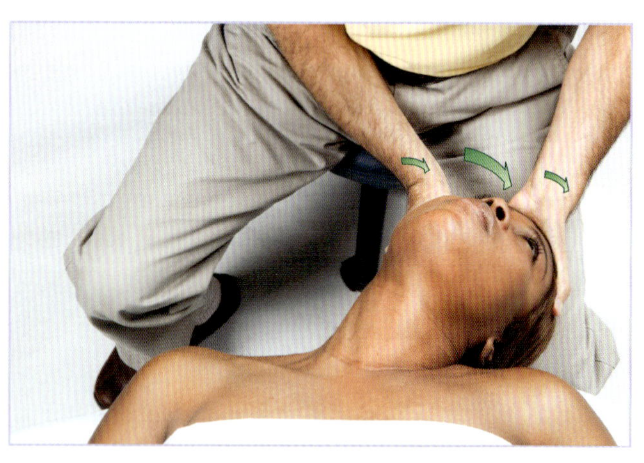

图 6–23 拉伸中斜角肌。

■ 左侧中斜角肌应被拉伸至后伸和右侧屈的状态。

■ 注意：由于没有旋转，患者的鼻子应始终指向天花板。

右侧后斜角肌的多平面拉伸

■ 患者取仰卧位，头部置于治疗床上，因为不需要后伸。

■ 拉伸患者颈部至左侧屈。

■ 注意：由于后斜角肌仅穿过并可移动下颈部，因此通过接触患者头部和上颈部的下方，可将拉伸集中在患者下颈部。

■ 由于拉伸主要集中在下颈部，因此，用右手稳定患者躯干尤为重要。

■ 因为没有旋转，患者的鼻子应该始终指向天花板。

■ 此时，右侧后斜角肌被拉伸至左侧屈的状态（图 6–24）。

■ 左侧后斜角肌应被拉伸至右侧屈的状态。

注：后斜角肌仅在额状面起作用；因此，只能在一个基本面上被拉伸，拉伸后斜角肌的方案在技术层面上不是多平面拉伸。

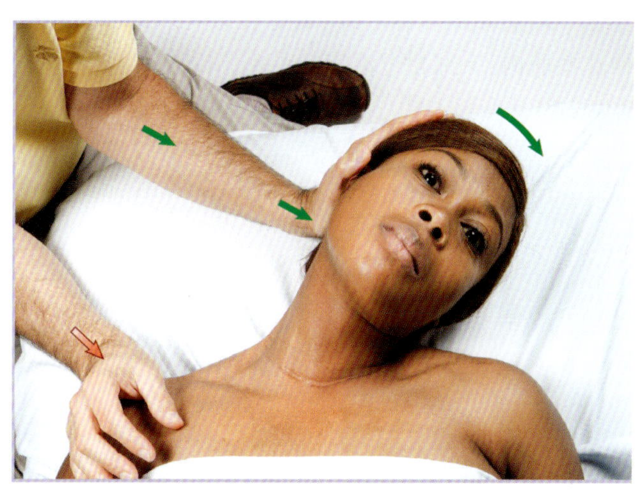

图 6–24 拉伸后斜角肌。

治疗师提示 6.6

斜角肌拉伸

因为中斜角肌几乎不参与颈部的旋转，所以拉伸时增加旋转似乎无关紧要。不过，在某些情况下这可能很重要。例如，如果拉伸右侧中斜角肌[通过后伸和侧屈患者颈部到对侧（左）侧的方式]，并将颈部的右旋添加到拉伸中，那么将会增加右侧前斜角肌的拉伸。如果右前斜角肌紧张，那么以这种方式进行拉伸将减小拉伸的运动范围，从而无法有效地拉伸右侧中斜角肌。如果前斜角肌紧张，那么即使不添加右旋，前斜角肌也可能干扰中斜角肌的拉伸。因此，当前斜角肌紧张，如果想要拉伸中斜角肌时，增加颈部左旋有助于拉伸，这样可以有效地放松右前斜角肌，使其不再干扰拉伸。此时可以进行进一步的后伸和左侧屈，以便更好地拉伸中斜角肌。

可见，即使目标肌肉不在某个平面内移动，也可以将该平面内的运动添加到拉伸中，以放松另一块肌肉，而另一块肌肉的紧张可能会限制目标肌肉被拉伸。

同样，由于后斜角肌不会在矢状面或水平面上移动颈部，因此，似乎不需要矢状面或水平面的运动来拉伸。然而，将患者的颈部移动到矢状面或水平面的运动可以放松颈部其他肌肉，使其不干扰后斜角肌的拉伸。

此外，斜角肌在吸气时会提升第 1 肋和第 2 肋。因此，为了最大限度地拉伸斜角肌，进行拉伸时，嘱患者呼气（从而降低肋骨）是很重要的。

操作流程 6-8：颈长肌和头长肌

图 6-25 显示颈长肌和头长肌，其位于颈前区较深的部位。颈长肌显示在患者右侧；头长肌显示在患者左侧。与斜角肌拉伸一样，最好在患者取仰卧位时拉伸这些肌肉，头部超过治疗床头。

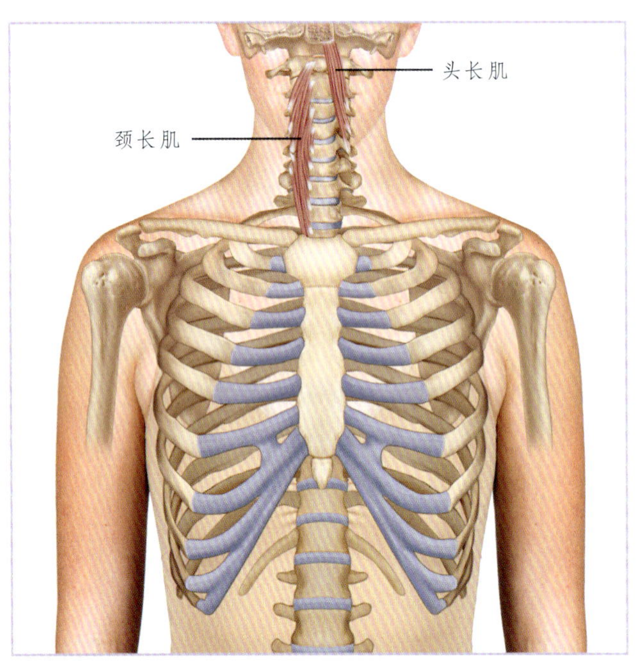

图 6-25　颈长肌和头长肌的正面图。

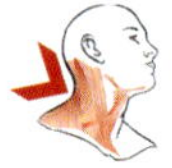

颈长肌和头长肌可使头颈部前屈、侧屈和向对侧旋转。

右侧长肌的多平面拉伸

- 患者取仰卧位，头部超过治疗床头。
- 用双手支撑患者头部。
- 将患者头颈部向右侧旋转来预设旋转。
- 拉伸患者头部至后伸和向左侧屈。
- 患者躯干由治疗床来稳定。
- 此时，右侧头长肌和颈长肌被拉伸至右旋、后伸和左侧屈的状态（图 6-26）。
- 左侧头长肌和颈长肌应被拉伸至左旋、后伸和右侧屈的状态。

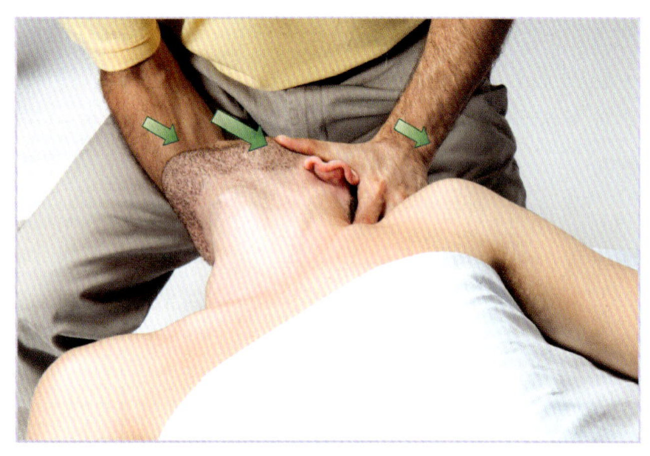

图 6-26　拉伸头长肌和颈长肌。

实践应用 6.4

拉伸颈部至后伸

附图显示，患者取仰卧位，颈部前屈肌被拉伸至后伸，头部超过治疗床头。屈肌也可以在患者取坐位时被拉伸至后伸，或患者取俯卧位，头部位于或超过治疗床头。（见第 8 章，图 8-20、图 8-21、图 8-23 至图 8-26，例如，俯卧位时颈部屈肌的拉伸。）

总结

治疗肌肉或其他软组织紧张的患者时，拉伸是一种非常有效的治疗方法。

典型的拉伸经常会产生一条张力线，该张力线会分布在整个功能性肌群。多平面拉伸是一种可以让治疗师对目标肌肉进行集中拉伸的方法。还可以通过在目标肌肉的所有动作平面上拉伸来优化目标肌肉的拉伸效果。进行多平面拉伸既简单又直接，因为只需要将患者颈部拉伸至与其运动方向相反的位置。

病例分析

病史与评估测试：

新患者Sam Capra，24岁，主诉右侧颈部疼痛并且十分僵硬。疼痛和僵硬已经持续3个多月。患者需要在电脑前工作，因此颈部疼痛让其很难正常完成工作。

治疗师做了全面的患者病史记录，了解到患者在大约10年前遭遇了一场车祸，这场车祸导致了其颈部疼痛和僵硬。后来这些最初的症状慢慢消失，但患者从此出现了周期性的颈部疼痛，通常是在特别忙碌或工作压力特别大时。疼痛通常持续1~2周，然后就会缓解，但此次发作的疼痛愈加激烈，而且很难缓解。

患者的母亲是一名按摩师。患者一直在尽可能频繁地接受母亲的按摩，这些按摩似乎有所帮助，但作用只是暂时的。患者的母亲称患者的右上斜方肌紧张，导致疼痛和僵硬，所以除了按摩，还指导患者进行右斜方肌的自我拉伸。指示患者用左手将头颈部拉下来，并向左前方拉伸。1个多月来，患者一直定期做这种拉伸运动，1天3次。患者称拉伸时感觉不错，但效果似乎不持久。患者目前的疼痛没有改善，非常气馁。运动范围评估显示，颈部向左侧屈减少15°、向右旋转减少15°、前屈减少10°，向左旋转减少5°。向左侧屈、右旋和屈曲再现了患者所经历的颈部疼痛。左旋会导致颈部右侧紧张，但不太剧烈，感觉与其他运动引起的疼痛不同。后伸和向右侧屈在正常范围内。进行椎间孔挤压试验，并要求患者进行咳嗽试验和Valsalva动作，结果均为阴性(评估流程见第3章)。触诊证实患者的右上斜方肌紧张，触诊时疼痛。还发现患者右侧深层头半棘肌和邻近的肩胛提肌有轻微的紧张感。

评估结束时，治疗师要求患者展示其右上斜方肌拉伸动作。患者的头颈部左侧屈并向左侧旋转。治疗师注意到患者在做拉伸运动时会使右肩带抬高。

思考题：

1.应该在Sam的治疗计划中加入多平面拉伸技术吗？为什么，或者为什么不？

2.如果多平面拉伸有价值，对Sam使用安全吗？如果是，依据是什么？

3.如果使用多平面拉伸，应该做哪些具体的拉伸动作？为什么？

复习题

选择题

1.以下哪种颈部位置通常令患者感到最不适？
A.前屈
B.后伸
C.右旋
D.向左侧屈

2.如果目标肌肉可使颈部后伸、向右侧屈和右旋，以下哪一项可以最有效地进行多平面拉伸？
A.前屈
B.前屈、向左侧屈和左旋
C.后伸、向左侧屈和左旋
D.向右侧屈和后伸

3.为什么要求患者在拉伸胸锁乳突肌时把下颌收拢？
A.后伸下颈部
B.增加胸锁乳突肌在额状面的拉伸
C.放松胸锁乳突肌
D.使头部和上颈部屈曲。

4.为了使右侧头夹肌做多平面拉伸，治疗师会对头部和颈部做哪项动作？
A.左旋、前屈和向左侧屈
B.右旋、后伸和向左侧屈
C.左旋、前屈和向右侧屈
D.右旋、前屈和向左侧屈

5.以下哪项最有可能触发肌梭(牵张)反射？
A.静态拉伸
B.目标肌肉拉伸太快
C.多平面拉伸
D.收缩放松拉伸技术

判断题

1.左上斜方肌的多平面拉伸是通过使颈部前屈、向右侧屈和左旋来完成。(　　)

2.拉伸患者颈部至向右侧屈可拉伸一组功能性肌群。(　　)

3.右前斜角肌的拉伸是通过使颈部前屈、向左侧屈和右旋来完成。(　　)

4.一般来说，正确的呼吸方式是嘱患者在进行拉伸时吸气。(　　)

5.拉伸会产生一条张力线，将关节另一侧的软组织拉伸，与运动方向相反。(　　)

简答题

1.为什么多平面拉伸更准确的名称为多基本平面拉伸？

____

2.在开始拉伸之前，用什么术语来描述将患者的颈部旋转？

____

3.头半棘肌不参与旋转，为什么头半棘肌的多平面拉伸时会增加旋转？

____

4.颈部拉伸时，稳定手如何增加肩胛提肌的拉伸？

____

匹配题

1.功能性肌群	____辅助拉伸
2.治疗师拉伸患者	____无辅助拉伸
3.静态拉伸	____长时间保持拉伸姿势
4.患者自我拉伸	____短时间保持拉伸姿势
5.目标肌肉	____所有功能相同的肌肉
6.动态拉伸	____被拉伸的肌肉

可扫描二维码查看答案

第 7 章　收缩–放松拉伸

本章目录

学习目标

1. 解释为什么收缩–放松拉伸(CR)也被称为本体感觉神经肌肉促进疗法和(或)等长收缩后放松拉伸。
2. 描述 CR 拉伸的机制。
3. 分步骤概述 CR 拉伸的操作流程方案。
4. 描述治疗手和稳定手的作用。
5. 解释为什么患者在 CR 拉伸期间可以进行等长收缩或向心收缩。
6. 描述 CR 拉伸期间患者常用呼吸方式。
7. 解释为什么拉伸不能做得太快或幅度太大。
8. 定义本章中每个关键术语并解释其与 CR 拉伸技术的关系。
9. 对本章介绍的功能性肌群分别进行 CR 拉伸。

注：本章图中绿色箭头表示运动，红色箭头表示稳定，黑色箭头表示静态保持的位置。

引言

CR拉伸是一种拉伸技术，令患者先收缩目标肌肉然后放松并拉长，因此得名。CR拉伸利用本体感觉神经反射，即高尔基腱器官(GTO)反射(也在第9章中提到)，以促进目标肌肉的拉伸。因此，其又被称为本体感觉神经肌肉促进疗法(PNF)，或等长收缩后放松(PIR)拉伸，因为患者通常对目标肌肉进行等长收缩。然后再进行放松。CR拉伸涉及神经反射，被视为一种高级的拉伸形式，CR拉伸通常比标准拉伸有效。CR拉伸的特点在于，一旦治疗师熟悉并适应了其作用机制，几乎任何拉伸都可以转化为CR拉伸。CR拉伸尤其适用于长期对标准拉伸没有很好反应的患者。

框 7-1

收缩-放松的操作流程

- 右侧屈肌
- 左侧屈肌
- 伸肌
- 伸肌/右侧屈肌
- 伸肌/左侧屈肌
- 右旋肌
- 左旋肌
- 屈肌
- 屈肌/右侧屈肌
- 屈肌/左侧屈肌

机制

CR拉伸的生理机制是GTO反射，这是一种保护反射，可以防止肌腱撕裂。CR拉伸是一种技术，即治疗师利用这种反射来帮助拉伸患者的目标肌肉。

当肌肉收缩时，腱反射向肌肉发出抑制信号，使其放松。所以CR拉伸操作流程的步骤1是嘱患者等长收缩目标肌肉以对抗治疗师的阻力。患者通常保持抗阻力等长收缩5~8秒。由于腱反射可以抑制目标肌肉，当患者放松目标肌肉时，治疗师可以将患者的部分肢体被动地向远处移动，这样可以更大程度地拉伸目标肌肉。这个步骤通常重复3~4次。

CR拉伸通常是在患者等长收缩目标肌肉的情况下进行的，但可以改为患者向心收缩目标肌肉。两种方法都是有效的。以患者舒适度为基础选择等长收缩或向心收缩(本书图示中使用等长收缩)。注意：为患者进行抗阻收缩和拉伸的手称治疗手，也称拉伸手或阻力手。另一只手用作稳定手，以稳定患者的肩带或躯干。

技术概述

GTO反射是CR拉伸的原理。以下是以右侧屈肌群为目标肌肉对CR拉伸技术的概述。本章介绍了在治疗师帮助下拉伸的辅助CR拉伸。但对于患者来说，经常需要在没有治疗师的帮助下进行无辅助CR拉伸。关于无辅助CR拉伸的更多信息见第11章。

起始位置

- 患者取仰卧位，治疗师朝向右侧坐在治疗床头。左手是治疗手，置于患者头部的右侧。
- 右手是稳定手，置于患者右侧肩带。
- 肘部贴近躯干，这样在用治疗手按压患者并用稳定手抵抗患者可能的运动时可以将核心重量置于前臂和手后方(图7-1)。

治疗师提示 7.1

与患者沟通

因为CR拉伸涉及许多步骤和特定的呼吸方式，在和患者合作之前最好嘱患者提前练习。第一次对从未接受过CR拉伸的患者进行CR拉伸时，首先向患者简要介绍CR拉伸的方法也会很有帮助。解释在拉伸时，患者需要如何抗阻运动和放松。告诉患者按压阻力大致的时间和重复次数，同时介绍呼吸方案。这将允许患者在治疗师开始该技术之前给予知情的口头同意，也将使治疗师更容易进行CR拉伸。

框 7-2

GTO 反射

GTO 反射是一种保护肌腱免受撕裂的本体感受神经反射。肌腹收缩的力量通过牵拉其肌腱传递给骨附着点。如果这种收缩太强,拉力可能会撕裂肌腱。GTO 反射通过监测肌腱内张力来防止这种情况发生(拉伸)。如果拉伸太强,GTO 反射通过感觉神经元向脊髓发送信号,并与抑制下运动神经元的中间神经元建立突触联系,该中间神经元抑制肌肉下运动神经元,达到放松效果,从而减轻肌腱上的力(见右图)。治疗师可以在 CR 拉伸中利用 GTO 反射,即嘱患者首先收缩目标肌肉。如果收缩力足够强,就会触发 GTO 反射,使目标肌肉被抑制和放松。目标肌肉拉伸的效果比其他情况下更显著。

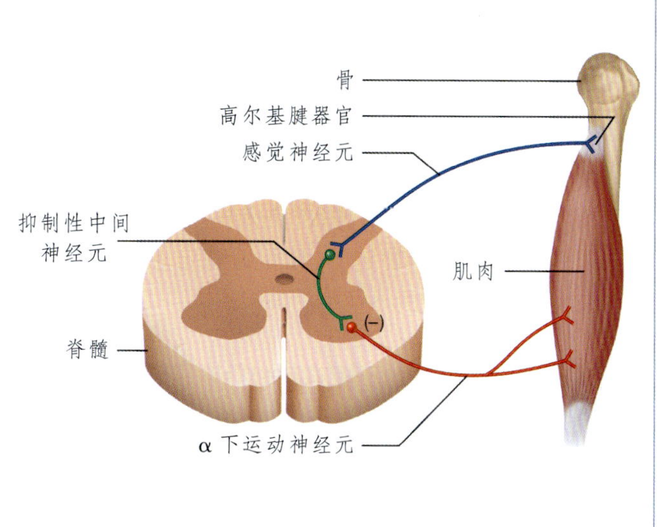

替代位置

通常使用五种替代位置。

- 第一种是交叉前臂,用右手接触患者头部,用左手稳定患者的右侧肩胛骨(图 7-2A)。这个姿势的缺点是很难将肘部贴近躯干并利用核心。这个位置更依赖治疗师肩部肌肉组织的力量。
- 第二种是交叉前臂,用前臂接触患者头部(图 7-2B)。这种接触的优势是治疗师的手自然地置于患者的肩部以稳定患者的躯干。缺点是治疗师很难利用核心力量移动和拉伸患者,大部分力量来自肩部肌肉。
- 第三种是将肘部置于治疗床上,前臂与肩带接触,稳定患者肩带(图 7-2C)。这样做的好处是可以把身体的重量靠在治疗床上,减轻手和腕关节稳定患者的压力。
- 第四种是用前臂的前表面稳定患者的肩带(图 7-2D)。与第三种位置相似,让体重靠在患者身上,可

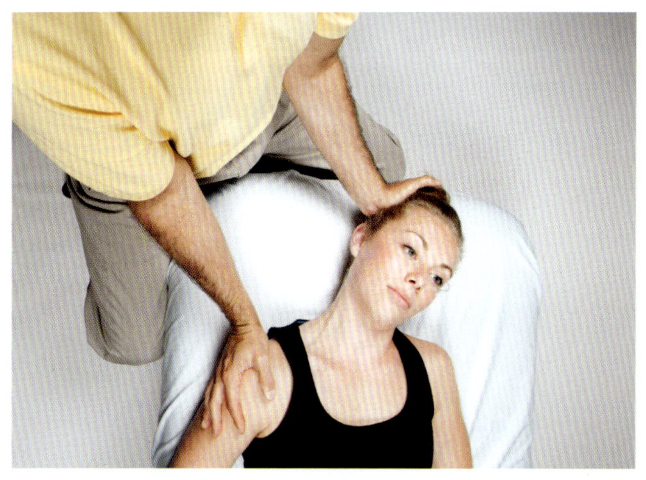

图 7-1 右侧屈肌群 CR 拉伸的起始位置。注意治疗师的肘部贴近躯干。

治疗师提示 7.2

利用核心

治疗师一开始把肘部贴近躯干可能会感觉不适。然而,经过练习,这个操作方式会变得舒适。这个姿势的优势是治疗师可以利用核心力量抵抗患者收缩并稳定患者躯干/肩带,而不是过度依赖肩部肌肉组织。对于肥胖的治疗师和胸部较大的女性治疗师,如果很难一直保持肘部贴近躯干,则将肘部置于核心前方,尽可能贴近躯干。如果很难把双肘贴近躯干,可以将发力最多的肘部贴近躯干。有意识地外旋肩关节, 可以帮助治疗师保持肘部向内。练习这个姿势一段时间,就可以熟练掌握。

以减轻手和腕关节稳定患者的压力。

■ 第五种是肩关节内旋，肘关节屈曲(图 7–2E)。此时无法通过堆叠上肢关节利用核心肌肉力量，但便于治疗师将体重靠在患者的肩带和躯干上。

初始拉伸

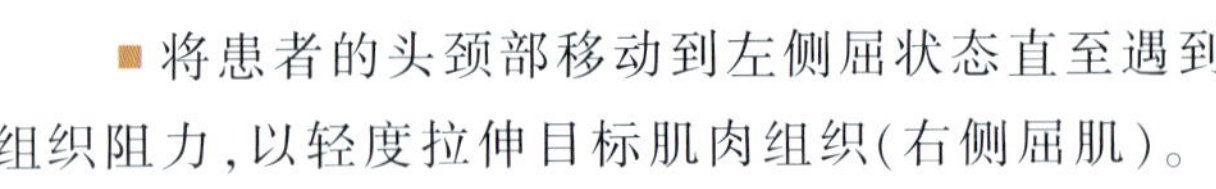

■ 将患者的头颈部移动到左侧屈状态直至遇到组织阻力，以轻度拉伸目标肌肉组织(右侧屈肌)。

■ 开始右侧屈肌的拉伸(图 7–3)。

■ 另一只手作为稳定手，握住并稳定患者的右肩带，使其在拉伸过程中不会抬高。

第一次重复，步骤 1：患者肌肉收缩

■ 在目标肌肉拉伸的位置，嘱患者吸气，然后用治疗手给予轻微阻力，等长收缩目标肌肉 5~8 秒。

■ 该收缩触发了 GTO 反射，抑制并放松目标肌肉。

■ 在这个示例中，患者等长收缩右侧屈肌群，试图使颈部回到解剖位置(图 7–4A)。

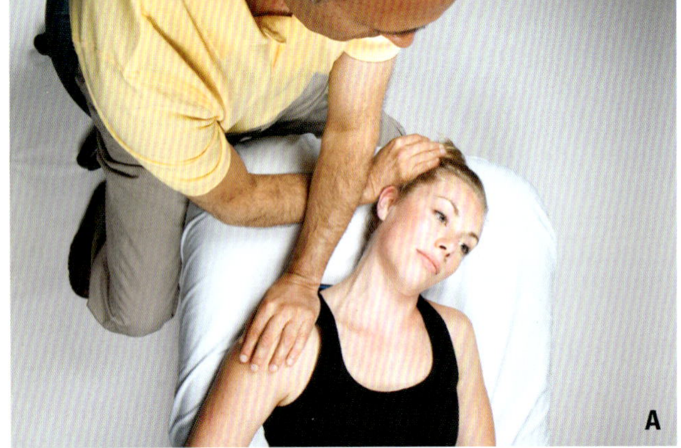

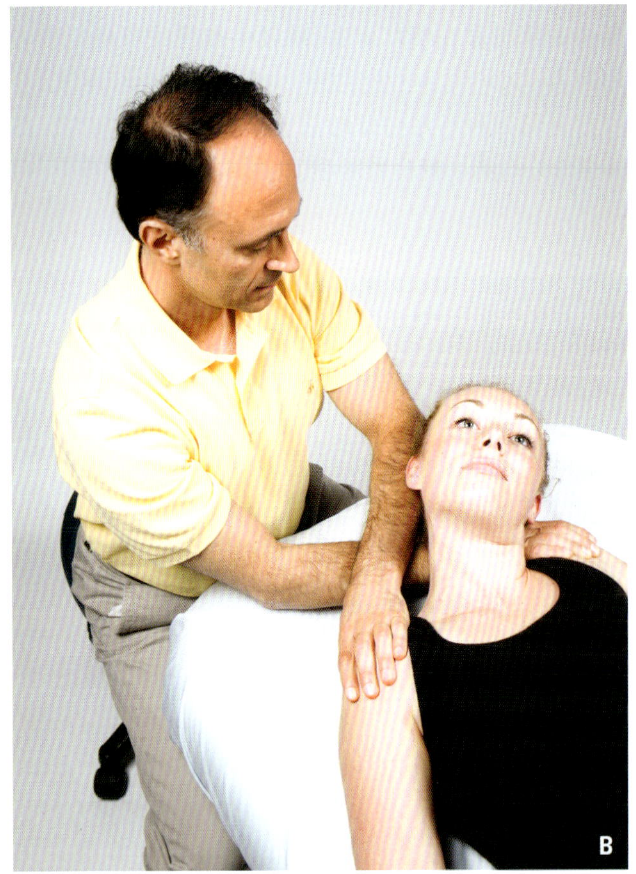

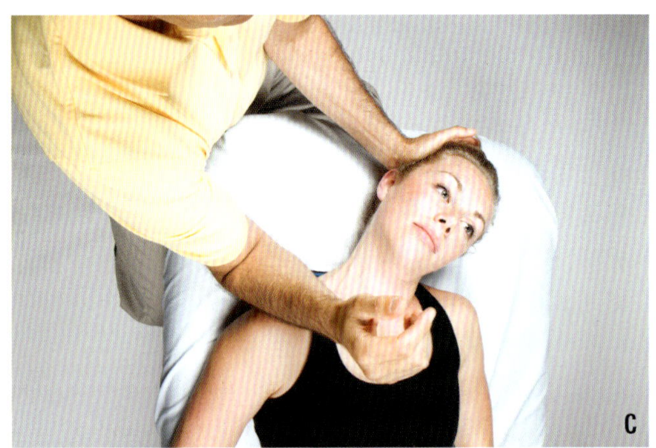

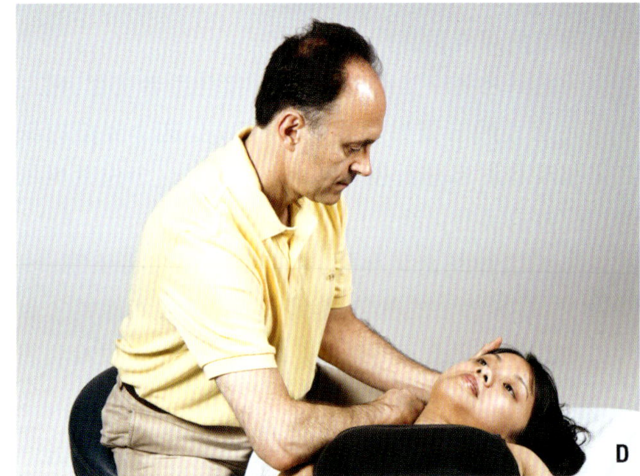

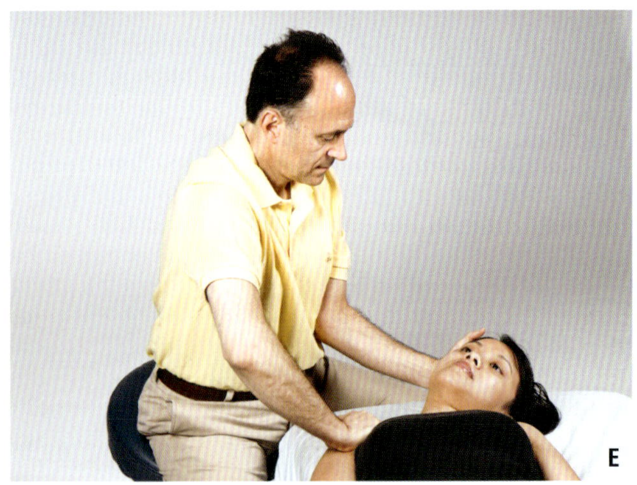

图 7–2 替代的起始位置。

■ 每次重复时的呼吸方案是嘱患者在对抗阻力时屏住呼吸或呼气。

第一次重复，步骤 2：收缩后拉伸

■ 嘱患者放松，治疗师被动拉伸目标肌肉直至感受到阻力。

■ 保持这个拉伸位置 1~3 秒。

■ 因为 GTO 反射，目标肌群会比初始拉伸时延展性更好。

■ 在这个例子中，患者颈部会进一步左侧屈（图 7-4B）。

第二次重复

■ 从第一次重复结束时达到的拉伸位置开始，重复步骤 1 和 2（图 7-5）。

■ 这次患者的等长收缩（保持 5~8 秒）应该是中等强度的。

■ 当患者放松时，将其头颈部进一步左侧屈直至感受到阻力，以轻度增加目标肌肉的拉伸。

第三次重复

■ 从第二次重复结束时的拉伸位置开始，重复步骤 1 和步骤 2（图 7-6）。

> **治疗师提示　7.3**
>
> **倒计时**
>
> 患者肌肉收缩时，可以轻轻地重复一些话语，如“抵抗”或“保持收缩”，来鼓励患者保持收缩。也可以在患者收缩时倒计时，嘱患者收缩然后开始轻轻地数。例如，可以连续说“7、6、5、4、3、2、1、放松”。或以鼓励患者收缩的话语开始，然后用剩余时间完成倒计时，如“抗阻……就这样……继续收缩……3、2、1、放松”。倒计时的好处是让患者知道需要继续收缩多久。

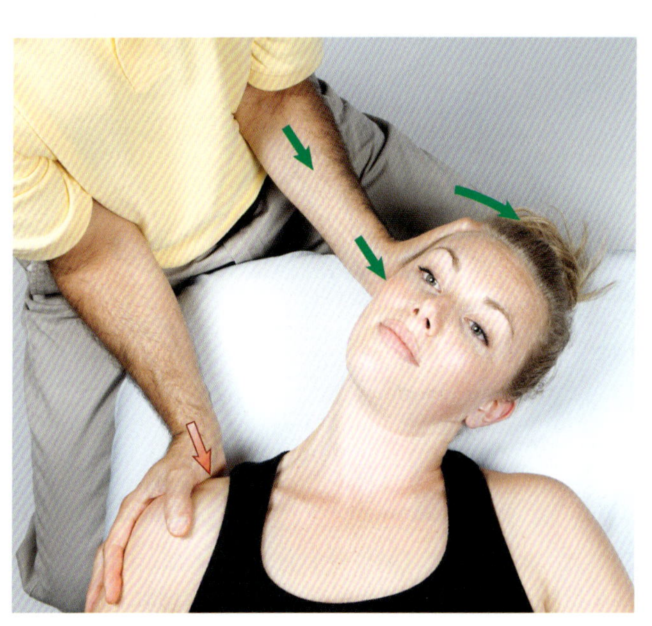

图 7-3　治疗师拉伸患者的起始位置。

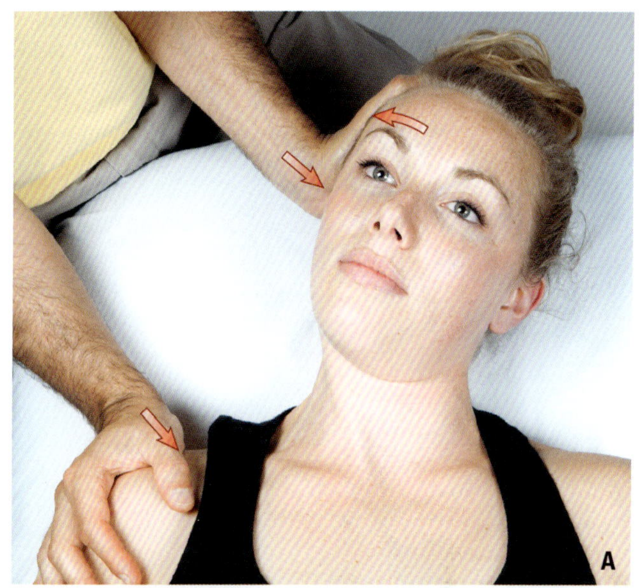

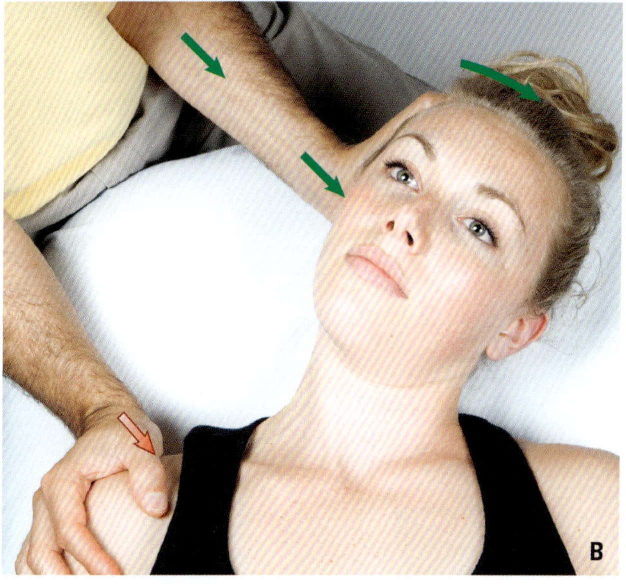

图 7-4　第一次重复。(A)步骤 1：患者右侧屈肌等长收缩以对抗治疗师阻力。(B)步骤 2：收缩后，患者放松，治疗师进一步拉伸患者左侧屈。

■ 这一次，患者的等长收缩（保持 5~8 秒）应该在无不适的前提下尽可能用力。

■ 当患者放松后，使头颈部进一步向左侧屈，直至遇到组织阻力，以轻度增加目标肌肉的拉伸。

■ 注：如果需要，可以按照同样的步骤进行第四次重复。

■ 在最后一次重复时，达到拉伸的终末位置后，许多治疗师会将拉伸的位置保持更长时间，通常是 10~20 秒。

技术操作

在进行 CR 拉伸时，请记住以下几点。每一点都涉及 CR 拉伸技术的一个特定方面。理解并应用以下指南将有助于更有效地进行 CR 拉伸。

收缩：逐步增加

每次 CR 拉伸重复的目标是建立在上一次拉伸基础上，使拉伸程度逐渐增加。这可以通过逐渐提高患者收缩强度来实现。例如，嘱患者进行三次重复动作，按以下方法：

■ 第一次重复，嘱患者在轻度阻力下轻微收缩目标肌肉。

■ 第二次重复，嘱患者以中等力量抗阻收缩。

■ 第三次（也可能是第四次）重复，嘱患者尽可能强而有力地收缩目标肌肉。

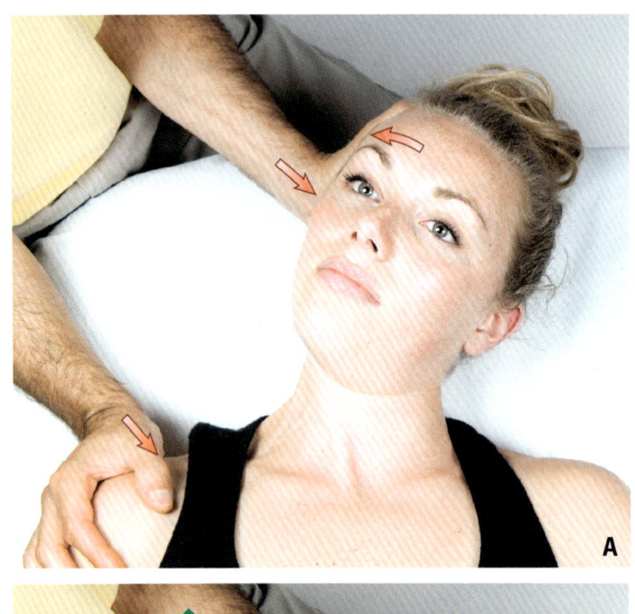

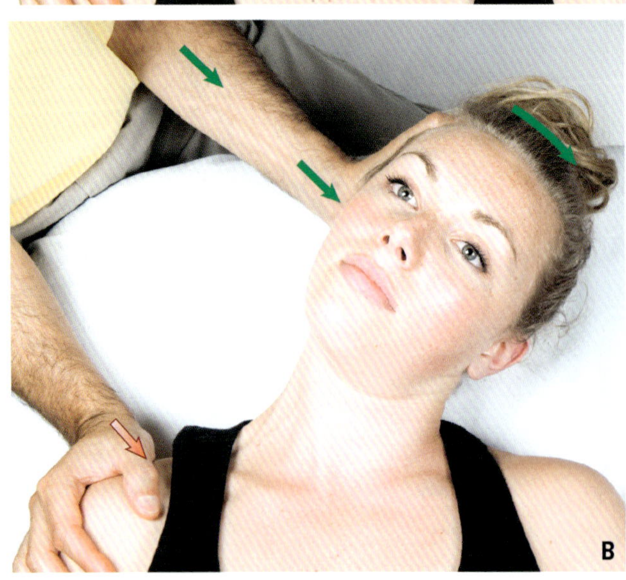

图 7–5 第二次重复。(A)步骤 1：患者肌肉收缩。(B)步骤 2：进一步拉伸。

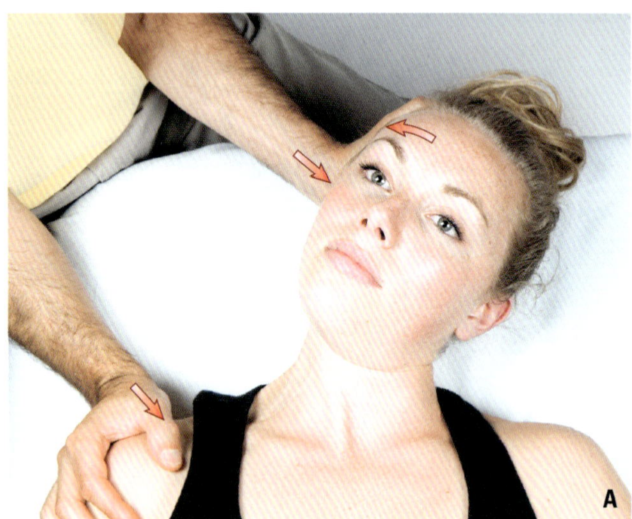

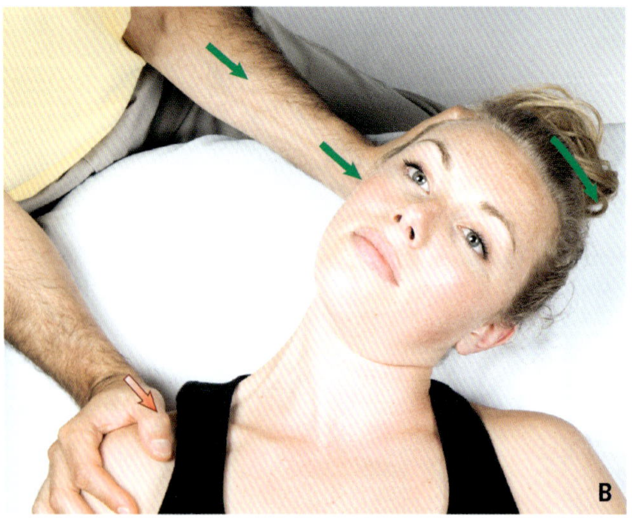

图 7–6 第三次重复。(A)步骤 1：患者肌肉收缩。(B)步骤 2：进一步拉伸。注意与前两次重复相比，运动范围增加。

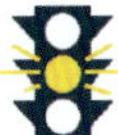

如果患者太用力或太突然地收缩，肌肉就有可能被拉伤或撕裂。告诉患者，“慢慢增强收缩的力度，这样就不会伤害到自己，但是尽可能在安全的前提下用力收缩。”

阻力：治疗师的角色

当为患者等长收缩提供阻力时，记住这不是治疗师和患者之间的竞争。治疗师需要给予患者阻力，而不是超过患者的力。因此，治疗师的力必须等于患者的力量，这样目标肌肉的收缩才是等长的。当告诉患者放松时，治疗师必须立即减轻压力，以免患者突然被推到拉伸状态。

治疗师提示 7.4

支撑核心

如果患者的收缩非常有力，以至于治疗师无法给予充分的阻力，也许是因为治疗师与患者体型相差很大，可以通过将肘部置于核心前方来弥补。这个姿势可以使治疗师的体重落在前臂和手后方。如果力量还不够，尝试一侧足部在身后蹬地并与力线一致，这样就可以借助下肢力量支撑核心。

姿势：监测患者

虽然习惯于每次重复都是从前一次拉伸结束的位置开始，但这其实没有必要。有时，如果目标肌肉被很大程度地拉长，患者从该位置收缩目标肌肉会很困难或不适。延长性主动不足原理解释了这种难度。延长性主动不足是指延长的肌肉收缩时，其收缩力量会减弱，因为在拉伸状态下肌小节中形成的肌动-肌球蛋白联桥数量比静息长度下更少。此时，如果患者抗阻收缩，实际上可能会降低 GTO 反射的有效性，并减弱拉伸的效果。让患者颈部回到一个更中立(更接近解剖位置)的位置来开始下一次收缩通常效果更好。

即使收缩时患者的颈部仍处于上一次重复获得的拉伸位置，如果患者向心收缩而不是等长收缩，那么上一次重复中获得的拉伸位置将减少或丢失。这种方式并不是不可取的。CR 拉伸技术的要点是患者收缩目标肌肉组织，从而启动 GTO 反射来抑制和放松目标肌肉组织，使拉伸更有效。只要选择的位置有助于患者在无不适的前提下收缩目标肌肉组织，都能有效地进行 CR 拉伸。为了保持一致性，本书中演示的 CR 拉伸将从上一次拉伸结束位置开始下一次重复。在实践中使用该技术时，应以患者最适应和最有效的方式进行这种拉伸。

拉伸：缓慢而舒适

拉伸目标肌肉组织时，无论是初始拉伸还是每次重复时，都要缓慢进行拉伸，不要强迫。如果目标肌肉拉伸得太快或幅度太大，可能会触发肌梭反射，也称为牵张反射，导致目标肌肉痉挛，从而影响拉伸的效果(关于肌梭反射的更多信息见第 2 章)。因此，拉伸应始终在患者舒适的前提下缓慢进行。需要强调，当感觉到目标组织对拉伸产生抵抗时，停止增加拉伸。由于进行了 3~4 次重复，每次重复增加少量拉伸即可在 CR 拉伸结束时获得良好的效果。

手的放置：治疗手和稳定手

进行 CR 拉伸时，治疗手的位置不能使患者感到不适。治疗师的手应尽可能大面积接触，以便在患者肌肉收缩时，手对患者头部的压力尽可能均匀地分布。此外，把手置于患者头部一侧时，一定不要把手贴放在耳边，因为这样会使患者非常不适。

稳定手的位置也很关键。如果没有正确的固定，患者的肩带和躯干可能会移动，从而影响对目标肌肉组织的拉伸。稳定手的位置也不能使患者感到不适，并尽可能大面积接触。

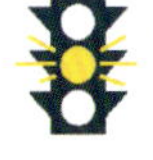

治疗手和稳定手的放置通常需要治疗师的腕关节伸展。为了腕关节的健康，压力与患者的接触点应该是手掌根部(腕区)。如果直接通过手掌或手指施加压力，腕关节会过伸并可能受伤。由于腕关节较为脆弱，正确的生物力学位置至关重要。

呼吸

进行 CR 拉伸时，通常嘱患者在步骤 1 等长收缩之前深呼吸。等长收缩期间，患者可以屏住呼吸或呼气。如果患者在等长收缩时屏住呼吸，那么在步骤 2 进行拉伸时，患者应该呼气。如果患者在等长收缩过程中呼气，那么在步骤 2 进行拉伸时，患者应继续呼气（如果患者没有足够的气息来持续呼气，那么可以在收缩后暂停一段时间，这样患者可以再次呼吸，然后在拉伸时呼气）。患者必须在下一次等长收缩重复开始前再次吸气。在步骤 2 中，当患者等长收缩时，一般认为呼气比屏住呼吸更好，因为持续的呼吸可以确保氧和血液更好地循环到组织中。注：如果 CR 拉伸与主动肌收缩（AC）拉伸相结合来进行收缩-放松主动肌收缩（CRAC）拉伸（见第 9 章），在 CR 拉伸时患者必须在等长收缩期间屏住呼吸。

7.5 治疗师提示

选择呼吸方案

在 CR 拉伸技术中有两种呼吸方案可供选择，通常，对抗阻力时，最好嘱患者呼气。但是，如果治疗师预计还会对患者应用 CRAC 拉伸，无论是在治疗期间还是在将来，最好指导患者在对抗阻力时屏住呼吸。否则，患者需要重新学习 CRAC 拉伸 CR 部分的呼吸模式。CR 拉伸与 CRAC 拉伸 CR 部分的不同呼吸模式可能会令人困惑。

阻力方向

可以在基本面或斜切面上提供阻力。三个基本面分别是矢状面、额状面和水平面，斜切面指不完全是矢状面、额状面或水平面的任何平面（即由两个或三个基本面组成）。图 1-7 介绍了基本面。当患者在斜切面收缩时，通常是一种矢状面屈伸和额状面侧屈相结合的“对角”运动。进行 CR 拉伸时，水平面旋转通常不与另一平面的运动相耦合。当患者在另一个基本面或斜切面上移动时，让其在水平面旋转可能会使患者感到困惑。治疗师也很难抵抗水平面旋转，因为旋转运动很难用手抵抗。另外，如果没有很好地抵抗旋转运动，会拉扯皮肤使患者感到不适。

关于增加水平面旋转的方法，见实践应用 7.1 和 7.3。如果加上右旋转，将优先拉伸右侧屈肌，即左旋肌；如果加上左旋转，将优先拉伸左侧屈肌，即右旋肌。

在进行 CR 拉伸时，将水平面旋转添加到斜切面拉伸中需要实践经验。在尝试之前，最好先练习本章介绍的 CR 拉伸操作流程。

收缩-放松拉伸操作流程

下面的操作流程展示了 10 种颈部 CR 拉伸的不同应用。根据被拉伸肌群的功能性来区分。（右）侧屈肌的操作流程已经在“技术概述”部分中展示。其他操作流程将按照以下步骤解释和说明：起始位置、患者初始拉伸、第一次重复和第二次重复。然后解释如何进行第三次和可能的第四次重复。

操作流程 7-1：右侧屈肌

图 7-7 为使头颈部右侧屈的功能性肌群。这些肌肉位于颈部右侧。右侧屈肌群的 CR 拉伸见“技术概述”（图 7-1 至图 7-6）。

右侧屈的功能性肌群

包括以下右侧肌肉：

斜方肌	枕下肌群
头夹肌	胸锁乳突肌
颈夹肌	斜角肌群
肩胛提肌	椎前肌群
竖脊肌群	舌骨肌群
横突棘肌群	

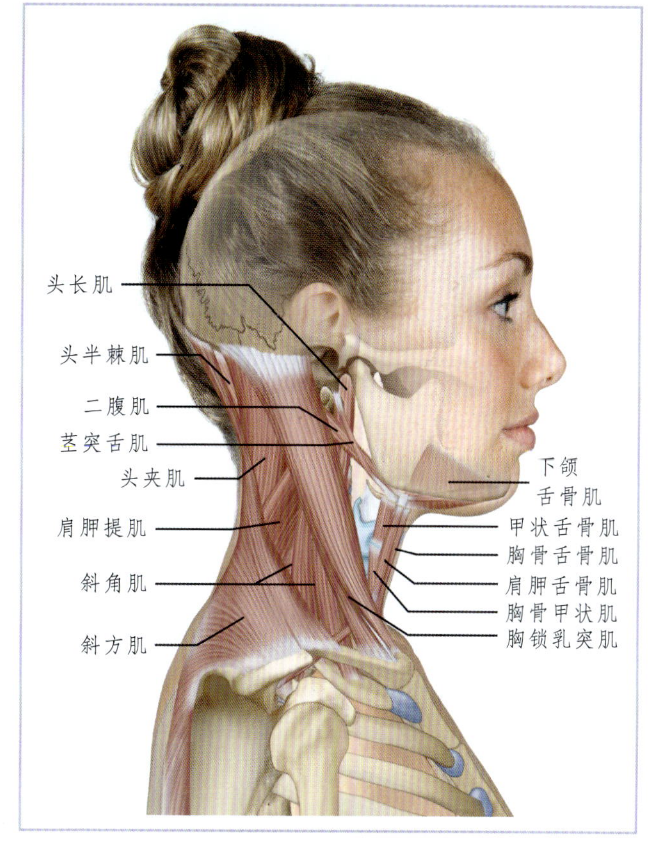

图7–7　头颈部右侧屈肌。

操作流程7–2：左侧屈肌

图7–8为使头颈部左侧屈的功能性肌群（图注见图7–7）。这些肌肉位于颈部左侧。用CR拉伸方法拉伸头颈部左侧屈的功能性肌群，按图7–1至图7–6所示方法，但要转换至身体左侧。

左侧屈的功能性肌群

包括以下左侧肌肉：

斜方肌	枕下肌群
头夹肌	胸锁乳突肌
颈夹肌	斜角肌群
肩胛提肌	椎前肌群
竖脊肌群	舌骨肌群
横突棘肌	

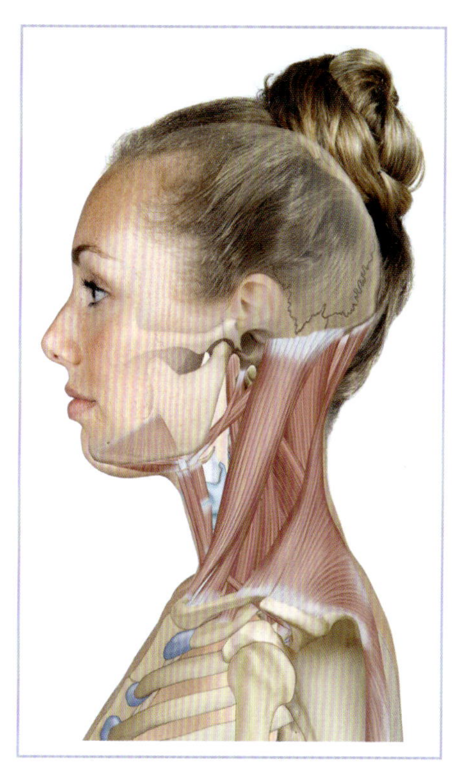

图7–8　头颈部左侧屈肌。

操作流程 7-3：伸肌群

图 7-9 为使头颈部后伸的功能性肌群。这些肌肉位于颈部的后侧。图 7-10 至图 7-13 展示了头颈部伸肌群的 CR 拉伸。

后伸的功能性肌群

斜方肌	竖脊肌群
头夹肌	横突棘肌
颈夹肌	枕下肌群
肩胛提肌	

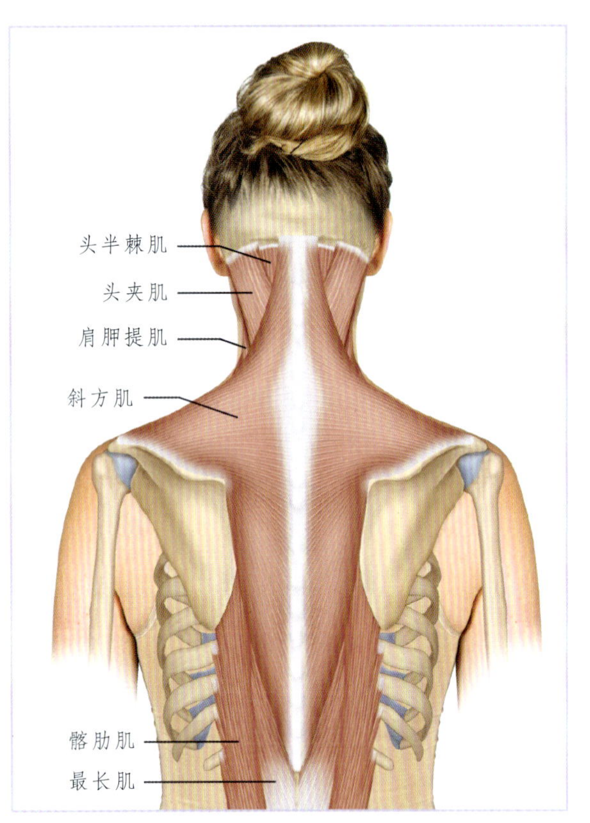

图 7-9 头颈部伸肌。

起始位置

■ 患者取仰卧位，治疗师坐在治疗床头。

■ 将治疗手置于患者头部下方（头后部），稳定手置于患者上躯干（图 7-10）。

治疗师提示 7.6

降低重心拉伸伸肌群

为了获得最佳的身体力学，治疗师需要把核心置于拉伸的力线上。患者会向后和向下用力，尝试后伸头颈，然后上推患者头部可进一步拉伸伸肌。进行这个拉伸动作时，身体核心需要低一些。可以让肘部贴近核心，用核心来抵抗和移动患者，而不是用肩部肌肉组织。如果使用的是电动升降床，则只需要把治疗床抬高。另一个有用的建议是，尽可能地把肘部置于治疗床上。患者头颈部需要充分屈曲，以保证头后和治疗床之间有足够的空间放置治疗师的前臂。

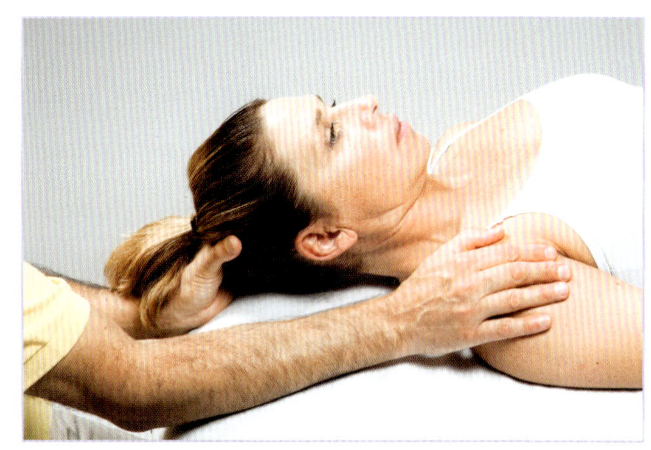

图 7-10 起始位置。

患者初始拉伸

■ 首先使患者头颈部前屈直至遇到组织阻力，来轻轻拉伸目标肌肉（伸肌），启动目标肌肉的拉伸（图 7-11）。

■ 患者头部抬起，治疗师支撑并托举时，抓握要轻柔且应大面积接触，不能使患者感到不适。

■ 治疗师的抓握还要稳定和安全。如果患者没有感觉到治疗师安全地托住其头部，就不会放松让治疗师做拉伸运动。相反，患者会保护并收紧颈部肌肉，以

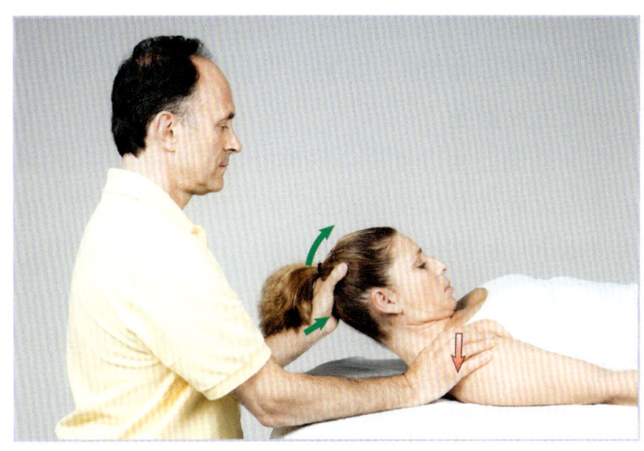

图 7-11 初始拉伸。

防止头部坠落。

第一次重复：患者肌肉收缩

- 当患者处于初始拉伸位置时，嘱患者在治疗师的阻力下对目标肌肉进行 5~8 秒的轻微等长收缩（尝试将头颈部后伸）（图 7-12A）。
- 嘱患者放松。
- 每次重复时呼吸的原则是，当患者抗阻收缩时，应屏住呼吸或呼气。

第一次重复：收缩后拉伸

- 患者放松后，进一步屈曲患者头颈部直至遇到阻力，来轻度增加目标肌肉的拉伸（图 7-12B）。
- 保持拉伸姿势 1~3 秒。
- 稳定手握住并稳定患者的上躯干，使其在拉伸

治疗师提示 7.7

稳定两侧躯干

拉伸伸肌时，如果患者躯干两侧都倾向于离开治疗床，那么使用下图中所示的手部位置可能会更好，这可以让治疗师稳定患者上躯干的两侧。

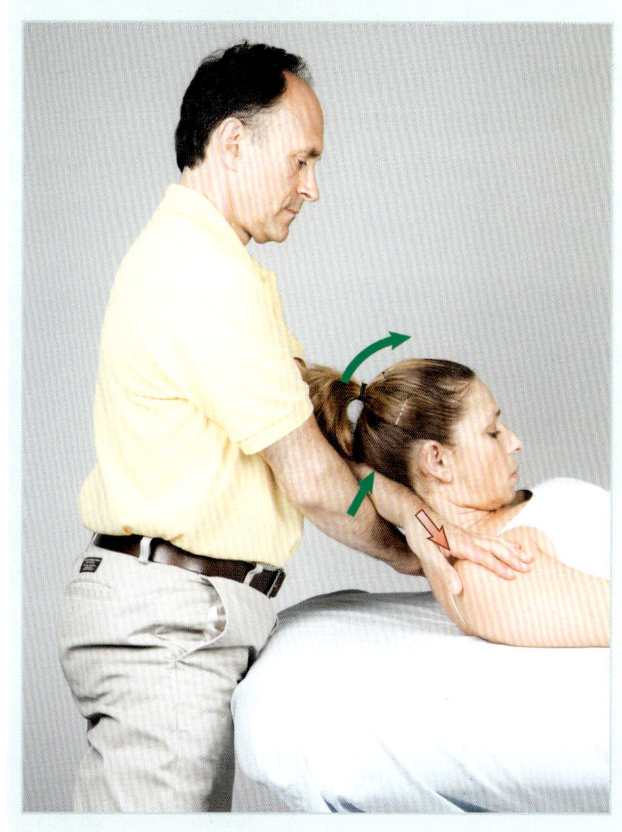

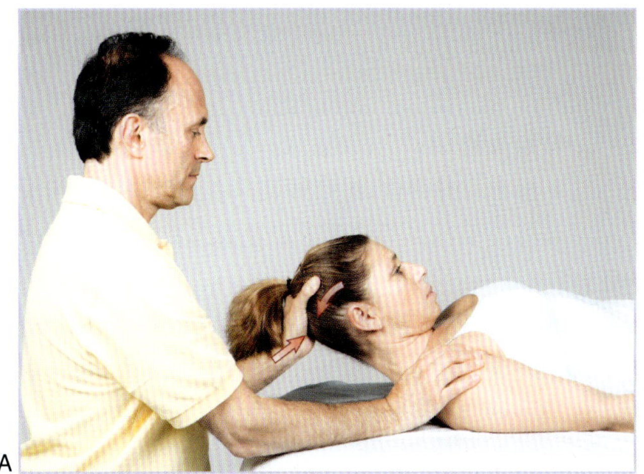

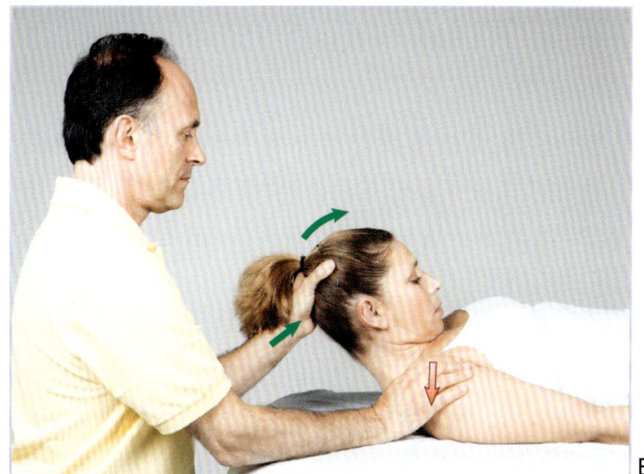

图 7-12 第一次重复。

过程中不会离开治疗床。因为需要一只手来做拉伸，所以只有一只手可以用来稳定。这意味着患者上躯干只有一侧可以得到稳定。

第二次重复：患者肌肉收缩

■ 从第一次重复结束时达到的拉伸位置开始，嘱患者再次抗阻等长收缩目标肌肉组织 5~8 秒(图 7-13A)。

■ 这一次，嘱患者在对抗阻力时，以适中的力度进行收缩。

第二次重复：收缩后拉伸

■ 患者放松后，进一步屈曲患者头颈部直至遇到阻力，来轻度增加目标肌肉的拉伸(图 7-13B)。

■ 保持拉伸姿势 1~3 秒。

第三次重复

■ 从第二次重复拉伸结束时达到的位置开始，嘱患者再次收缩目标肌肉组织，在阻力的作用下等长收缩 5~8 秒，在安全的前提下，这一次的收缩力度要尽可能大。

■ 患者放松后，进一步屈曲患者头颈部直至遇到阻力，来轻度增加目标肌肉的拉伸。

■ 如果需要，可以重复第四次。

■ 保持最后一次重复拉伸的姿势约 10 秒。

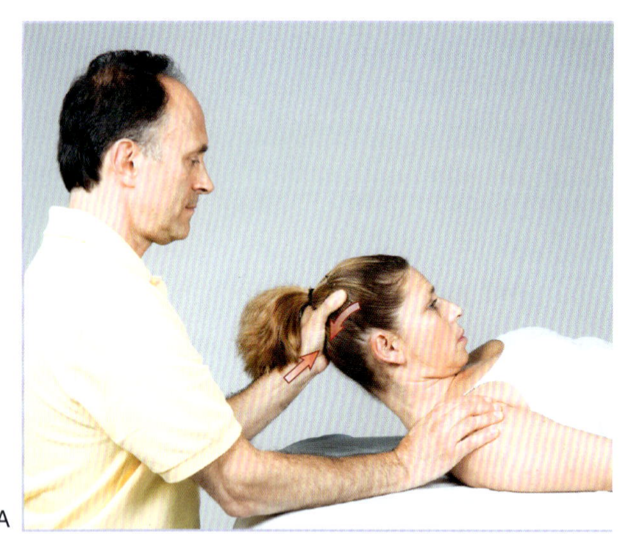
A

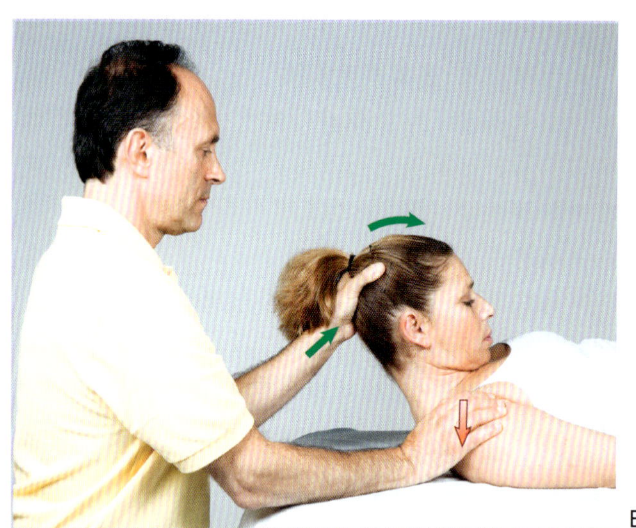
B

图 7-13 第二次重复。

操作流程 7-4：伸肌/右侧屈肌

图 7-14 为使头颈部后伸和右侧屈的功能性肌群。这些肌肉位于颈部右后外侧(背部右侧)。图 7-15 至图 7-18 展示了这一功能性肌群的 CR 拉伸。

起始位置

■ 患者取仰卧位，治疗师朝向右侧坐在治疗床头。

■ 将左手(治疗手)置于患者头部右侧(右后外侧)后方。

■ 右手(稳定手)置于患者右肩带(图 7-15)。

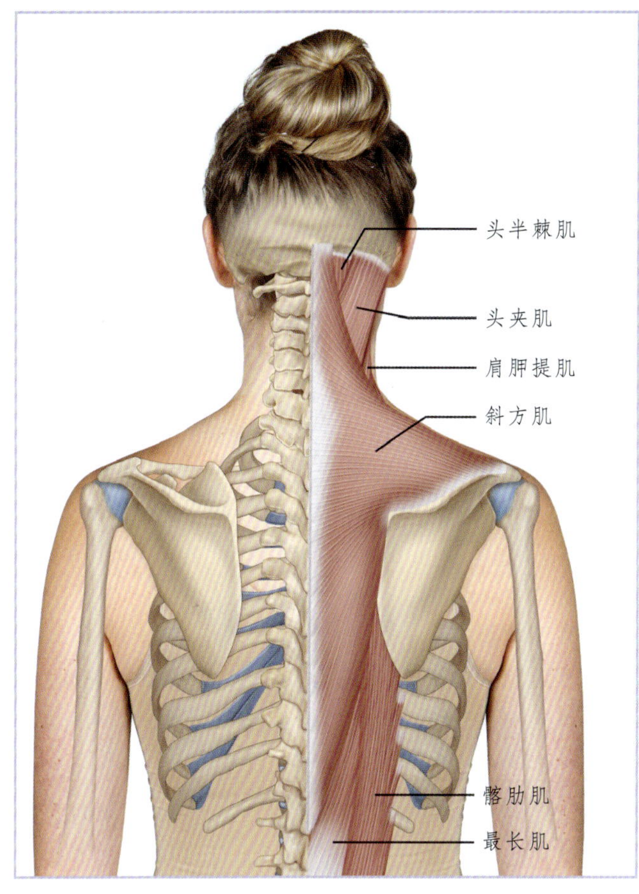

图 7-14 头颈部伸肌/右侧屈肌。

伸展/右侧屈的功能性肌群

包括以下右侧肌肉：

斜方肌	竖脊肌群
头夹肌	横突棘肌
颈夹肌	枕下肌群
肩胛提肌	舌骨肌群

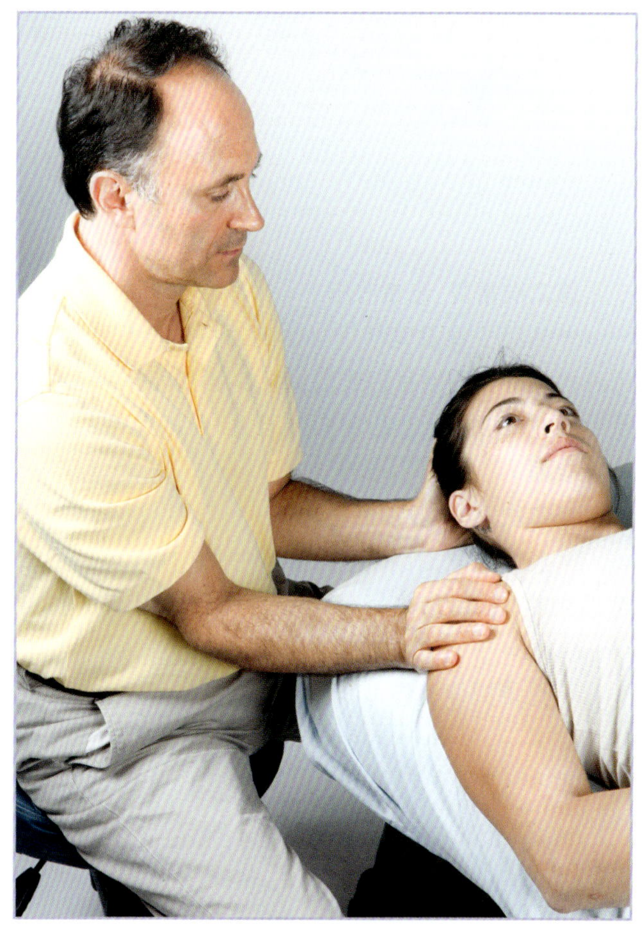

图 7-15 起始位置。

患者初始拉伸

■ 开始拉伸目标肌肉时，将患者的头颈部向上推离治疗床至屈曲或左侧屈，直至遇到组织阻力，来轻度拉伸目标肌肉(伸肌/右侧屈肌)，启动目标肌肉的拉伸(图 7-16)。

第一次重复：患者收缩

■ 患者在初始拉伸位置，嘱患者轻度等长收缩目标肌肉 5~8 秒，尝试后伸和右侧屈。

■ 稳定手握住并稳定患者的右肩带和躯干，使其在拉伸期间不会抬高(图 7-17A)。

■ 嘱患者放松。

■ 每次重复时呼吸的原则是，当患者在抵抗阻力时，应屏住呼吸或呼气。

第一次重复：收缩后拉伸

■ 患者放松，将患者头颈部进一步前屈和左侧屈直至遇到组织阻力，来轻度增加对目标肌肉组织的拉伸(图 7-17B)。

■ 保持拉伸姿势 1~3 秒。

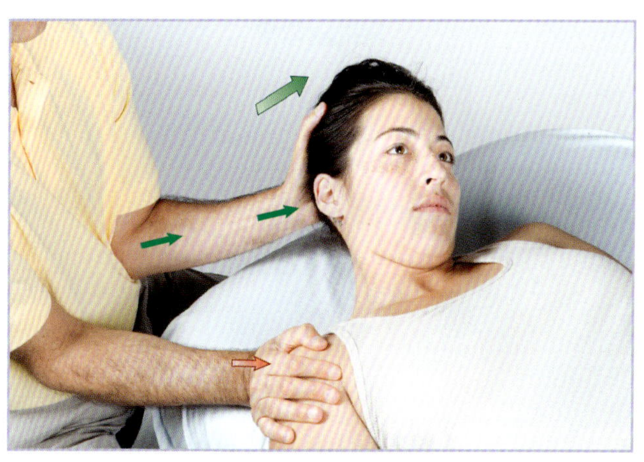

图 7-16 初始拉伸。

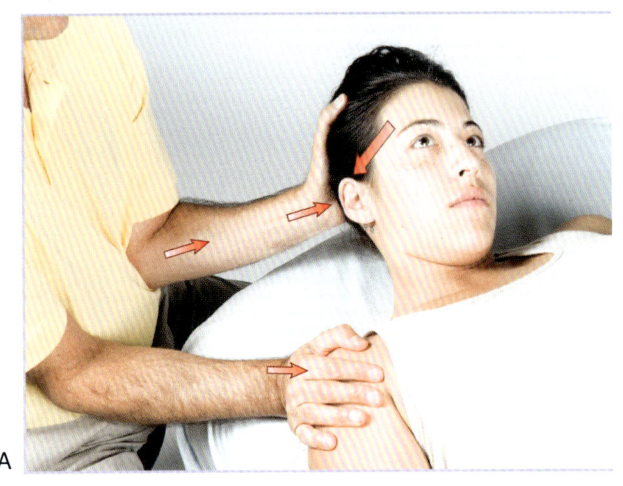
A

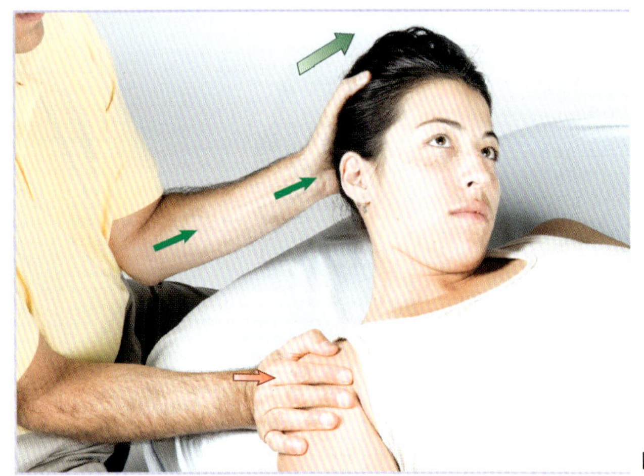
B

图 7–17 第一次重复。

第二次重复:患者收缩

■ 从第一次重复结束时达到的拉伸位置开始,嘱患者再次等长收缩目标肌肉组织 5~8 秒(图 7–18A)。

■ 这一次,嘱患者在抵抗阻力时,以适中的力度进行收缩。

第二次重复:收缩后拉伸

■ 患者放松后,将其头颈部进一步向左侧屈曲直至遇到组织阻力,来轻度增加目标肌肉组织的拉伸(图 7–18B)。

■ 保持拉伸姿势 1~3 秒。

第三次重复

■ 从第二次重复拉伸结束时达到的位置开始,嘱患者再次收缩目标肌肉组织,抗阻等长收缩 5~8 秒,在患者安全的前提下,力度要尽可能大。

■ 患者放松后,将其头颈部进一步前屈和向左侧屈直至遇到组织阻力,以轻度增加对目标肌肉组织的拉伸(图 7–17B)。

■ 如果需要,可以重复第四次。

■ 保持最后一次重复拉伸的姿势约 10 秒。

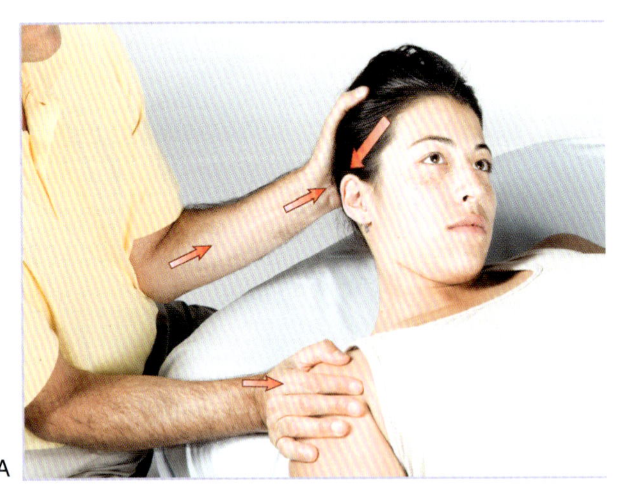
A

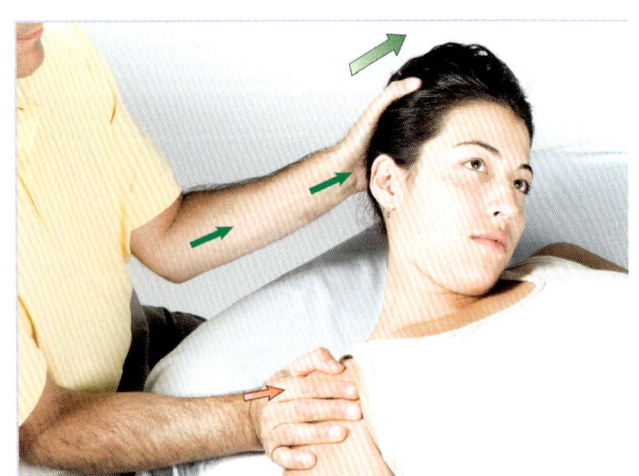
B

图 7–18 第二次重复。

实践应用 7.1

为伸肌增加水平面旋转分量

当进行斜切面CR拉伸时，如上文中头颈部后伸和右侧屈的功能性肌群的拉伸，将水平面旋转加在等长收缩中可能也会使患者感到很不适。然而，这并不意味着应完全忽略水平面旋转，可以在患者的起始位置定位其头颈部为左旋/右旋，将旋转融入拉伸，这被称为"预设旋转"。在患者初始拉伸时保持这种旋转。图A显示了伸肌/右侧屈肌拉伸时，预设患者颈部右旋；图B显示了伸肌/右侧屈肌拉伸时，预设患者颈部左旋。不同之处在于，患者在等长收缩时不尝试旋转，而是在操作流程开始时由治疗师预设旋转。

另一种选择是，患者在没有旋转的情况下进行初始拉伸，在收缩时也不尝试旋转，而是治疗师在患者收缩后拉伸阶段增加旋转。

如果拉伸操作流程结束时纳入旋转，那么可以更好地拉伸部分目标肌肉，也会影响部分肌肉放松和拉伸的效果。例如，如果拉伸时头颈部处于右旋位，那伸肌/右侧屈肌(也是右旋肌)会得到很好的拉伸，而伸肌/左侧屈肌(也是左旋肌)的拉伸效果会受到影响。这一原理适用于在一个基本面(矢状面或额状面)上进行的所有拉伸。

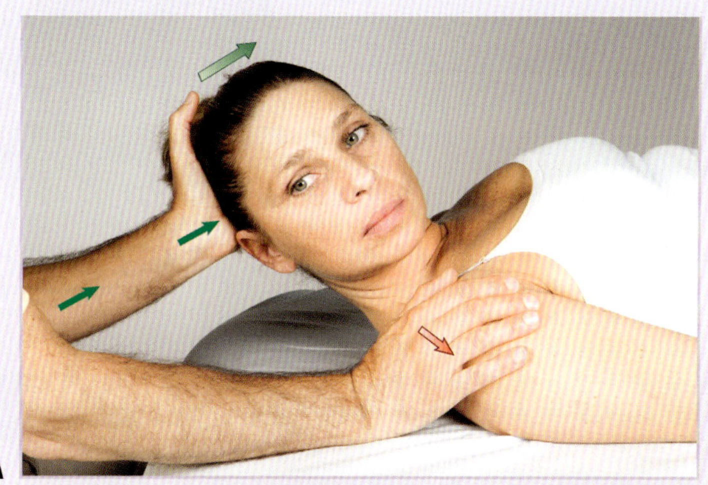

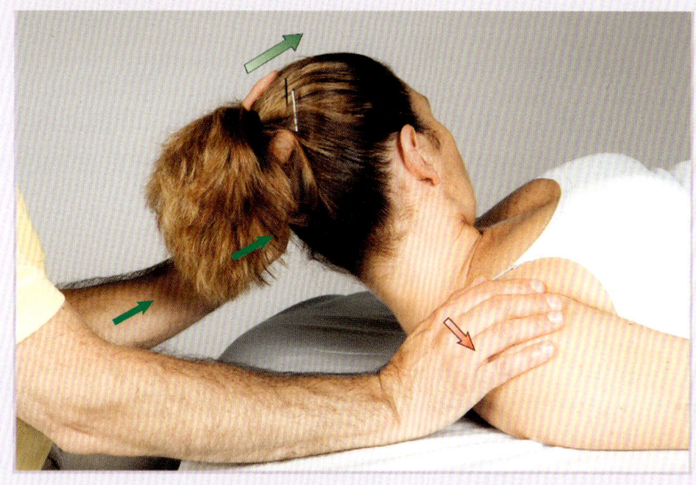

患者颈部预设旋转，进行伸肌/右侧屈肌群的CR拉伸。(A)预设右旋。(B)预设左旋。

操作流程 7-5：伸肌/左侧屈肌

图 7-19 为使头颈部后伸和左侧屈的功能性肌群（见图 7-14）。这些肌肉位于颈部左后外侧（背部左侧）。采用 CR 拉伸方法来拉伸这组功能性肌群，请按照图 7-15 至图 7-18 所示的方法，但要切换到身体左侧。

后伸/左侧屈的功能性肌群

包括以下左侧肌肉：

斜方肌	竖脊肌群
头夹肌	横突棘肌
颈夹肌	枕下肌群
肩胛提肌	舌骨肌群

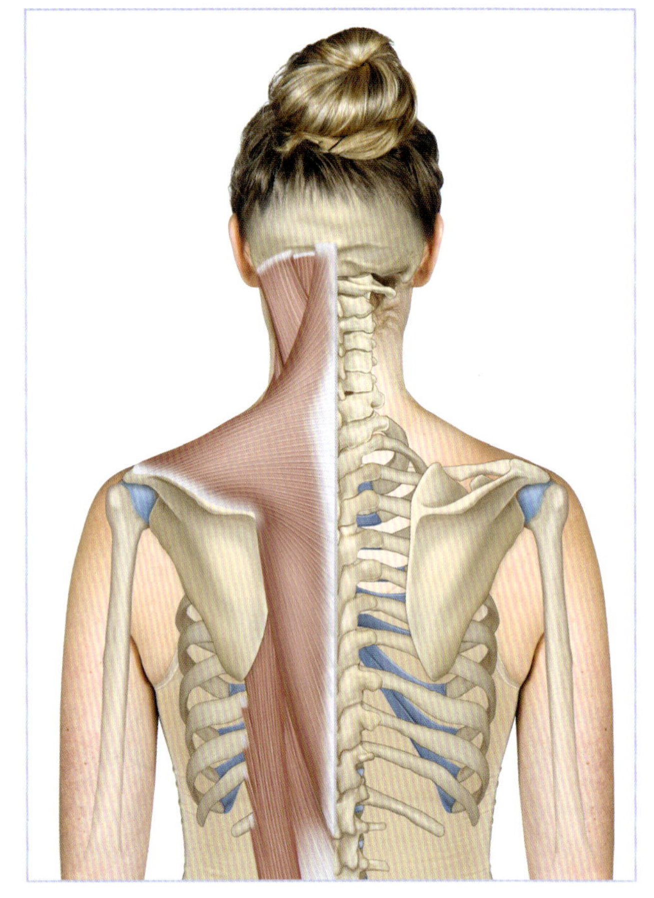

图 7-19 头颈部伸肌/左侧屈肌。

操作流程 7-6：右旋肌

图 7-20 为使头颈部右旋的功能性肌群。与其他功能性肌群不同，头颈部的右旋肌并不局限于颈部一个区域。而是位于颈部四个象限中的三个：颈后部的左右两侧，以及颈前部的左侧。图 7-21 至图 7-24 展示了头颈部右旋肌群 CR 拉伸。

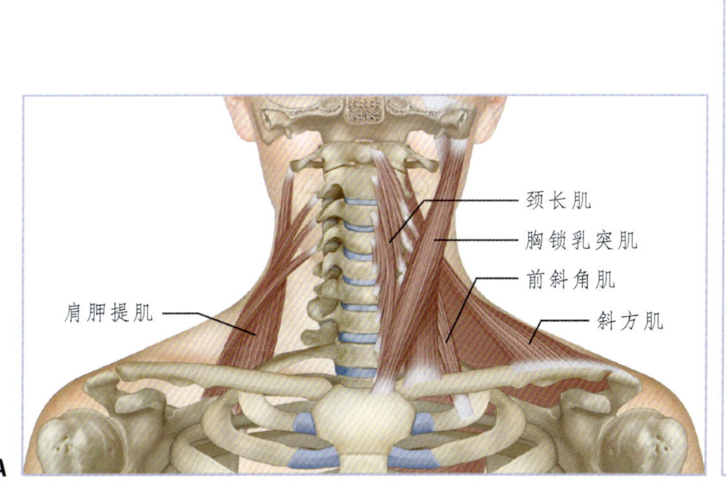

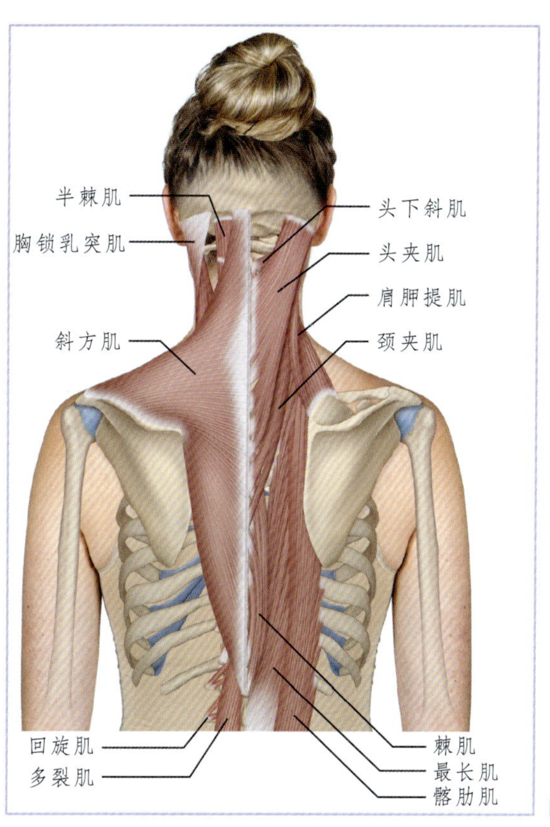

图 7-20 头颈部右旋肌群。(A)前视图。(B)后视图。注:并非每个视图都能看到所有肌肉。

右旋的功能性肌群

左斜方肌	右头下斜肌
左横突棘肌群	右竖脊肌群
右头夹肌	左胸锁乳突肌
右颈夹肌	左前斜角肌
右肩胛提肌	左颈长肌

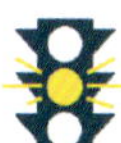
注意不要对患者的颞下颌关节施加过大的压力。

起始位置

▪ 患者取仰卧位,头部平放在治疗床上,治疗师坐在治疗床头。

▪ 右手(治疗手)置于患者头部/面部右侧。

▪ 左手(稳定手)置于患者头部/面部另一侧的头部下方(图 7-21)。

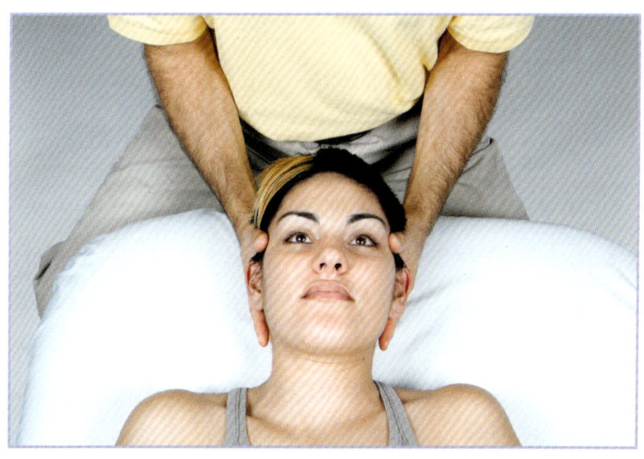

图 7-21 起始位置。

患者初始拉伸

■ 开始拉伸时，将患者头颈部左旋直至遇到组织阻力，来轻微地拉伸目标肌肉（右旋肌）（图7-22）。

第一次重复：患者收缩

■ 从初始拉伸位置开始，嘱患者对目标肌肉进行轻微等长收缩5~8秒，并尝试抗阻右旋头颈部。

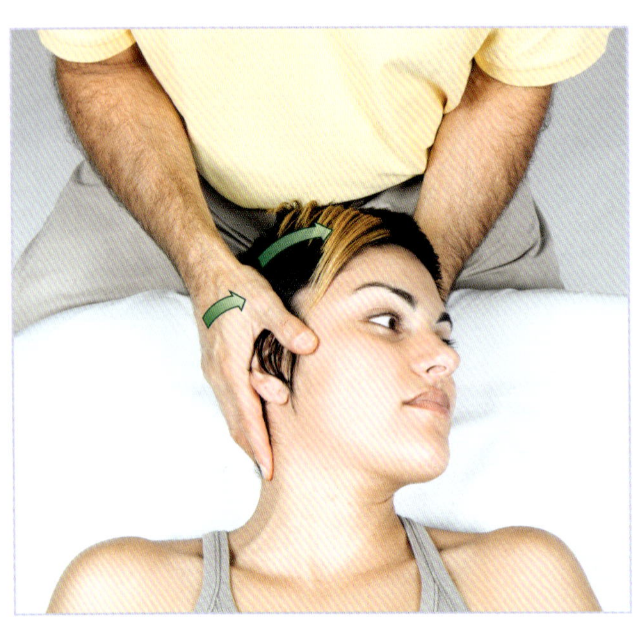

图7-22 初始拉伸。

治疗师提示 7.8

抵抗旋转

由于手的位置，患者头颈部旋转可能是最具挑战性的CR动作。治疗师的手越靠近患者面部的中线，就越容易施加杠杆力。当然，不能置于患者的鼻子上。施加阻力的最佳位置通常在患者颧骨和额骨上方。始终避免对患者的颞下颌关节施加压力。为了帮助抵抗旋转，应该使用置于患者头部后方的手。这只手的最佳位置正好与置于面部的手相对。换句话说，如果把患者的头想象成一个地球仪，治疗师的手应该在地球仪的两侧，相距180°。

■ 稳定手置于患者头部下方支撑并协助增加患者收缩的抵抗力（图7-23A）。

■ 嘱患者放松。

■ 每次重复时呼吸的原则是，当患者在抵抗阻力时，应屏住呼吸或呼气。

第一次重复：收缩后拉伸

■ 患者放松后，将患者的头颈部进一步左旋直至遇到组织阻力，以轻度增加对目标肌肉组织的拉伸（图7-23B）。

■ 保持拉伸姿势1~3秒。

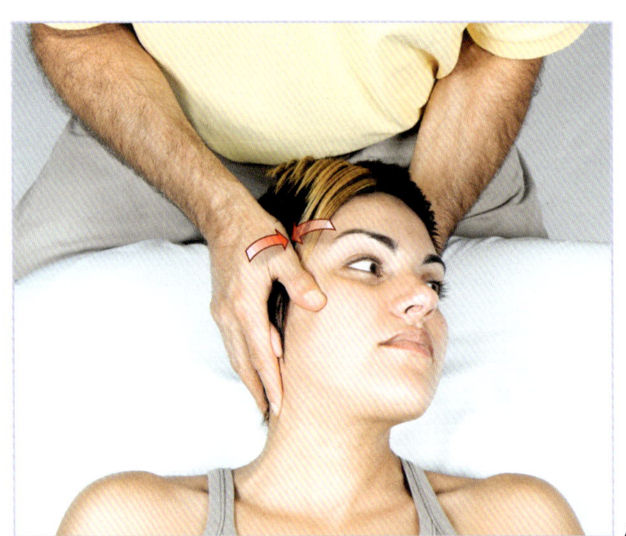

A

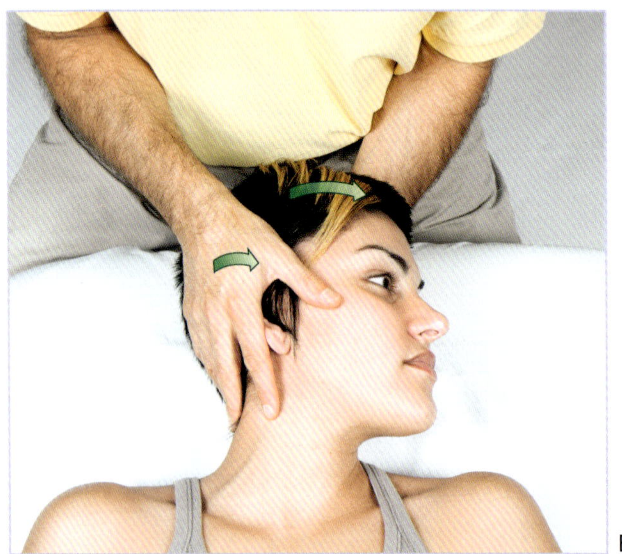

B

图7-23 第一次重复。

第二次重复:患者收缩

■ 从第一次重复拉伸结束时达到的位置开始,嘱患者再次等长收缩目标肌肉组织 5~8 秒(图 7-24A)。

■ 这一次,嘱患者在抵抗阻力时,以适中的力度进行收缩。

■ 如前所述,第二次重复并不是必须从第一次重复的结束点开始,第三次重复也不是必须从第二次重复的结束点开始。特别是在旋转拉伸时,通常需要在重复时回到拉伸姿势,并使患者能够从一个更中立的姿势进行抗阻等长收缩。

第二次重复:收缩后拉伸

■ 患者放松后,将患者的头颈部进一步左旋直至遇到组织阻力,以轻度增加对目标肌肉组织的拉伸(图 7-24B)。

■ 保持拉伸姿势 1~3 秒。

第三次重复

■ 从第二次重复拉伸结束时达到的位置开始,嘱患者再次收缩目标肌肉组织,抗阻等长收缩 5~8 秒,在患者安全的前提下,力度要尽可能大。

■ 患者放松后,将患者的头颈部进一步左旋直至遇到组织阻力,以轻度增加对目标肌肉组织的拉伸。

■ 如果需要,可以重复第四次。

■ 保持最后一次重复拉伸的姿势约 10 秒。

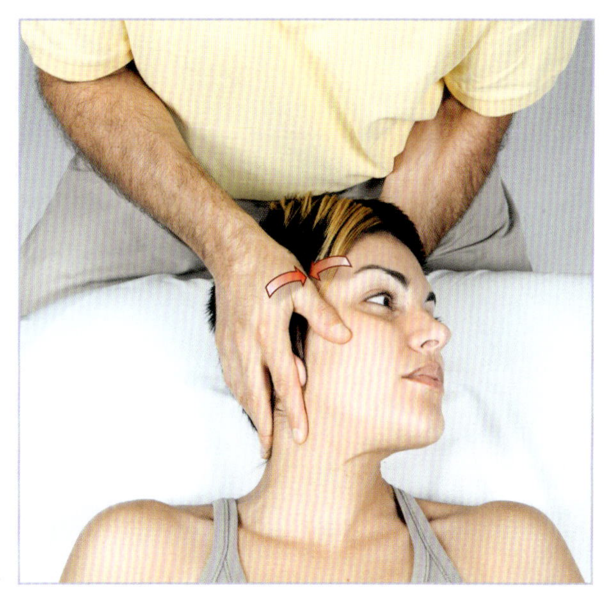
A

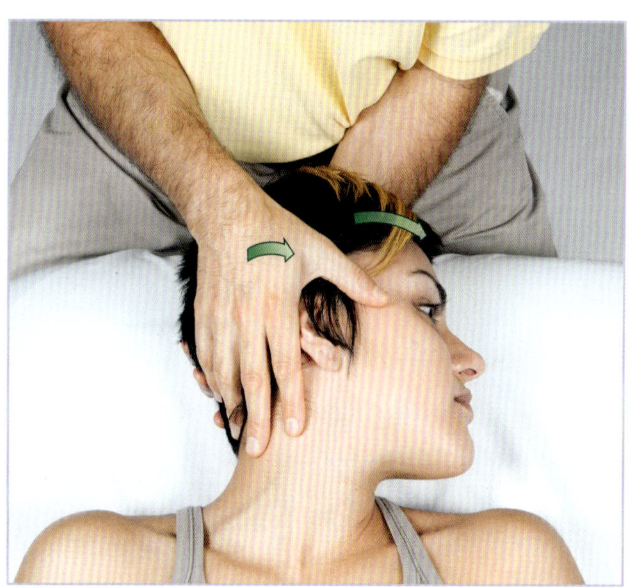
B

图 7-24 第二次重复。

操作流程 7-7:左旋肌

图 7-25 为使头颈部左旋的功能性肌群(图注见图 7-20)。像颈部的右旋肌一样,左旋肌位于颈部四个象限中的三个象限:颈后部的左右两侧,以及颈前部的右侧。采用 CR 拉伸方法来拉伸这一功能性肌群,请按照图 7-21 至图 7-24 中所示的方法,但要切换到身体的左侧。

左旋的功能性肌群

右斜方肌	左头下斜肌
右横突棘肌	左竖脊肌群
左头夹肌	右胸锁乳突肌
左颈夹肌	右前斜角肌
左肩胛提肌	颈长肌

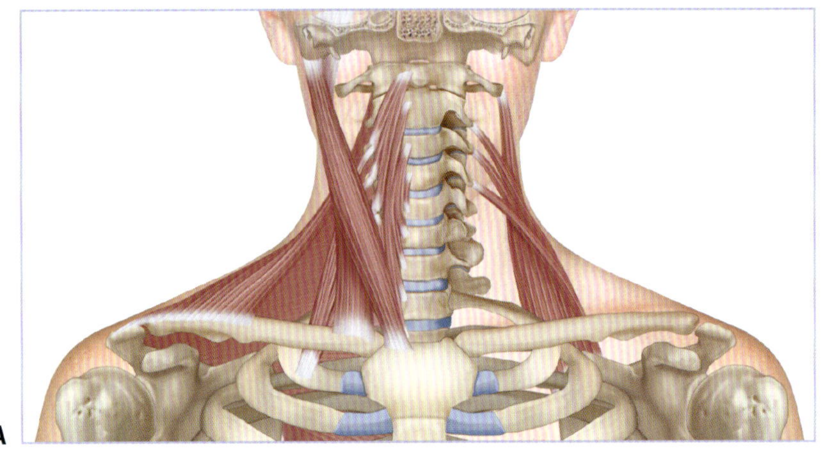

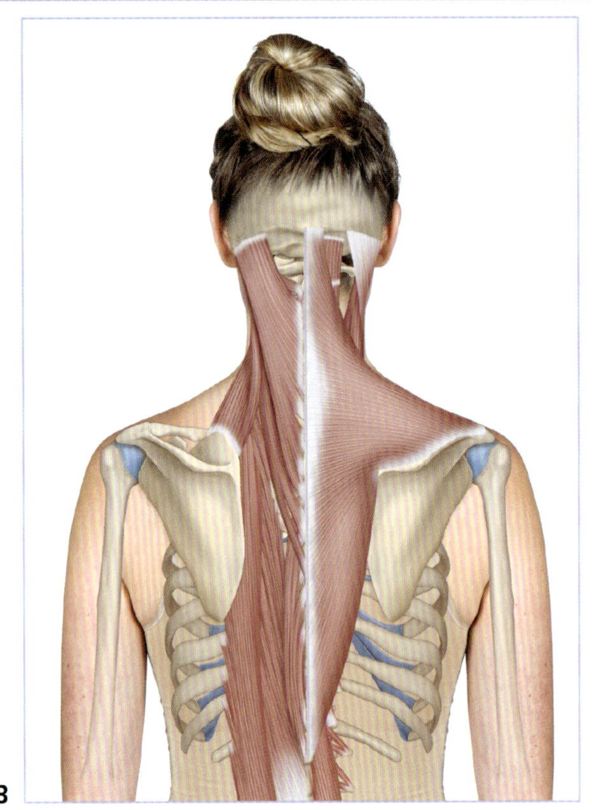

图 7-25 头颈部左旋肌群。

操作流程 7-8：屈肌

图 7-26 为使头颈部前屈的功能性肌群。这些肌肉位于颈部前侧。图 7-27 至图 7-30 展示了头颈部屈肌的 CR 拉伸。

前屈的功能性肌群

胸锁乳突肌	头长肌
前斜角肌	头前直肌
中斜角肌	舌骨肌群
颈长肌	

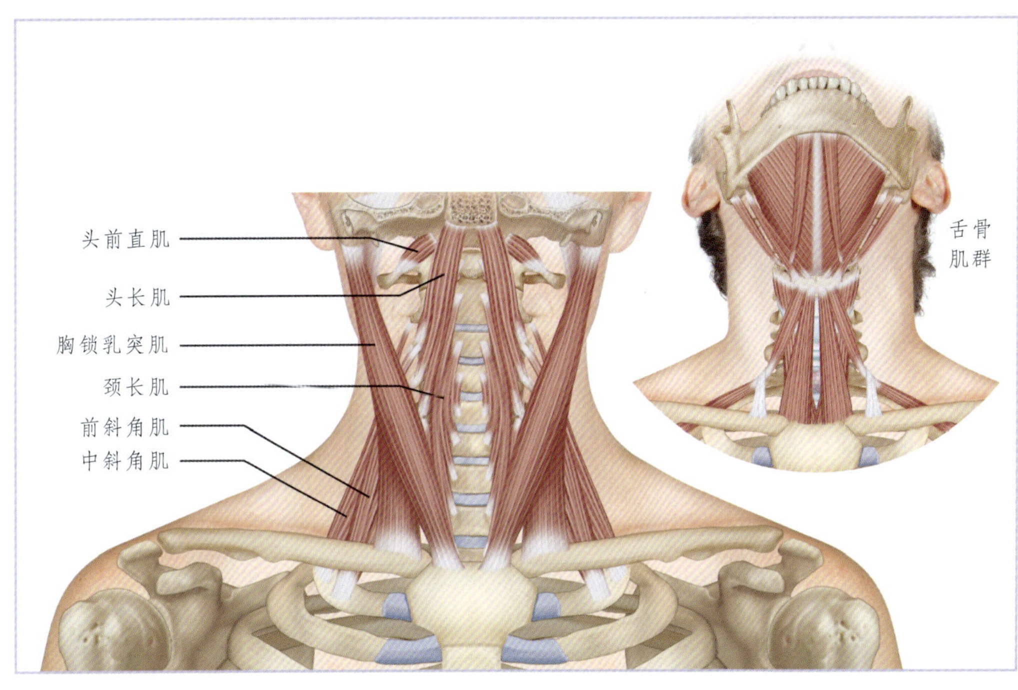

图 7-26 头颈部前屈肌群（在头后伸的插图中可见舌骨肌群）。

无论患者是俯卧还是仰卧，在拉伸屈肌群时，都需要拉伸患者的颈部至后伸状态。操作时必须谨慎，因为许多人，尤其是老年人，对头颈部超出解剖位置的运动会感到不适。

起始位置

■ 患者取仰卧位，头颈部超过治疗床头。

■ 通过使患者头部靠近地板来拉伸目标肌肉。

■ 治疗手置于患者的前额，稳定手置于患者头部下方，以支撑头部重量。要保持肘部尽可能靠近躯干（图 7-27）。

■ 让患者仰卧的缺点是，由于收缩是抗重力的，所以患者很难抵抗置于前额手的阻力做等长收缩。替代的患者位置见实践应用 7.2。

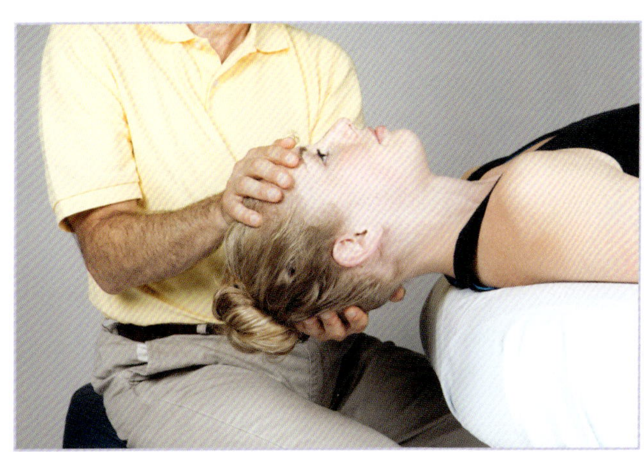

图 7-27 起始位置。

■ 许多患者在这种姿势下会感到不适。

患者初始拉伸

■ 轻轻地拉伸患者的头颈部至后伸状态直至遇到组织阻力，以开始对目标屈肌的拉伸（图 7-28）。

■ 注意：为了避免颈后过度压迫，使患者不适，当患者的头颈部被拉伸至后伸状态时，可以增加少量轴向牵引力。

第一次重复：患者收缩

■ 患者在初始拉伸位置，嘱患者轻度等长收缩目标肌肉 5~8 秒，尝试抗阻前屈头颈部至远离地板（图 7-29A）。

■ 嘱患者放松。

■ 对患者头部的抓握必须温和，同时也要稳固和安全，因为患者在这个位置很脆弱。

■ 注意：每次重复时的呼吸方案是嘱患者在抵抗时屏住呼吸或呼气。

第一次重复：肌肉收缩后拉伸：

■ 患者放松后，轻度增加对目标肌肉组织的拉伸，直到感到肌肉组织阻力（图 7-29B）。

■ 保持拉伸姿势 1~3 秒。

第二次重复：患者收缩

■ 从第一次重复结束时达到的拉伸位置开始，嘱患者再次等长收缩目标肌肉组织,对抗阻力5~8秒(图7-30A)。

- 这一次,嘱患者用适中的力量来对抗阻力。

第二次重复:肌肉收缩后拉伸

- 患者放松后,将其头颈部进一步向拉伸方向移动,直到感到肌肉组织阻力,轻度增加对目标肌肉组织的拉伸(图7-30B)。
- 保持此拉伸位置1~3秒。

第三次重复

- 从第二次重复结束时达到的拉伸位置开始,嘱

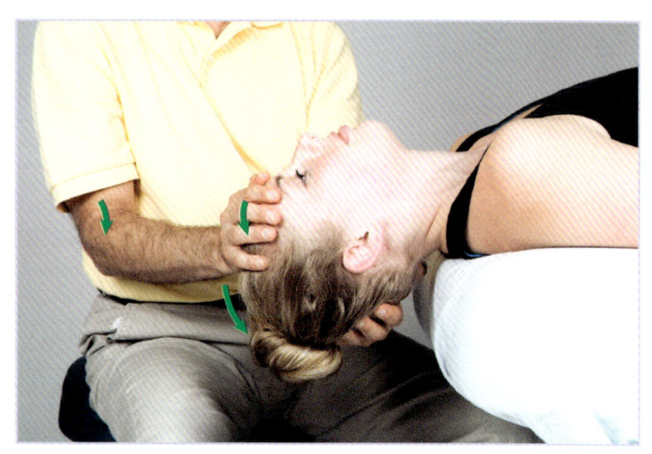

图7-28 初始拉伸。

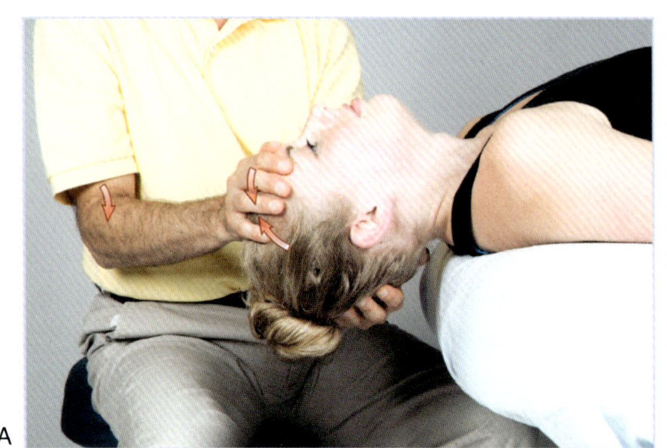

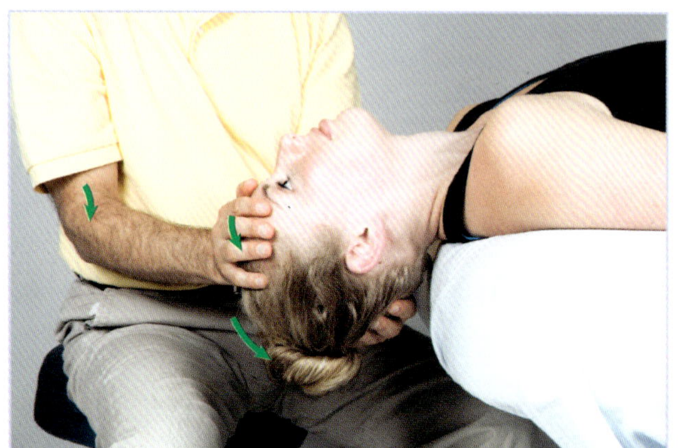

图7-29 第一次重复。

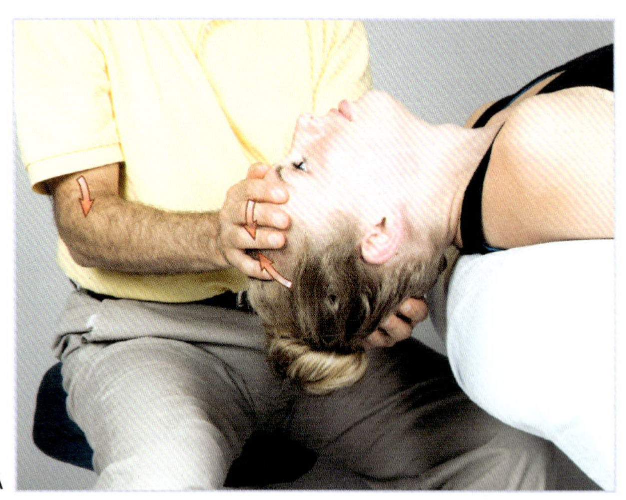

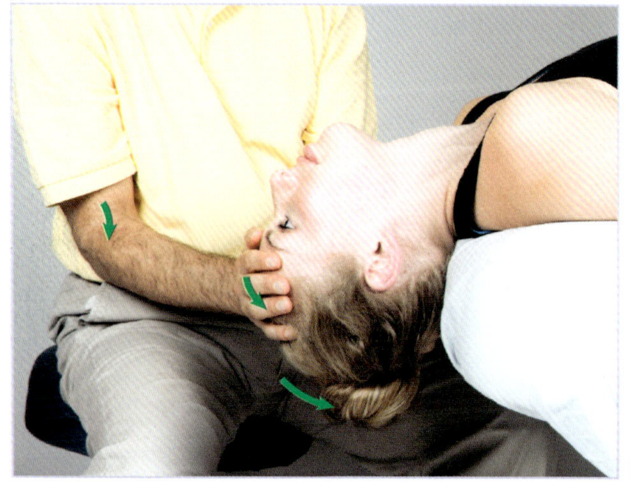

图7-30 第二次重复。

患者再次抗阻等长收缩目标肌肉组织 5~8 秒，尽可能用力，在患者无不适的前提下进行。

- 患者放松后，将其头颈部进一步后伸直至遇到组织阻力，以轻度增加对目标肌肉组织的拉伸。
- 如果需要，可以重复第四次。保持最后一次重复拉伸的位置约 10 秒。

实践应用 7.2

患者俯卧位下屈肌 CR 拉伸

也可以在患者俯卧，头颈部超过治疗床的情况下，对头颈部的屈肌进行 CR 拉伸。治疗师位于治疗床头，坐在或跪在地板上。双手都用作治疗手，置于患者头部两侧的前额/顶叶区域(图 A)。另一种姿势是坐在凳子上，用一只手置于患者前额作为治疗手，另一只手稳定患者的肩带/躯干(图 B)。俯卧位的优点是患者不需要抗重力收缩。但是，与仰卧位一样，俯卧位也容易使患者受到伤害，因此，对患者头部要给予舒适和安全的支撑。

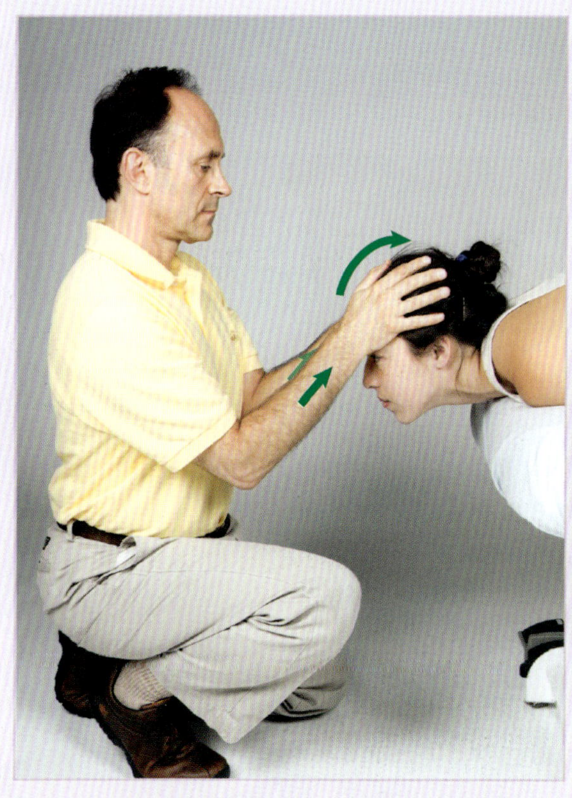

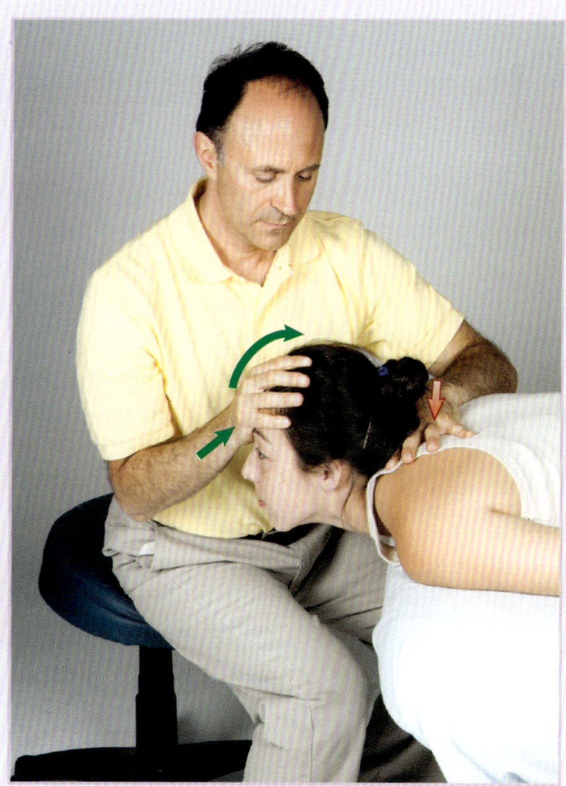

颈部屈肌 CR 拉伸的俯卧位替代姿势。(A,B)为治疗师可选择的两个手部位置。

操作流程 7-9:屈肌/右侧屈肌

图 7-31 为使头颈部前屈和右侧屈的功能性肌群。这些肌肉位于颈部的右前外侧(前部的右侧)。图 7-32 至图 7-35 展示了这一功能性肌群的 CR 拉伸。

前屈/右侧屈的功能性肌群

包括以下右侧肌肉:

胸锁乳突肌	头长肌
前斜角肌	头直肌
中斜角肌	舌骨肌群
颈长肌	

起始位置

- 患者取仰卧位,头部超过治疗床。
- 将治疗手置于患者前额,将稳定手置于患者头部下方以支撑其重量(图 7-32A)。
- 另一种手的位置是用双手作为治疗手/支撑手,并将其置于患者头部两侧的顶骨/颞/枕区(图 7-32B)。
- 请注意,患者也可取俯卧位(见"实践应用 7.2")。

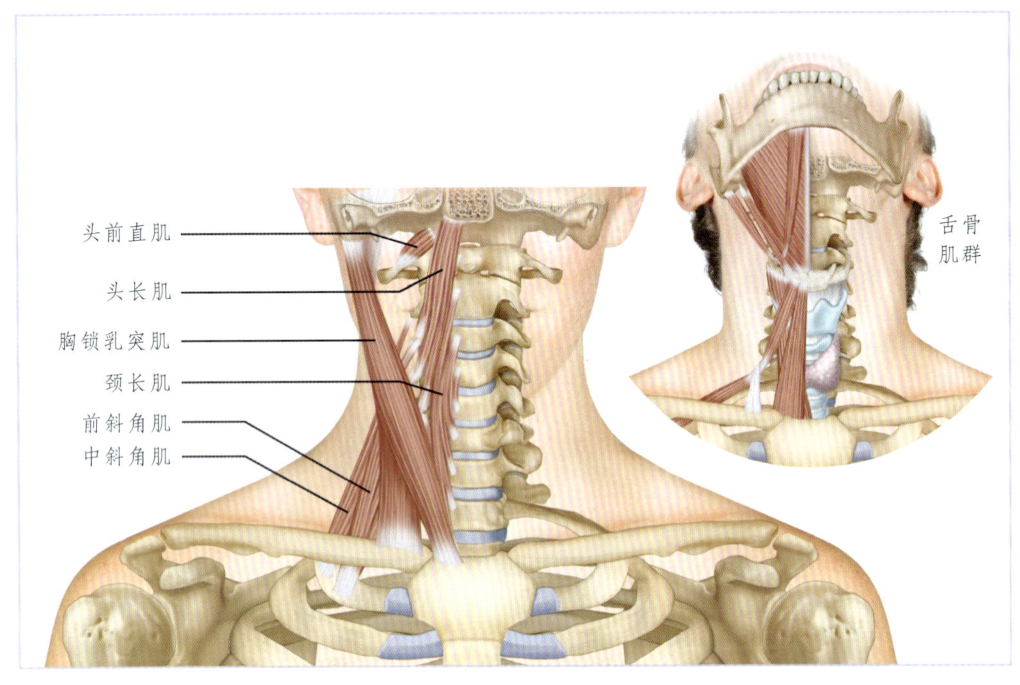

图 7-31 头颈部屈肌/右侧屈肌(在头后伸的插图中可见舌骨肌群)。

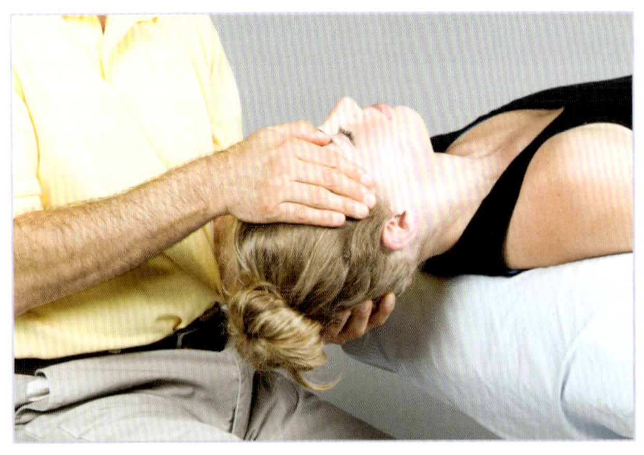

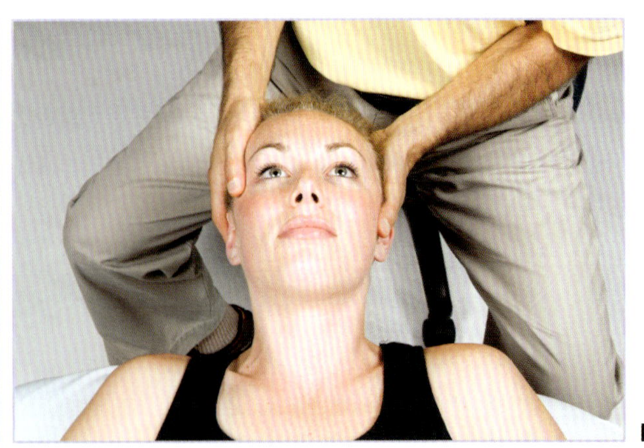

图 7-32 起始位置。

患者初始拉伸

■将患者头颈部移动至后伸和左侧屈状态，直至遇到组织阻力，以在斜切面上拉伸目标肌肉（屈肌/右侧屈肌），来开始目标肌肉的拉伸（图 7–33）。

■注意：正如在前屈功能性肌群拉伸中提到的，可以在拉伸过程中增加少量轴向牵引力。

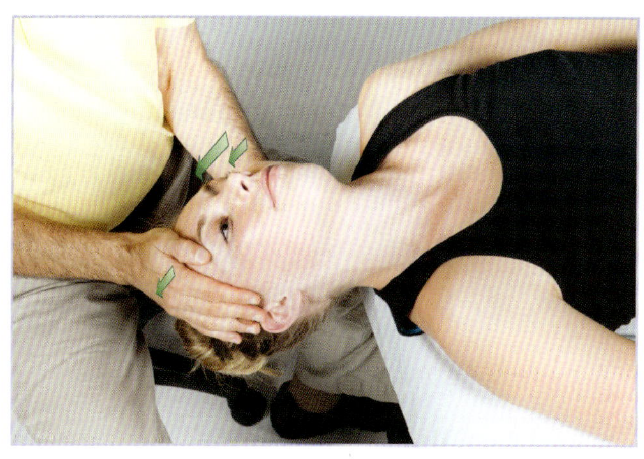

图 7–33 初始拉伸。

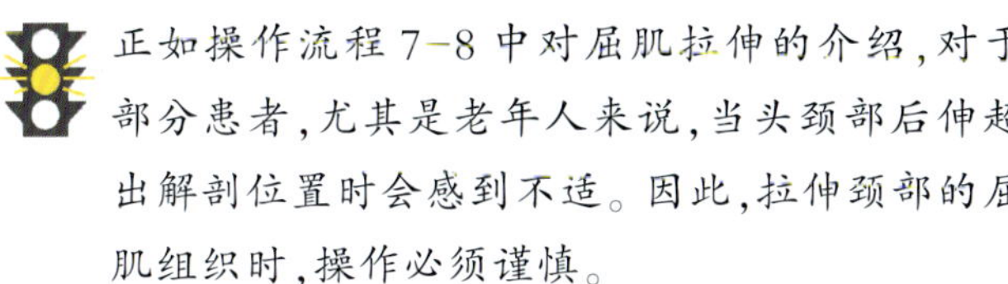

正如操作流程 7–8 中对屈肌拉伸的介绍，对于部分患者，尤其是老年人来说，当头颈部后伸超出解剖位置时会感到不适。因此，拉伸颈部的屈肌组织时，操作必须谨慎。

第一次重复：患者收缩

■当患者处于初始拉伸位置时，嘱患者对目标肌肉组织进行 5~8 秒的轻度抗阻等长收缩，尝试使头颈部前屈和向右侧屈并远离地面（图 7–34A）。

■嘱患者放松。

■对患者头部的支撑必须温和，同时也要稳固和安全，因为患者在这个位置很脆弱。注意，每次重复时的呼吸方案是嘱患者屏住呼吸，或在收缩抵抗时呼气。

第一次重复：肌肉收缩后拉伸

■患者放松，通过将患者的头颈部进一步向后伸和左侧屈方向移动，轻度增加对目标肌肉组织的拉伸，直到感到肌肉组织阻力（图 7–34B）。

■保持此拉伸姿势 1~3 秒。

第二次重复：患者收缩

■从第一次重复结束时达到的拉伸位置开始，嘱患者再次等长收缩目标肌肉组织 5~8 秒，对抗阻力（图 7–35A）。

■这一次，嘱患者用适中的力量对抗阻力。

第二次重复：肌肉收缩后拉伸

■患者放松后，将其头颈部进一步向后伸和向左侧屈直至遇到肌肉组织阻力，以轻度增加对目标肌肉组织的拉伸（图 7–35B）。

■保持此拉伸姿势 1~3 秒。

第三次重复

■从第二次重复结束时达到的拉伸位置开始，嘱患者再次抗阻等长收缩目标肌肉组织 5~8 秒，尽可能用力，在患者无不适的前提下进行。

■患者放松后，将其头颈部进一步向后伸和向左侧屈直至遇到肌肉组织阻力，以轻度增加对目标肌肉组织的拉伸。

■如果需要，可以重复第四次。

■保持最后一次重复拉伸的位置约 10 秒。

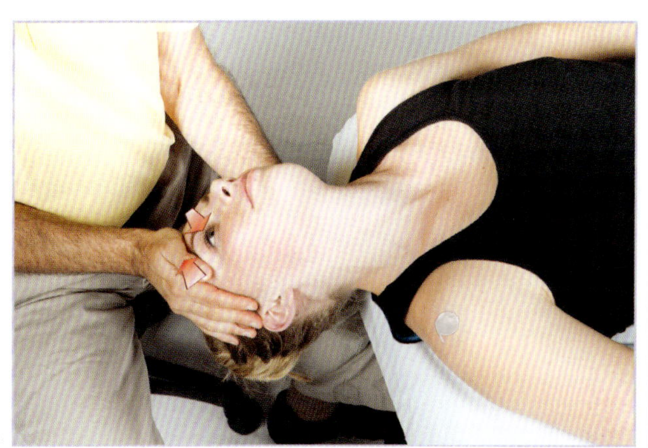

A

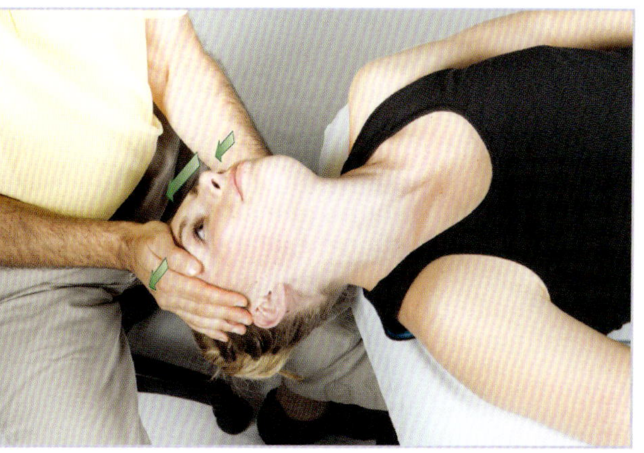

B

图 7–34 第一次重复。

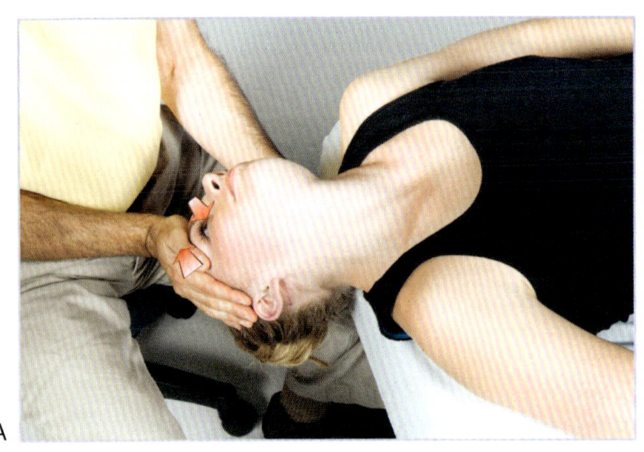

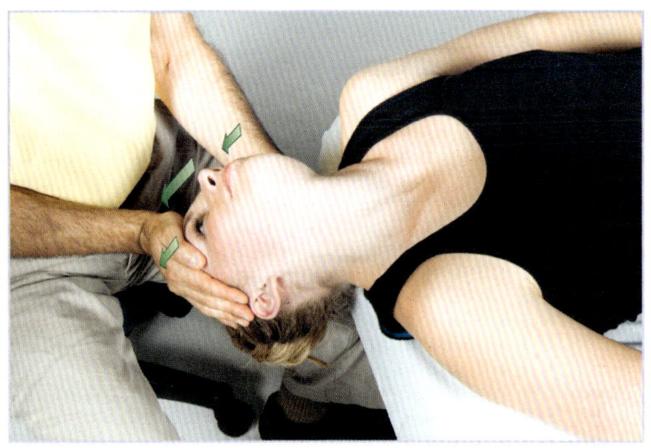

图 7-35 第二次重复。

实践应用 7.3

将水平面旋转添加到前屈

正如对使头颈部后伸和右侧屈的功能性肌群进行 CR 拉伸时一样，在拉伸操作流程开始时使患者头颈部右旋或左旋，使水平面旋转加入拉伸中（在起始位置预设旋转），或者在患者等长收缩后拉伸时加入旋转。图 A 显示了屈肌/右侧屈肌拉伸时，患者的颈部预设为右旋转；图 B 显示了屈肌/右侧屈肌拉伸时，患者的颈部预设为左旋转。

如果拉伸操作流程结束时纳入旋转，那么某些目标肌群将得到更为理想的拉伸，某些肌肉将松弛，而得不到最理想的拉伸。例如，如果头颈部在拉伸过程中处于右旋转状态，则作为左旋肌的屈肌/右侧屈肌将得到最佳拉伸，而作为右旋肌的屈肌/右侧屈肌将松弛，而不能很好地被拉伸。这一原理适用于在一个基本面（矢状面或额状面）上进行的所有拉伸。

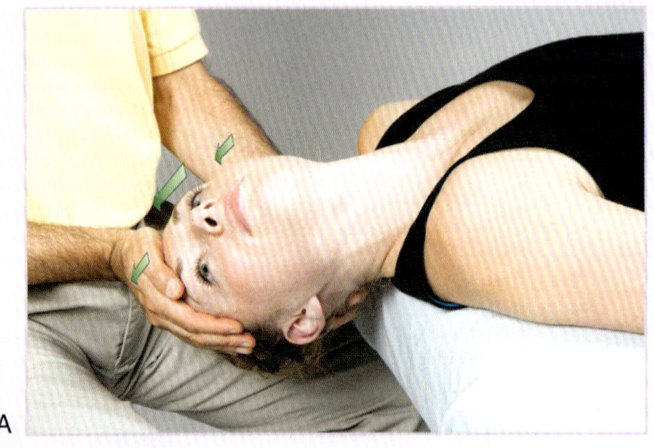

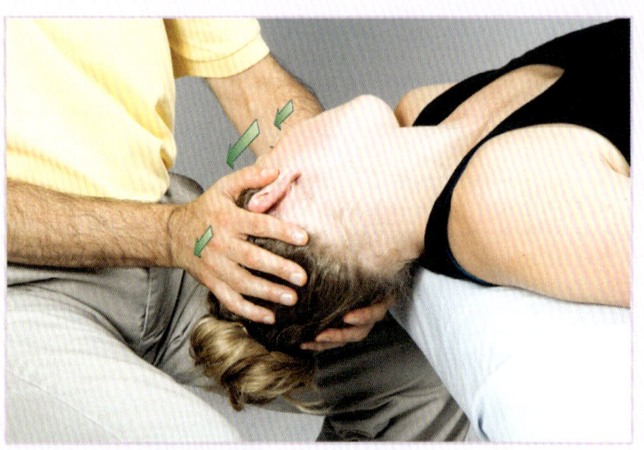

在屈肌群/右侧屈肌群的 CR 拉伸时，预设患者的颈部旋转。(A)预设为右旋转。(B)预设为左旋转。

操作流程 7-10：屈肌/左侧屈肌

图 7-36 为使头颈部前屈和左侧屈的功能性肌群（图注见图 7-31）。这些肌肉位于颈部的左前外侧（前部的左侧）。采用 CR 拉伸来拉伸这组功能性肌群，请按照图 7-32 至图 7-35 中所示的方法，但要切换到身体左侧。

前屈/左侧屈的功能性肌群

包括以下左侧肌肉：

胸锁乳突肌	头长肌
前斜角肌	头前直肌
中斜角肌	舌骨肌群
颈长肌	

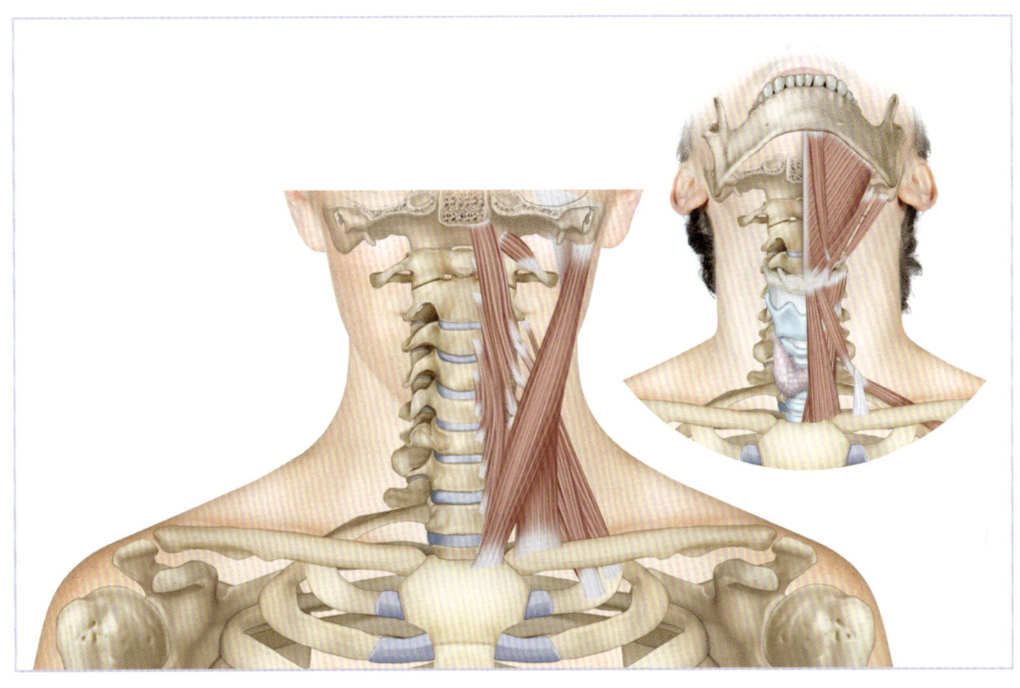

图 7-36　头颈部屈肌/左侧屈肌。

治疗师提示 7.9

何时应该使用 CR 拉伸？

CR 拉伸技术是一种高级技术，只要患者对标准拉伸技术反应不好，就可以并且应该采用这种技术。当然，没有必要等到患者对标准拉伸不再有反应才决定使用 CR 拉伸。

CR 拉伸可以被纳入患者的标准治疗方法中。但 CR 拉伸需要花费更多的时间，因此，可能需要考虑何时或对哪些部位采用 CR 拉伸。另一个需要考虑的因素是 CR 拉伸需要患者的积极参与。如果患者希望接受被动拉伸，那么 CR 拉伸可能不是一个合适的选择。如果采用 CR 拉伸，治疗师可能需要教育患者其在治疗过程中可能扮演的角色。

一个经常遇到的问题是，“哪种高级的神经抑制

（待续）

治疗师提示(续)7.9

拉伸技术更好?”每种技术支持者可能会说自己的方法优于其他方法,对于其他治疗技术也是如此:每种技术都适用于特定的患者群体,既不是一定比另一种更好,也不是一定适合特定肌肉或肌群。治疗师选择哪种方法应基于其对每个特定患者的治疗效果,以及患者对特定技术的接受程度,或治疗师发现哪种技术在生物力学上更适用于特定的肌肉/肌群。

对于CRAC拉伸(见第9章),由于其结合了这两种技术,可能会比单独的CR或AC拉伸更有效。然而,这种方式需要两倍的时间来完成,花费更多的时间拉伸肌肉意味着治疗患者身体其他部位的时间更少。

最后,技术的选择是一项临床决策,取决于每个场景的独特情况。

治疗师提示 7.10

患者的活动意识

许多患者习惯了颈部有限的活动范围,并学会了通过移动躯干来进行代偿。一旦患者学会在日常生活中逃避颈部活动,即使通过按摩和拉伸恢复了患者的颈椎活动范围,这种代偿模式也会持续下去。也许是因为患者担心疼痛会复发,或者只是出于习惯。如果患者不主动活动颈部,患者将失去通过按摩和拉伸增加的活动范围,因为肌肉将再次收紧,组织中的粘连将再次形成,所以患者将恢复到原始的有限活动模式。因此,无论治疗效果如何,患者都要积极活动颈部,这一点非常重要。

在治疗结束时,让患者意识到活动范围增加是非常重要的。首先,被动地引导患者颈部完成较大范围的活动,口头向患者指出增加的活动范围。第二,要求患者在没有帮助的情况下主动活动颈部。一旦意识到颈部可以实现的活动改善,患者就更有可能在恢复的活动范围内继续活动颈部。使用和活动颈部有助于保持其活动性,从而增加患者病情改善的可能性。

总结

CR拉伸是一种高级拉伸技术,通常可以为肌肉紧张和筋膜粘连的患者提供关键性帮助。尽管实施该技术的具体方式可能有所不同,但最常见的方式如下:

- 患者预拉伸后,等长收缩目标肌肉,以触发GTO反射,以便治疗师在随后进一步拉伸目标肌肉。
- 患者通常保持等长收缩5~8秒,重复3~4次。
- 进行等长收缩时,患者可以屏住呼吸或呼气。

通常,任何拉伸都可以使用CR技术进行。与其他拉伸一样,在患者组织首先预热时,CR拉伸最有效。

病例分析

病史和评估测试

新患者 Lucy Adams，36 岁，主诉颈部僵硬。患者自述开车并入高速公路时，无法舒服地看向左侧。治疗师做了完整的病史记录，没有发现任何创伤。患者称不适只发生在颈部，不会向下牵涉到上肢。这个问题在约 1 个月前出现，患者已经接受了 2 次 1 小时的深层组织按摩，重点是颈部。按摩缓解了颈部的不适，但没能帮助其颈部恢复至正常的活动范围。患者称治疗师为其做过颈部拉伸，但是做了两周之后，患者仍然很难将头转向左侧。

评估显示患者颈部的左旋活动范围减少 20°，前屈活动范围减少 10°。患者颈部的所有其他活动范围都是正常的。椎间孔挤压试验、咳嗽试验和 Valsalva 动作的结果均为阴性(评估过程见第 3 章)。

通过问题思考：

1.对 Lucy 的治疗计划中应该包括 CR 拉伸等高级拉伸技术吗？如果是，为什么？如果不是，为什么？

2.如果 CR 拉伸有价值，对 Lucy 使用，安全吗？如果是，依据是什么？如果不是，为什么？

3.如果进行 CR 拉伸，应进行哪些具体的拉伸动作？为什么？

复习题

选择题

1.CR 拉伸的基础是什么反射？

A.肌梭反射

B. GTO 反射

C.交互抑制反射

D.牵张反射

2.CR 拉伸通常重复几次？

A. 3~4

B. 5~6

C. 7~9

D. 10 或更多

3.下面哪个是用来描述 CR 技术的另一个术语？

A. AC

B.本体感觉神经肌肉促进

C.固定和拉伸

D.主动独立性拉伸

4.患者进行 CR 拉伸时通常采用哪种收缩方式？

A.向心

B.离心

C.等长

D.缩短

5.患者通常收缩多长时间？

A.1 秒

B.3 秒

C.5~8 秒

D.12~20 秒

判断题

1.仅对于部分肌肉可以用 CR 技术拉伸。(　　)

2.在 CR 技术中，治疗手的另一个名称是阻力手。(　　)

3.在 CR 技术中收缩时，患者通常会吸气。(　　)

4.拉伸颈部右侧屈肌的功能组最好通过将患者的颈部拉伸到左侧屈来完成。(　　)

5.随着 CR 拉伸，每个重复必须从上一个重复结束的地方开始。(　　)

简答题

1.患者在 CR 拉伸期间会收缩哪些肌肉/肌群？

____

2.如果治疗师正在拉伸患者的左侧屈肌群，用什么术语来描述握住患者左肩的手？

____

3.为什么治疗师必须将肘部收拢至身体中心？

____

4.治疗师在进行 CR 技术时，最难抗拒的运动类型是什么？

____

匹配题

1.治疗手	____GTO 反射
2.初始患者拉伸	____肌梭反射
3.患者屏住呼吸或呼气	____拉伸手
4.保持肩带不动	____收缩时完成
5. CR 拉伸反射	____在第一次重复之前完成
6.拉伸过快或幅度过大时的反射	____稳定手

可扫描二维码查看答案

第 8 章　主动肌收缩拉伸

本章目录

学习目标

1.描述主动肌收缩(AC)拉伸机制。
2.能按操作流程大致描述 AC 拉伸技术的常用操作方式。
3.描述治疗手和稳定手的作用。
4.描述患者在进行 AC 拉伸时的常用呼吸方式。
5.描述 AC 拉伸技术作为动态拉伸形式的优势。
6.解释为什么拉伸不应该做得太快或幅度太大。
7.定义本章的关键术语,并解释它们与 AC 拉伸技术的关系。
8.为本章所介绍功能性肌群进行 AC 拉伸。

注:本章图中绿色箭头表示运动,红色箭头表示稳定,黑色箭头表示静态保持的位置。

引言

AC拉伸是另外一种通过神经反射来放松目标肌肉的技术。CR拉伸利用的神经反射是GTO反射，而AC拉伸利用的神经反射则是交互抑制(RI)反射。

机制

AC拉伸时，嘱患者进行主动肌的主动向心收缩，其因此得名。产生关节运动的主动肌收缩触发了RI反射，放松(抑制)该关节运动的拮抗肌。RI反射使治疗师可以对拮抗肌进行更有效的拉伸。AC拉伸时，需要放松和拉伸的目标肌肉是患者主动关节运动的拮抗肌。

当患者主动向一个方向移动肢体开始AC拉伸时，由于关节运动拉长了对侧的目标肌肉，其拉伸已经开始。与此同时，目标肌肉因为RI反射而放松，这使其可以被治疗师进一步拉伸。通过被动地将患者肢体向其移动的方向再移动一点来实现进一步拉伸。患者通常保持这个动作1~2秒，重复8~10次。AC拉伸是主动分离式拉伸(AIS，由Aaron Mattes开发)技术的基础。

框8-1

AC拉伸的操作流程

- 右侧屈肌
- 左侧屈肌
- 伸肌
- 伸肌/右侧伸肌
- 伸肌/左侧伸肌
- 右旋肌
- 左旋肌
- 屈肌
- 屈肌/右侧屈肌(伴随各向旋转)
- 屈肌/左侧屈肌(伴随各向旋转)

注意：在之前的章节已经提及，给患者进行拉伸的手称为治疗手或者拉伸手，另一只用于稳定患者肩带或躯干的手称为稳定手。

技术概述

RI反射是AC拉伸的机制，下面以右侧屈的功能性肌群作为拉伸的目标肌肉，概述AC拉伸技术。本章介绍的是由治疗师辅助患者进行拉伸的辅助AC拉伸，但是，患者通常可以进行不需要治疗师辅助的无辅助AC拉伸。更多关于无辅助AC拉伸的内容见第11章。

起始位置

- 患者取仰卧位，朝向右侧坐在治疗床头。
- 左手是治疗手，置于患者头部的右侧。
- 右手是稳定手，置于患者右侧肩带。
- 注意肘部贴近躯干，这样就可以在手后方施加核心力量以稳定患者肩带，并且在需要给患者做拉伸时稳定患者头部(图8-1)。
- 注意图8-1中，患者的头颈部处于解剖中立位。但是，如果进行AC拉伸，则患者的头颈部并不是必须从该位置开始。对于右侧屈肌群的AC拉伸，可以从患者的头颈部适度右侧屈开始。这样步骤1中就可以更大幅度完成左侧屈运动，促进RI反射的发生。

治疗师提示8.1

与患者沟通

当伴随收缩–放松牵伸时，AC拉伸包括一系列的步骤，并且需要特定的呼吸节奏。因此，最好在对患者使用前进行练习。对于从未接受过AC拉伸的患者，在进行治疗前向其简要介绍拉伸方案会很有帮助。向患者说明需要先主动收缩肌肉，然后进一步移动/拉伸时要放松，再将其带回起始位置。应该向患者描述呼吸方式，并且让患者基本了解动作会重复多少次。这使得患者能在开始前给予知情的口头同意，并且能使治疗更顺利。

框 8–2

RI 反射

RI 反射是一种抑制(放松)对正在发生的关节运动有拮抗作用的肌肉的本体感觉神经反射。当原动肌收缩并产生关节运动时,相对的拮抗肌必然会拉长。这些拉长的拮抗肌需要放松。因此,无论何时身体发生关节运动,都会向控制主动肌的运动神经元发送易化信号,使主动肌收缩,与此同时,也会向控制拮抗肌的运动神经元发出抑制信号,使拮抗肌放松(见下图)。

RI 反射是手法治疗师需要理解的重要反射,因其使得治疗师可以对患者进行比其他方式要深层的拉伸。治疗师嘱患者主动收缩一组功能性肌群,此时主动收缩会引起拮抗的功能性肌群放松。这些放松的拮抗肌就是需要拉伸的目标肌肉。当肌肉放松后,治疗师就可以利用 RI 反射来对其进行更进一步的拉伸。

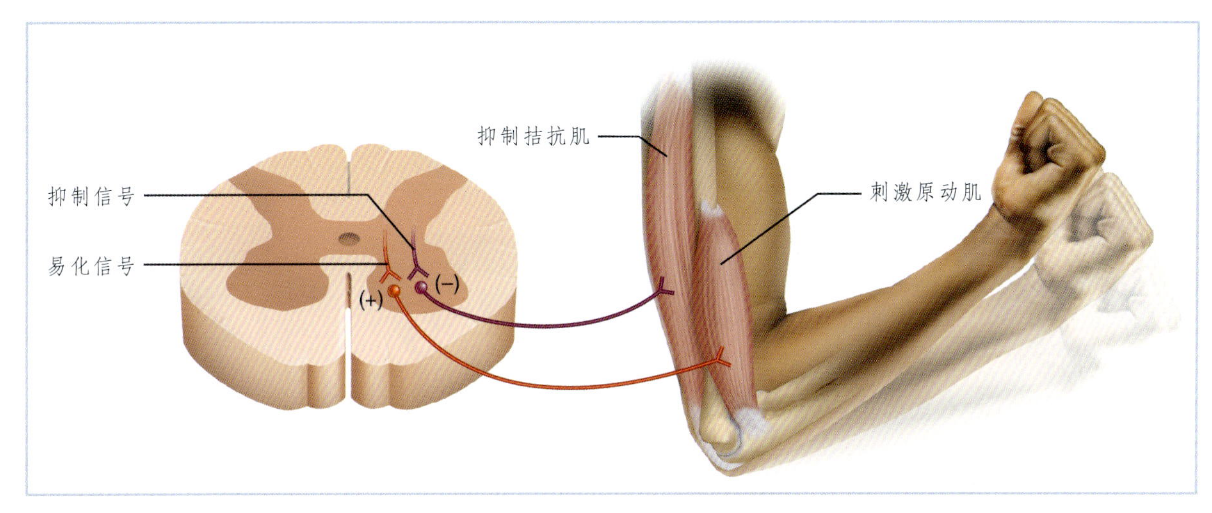

备选位置

备选起始位置适合倾向于交叉前臂用右手接触患者的头部,并用左手来稳定患者右肩带的治疗师(图 8–2)。这个姿势的缺点在于治疗师绝大部分的力量来自肩部的肌肉组织,而不是利用核心力量来稳定和拉伸患者,这会增加拉伸的难度。

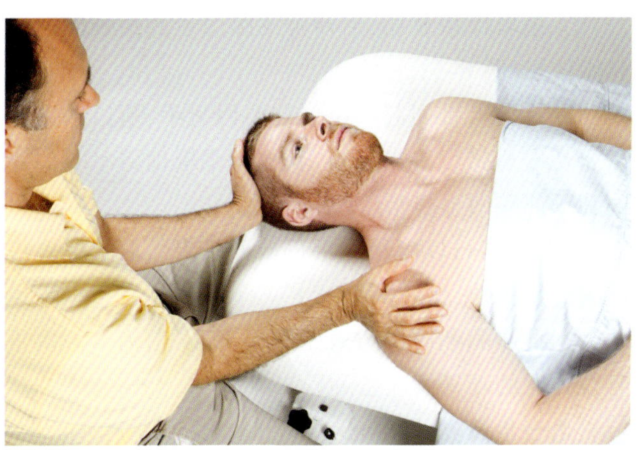

图 8–1 右侧屈肌群 AC 拉伸的起始位置。注意治疗师的肘部要贴近躯干。

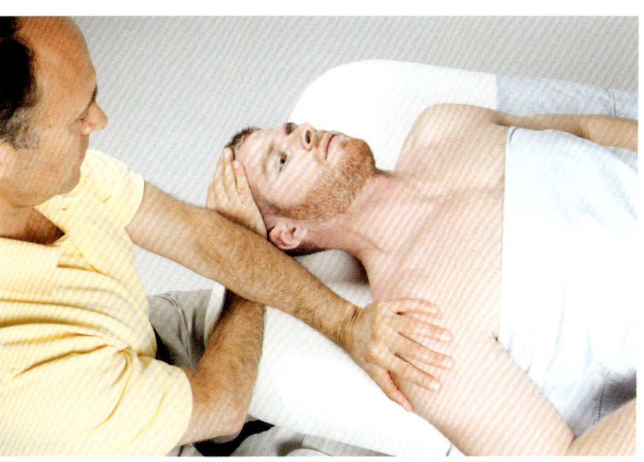

图 8–2 备选的起始位置。

治疗师提示 8.2

利用核心

将肘部贴近核心的优点已在第4、6、7章介绍过。尽管这个姿势最初可能使人不适，但很实用，因其使得治疗师能用核心同时给稳定手和拉伸手施力。对于肥胖治疗师和胸部较大的女性治疗师，如果肘部很难一直贴近躯干，那么肘部越靠近核心部位越好。如果很难把两侧肘部都贴近躯干，可以将发力最多的肘部贴近躯干。有意识地外旋肩关节，可以帮助治疗师保持肘部向内。练习这个姿势一段时间，就可以熟练掌握。

步骤1：患者的收缩和拉伸

- 嘱患者主动收缩颈部左侧的屈肌，让颈部尽可能地向左侧屈（图8–3）。
- 这时开始拉伸目标肌肉（右侧屈肌）并引发RI反射，放松抵抗关节活动的目标肌肉。
- 此步骤的呼吸方式是嘱患者主动移动颈部的同时呼气。注意稳定手稳住患者的右肩带以保证其在拉伸时不会被抬起。

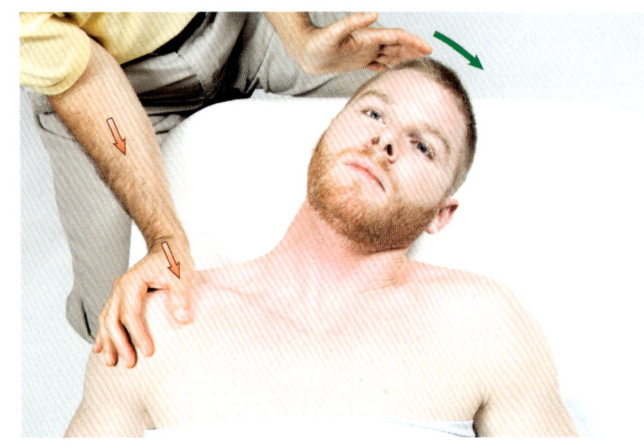

图8–3 步骤1：患者收缩和拉伸。

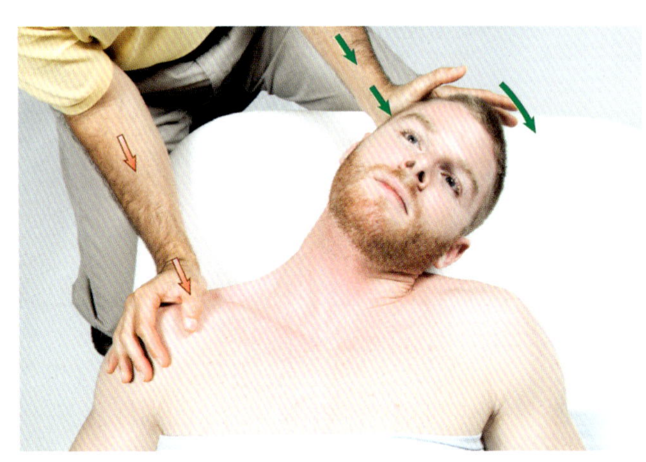

图8–4 步骤2：进一步拉伸。

治疗师提示 8.3

在治疗床上活动头部

当患者在按摩床上主动运动其头部时，如果治疗床上有床单，尤其是法兰绒制的床单，产生的摩擦会使得患者觉得需要在运动时抬起头部。这在患者头部侧屈时特别明显。因此，在开展AC拉伸时最好不要有床单在治疗床上。如果治疗床上有床单，最好把床单拿掉，或者将其卷起，以使其远离患者头部。

步骤2：进一步拉伸患者

- 从步骤1结束后的位置开始。患者放松的同时，治疗师被动移动患者颈部，使其进一步向左侧屈，使右侧屈肌（目标肌肉）被更进一步地拉伸（图8–4）。
- 保持这个拉伸姿势1~2秒。
- 稳定手继续稳住患者的右肩带，使其在拉伸期间不要抬起。
- 患者的呼吸方式是完成呼气。

步骤3：被动地将患者放回起始位置

- 患者保持放松，治疗师支撑患者的头颈部返回起始位置（图8–5）。
- 将患者带回起始位置需要两只手，所以治疗师需要从右肩带位置撤回稳定手，用来辅助将患者的头部和颈部移回至起始位置。
- 然后，可以将稳定手再放回患者右肩带位置以继续重复拉伸。
- 此步骤的呼吸方式是嘱患者吸气，为下一次重复拉伸时的呼气做准备。

进一步重复

- 重复步骤1、2和3，8~10次。
- 伴随连续的重复，可以略微增加拉伸的压力。

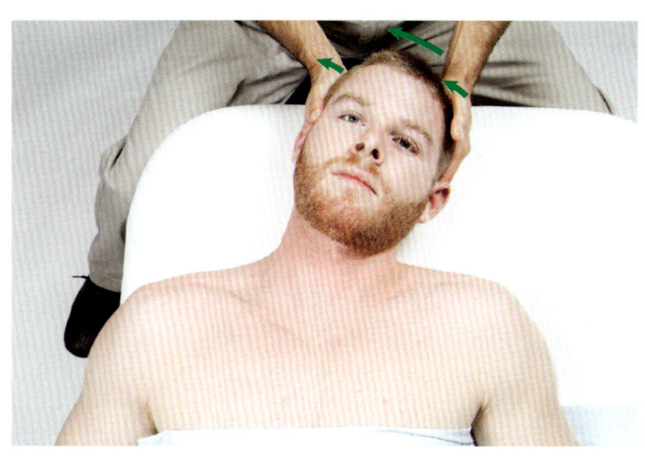

图 8-5 步骤 3:被动使患者回到起始位置。

■ 在最后一次重复时,可以保持拉伸姿势更长时间,5~20 秒。

技术操作

当开展 AC 拉伸时,需要记住以下准则。每一点都针对 AC 拉伸技术的一个特定方面。理解并应用它们将增强此技术的有效性。

起始位置:回归至中立起始位置

当完成颈部右侧屈肌 AC 拉伸之后,每次重复时的起始位置为中立解剖位置至完全右侧屈的位置之间。需要为患者颈部的左侧屈创造充分的空间。这个概念对所有 AC 拉伸都适用。

治疗师提示 8.4

起始位置

不同于 CR 拉伸(见第 7 章),每次重复 AC 拉伸不是起始于上一次重复的结束位置,而是要回到大致相同的起始位置。

患者收缩:向心和主动

对于 AC 拉伸,患者努力向心收缩并主动地在运动范围内移动颈部是极其重要的。为了在患者主动移动的终点进行更进一步的拉伸,治疗师的手会置于患者的身上,必须保证患者不是在被动运动。治疗师用手来指导患者的运动方向非常有帮助,但如果患者被动运动并且没有主动收缩肌肉,RI 反射也不会发生。

方式:动态进行

AC 拉伸倾向于用动态的方式进行, 每次拉伸只保持静态 1~2 秒。患者完成主动运动的时间不应该超过 5 秒,更进一步的拉伸后,头颈部应该移动回起始位置。每一次重复拉伸时间较短时,可使重复的次数更多。

治疗师提示 8.5

最后一次重复

蠕变原理表明:如果拉伸持续一段时间,组织会更有效地适应新的长度。治疗师给患者拉伸时,可以利用这种原理。在目标肌肉或肌群 AC 拉伸最后一次重复结束时,治疗师希望保持拉伸姿势的时间更长,如 5~20 秒。

动态拉伸:优点

由于拉伸的动态特性,AC 拉伸具备常规被动拉伸不具备的优点。动态拉伸包括患者向心收缩某区域的肌肉组织和在一定运动范围内主动移动关节,但在静态位置上保持的时间更少。因此,该区域的局部血液循环增加,这有利于将所需的营养物质带到局部组织,并排出新陈代谢的废物。关节运动也有助于通过促进关节滑液的分泌和运动,以及减少关节周围组织筋膜粘连的形成来润滑和滋养关节。此外,患者关节活动的主动肌向心收缩加强了这些肌肉。

拉伸的强度:逐渐增加

拉伸的强度要逐渐增加。每次重复应只增加少量的压力,而颈部在目标肌肉组织的拉伸方向上的移动只比上次重复略多一点。拉伸目标肌肉过快或幅度过大会触发肌梭反射,也称牵张反射,是一种本能的保护性神经反射。当肌肉被拉伸得过快或幅度过大时,为了减少肌肉撕裂的可能,肌梭反射会直接引导肌肉收缩。这将导致目标肌肉的痉挛,影响拉伸效果。因此,拉伸应始终缓慢地在患者无不适的前提下进行。需要强调的是,当感觉到患者的目标组织抵抗拉伸时,请停止增加拉伸。因为重复次数较多(8~10次),AC拉伸技术的累积效应会使目标肌肉组织得到很充分的拉伸。

手的摆放:治疗手

AC拉伸时,治疗手的位置不能使患者感到不适。治疗师的手应尽可能大面积接触,以便在患者肌肉收缩时手对患者头部的压力尽可能均匀地分布。此外,当把手置于患者头部一侧时,不要把手贴在患者耳边,这样会使患者非常不适。

手的摆放:稳定手

稳定手的位置也很关键。如果没有正确的定位,患者的肩带和躯干可能会移动,从而无法拉伸目标颈肌组织。稳定手的位置也不能使患者感到不适,并尽可能大面积接触。拉伸结束时将稳定手从其稳定位置移开,以协助治疗手支撑患者头颈部,并使其回到起始位置,以便下一次重复。

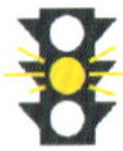

治疗手和稳定手的位置通常会伸展腕关节。为了腕关节的健康,压力与患者的接触点应该是手掌(腕区)。如果通过手掌或手指直接施加压力,腕关节会过伸并可能受伤。由于腕关节较为脆弱,正确的生物力学位置是至关重要的。

呼吸

AC拉伸常用的呼吸方式是嘱患者在主动运动时呼气。“用力时呼气(exhale on exertion)”是一种帮助记忆呼吸方案的方法,因为两者都以字母“e”开头。当AC拉伸与CR拉伸结合进行CRAC拉伸时,在患者主动收缩肌肉产生关节运动时嘱患者呼气也非常有效(见第9章)。

患者通常会在目标肌肉组织放松时完成呼气,然后治疗师拉伸目标肌肉,患者在回到起始位置时吸气以进行下次重复。如果患者在收缩和移动时已经完成呼气,可以在放松和进一步拉伸时吸气,然后在回到起始位置并准备进行下一次重复拉伸时完成吸气。为了下一次主动运动时再呼气,在带患者回起始位置时患者完成吸气非常重要。如果发现患者在一次重复拉伸完成时不能完成呼气,那么可能是患者吸气太深。每次重复拉伸开始时的吸气不宜太深。

患者通常短时间内就能习惯AC拉伸的呼吸方式。当患者适应该呼吸方式后,重复拉伸就会进展顺利。

重复拉伸的流程

如前所述,一个完整的拉伸包含患者运动,进一步拉伸,并返回起始位置准备好下一次重复,整个过程只应持续3~5秒。这意味着一套重复10次的拉伸可以在1分钟内完成。为确保每次AC拉伸时长为3~5秒,在前一个拉伸结束时,应立刻开始下一个连续的重复拉伸。间隔时间常常被浪费。拉伸结束时将患者返回到起始位置,患者应立即开始主动动作,而不必每次重复指导。

治疗师提示 8.6

控制好速度

仅用3~5秒完成AC拉伸对于还在练习技术的治疗师来说是很困难的,所以有的治疗师经常感觉做AC拉伸很仓促。尽管AC拉伸通常需要适中的速度,但这不意味着治疗师或患者应该着急。焦急会导致焦虑,也会使患者肌肉紧张,这与高效拉伸产生的效果相反。治疗师初学时,如果需要,每个拉伸可以多花一点时间,直到熟练为止。

拉伸的方向

对颈部进行AC拉伸时,患者可以在基本面或斜切面上运动。基本面有三个:矢状面、额状面和水平面。斜切面指不完全是矢状面、额状面或水平面的任何平面,即两个或三个基本面的复合体(图1-7介绍了基本面)。

主动肌收缩拉伸操作流程

下面的操作流程展示了 10 种颈部 AC 拉伸的不同应用。根据被拉伸肌群的功能性来区分。右侧屈肌的操作流程已经在“技术概述”部分中展示。其他操作流程将由以下步骤解释和说明：患者收缩和拉伸，进一步拉伸患者和患者被动返回起始位置。然后解释如何进行进一步的重复。

操作流程 8–1：右侧屈肌

图 8–6 为使头颈部右侧屈的功能性肌群。这些肌肉位于颈部右侧。右侧屈肌群的 AC 拉伸操作流程见“技术概述”部分，图 8–1 至图 8–5。

右侧屈的功能性肌群

包括以下右侧肌肉：

斜方肌	枕下肌群
头夹肌	胸锁乳突肌
颈夹肌	斜角肌群
肩胛提肌	椎前肌群
竖脊肌群	舌骨肌群
横突棘肌群	

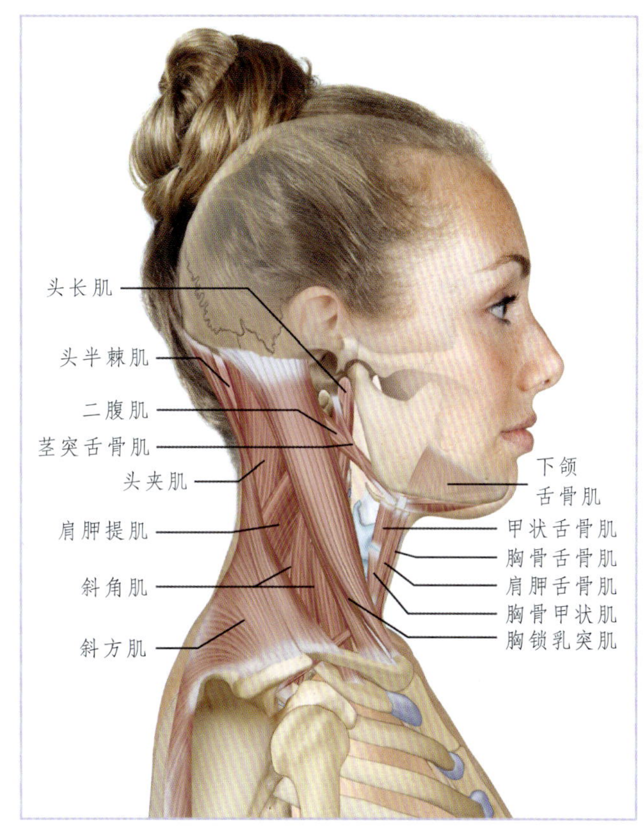

图 8–6 头颈部右侧屈肌。

操作流程 8-2:左侧屈肌

图 8-7 为使头颈部左侧屈的功能性肌群。这些肌肉位于颈部左侧。用 AC 拉伸方法拉伸头颈部左侧屈的功能性肌群,按图 8-1 至图 8-6 所示方法,但要转换至身体左侧。

左侧屈的功能性肌群

包括以下左侧肌肉:

斜方肌	枕下肌群
头夹肌	胸锁乳突肌
颈夹肌	斜角肌群
肩胛提肌	椎前肌群
竖脊肌群	舌骨肌群
横突棘肌	

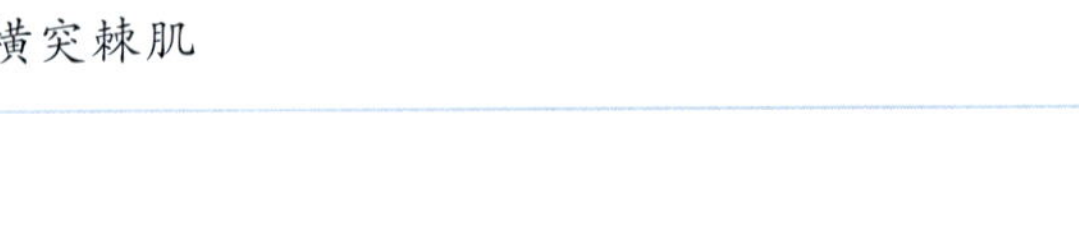

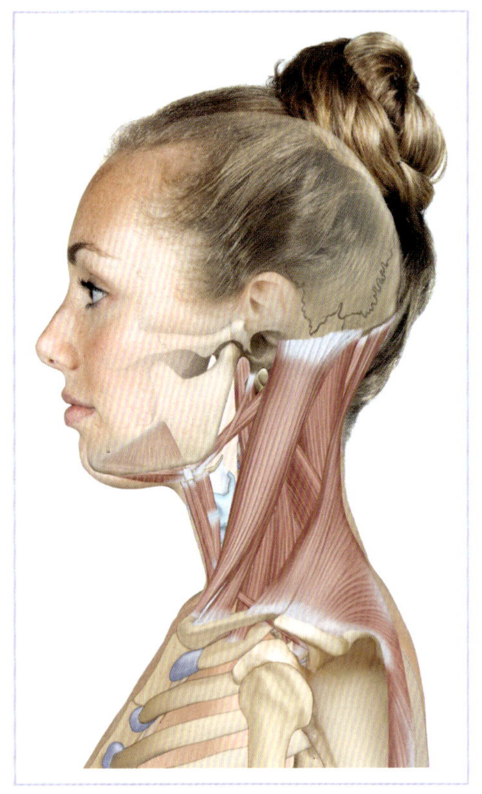

图 8-7 头颈部左侧屈肌。

实践应用 8.1

在一个操作流程,对两组功能性肌群在一个平面内进行主动肌收缩拉伸

不需要一次只对一个运动范围的功能性肌群进行 AC 拉伸。事实上,在两种运动范围内进行 AC 拉伸更有效、更有益,可以在同一次操作中拉伸两组目标肌肉,即一个平面内的两个功能性肌群。例如,在同一过程中,患者的颈部可以拉伸至左侧屈和右侧屈。

将患者颈部向左侧屈时,可以拉伸右侧屈肌群(第一目标肌群);将患者颈部向右侧屈时,拉伸左侧屈肌群(第二目标肌群)。无论拉伸从哪一侧开始,初始步骤是类似的。下面的例子中首先开始对右侧屈肌的拉伸。这里对两组侧屈肌的操作步骤也适用于两组旋肌。

初始位置

- 患者取仰卧位,治疗师坐在治疗床头。
- 将治疗手(左手)置于患者头部右侧,稳定手(右手)置于患者右肩带(图 A)。

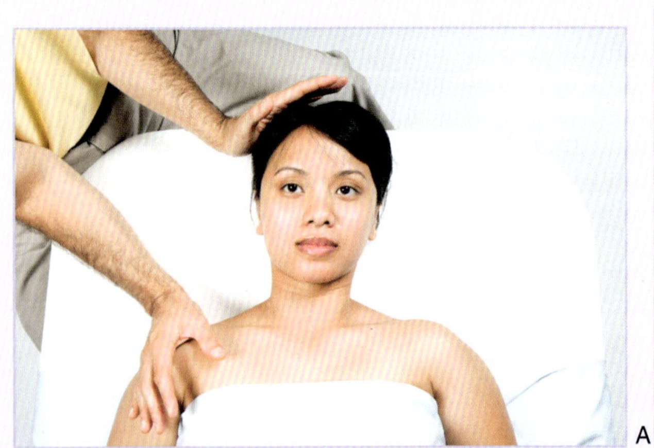

A

(待续)

实践应用(续)8.1

第一次重复:患者收缩和拉伸目标肌群 #1

■ 开始时,嘱患者在无不适的前提下主动移动头颈部至左侧屈。

■ 开始拉伸右侧屈肌(目标肌群 #1)(图 B)。

对患者进一步拉伸

■ 从第一次重复结束时的位置开始,嘱患者放松,通过轻轻移动患者的颈部和头部到左侧屈,进一步拉伸患者右侧屈肌,直至遇到组织阻力。

■ 保持拉伸姿势 1~2 秒。

■ 稳定手握住并稳定患者右肩带,使其在拉伸过程中不会抬高(图 C)。

患者收缩和拉伸目标肌群 # 2

■ 此时,不需要把患者拉回起始位置,而是嘱患者主动移动颈部和头部至右侧屈,开始拉伸左侧屈肌(目标肌群 # 2)(图 D)。

对患者进一步拉伸

■ 达到拉伸位置后,嘱患者放松,通过轻轻移动患者的颈部和头部到右侧屈, 进一步拉伸患者左侧屈肌,直至遇到组织阻力。

■ 保持拉伸姿势 1~2 秒。

■ 稳定手握住并稳定患者的左肩带,使其在拉伸过程中不会抬高。

■ 此时就完成了一个重复,即双侧侧屈肌组织(两个目标肌群)都得到了拉伸(图 E)。

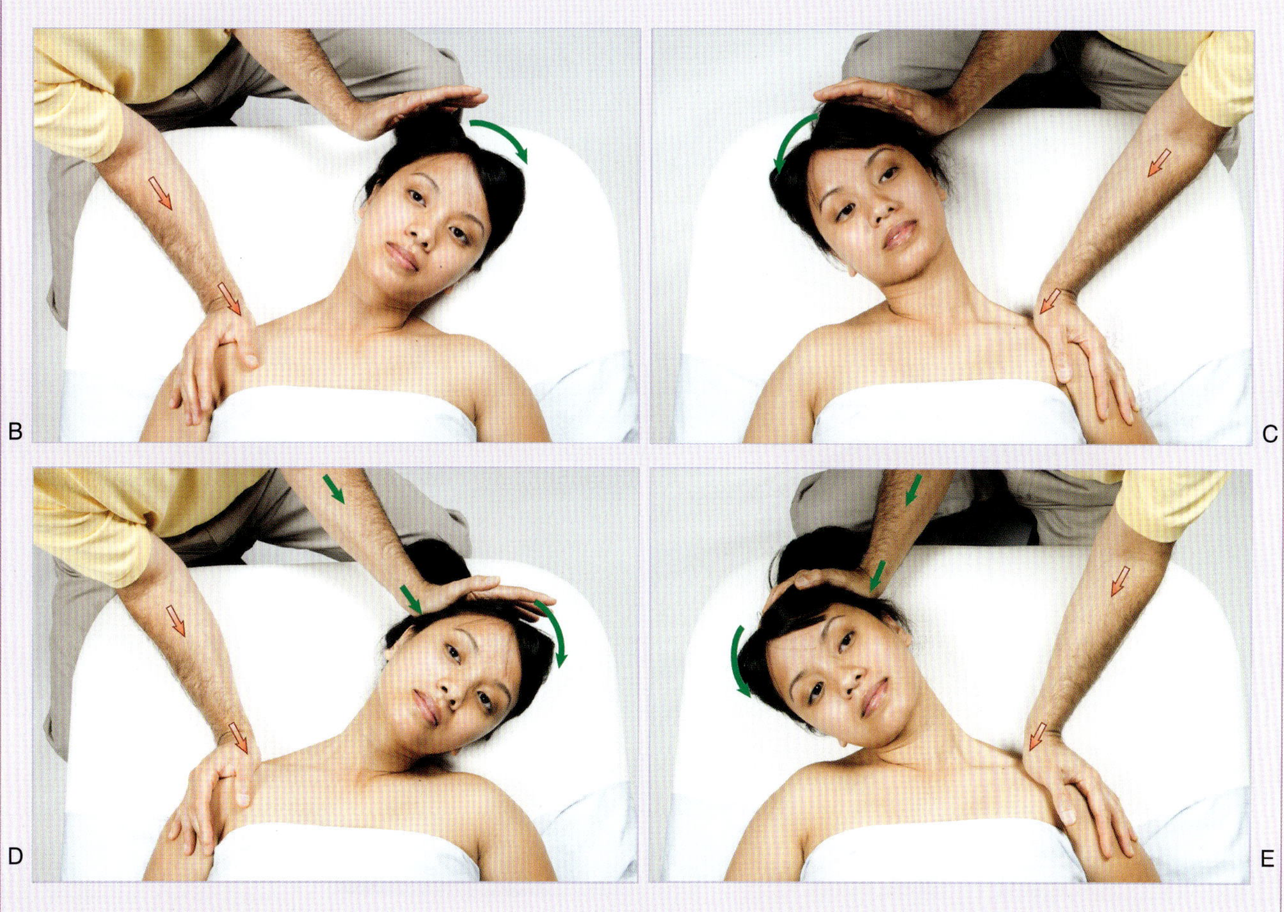

(待续)

实践应用(续)8.1

进一步重复

■ 所有重复都按照第一次重复的方式进行，只是起始位置不同。第一次重复的起始位置为中立解剖位置。然而，接下来重复的起始位置是患者被拉伸至右侧屈的位置。因此，将患者头部从右侧屈一直移动至左侧屈，开始接下来的重复。

■ 注意，呼吸方式是嘱患者在向心收缩时呼气。

■ 当目标肌肉放松并拉伸时，患者完成呼气。因为患者不需要回到起始位置，所以患者在拉伸时也必须吸气。因此，在以这种方式进行AC技术时，患者的吸气不宜太深。

操作流程 8-3：伸肌

图8-8为使颈部和头部伸展的功能性肌群。这些肌肉位于颈部的后外侧。图8-9和图8-10显示颈部和头部伸肌群的AC拉伸。

伸展的功能性肌群

斜方肌	竖脊肌群
头夹肌	横突棘肌群
颈夹肌	枕下肌群
肩胛提肌	

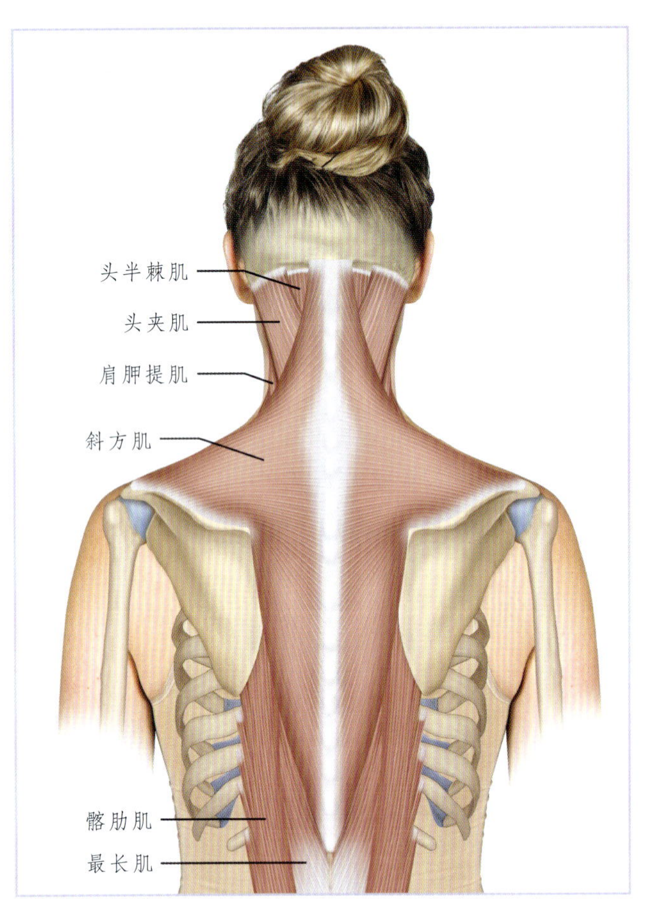

图8-8 头颈部伸肌。

起始位置

■ 患者取仰卧位，治疗师坐在治疗床头。

■ 将任意一只手作为治疗手靠近患者头部，另一只手作为稳定手置于患者上部躯干(图8-9)。

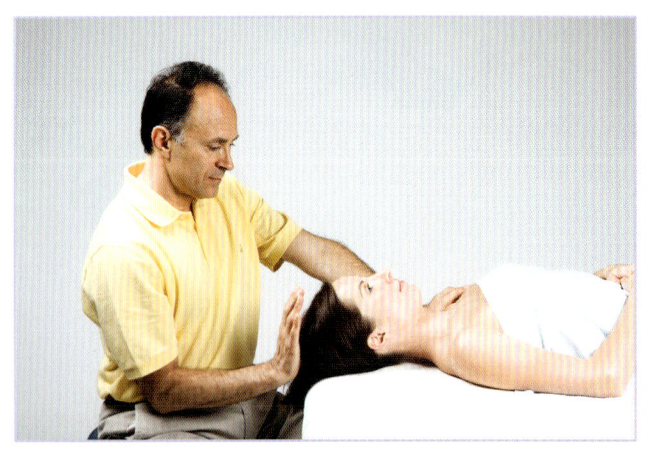

图8-9 起始位置。

治疗师提示 8.7

降低重心拉伸伸肌群

和 CR 拉伸一样，当对患者的伸肌群进行 AC 拉伸时，降低重心是有帮助的，让核心位于拉伸线的后方。如果使用的是电动升降床，则只需把治疗床升高(见“治疗师提示 7.6”)。

步骤 1：患者收缩和拉伸

■ 首先嘱患者收拢下颌，然后在无不适的前提下，主动地将颈部和头部抬离治疗床，开始拉伸目标肌肉。

■ 上抬时先收拢下颌，防止患者将颈部置于不健康的姿势。

■ 注意，稳定手固定在患者上躯干的左侧，这样在拉伸过程中患者躯干不会离开治疗床(图 8-10A)。

步骤 2：进一步拉伸患者

■ 从步骤 1 结束时达到的拉伸位置开始，患者放松，再进一步移动患者的头颈部至前屈，直至遇到组织阻力，以进一步拉伸伸肌组织。

■ 保持拉伸姿势 1~2 秒。

■ 稳定手握住并稳定患者的躯干，使其在拉伸过程中不会抬高(图 8-10B)。

步骤 3：被动地将患者放回起始位置

■ 完成步骤 2 后，将患者的头颈部被动地放回起始位置时，患者仍然放松，将患者头部置于治疗床上。

■ 将患者头颈部放回到治疗床上时，舒适而安全地支撑头部是很重要的，只有患者感觉足够安全，才能放松头颈部，让治疗师能够被动地移动患者(图 8-10C)。

进一步重复

■ 每次都重复以上步骤。

■ 随着每一次重复，可以略微增加拉伸的压力。

■ 在最后一次重复结束时(通常重复 8~10 次)，可以选择更长时间地保持拉伸姿势，持续 5~20 秒。

■ 呼吸方案是嘱患者在向心收缩时呼气。

■ 当目标肌肉放松与拉伸时，患者继续呼气，然后嘱患者回到起始位置时吸气，以准备下一个重复。

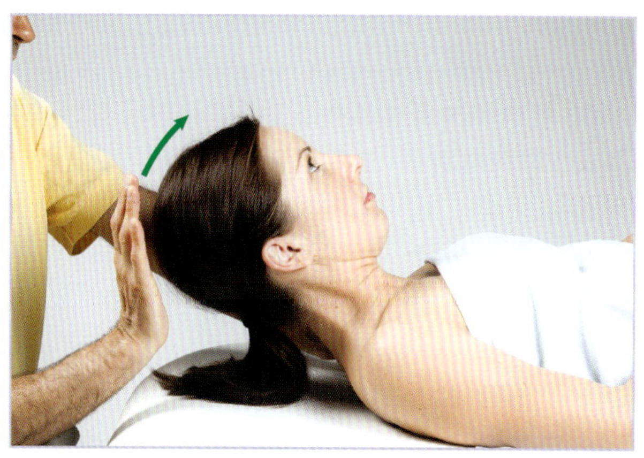

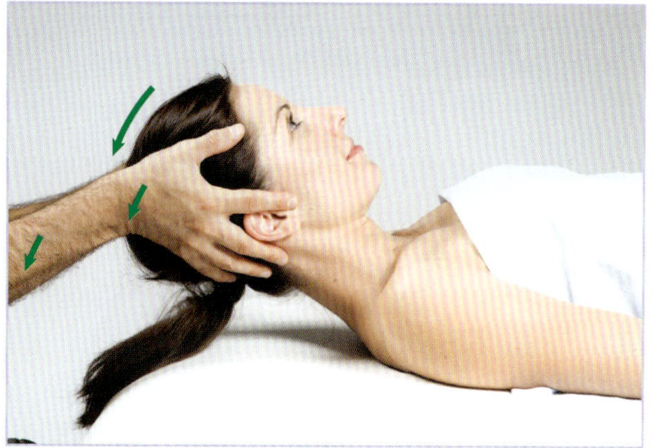

图 8-10 头颈部伸肌的 AC 拉伸。

操作流程 8–4:伸肌/右侧屈肌

图 8–11 为使头颈部后伸和右侧屈的功能性肌群。这些肌肉位于颈部右后外侧(背部右侧)。图 8–12 和图 8–13 显示这一功能性肌群的 AC 拉伸。

伸展/右侧屈的功能性肌群

包括以下右侧肌肉:

斜方肌	竖脊肌群
头夹肌	横突棘肌
颈夹肌	枕下肌群
肩胛提肌	舌骨肌群

起始位置

- 患者取仰卧位,治疗师坐在治疗床头,朝向右侧。
- 左手(治疗手)置于患者头部。
- 右手(稳定手)置于患者的右肩带(图 8–12)。

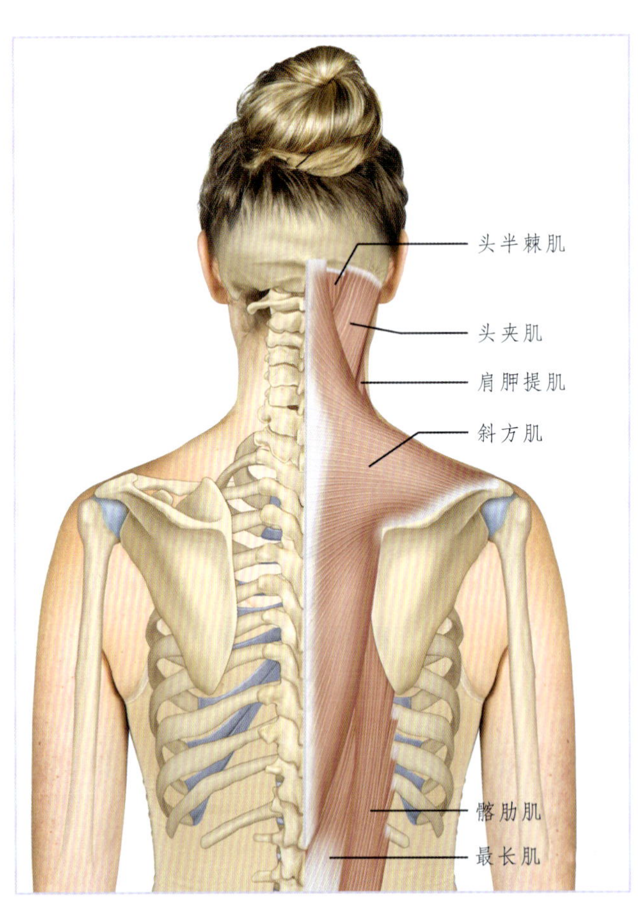

图 8–11 头颈部伸肌/右侧屈肌。

步骤 1:患者收缩和拉伸

- 首先嘱患者在无不适的前提下尽可能地主动将头颈部斜向前和向左侧屈曲。
- 开始拉伸伸肌/右侧屈肌。
- 稳定手固定住患者的右肩带和上躯干,使其在拉伸过程中不会离开治疗床(图 8–13A)。

步骤 2:进一步拉伸患者

- 从步骤 1 结束的拉伸位置开始,嘱患者放松,继续将患者头颈部向前屈和左侧屈方向移动,直至遇到组织阻力,以进一步拉伸目标肌肉组织(伸肌/右侧屈肌)。
- 保持拉伸姿势 1~2 秒。
- 稳定手握住并稳定患者的右肩带和上躯干,使其在拉伸过程中不会抬高(图 8–13B)。

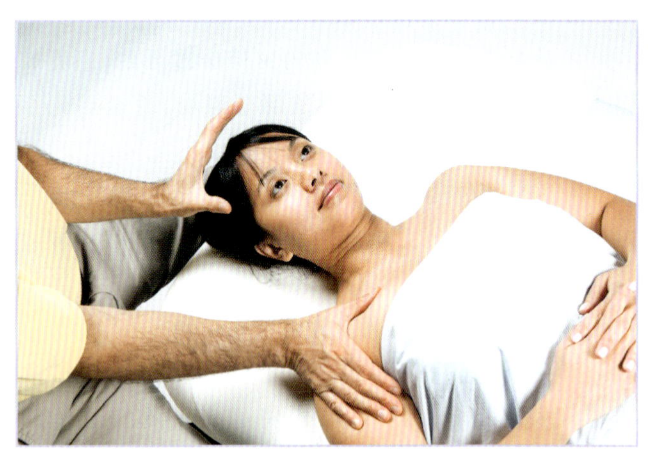

图 8–12 起始位置。

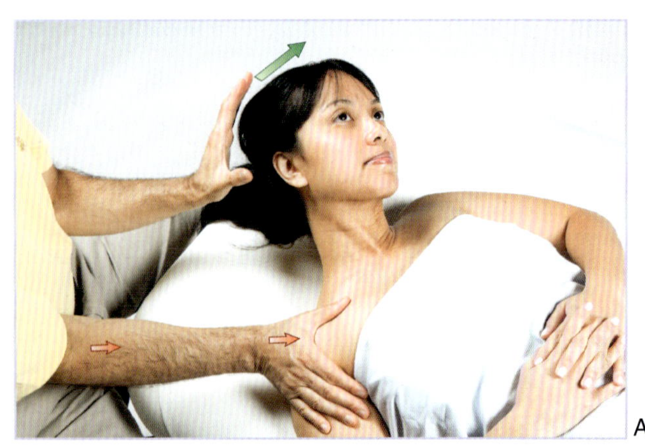

图 8–13 头颈部伸肌/右侧屈肌的 AC 拉伸。(待续)

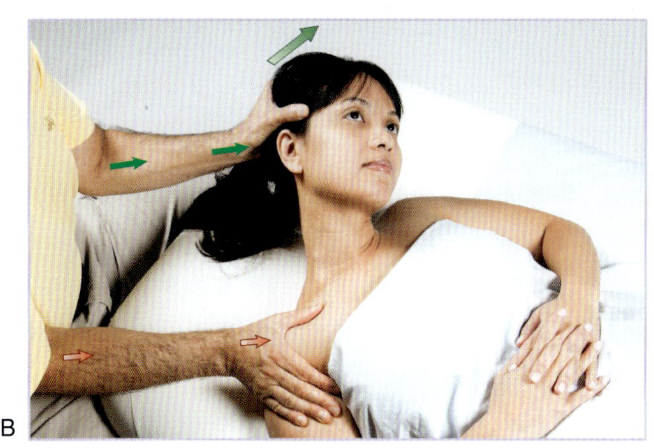
B

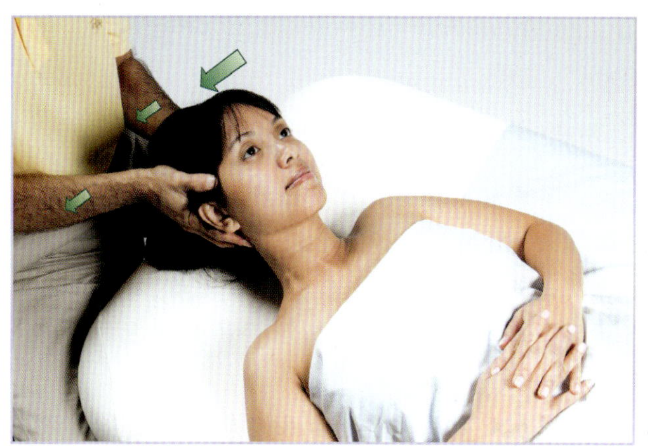
C

图 8-13(续)

步骤 3:被动地将患者放回起始位置

■ 完成步骤 2 后,治疗师将患者的头颈部被动地放回至起始位置时,患者仍然放松,将患者头部置于治疗床上。

■ 将患者颈部和头部放回到治疗床上时,舒适而安全地支撑头部是很重要的,只有患者感觉足够安全,才能放松头颈部,让治疗师能够被动地移动患者(图 8-13C)。

进一步重复

■ 每次都重复以上步骤。

■ 随着每一次重复,可以略微增加拉伸的压力。

■ 在最后一次重复结束时(通常重复 8~10 次),可以选择更长时间地保持拉伸姿势,持续 5~20 秒。

■ 呼吸方案是嘱患者在向心收缩时呼气。

■ 当目标肌肉放松与拉伸时,患者继续呼气,然后嘱患者回到起始位置时吸气,以准备下一个重复。

操作流程 8-5:伸肌/左侧屈肌

图 8-14 为使头颈部后伸和左侧屈的功能性肌群(图注见图 8-11)。这些肌肉位于颈部左后外侧(背部左侧)。采用 AC 拉伸来拉伸这组功能性肌群,请按照图 8-12 和图 8-13 所示的方法,但要切换到身体左侧。

伸展/左侧屈的功能性肌群

包括以下左侧肌肉:

斜方肌	竖脊肌群
头夹肌	横突棘肌
颈夹肌	枕下肌群
肩胛提肌	舌骨肌群

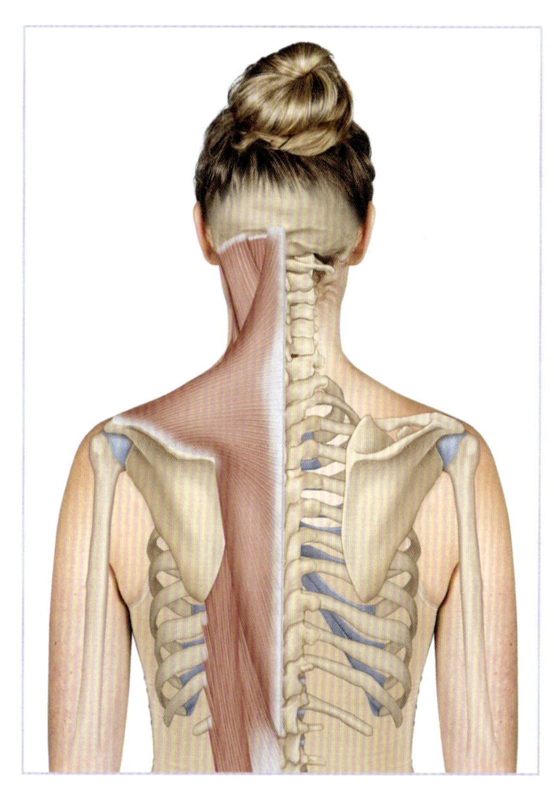

图 8-14　头颈部伸肌/左侧屈肌。

实践应用 8.2

增加水平面旋转分量

为了更好地拉伸完成伸展和侧屈的颈部肌肉，可以在拉伸时增加旋转。通过增加水平面旋转分量，可以同时进行所有三个基本面的运动，并实现肌肉的最佳拉伸（关于多平面拉伸的更多信息见第6章）。

首先在起始位置将患者头颈部旋转至左侧，再重复整个伸肌/侧屈肌的AC拉伸流程，如图A~D所示。然后，再在起始位置将患者头颈部旋转至右侧后重复整个流程，如图E~H所示。

将患者的头颈部向左旋转，可拉伸作为右旋肌的伸肌/侧屈肌；保持患者的头颈部向右旋转可以拉伸作为左旋肌的伸肌/侧屈肌。将旋转添加到一侧的伸肌和侧屈肌拉伸中后，则可以同时将旋转添加到另一侧伸肌和侧屈肌拉伸中。注意，水平面旋转分量的运动可以加入本章所示的其他拉伸操作方式中（如操作流程8-1和8-2，侧屈肌拉伸；操作流程8-3，伸肌拉伸；操作流程8-8，屈肌拉伸。增加的旋转分量在操作流程8-9和8-10展示，伴有侧屈的屈肌拉伸）。

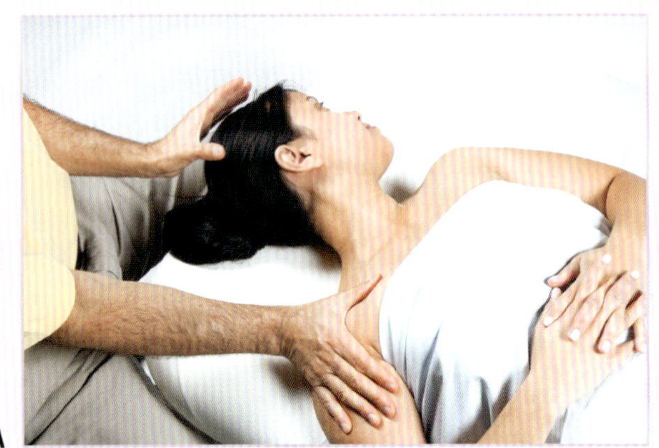
A

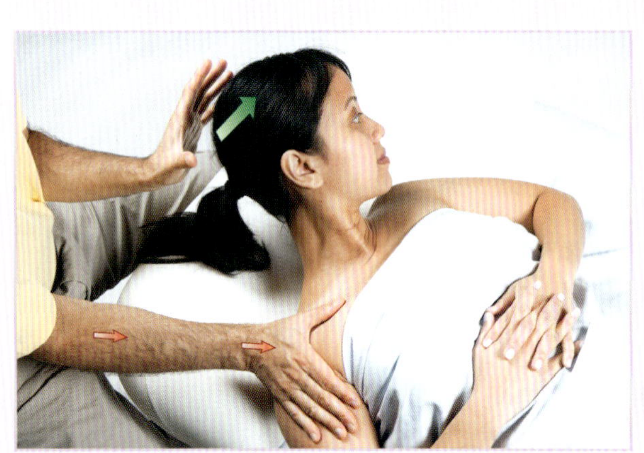
B

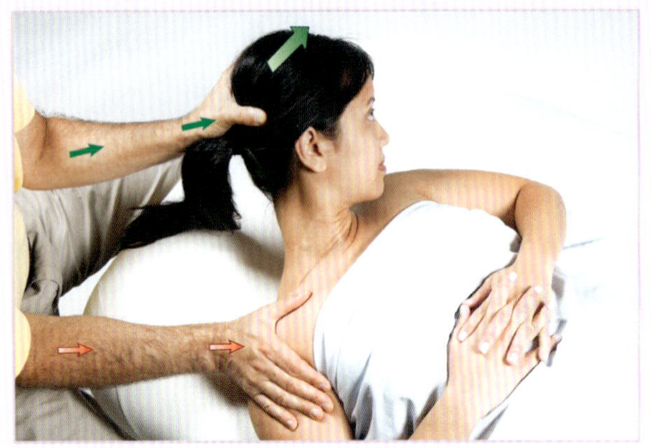
C

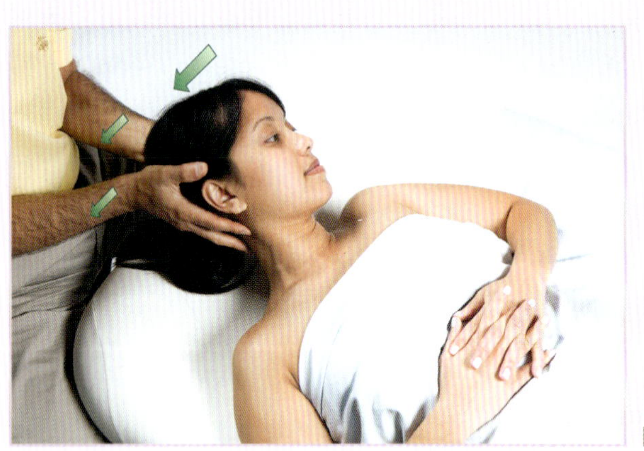
D

在伸肌/侧屈肌的拉伸中加入水平面旋转分量。图A至图D添加左旋。(A)起始位置。(B)患者收缩与拉伸。(C)进一步拉伸。(D)被动地将患者放回起始位置。图E~H添加右旋。（待续）

（待续）

实践应用(续) 8.2

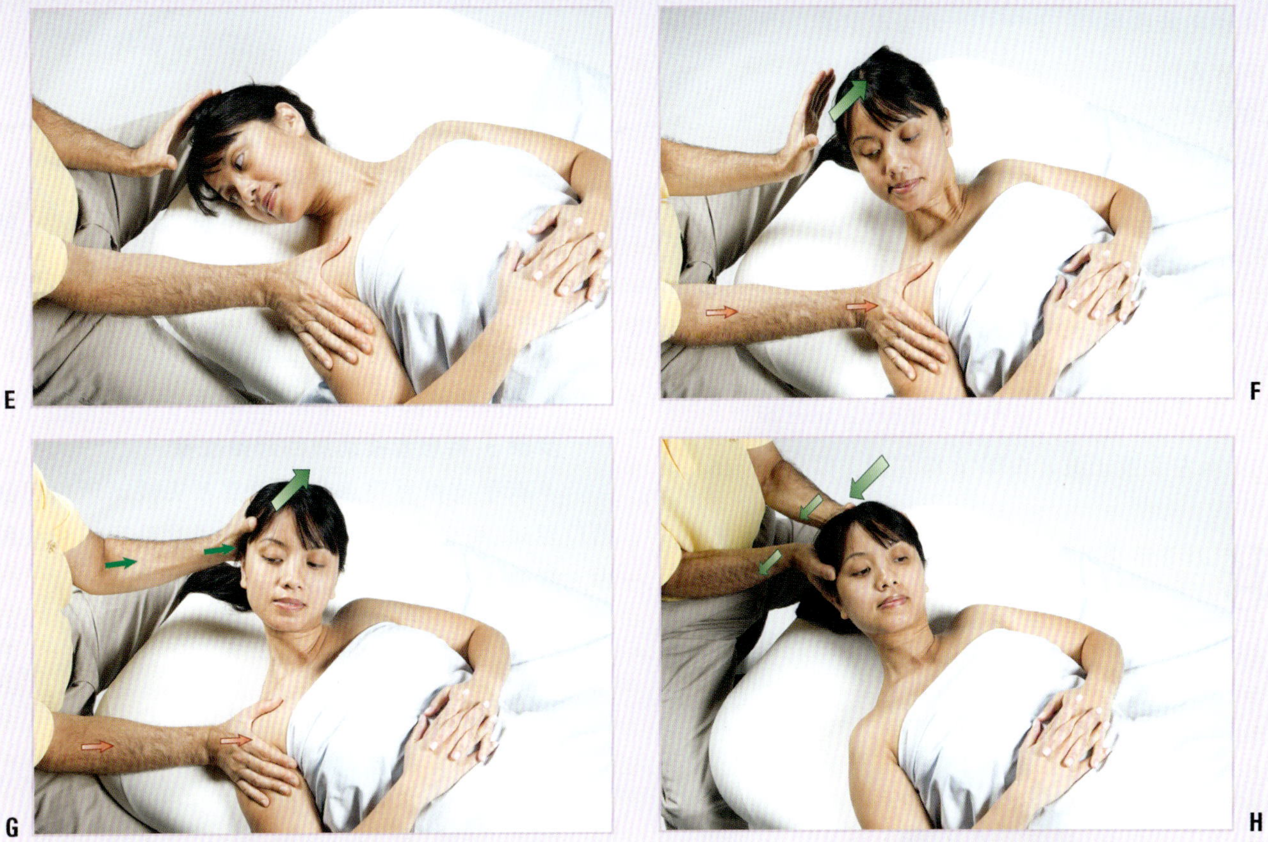

(续) (E)起始位置。(F)患者收缩与拉伸。(G)进一步拉伸。(H)被动地将患者放回起始位置。

操作流程 8-6:右旋肌

图 8-15 为使头颈部右旋的功能性肌群。与其他功能性肌群不同,头颈部的右旋肌并不局限于一个颈部区域,而是位于颈部四个象限中的三个:颈后部的左右两侧,以及颈前部的左侧。图 8-16 和图 8-17 显示头颈部右旋肌群 AC 拉伸。

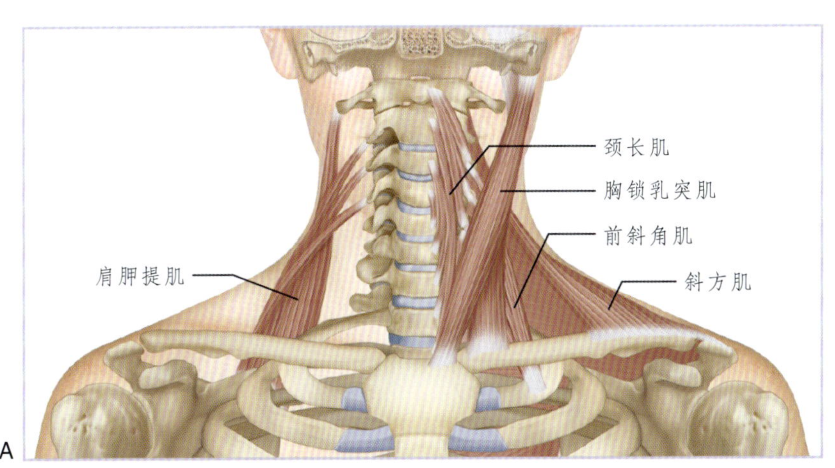

图 8-15 头颈部右旋肌。(待续)

右旋的功能性肌群

左斜方肌	右头下斜肌
左横突棘肌群	右竖脊肌群
右头夹肌	左胸锁乳突肌
右颈夹肌	左前斜角肌
右肩胛提肌	左颈长肌

起始位置

■ 患者取仰卧位，头靠在治疗床上，治疗师坐在治疗床头。

■ 右手（治疗手）置于患者头部/面部右侧。

■ 左手置于患者头部/面部左侧支撑（图 8-16）。

注意不要对患者的颞下颌关节施加过大的压力。

半棘肌
胸锁乳突肌
斜方肌
回旋肌
多裂肌
头下斜肌
头夹肌
肩胛提肌
颈夹肌
棘肌
最长肌
髂肋肌
B

图 8-15（续）

步骤 1：患者收缩和拉伸

■ 开始时，嘱患者在无不适的前提下，主动地将头颈部向左旋转。旋转时患者不得将头部抬离治疗床，在该操作流程中，患者头部应该始终置于治疗床上。

■ 开始拉伸右旋肌（图 8-17A）。

步骤 2：进一步拉伸患者

■ 从步骤 1 结束时的位置开始，嘱患者放松，然后轻轻移动患者的头颈部至左旋，直至遇到组织阻力，以进一步拉伸患者的右旋肌群。

■ 双手作为治疗手，拉伸患者。

■ 保持拉伸姿势 1~2 秒（图 8-17B）。

步骤 3：将患者被动放回起始位置

■ 双手支撑并将患者的颈部和头被动地放回起始位置时，患者仍处于放松状态，通常是颈部和头的中立解剖位置（图 8-17C）。

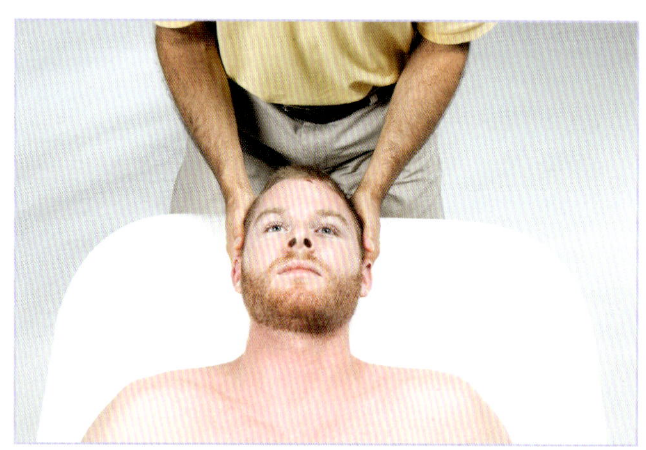

图 8-16 起始位置。

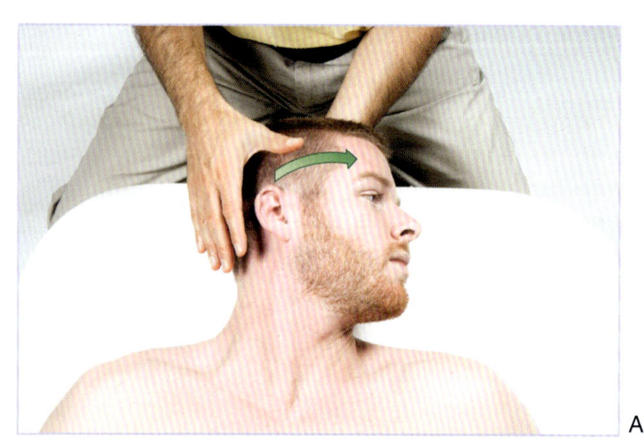

图 8-17 头颈部右旋肌的 AC 拉伸。（待续）

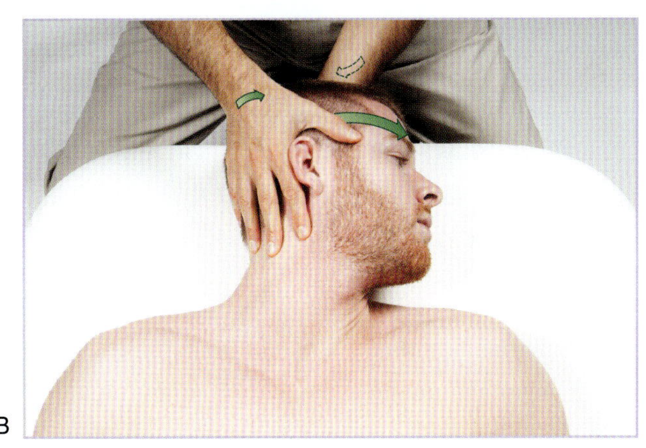
B

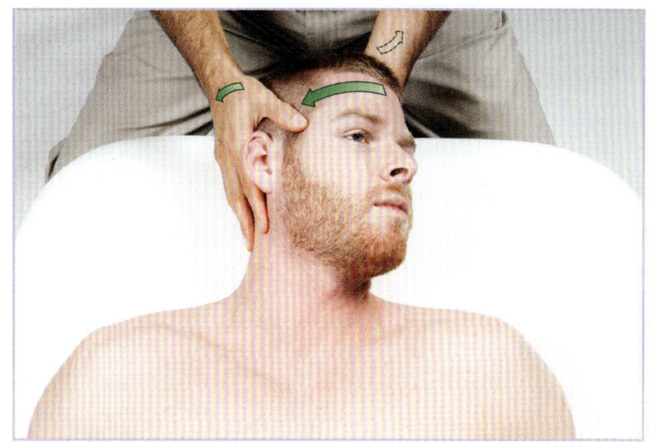
C

图 8-17（续）

■ 确保舒适而安全地支撑患者头部，使患者感到足够安全，可以放松下来将头部的重量放到治疗师的双手上。

进一步重复

■ 重复步骤 1 至步骤 3。

■ 随着每一次重复，可以略微增加拉伸的压力。

■ 在最后一次重复结束时（通常重复 8~10 次），可以选择更长时间地保持拉伸姿势，持续 5~20 秒。

■ 呼吸方案是嘱患者在向心收缩时呼气。

■ 当目标肌肉放松与拉伸时，患者继续呼气，然后嘱患者回到起始位置时吸气，以准备下一次重复。

实践应用 8.3

旋转拉伸时稳定肩带/躯干

在操作流程 8-6 拉伸右旋肌的方案中，双手作为治疗手，将患者拉伸至左旋，没有手作为稳定手。这种方式通常没有问题，因为肩带和躯干在旋转时不会移动太多。但是，对部分患者来说，躯干是需要稳定的，这可以通过改变治疗师手的位置来实现。患者头颈部左旋后（患者收缩和拉伸），把左手置于患者头部/面部的右侧，以增加步骤 2（进一步拉伸患者）的拉伸，同时右手置于患者的右肩带，以使其稳定（见右图）。注意不要用左手按压患者的下颌骨。这个姿势还可以方便治疗师用右手增加拉伸的强度，不仅可以稳定患者的肩带/躯干，还可以将躯干向治疗床方向推（躯干右转），使其右侧肩带压低。

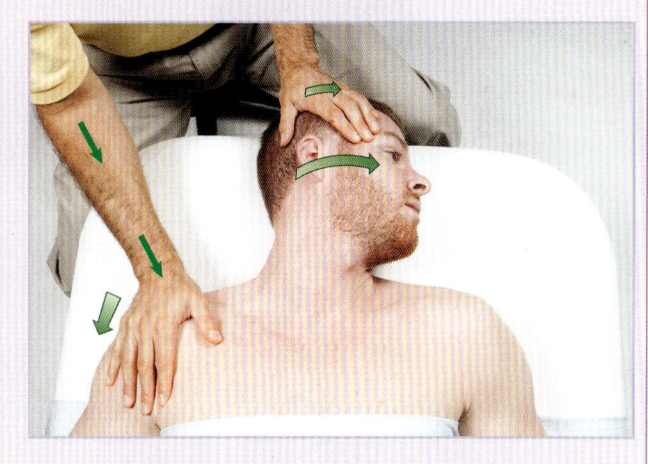

操作流程 8-7:左旋肌

图 8-18 为使头颈部左旋的功能性肌群(图注见图 8-15)。与颈部的右旋肌一样,左旋肌位于颈部四个象限中的三个象限:颈后部的左右两侧,以及颈前部的右侧。采用 AC 拉伸来拉伸头颈部向左旋转的功能性肌群,请按照图 8-16 至图 8-17 中所示的方法,但要切换到身体的左侧。

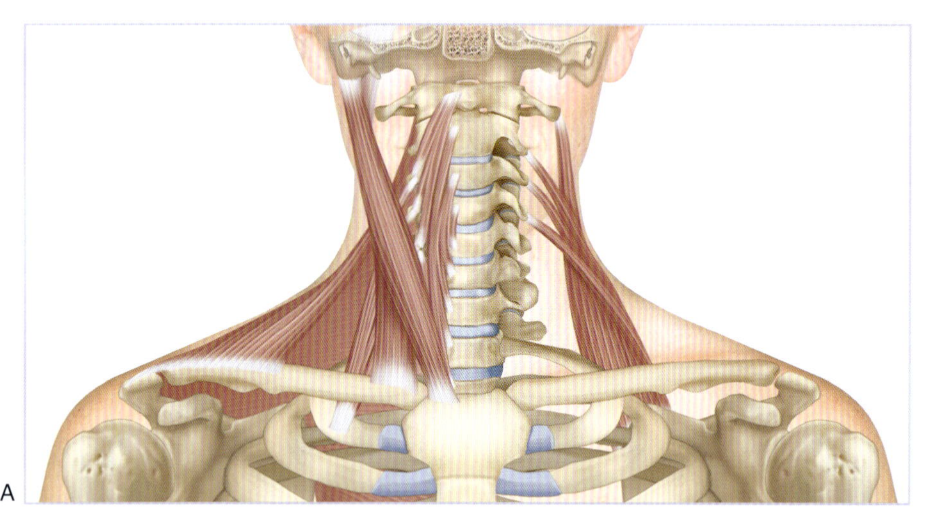

A

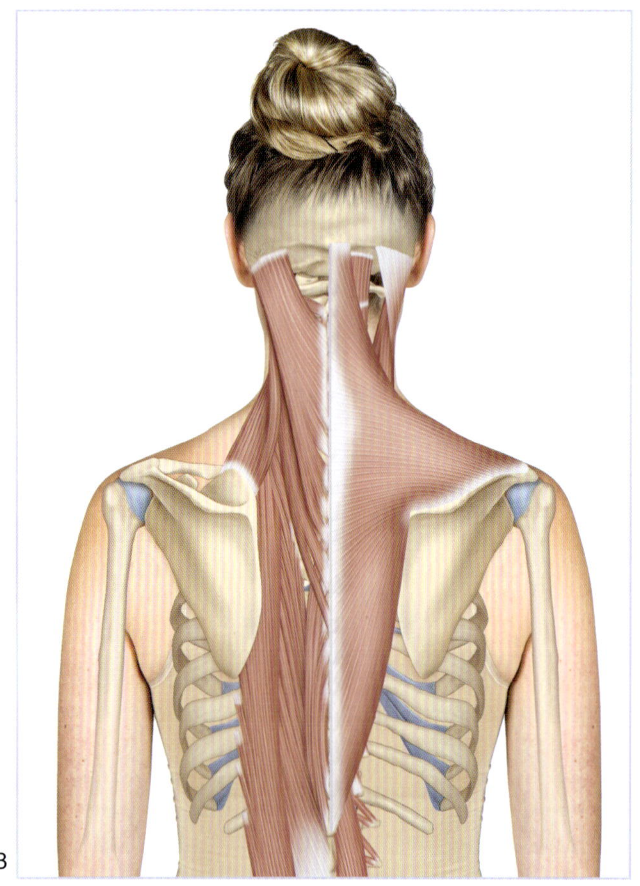

B

图 8-18 头颈部左旋肌。

左旋的功能性肌群

右斜方肌	左头下斜肌
右横突棘肌	左竖脊肌群
左头夹肌	右胸锁乳突肌
左颈夹肌	右前斜角肌
左肩胛提肌	颈长肌

操作流程 8–8：屈肌

图 8–19 为使头颈部前屈的功能性肌群。这些肌肉位于颈部前侧。图 7–27 至图 7–30 显示头颈部屈肌的 CR 拉伸。

前屈的功能性肌群

胸锁乳突肌	头长肌
前斜角肌	头前直肌
中斜角肌	舌骨肌群
颈长肌	

起始位置

- 患者取俯卧位，头部超过治疗床，治疗师坐在治疗床头。
- 将任意一只手作为治疗手置于患者前额。
- 将稳定手（另一只手）置于患者的上躯干，避免躯干在拉伸过程中从治疗床上抬起（图 8–20A）。
- 这对患者来说是一个非常脆弱的位置，因此，适当地支撑患者头部是非常重要的。有些治疗师喜欢将双手置于患者头部（两侧各一只手）。这样可以更

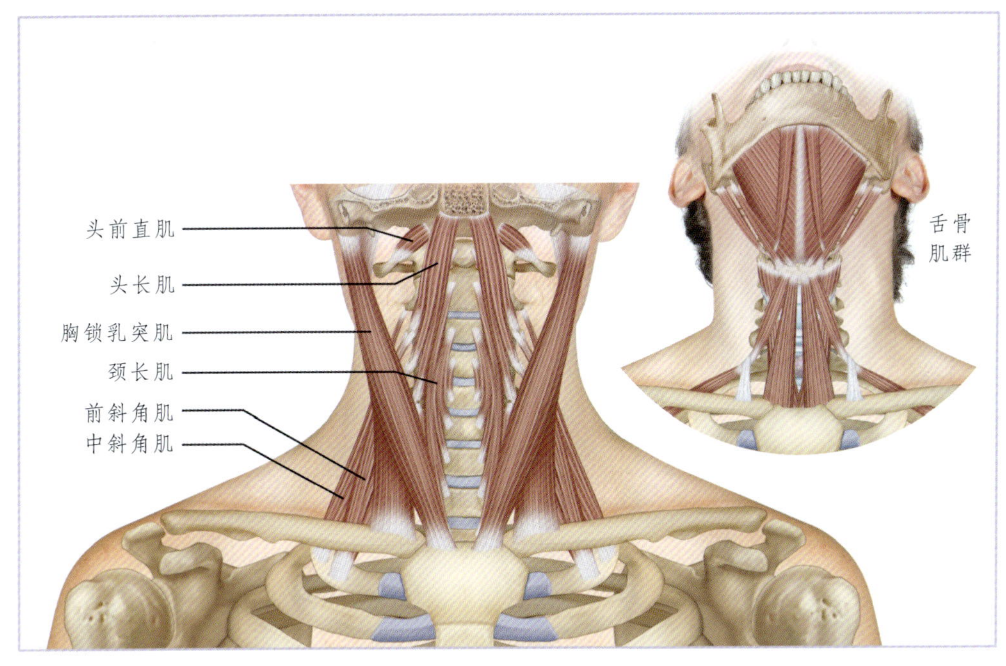

图 8–19　头颈部屈肌群（在头后伸的插图中可见舌骨肌群）。

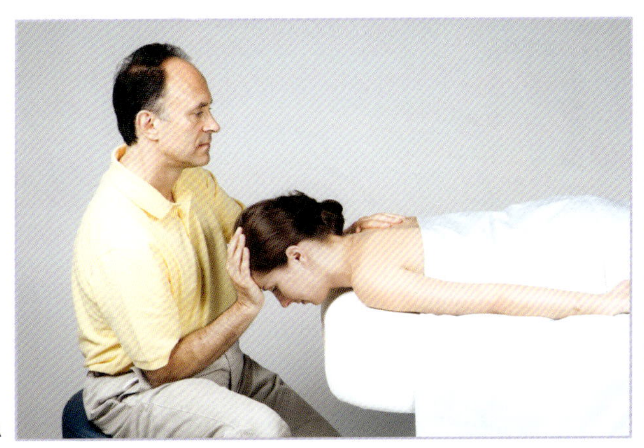

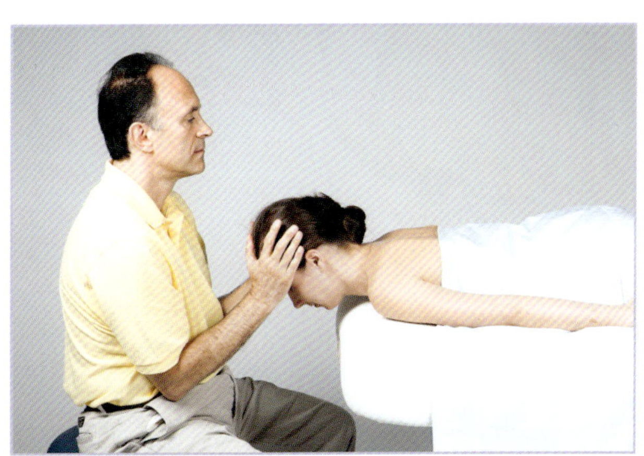

图 8–20　(A,B)起始位置。(待续)

好地支撑住患者的头部，但也会使治疗师的手无法固定躯干和在拉伸患者头颈部肌肉时防止其移动(图 8-20B)。注意：使用双手接触患者头部的另一个好处是，当患者头颈部拉伸至后伸时，可为拉伸增加少量轴向牵拉力。这避免了对颈后部的过度压迫，并且可以使患者更舒适。

- 替代的治疗师位置：跪在治疗床前方的地板上是这项操作流程一个很好的替代姿势，可以让治疗师将核心置于所需的力线上，即使患者头颈部前屈的力量后方(图 8-20C，D)。

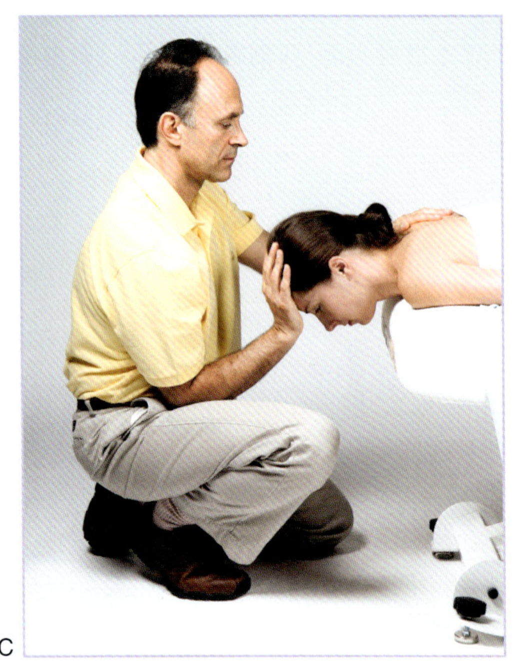

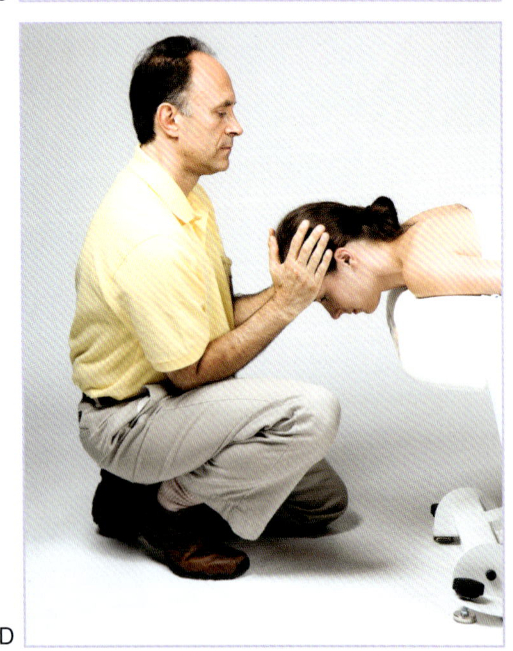

图 8-20(续) (C，D)替代起始位置。

治疗师提示 8.8

拉伸屈肌的首选位置

如第 7 章颈前部屈肌的 CR 拉伸所述，患者颈前部屈肌的 AC 拉伸不能在仰卧位且头颈部超过治疗床时进行。这是因为屈肌的 AC 拉伸需要患者主动收缩伸肌。由于重力会使头部后伸，因此，仰卧位后伸头颈部不涉及伸肌的参与。伸肌不是向心收缩，而屈肌是离心收缩(以减缓后伸的速度)。如果伸肌不收缩，RI 反射将不会被激活，屈肌也不会被抑制和放松。因此，颈前部屈肌的 AC 拉伸是在患者俯卧位下进行的。

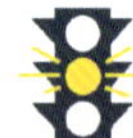

注意不要对患者的颞下颌关节施加过大的压力。

步骤 1：患者收缩和拉伸

- 首先嘱患者在无不适的前提下尽可能向上移动颈部和头部，使其远离地板至后伸状态。
- 稳定手(图中为左手)固定住患者的上躯干，使其在拉伸过程中不会抬高(图 8-21A)。

步骤 2：进一步拉伸患者

- 到达步骤 1 所述的位置后，患者放松，进一步移动患者的头颈部至后伸，直至遇到组织阻力，以进一步拉伸目标肌肉组织。
- 保持拉伸姿势 1~2 秒。
- 稳定手握住并稳定患者的上躯干，使其在拉伸

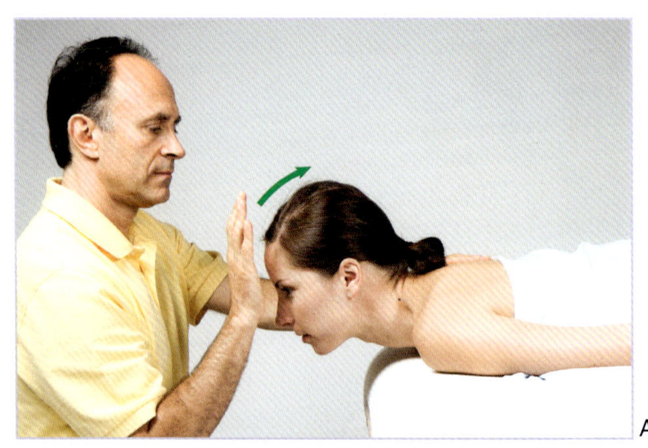

图 8-21 头颈部屈肌的 AC 拉伸。(待续)

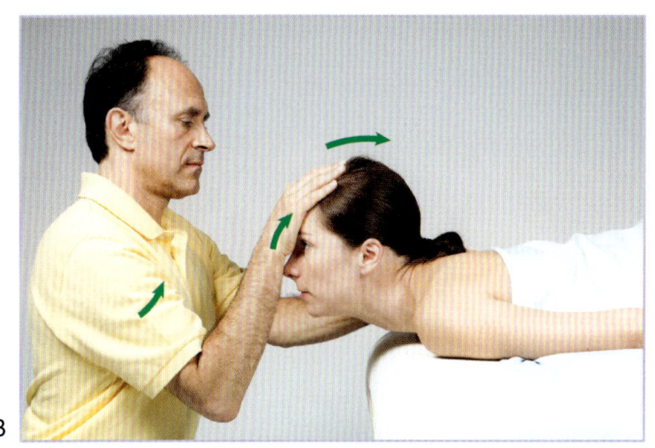
B

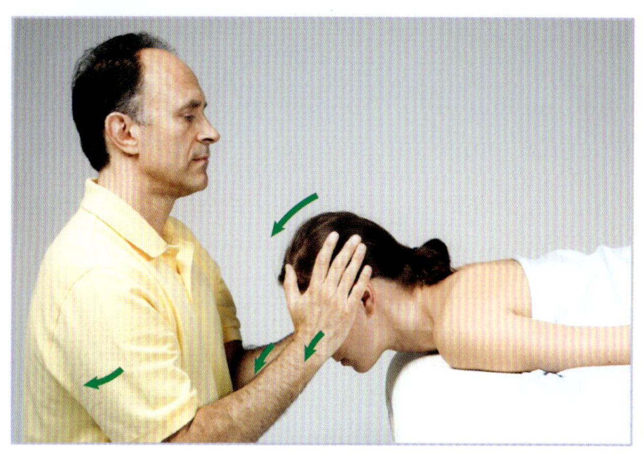
C

图 8-21(续)

过程中不会抬高(图 8-21B)。

步骤 3:被动地将患者放回起始位置

■ 完成步骤 2 后,将患者的头颈部被动地放回至起始位置时,患者仍然放松。

■ 将患者颈部和头部放回到治疗床上时,舒适而安全地支撑头部是很重要的,只有患者感觉足够安全,才能放松下来将头放到治疗师的手中,让治疗师能够被动地移动患者(图 8-21C)。

进一步重复

■ 每次都重复以上步骤,每次重复时略微增加拉伸压力。

■ 最后一次重复结束时(通常重复 8~10 次),可以选择将拉伸位置保持更长时间,5~20 秒。

■ 呼吸方案是嘱患者在向心收缩时呼气。

■ 当目标肌肉放松与拉伸时,患者继续呼气,然后嘱患者回到起始位置时吸气,以准备下一个重复。

操作流程 8-9:屈肌/右侧屈肌(加入旋转)

图 8-22 为使头颈部前屈和右侧屈的功能性肌群。这些肌肉位于颈部右前外侧(前部右侧)。图 8-23 至图 8-26 显示这一功能性肌群的 AC 拉伸。

图 8-23 和图 8-24 展示了在患者头颈部右旋下进行拉伸,图 8-25 和图 8-26 展示了在患者头颈部左旋下进行拉伸 (这与实践应用 8.2 中介绍的旋转的增加类似)。增加右旋可以使作为左旋肌的功能性肌群得到更好的拉伸;同样,增加左旋可以使作为右旋肌的功能性肌群得到更好的拉伸。通过两侧加入旋转的拉伸,所有可以侧屈的屈肌都将得到最佳拉伸(更多关于多平面拉伸的信息见第 6 章)。

前屈/右侧屈的功能性肌群

包括以下右侧肌肉:

胸锁乳突肌	头长肌
前斜角肌	头直前肌
中斜角肌	舌骨肌群
颈长肌	

起始位置

■ 患者取俯卧位,头部超过治疗床,颈部和头部旋转至右侧,治疗师坐在治疗床头,略微靠近患者的右侧。

■ 右手接触患者头部的左侧 (在额骨/顶骨上)以支撑头部,左手用于稳定患者的躯干(图 8-23)。

■ 操作流程 8-8 中推荐的预防措施,以及身体和手部的替代位置,也适用于此。

步骤 1:患者收缩和拉伸

■ 首先嘱患者在无不适的前提下尽可能地主动将头颈部移动至后伸和左侧屈(保持颈部向右旋转)。

■ 然后开始拉伸屈肌/右侧屈肌,这也是在进行左旋转(图 8-24A)。

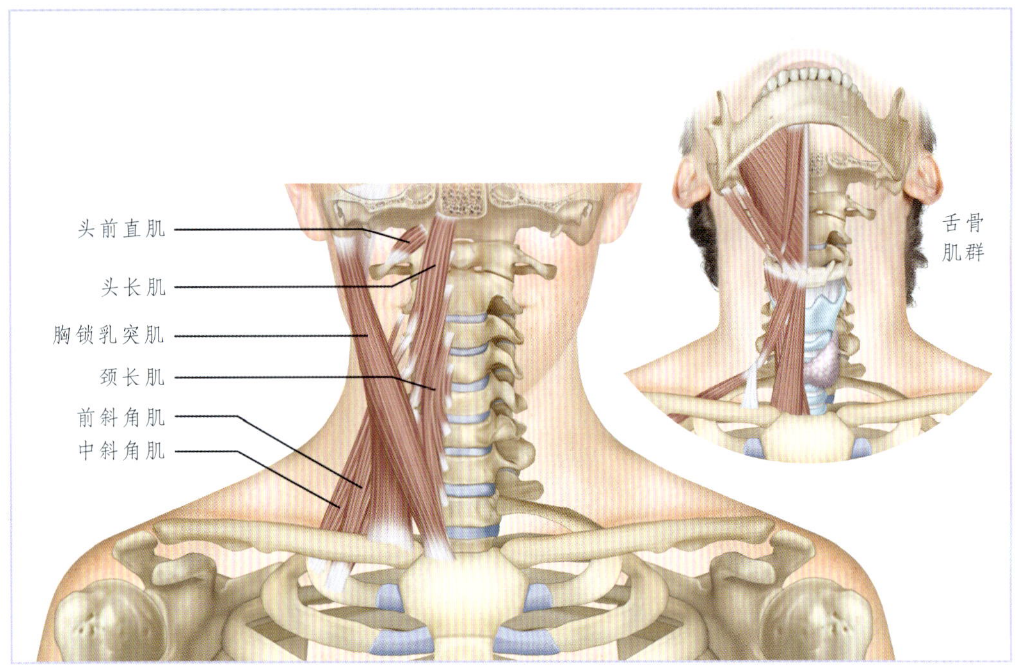

图 8-22 头颈部屈肌/右侧屈肌(在头后伸的插图中可见舌骨肌群)。

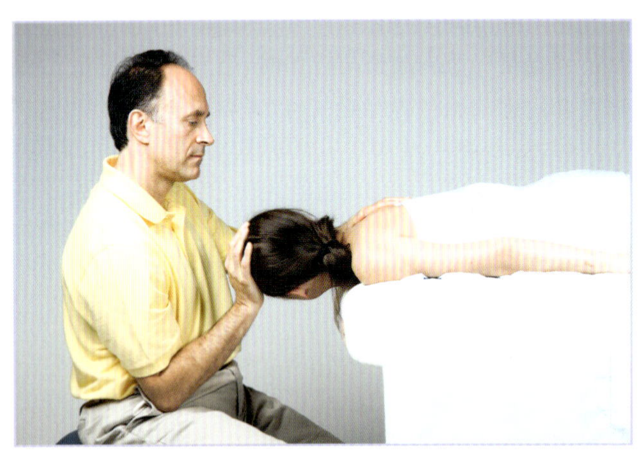

图 8-23 起始位置。

步骤 2:进一步拉伸患者

■ 到达步骤 1 所述位置后,嘱患者放松,轻轻地进一步移动患者的头颈部至后伸和左侧屈,直至遇到组织阻力,以进一步拉伸目标肌肉组织。

■ 保持这个拉伸位置 1~2 秒(图 8-24B)。

步骤 3:被动地将患者放回起始位置

■ 完成步骤 2 后,将患者的头颈部被动地放回至起始位置时,患者仍然放松(图 8-24C)。

■ 将患者颈部和头部放回到治疗床上时,舒适而安全地支撑头部是很重要的,只有患者感觉足够安全,才能放松下来将头放到治疗师手中,让治疗师能够被动地移动患者。

进一步重复

■ 每次都重复上以步骤,每次重复时略微增加拉伸压力。

■ 最后一次重复结束时(通常重复 8~10 次),可以选择将拉伸位置保持更长时间,5~20 秒。

■ 呼吸方案是嘱患者在向心收缩时呼气。

■ 当目标肌肉放松与拉伸时,患者继续呼气,然后嘱患者回到起始位置时吸气,以准备下一个重复。

加入左旋的重复

■ 将患者头颈部旋转至左侧,重复整个流程。

■ 此方法可以确保屈肌/右侧屈肌的最佳拉伸,同理,也可加入右旋(图 8-25 和图 8-26)。

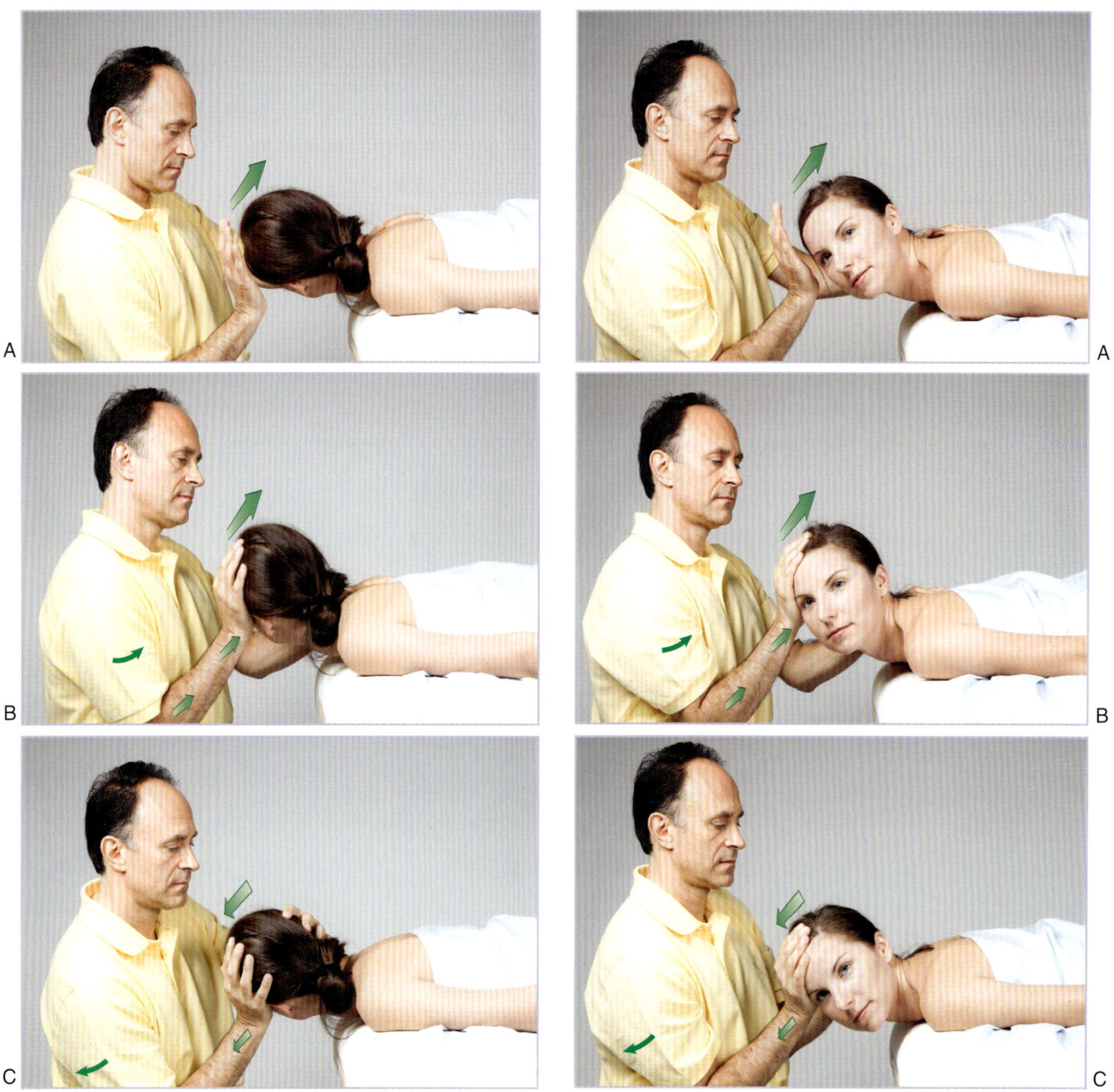

图 8-24　头颈部屈肌/右侧屈肌的 AC 拉伸。

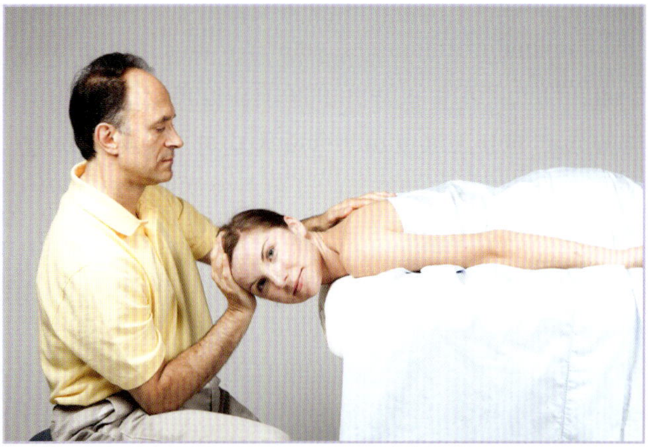

图 8-26　加入左旋的重复拉伸。

图 8-25　起始位置。

操作流程 8-10:屈肌/左侧屈肌(加入旋转)

图 8-27 为使头颈部前屈和左侧屈的功能性肌群(图注见图 8-22)。这些肌肉位于颈部的左前外侧(前部的左侧)。采用 AC 拉伸来拉伸这组功能性肌群,请按照图 8-23 至图 8-26 中所示的方法,但要切换到身体左侧。

前屈/左侧屈的功能性肌群

包括以下左侧肌肉:

胸锁乳突肌	头长肌
前斜角肌	头前直肌
中斜角肌	舌骨肌群
颈长肌	

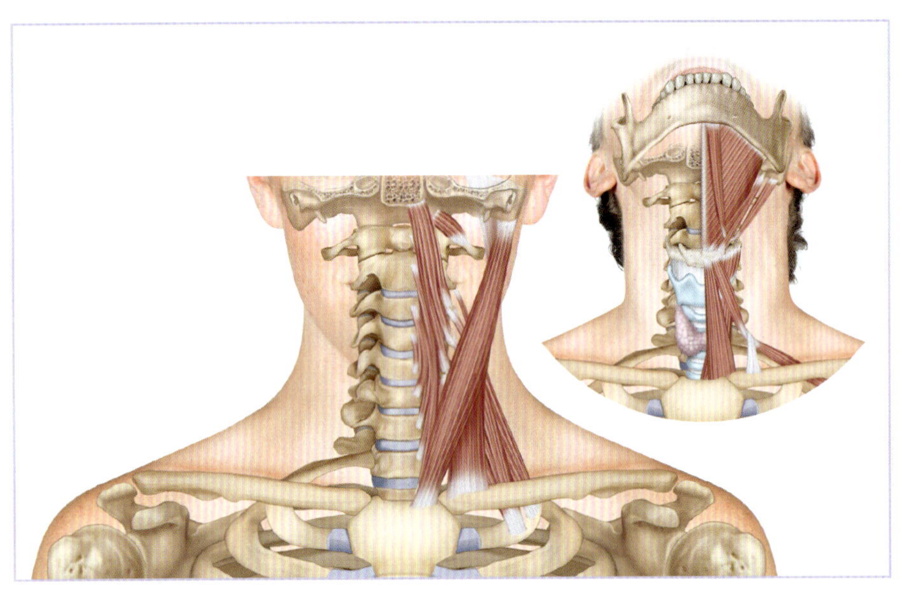

图 8-27 头颈部屈肌/左侧屈肌。

治疗师提示 8.9

何时应采用主动肌收缩拉伸?

AC 拉伸技术是一种高级技术,只要患者对标准拉伸技术反应不好,就可以并且应该采用这种技术。当然,没有必要等到患者对标准拉伸不再有反应才决定使用 AC 拉伸。在决定是否适合使用此技术时,有几个因素需要考虑。

首先,因为进行 AC 拉伸需要更多的时间,所以应谨慎选择何时及针对患者身体的哪个部位进行拉伸。另一个因素是,AC 拉伸需要患者的主动参与。如果患者希望在被动状态下得到拉伸,那么 AC 拉伸可能不是一个合适的选择。如果采用 AC 拉伸,治疗师可能需要教育患者在治疗过程中患者可能扮演的角色。

手法治疗师会有疑问,CR 拉伸和 AC 拉伸这两种高级神经抑制拉伸技术,哪个效果更好。每一种技术都有其支持者,都适用于特定的患者群体,既不是一定比另一种更好,也不是一定适合特定肌肉或肌群。治疗师选择哪种方法应基于其对每个特定患者的治疗效果,及患者对特定技术的接受程度,或治疗师发现哪种技术在生物力学上更适用于特定的肌肉/肌群。尽管 CR 拉伸和 AC 拉伸都需要患者的主动参与,但 AC 拉伸需要更多的主动参与。

或许,CRAC 拉伸(见第 9 章)比 CR 拉伸或 AC 拉伸更有效,因其结合了两种技术。然而,它需要双倍的时间来进行,花费更多时间来拉伸肌肉意味着治疗患者身体其他部位的时间更少。最终,选择拉伸技术是一项临床决策,取决于患者不同的临床表现。

总结

AC 拉伸是一种高级拉伸技术，可以为肌肉紧张的患者提供帮助。尽管实施该技术的确切方式可能会有所不同，但通常按照以下总结中所述进行：

- 患者首先主动地移动到拉伸目标肌群的位置，开始拉伸目标肌肉组织并启动抑制/放松目标肌肉组织的 RI 反射。
- 然后患者放松，治疗师利用 RI 反射使患者目标肌肉组织得到更充分的拉伸。
- 治疗师被动地将患者放回起始位置，以准备开始下一次的重复。
- 呼吸方案的重点是患者主动收缩时呼气。
- 每次重复通常需要 3~5 秒，重复 8~10 次。通常，可以使用 AC 拉伸技术进行任何拉伸。与其他拉伸一样，在患者组织预热后进行 AC 拉伸最有效。

病例分析

病史和评估测试：

新患者 Sean Rowan，28 岁，主诉颈部疼痛和僵硬，在工作时最为严重。患者称症状是 4 周前出车祸后开始的。患者在事故发生之前从未经历过颈部问题。事故发生后，X 光片显示骨折和脱位为阴性，医生开了肌肉松弛剂和止痛剂。患者称最初的急性疼痛已经消退，但颈后仍有慢性疼痛，患者称之为“酸痛”。患者的颈后部在单纯前屈和合并侧屈的前屈时感觉到拉紧和疼痛加剧。除了看医生，未接受任何治疗。评估显示其颈部屈曲减少 25°，右侧和左侧屈都减少 20°。椎间孔挤压试验、咳嗽试验和 Valsalva 动作的结果也为阴性(评估流程见第 3 章)。颈部触诊显示双侧上斜方肌和半棘肌紧张且疼痛。

思考问题：

1.对 Sean 的治疗计划中是否应包括 AC 拉伸等高级拉伸技术？如果是，为什么？如果不是，为什么？

2.如果 AC 拉伸有价值，对 Sean 使用，安全吗？如果是，依据是什么？如果不是，为什么？

3.如果进行 AC 拉伸，应该进行哪些具体的拉伸动作？为什么？

复习题

多项选择题

1.AC 拉伸的基础是什么反射？

A.肌梭反射

B. GTO 反射

C. RI 反射

D.牵张反射

2.治疗师在进行拉伸时如何最有效地利用核心？

A.向外旋转手臂，保持肘部向外。

B.向内旋转手臂并将肘部贴近躯干。

C.向外旋转手臂并将肘部贴近躯干。

D.向内旋转手臂，保持肘部向外。

3.以下哪种拉伸技术采用 AC 拉伸方法？

A.CR

B.等长收缩后放松

C.固定和拉伸

D.主动分离式拉伸

4.在 AC 拉伸期间，什么时候患者呼气是最重要的？

A.主动移动时

B.放松和拉伸时

C.返回起始位置时

D.B 和 C

5.目标肌群相对于 AC 拉伸关节动作的作用是什么？

A.主动肌

B.稳定肌

C.拮抗肌

D.中和肌

判断题

1.AC 拉伸是一种动态拉伸。（ ）

2.使用 AC 拉伸技术，患者等长收缩对抗治疗师的阻力。（ ）

3. AC 拉伸可以在治疗师的辅助下进行，患者也可以在无辅助下完成。（ ）

4. AC 拉伸时，患者主动移动以返回起始位置。（ ）

5.当治疗师使用核心来产生拉伸力时，外旋肩关节并将肘部贴近躯干会有帮助。（ ）

6. AC 拉伸时，每个重复通常从上一个重复结束的地方开始。（ ）

简答题

1.患者在 AC 拉伸时会收缩什么肌肉？

____

2.为了拉伸紧张的肌肉，使颈部后伸和左侧屈，最好进行哪两个动作？

____

3.患者在什么起始位置进行颈部屈肌肌肉的 AC 拉伸？

____

4.当患者在 AC 拉伸期间主动移动时，完成了哪两个目标？

____

匹配题

1.AC 拉伸持续的秒数	____3~5
2.通常使用 AC 拉伸的重复次数	____将患者拉伸至右旋
3.右旋肌紧张	____8~10
4.左旋肌紧张	____将患者拉伸至左旋
5.AC 拉伸的反射	____肌梭反射
6.拉伸过快或幅度过大时的反射	____RI 反射

可扫描二维码查看答案

第 9 章 收缩–放松主动肌收缩拉伸

本章目录

学习目标

1.描述收缩–放松主动肌收缩(CRAC)拉伸的机制。
2.分步骤描述开展 CRAC 拉伸的操作流程方案。
3.描述治疗手和稳定手的作用。
4.描述 CRAC 拉伸中患者的呼吸方案。
5.解释为什么拉伸不应该做得太快或幅度太大。
6.定义本章中每个关键术语,并解释它们与 CRAC 拉伸的关系。
7.对颈部/头部肌肉的每个功能性肌群开展 CRAC 拉伸。

注:本章图中绿色箭头表示运动,红色箭头表示稳定,黑色箭头表示静态保持的位置。

引言

CRAC拉伸是将CR拉伸(见第7章)与AC拉伸(见第8章)结合起来进行的一种高级拉伸技术。掌握CR和AC拉伸技术后,治疗师进行CRAC拉伸并不困难。将这两种技术合成为CRAC拉伸技术只需要一个小的额外步骤。正如首字母缩略词本身所表明的,治疗师只是按顺序开展这些技术,从CR拉伸开始,紧接着是AC拉伸。与其他手法操作一样,实践是舒适、流畅和有效应用的关键。尽管开展CRAC拉伸需要的时间比单独使用这两种技术都长,但这可能是唯一一种对某些困难情况有效的技术。在一些困难情况中,患者的肌肉抗拒放松和拉伸。此时,花费额外的时间是非常值得的。

机制

CRAC拉伸机制是CR拉伸机制(GTO反射)与AC拉伸机制(RI反射)的结合。框7-2详细地介绍了GTO反射,框8-2介绍了RI反射。

CR拉伸的GTO反射和AC拉伸的RI反射都抑制肌肉收缩(即放松肌肉)。这两种反射均可用于CRAC拉伸,以放松和拉伸目标肌肉。如果同时使用这两种拉伸技术,当拉伸患者的肌肉时,该肌肉的放松程度将会增加,这比单独使用任何一种技术都能获得更大程度的拉伸。就像CR和AC拉伸一样,治疗师的一只手抵抗患者的收缩并进行拉伸,这被称为治疗手或拉伸手,也被称为阻力手,治疗师的另一只手被称为稳定手,用于稳定患者的肩带或躯干。

技术概述

CRAC拉伸巧妙地将CR拉伸和AC拉伸结合,因此,强烈建议在尝试CRAC拉伸之前阅读第7章和第8章,分别学习和实践CR和AC拉伸。

下面以右侧屈肌群为拉伸目标肌群,对CRAC拉伸技术进行概述。

> **框9-1**
>
> **CRAC的操作流程**
>
> - 右侧屈肌("技术概述"部分)
> - 右旋肌群
> - 伸肌群

> **治疗师提示9.1**
>
> **在应用之前先学习CRAC拉伸**
>
> CRAC拉伸并不难开展,但涉及许多步骤,并可能在第一次使用时会让患者感到困惑。因此,在尝试应用CRAC拉伸技术之前,首先应独立学习和掌握CR和AC拉伸技术。

> **治疗师提示9.2**
>
> **与患者沟通**
>
> 对于从未体验过CRAC拉伸技术的患者,先简要介绍一下治疗师将如何进行这项技术是有帮助的。告知患者需要向一个方向用力抵抗治疗师的阻力,并需要将头颈部向相反的方向移动,然后在进行拉伸时放松。此外,告诉患者要坚持多久,要重复多少次,以及呼吸方式是什么。这将使患者在接受治疗之前给予知情的口头同意,也将帮助治疗师更顺利地开展CRAC拉伸。

起始位置

- 患者取仰卧位,颈部处于中立解剖位置。
- 左手(治疗手)置于患者头部右侧。
- 右手(稳定手)置于患者右肩带上帮助稳定,使其在拉伸过程中不抬高(图9-1)。
- 也可以交叉前臂,用右手接触患者的头部,用左手稳定患者的右肩带(图9-2)。

步骤1:患者等长收缩

- 首先嘱患者轻微收缩右侧屈肌群,尝试向右侧屈头颈部。左手(治疗手)抵抗患者头部运动,使患者等长收缩。
- 右手(稳定手)固定患者的肩带,阻止其上抬(图9-3)。

■ 患者持续等长收缩 5~8 秒,然后嘱患者放松。

■ 此步骤中应用 CR 拉伸,利用 GTO 反射抑制和放松右侧屈肌群。

■ 注意:这与第 7 章介绍的 CR 拉伸相同,但第 7 章中的 CR 拉伸通常从目标肌肉起始拉伸位置开始(即颈部和头部已经向左侧屈)。

步骤 2:患者向心收缩和拉伸

■ 患者放松后,嘱患者向心收缩左侧屈肌,在无不适的前提下,主动地将头颈部向左侧屈(图 9-4)。

■ 此步骤中加入 AC 拉伸,开始拉伸右侧屈肌群,并诱发 RI 反射,以进一步抑制和放松目标肌肉。

■ 注意:此步骤不同于常规的 CR 拉伸方案,常规方案中,患者放松,治疗师被动地将患者的头颈部移动到左侧屈来拉伸患者的目标肌肉。

步骤 3:患者放松和进一步拉伸

■ 继续进行 AC 拉伸,患者主动地将头颈部向左侧屈后放松下来,被动地移动患者的头颈部直至遇到阻力,以此来加大对患者右侧屈肌群的拉伸(图 9-5)。

■ 保持这个拉伸姿势 1~2 秒。

步骤 4:被动地将患者放回起始位置

■ 按要求将患者的颈部和头部保持在拉伸位置后,支撑患者并被动地将其头颈部放回起始位置,以便进行下一次重复(图 9-6)。

进一步重复

■ 根据需要重复以上步骤。

■ 重复的次数一般为 3~10 次。

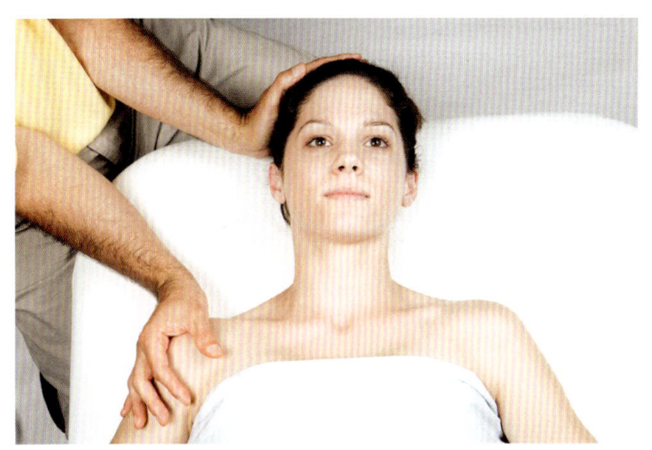

图 9-1 右侧屈肌群 CRAC 拉伸起始位置。注意治疗师的肘部贴近躯干。

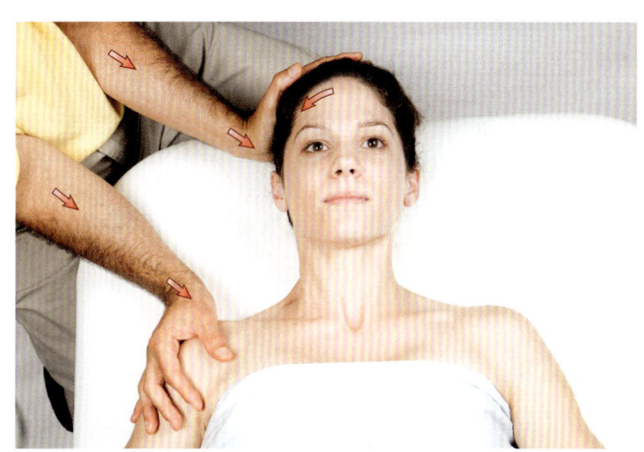

图 9-3 步骤 1:患者右侧屈肌群抗阻力等长收缩。

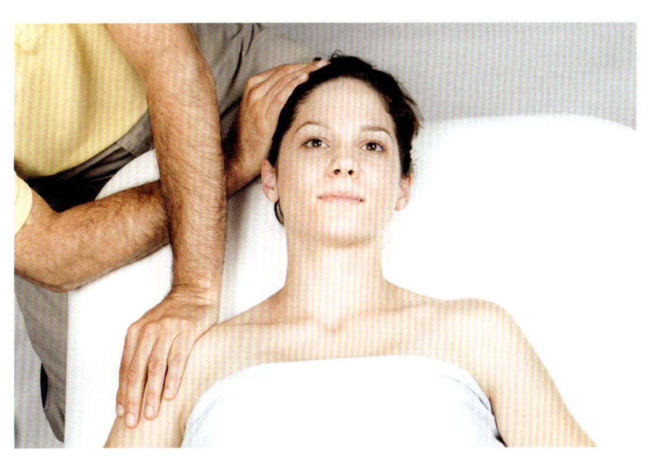

图 9-2 另一种起始位置。

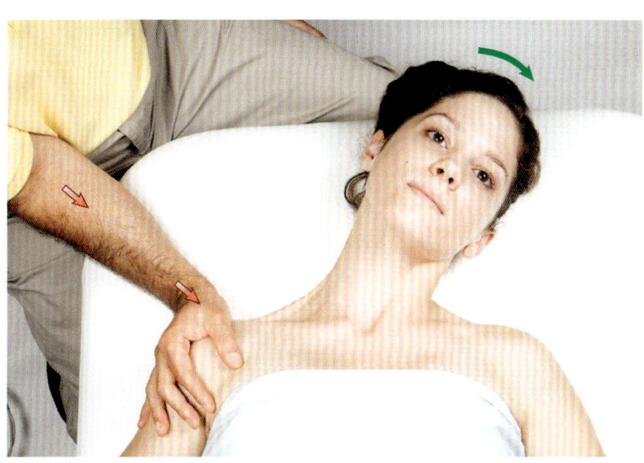

图 9-4 步骤 2:患者主动地将颈部向左侧屈。

技术操作

当开展 CRAC 拉伸时，要记住以下准则。每一点都针对 CRAC 拉伸技术的一个特定方面。理解并应用它们将增强此技术的有效性。

姿势：选择合适的起始位置

颈部没有唯一正确的起始位置。通常从患者中立解剖位置开始，或者从目标肌肉略微缩短的位置开始，在本例中是轻微的右侧屈。最重要的是：①在拉伸的 CR 阶段，患者在步骤 1 中等长收缩颈肌时不会出现不适。②在拉伸的 AC 阶段，患者在步骤 2 中有活动颈部的空间(此处为向左侧屈)。在步骤 2 中患者的活动空间很重要，因为只有当患者向心收缩并移动颈部时，才会发生 RI 反射。

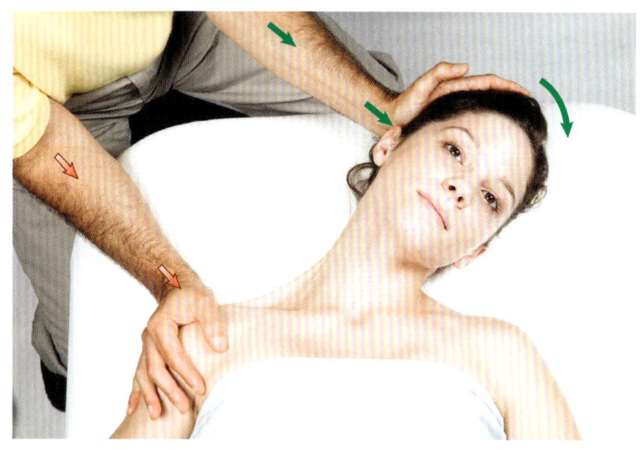

图 9-5 步骤 3：患者放松，治疗师进一步拉伸。

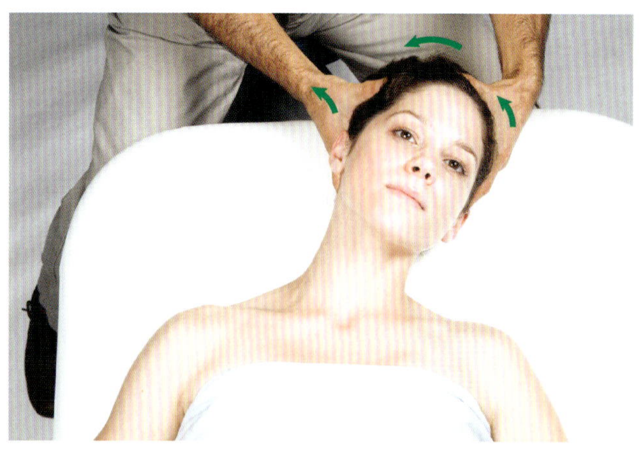

图 9-6 步骤 4：患者头颈部被动地回到起始位置。

治疗师提示 9.3

从正确的位置开始

CRAC 拉伸类似于 AC 拉伸，所有的重复都从大致相同的起始位置开始。CRAC 拉伸不同于 CR 拉伸，CR 拉伸通常从之前重复中达到的拉伸位置开始下一次重复。

治疗师提示 9.4

利用核心

当开展 CRAC 拉伸时，患者肌肉收缩可能会非常有力，以至于治疗师无法给予充分阻力。治疗师使用核心肌肉可以帮助弥补这个问题。为了使身体重量置于前臂和双手后侧，肩关节外旋并将双肘置于髂前上棘内侧，使肘部位于核心前。如果无法把肘部一直置于身体前方，则尽量把肘部收拢。如果力量还不够，可以尝试一侧足部蹬地，这样就可以用下肢肌肉来支撑核心。(见下图)

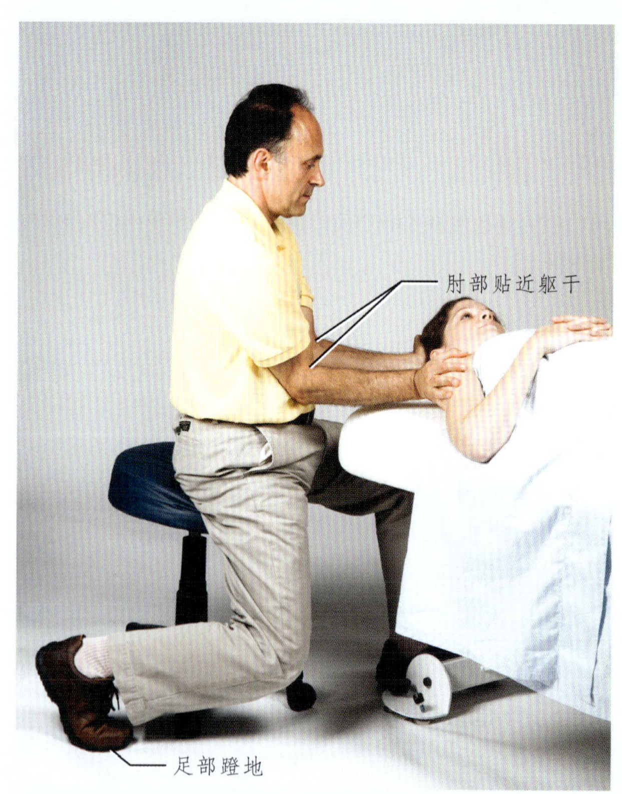

治疗师可以通过将肘部贴近躯干利用核心力量。还要注意，治疗师一侧足部蹬地，与发力方向相同。

阻力:治疗师的角色

在整个方案的 CR 阶段,当治疗师在步骤 1 中为患者等长收缩提供阻力时,请记住这不是治疗师和患者之间的竞争。治疗师的职责是给患者提供阻力,而不是超过患者。因此,为了确保患者对目标肌肉的收缩是等长的,治疗师的力应等于患者的力。此外,嘱患者放松时,治疗师必须立即减轻压力,这样患者才不会突然被推向拉伸状态。

患者向心收缩:指导患者主动移动

进行 CRAC 拉伸时,步骤 2 的 AC 阶段是至关重要的,患者向心收缩并在运动范围内主动移动颈部。虽然治疗师的手可能置于患者的身体上,以增加患者主动移动结束时的拉伸,但必须确保不主动用力,否则就会使患者被动地移动。治疗师的手对引导患者运动方向很有帮助,但如果患者被动地移动,实际上并没有收缩主动肌,则不会发生 RI 反射。

实践应用 9.1

床单和 CRAC 拉伸

当患者主动地将头部侧屈时,如果有床单盖在治疗床上,那么床单会产生摩擦使患者将头部抬离治疗床。因此,在开展 CRAC 拉伸时最好不要有床单在治疗床上。如果治疗床上有床单,最好把床单拿掉,或者将其卷起,以使其远离患者头部。

重复时间:保持动态

像 AC 拉伸一样,CRAC 拉伸倾向于以动态的方式进行,在步骤 3 中静态拉伸仅保持 1~2 秒。然而,由于步骤 1 所需要的等长收缩,CRAC 拉伸将比 AC 拉伸持续的时间更长。通常每次重复需要 8~15 秒。

拉伸:缓慢而轻柔

拉伸目标肌肉时,无论是在拉伸开始时还是每次重复结束,动作要缓慢,不要用力,这一点非常重要。如果目标肌肉拉伸过快或幅度过大,可能会触发肌梭反射。肌梭反射是一种保护性的反射,可以收紧肌肉,防止过度拉伸和肌肉撕裂。这将导致目标肌肉痉挛,影响拉伸的效果。拉伸动作要缓慢,而且要在患者舒适的前提下进行。在第一次遇到组织阻力时,增加一点额外的拉伸。因为要进行多次重复,所以每次重复时增加少量拉伸即可在 CRAC 拉伸结束时获得非常好的拉伸效果。

重复次数

CRAC 拉伸的重复次数不同。因为 CR 拉伸通常重复 3~4 次,AC 拉伸通常重复 8~10 次,所以部分治疗师把 CRAC 拉伸当作是 CR 拉伸的附加,重复 3~4 次。其他治疗师则将其作为 AC 拉伸的附加,重复 8~10 次。与其他临床工作一样,患者组织的反应是应用 CRAC 技术的最佳指南。

收缩:逐渐增加

每一次 CRAC 重复拉伸的目的是在前一次重复的基础上,使拉伸程度逐渐增加。对于 CR 部分,即患者抗阻收缩的部分,患者收缩的强度从重复的开始到结束逐渐增加。指导患者在第一次重复时轻轻抵抗阻力,然后逐渐增加收缩强度,直到患者在最后一次重复时在舒适的前提下尽可能地用力抵抗。

治疗师提示 9.5

最后一次重复

根据蠕变原理,如果拉伸持续一段时间,组织会更有效地适应新的长度。因此,在目标肌肉或肌群最后一次重复 CRAC 拉伸结束时,治疗师可以保持拉伸姿势更长的时间,如 5~20 秒。

如果患者收缩太用力或太突然,可能会拉伤或撕裂肌肉。在最后一次重复或最后几次重复时告诉患者,“在安全的前提下,尽可能地用力收缩。”

手的放置:治疗手

开展 CRAC 拉伸时,治疗手的位置不能使患者感到不适。尽可能大面积地接触，使对患者头部的压力尽可能均匀地分布。此外，将治疗手置于患者头部一侧时，请不要盖住耳朵或对颞下颌关节施加压力，因为会使患者感到非常不适。

手的放置：稳定手

稳定手的位置也不能使患者感到不适，并尽可能大面积接触。将稳定手从其稳定位置移开，以协助治疗手支撑患者的头颈部，并使其回到起始位置（步骤4），以便下一次重复。

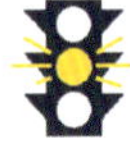

治疗手和稳定手的位置通常需要伸展腕关节。为了腕关节的健康，压力与患者的接触点应该是手掌（腕区）。如果通过手掌或手指直接施加压力，腕关节会过伸并可能受伤。由于腕关节较为脆弱，正确的生物力学位置是至关重要的。

呼吸

CRAC 拉伸的常用呼吸方案是在 CR 阶段等长收缩时嘱患者在步骤 1 时屏住呼吸。在步骤 2 中，AC 阶段开始时，患者在主动移动颈部时呼气。在步骤 3 中，患者通常继续呼气，因为患者是放松的，治疗师可以继续拉伸。在步骤 4，当治疗师被动地将患者头部放回起始位置时，患者必须吸气，这样患者就准备好屏住呼吸，进行下一次重复的步骤 1。

治疗师提示 9.6

向患者解释呼吸方案

第 7 章对 CR 拉伸技术的介绍指出，当患者抗阻力等长收缩时，可以屏住呼吸，也可以呼气。然而，在进行 CRAC 拉伸的 CR 部分时，患者必须屏住呼吸，因为患者需要在拉伸的 AC 部分呼气。

由于呼吸方案比较复杂，患者通常需要一段时间来适应。为了保证 CRAC 技术的顺利实施，首先要告诉患者什么时候吸气，什么时候屏住呼吸，什么时候呼气。嘱患者尽可能多地重复这个呼吸方案。患者适应并掌握呼吸方案后，CRAC 的重复就能顺利有效地进行。

拉伸方向

与 CR 或 AC 拉伸一样，当对颈部进行 CRAC 拉伸时，患者可以在一个基本面或由任意两个或三个基本面组合成的斜切面上进行运动。治疗师为拉伸选择的方向应该由评估患者活动范围时感受到的阻力来决定。

收缩-放松主动肌收缩拉伸操作流程

第 7 章和第 8 章介绍了完整的颈部 CR 和 AC 拉伸的应用。本章阐明了将 CR 和 AC 拉伸结合到 CRAC 拉伸技术中的流程。“技术操作”部分展示了右侧屈肌群的 CRAC 拉伸。此处为两个其他示例。然后，可以应用这种流程来开展颈部其他功能性肌群的 CRAC 拉伸。

操作流程 9-1：右旋肌

图 9-7 为使头颈部右旋的功能性肌群。不同于其他肌群，头颈部的右旋肌并不局限于颈部的一个区域，而是位于颈部四个象限中的三个：颈后部的左右两侧及颈前部的左侧。图 9-8 和图 9-9 展示了头颈部右旋肌群的 CRAC 拉伸。

注意：使用 CRAC 拉伸头颈部左旋肌群时，要按照拉伸右旋肌的方法，但要切换到身体左侧。

右旋的功能性肌群

左斜方肌	左胸锁乳突肌
右头下斜肌	右颈夹肌
左横突棘肌群	左前斜角肌
右竖脊肌群	右肩胛提肌
右头夹肌	左颈长肌

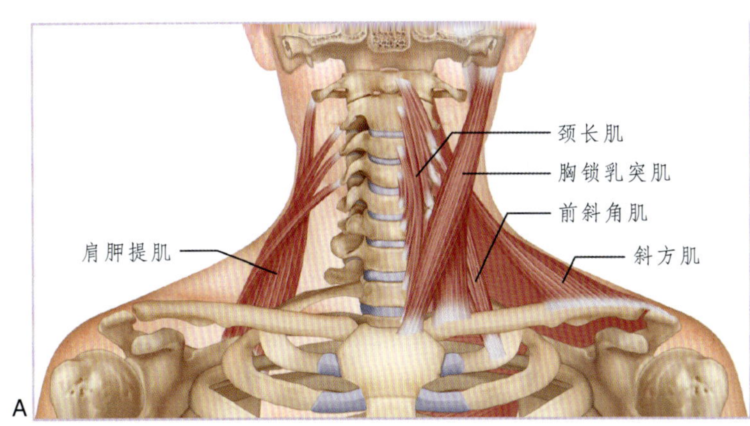

图 9-7 头颈部右旋肌。

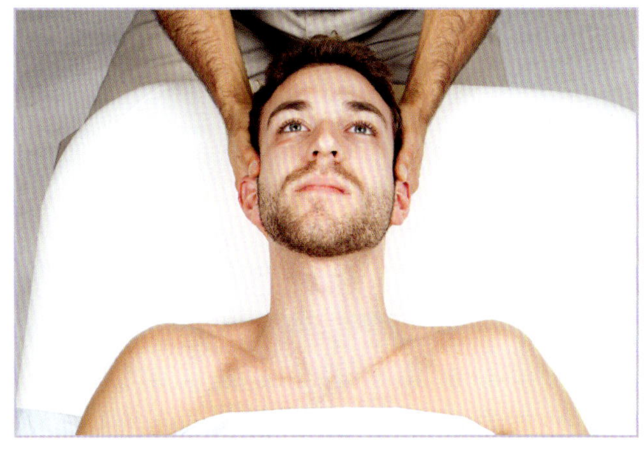

图 9-8 起始位置。

起始位置

■ 患者取仰卧位，颈部处于解剖中立位，治疗师坐在治疗床头。

■ 右手为治疗手，置于患者头部/面部的右侧。

■ 左手为稳定手，置于患者头部/面部的左侧(图 9-8)。

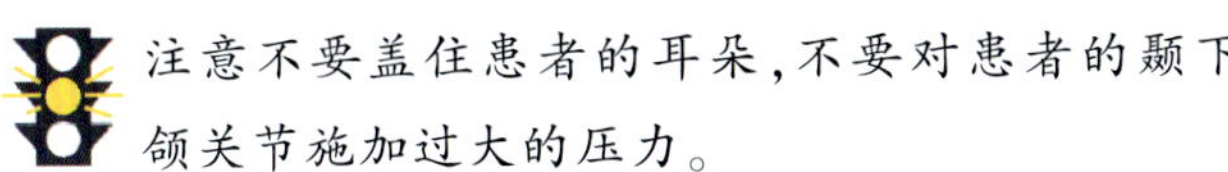

注意不要盖住患者的耳朵，不要对患者的颞下颌关节施加过大的压力。

步骤 1：患者等长收缩

■ 嘱患者对右旋肌进行 5~8 秒的轻微等长收缩，同时尝试抗阻旋转颈部和头部(图 9-9A)。注意：允许患者的收缩有一定向心性，头部和颈部向右旋转，如图 9-9A 所示。

■ 嘱患者放松。

■ 稳定手置于患者头部/面部的左侧以支撑，并可以帮助增加患者收缩的阻力。

■ 这个阶段的 CRAC 拉伸是 CR 拉伸。

■ 呼吸方案是嘱患者在抵抗阻力时屏住呼吸。

步骤 2：患者向心收缩和拉伸

■ 患者放松后，嘱患者向心收缩左旋肌群，使头颈部在无不适的前提下主动地向左旋转(图 9-9B)。

■ 这与 CR 拉伸技术不同，CR 拉伸技术是嘱患者放松，然后通过被动地将患者颈部和头部向左旋转来拉伸目标肌肉。

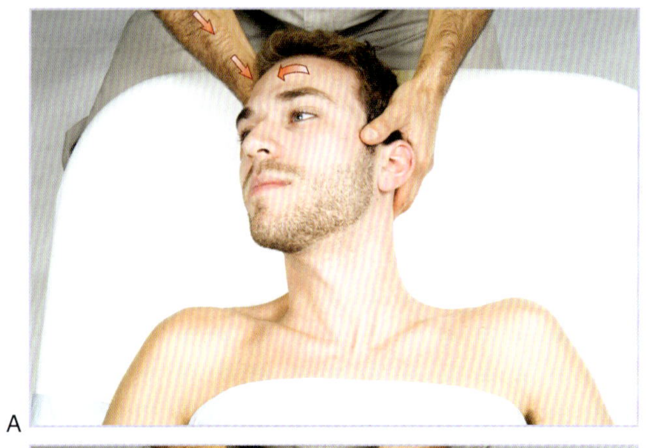
A

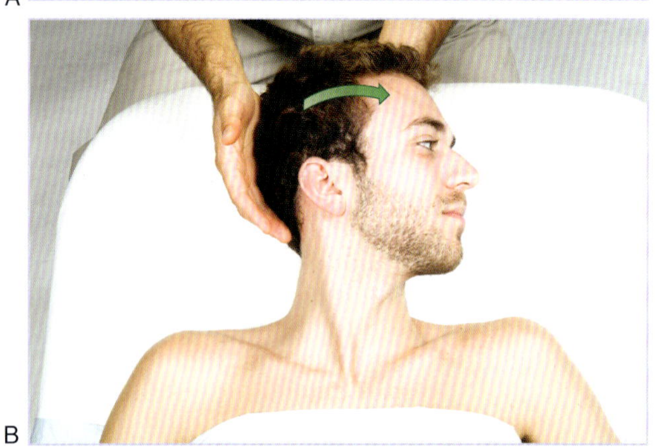
B

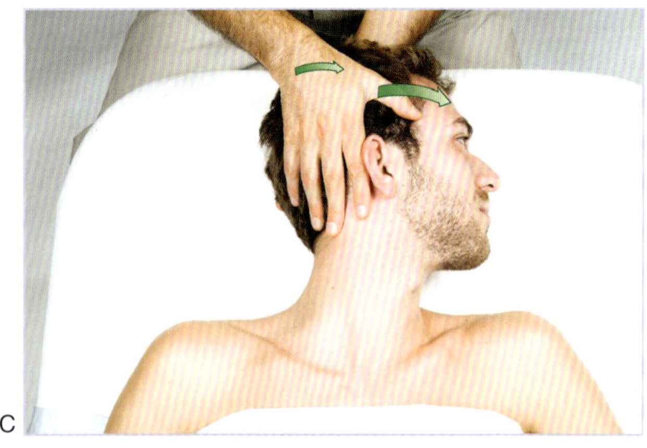
C

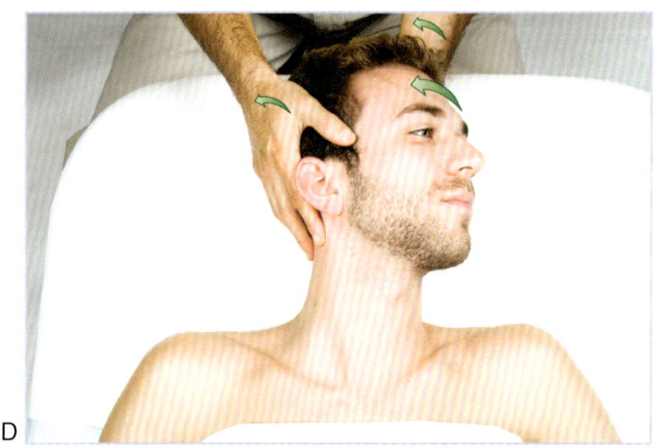
D

图 9–9 头颈部右旋肌的 CRAC 拉伸。

治疗师提示 9.7

保持双手协调一致地工作

抵抗患者的颈部旋转和将患者的头颈部拉伸至旋转，在逻辑上比其他颈部拉伸更具挑战性。因此，在进行旋肌的 CRAC 拉伸时，找到双手的最佳位置并协调使用它们是特别重要的。以下是操作过程：

- 拉伸右旋肌时，将右手尽量向前置于患者头部右侧，朝向患者面部，不能使患者感到不适。注意不要压迫患者的眼睛，同时要注意避免压迫患者的颞下颌关节。
- 将左手置于患者头部左侧后方。想象两只手分别置于头部两侧，就像在地球仪的两端一样。左手协助发力越多，右手在患者面部右侧施加的压力就越小。
- 在步骤 1 中，当嘱患者尝试右旋头颈部来抵抗阻力时，用双手来增加患者收缩的阻力。
- 在步骤 3 中，当移动患者的头部时，双手协同使用会方便很多。

- 这个阶段的 CRAC 拉伸以 AC 拉伸开始。

步骤 3：患者放松和进一步拉伸

- 患者主动完成左旋运动后放松。
- 患者放松后，增加患者右旋肌群的拉伸，轻轻地将患者的头颈部进一步向左旋转，直到遇到组织抵抗力(图 9–9C)。
- 保持这个拉伸位置 1~2 秒。

步骤 4：被动地将患者放回起始位置

- 准备下一次重复时要被动地将患者的头颈部放回原位，支撑患者的头颈部。
- 用双手支撑并将患者头部移回起始位置(图 9–9D)。

进一步重复

- CRAC 拉伸可以重复 3~10 次。
- 在最后一次达到拉伸的最终位置时，可以更长时间地保持拉伸的姿势，通常是 10~20 秒。

操作流程 9-2:伸肌群

图 9-10 显示使头颈部伸展的功能性肌群。这些肌肉位于颈部的后外侧。图 9-11 和图 9-12 展示了头颈部伸肌群的 CRAC 拉伸。

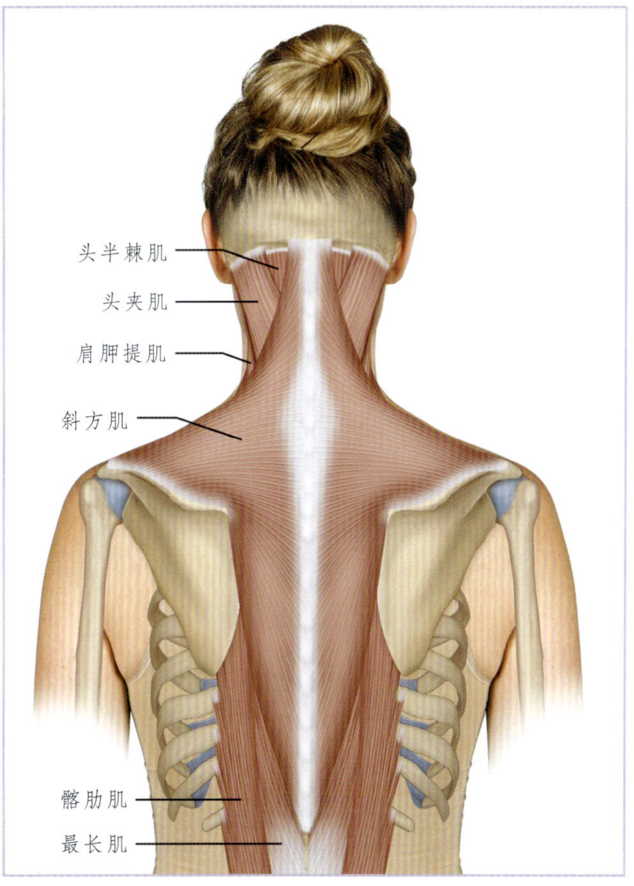

图 9-10 头颈部伸肌。

治疗师提示 9.8

降低重心拉伸伸肌群

正如在第 7 章中所介绍的(见治疗师提示 7.6),拉伸患者的伸肌时,将身体放低一些能更好地操作,比如跪在地上。将核心置于拉伸的力线上可以发挥出最佳的人体力学。这种姿势能让肘部贴近核心,用核心力量来抵抗和移动患者,而不是用肩部肌肉组织。另一个有用的建议是,可以把肘部置于治疗床上。嘱患者头颈部屈曲,让治疗师的前臂能够置于患者的头部和治疗床表面之间。如果使用电动升降床,则只需把治疗床抬高,而不用放低身体。

伸展的功能性肌群

斜方肌	竖脊肌群
头夹肌	横突棘肌群
颈夹肌	枕下肌群
肩胛提肌	

起始位置

- 患者取仰卧位,颈部处于解剖中立位置。
- 将治疗手置于患者头部下方。
- 将另一只手作为稳定手置于患者的上胸部,稳定患者的躯干,使其在拉伸过程中保持不动(图 9-11)。

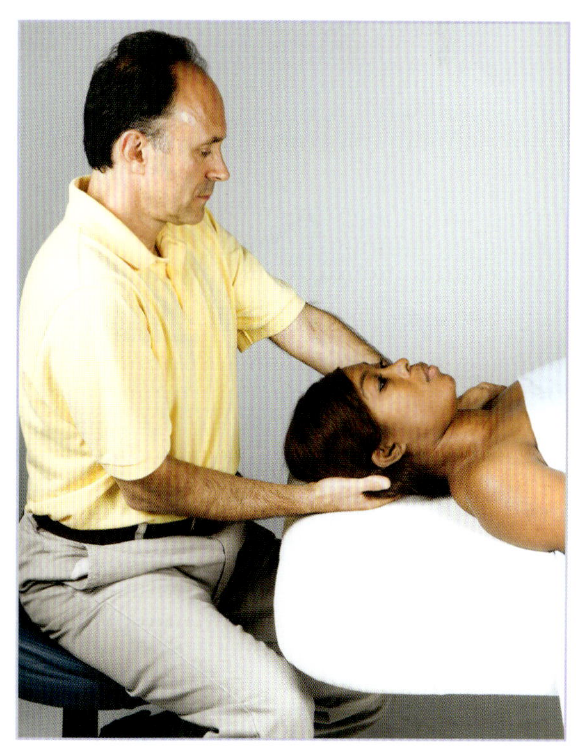

图 9-11 起始位置。

步骤 1:患者等长收缩

- 首先嘱患者轻微收缩伸肌组织,尝试伸展头颈部。
- 用手和治疗床来抵抗患者头部伸展,使患者保持等长收缩(图 9-12A)。
- 嘱患者保持等长收缩 5~8 秒。

■ CRAC 拉伸的这个阶段是 CR 拉伸。

步骤 2：患者向心收缩和拉伸

■ 患者放松后，就可以嘱患者向心收缩屈肌群，在无不适的前提下尽可能主动地移动头颈部至前屈状态。用左手固定住患者的躯干(图 9-12B)。

■ 这与 CR 拉伸不同，CR 拉伸时患者放松，治疗师被动地将患者的颈部和头移到屈曲状态来拉伸目标肌肉。

■ 这个阶段加入了 AC 拉伸。

步骤 3：患者放松和进一步拉伸

■ 患者完成屈曲运动后放松。

■ 轻柔、被动地将患者的颈部和头部进一步屈曲，直到遇到组织阻力，增加患者伸肌组织的拉伸(图 9-12C)。

■ 保持在这个拉伸位置 1~2 秒。

步骤 4：被动地将患者放回起始位置

■ 被动地支撑患者的头颈部，将其放回原位准备下一次重复。

■ 用双手支撑并将患者头部移回起始位置(图 9-12D)。

进一步重复

■ CRAC 拉伸可以重复 3~10 次。

■ 在最后一次达到拉伸的最终位置时，可以更长时间地保持拉伸姿势，通常是 10~20 秒。

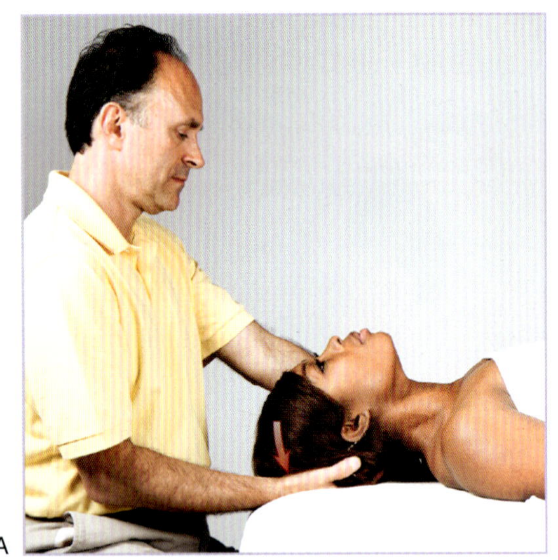

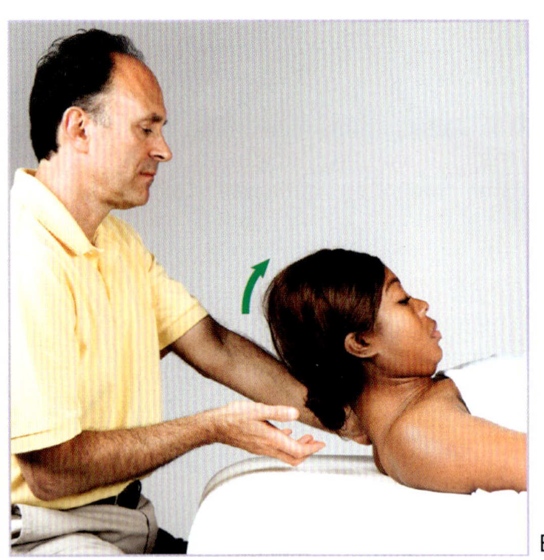

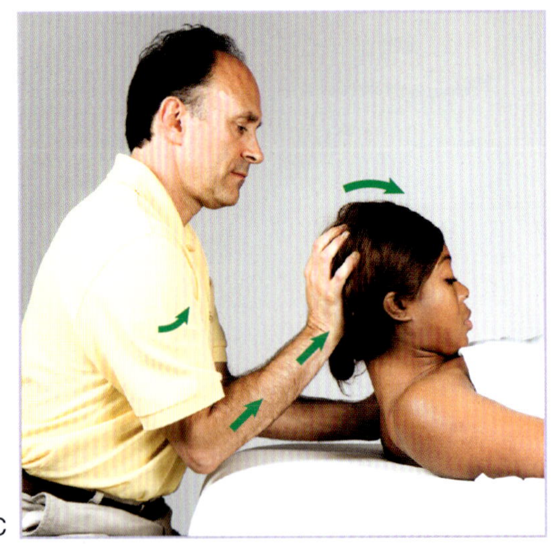

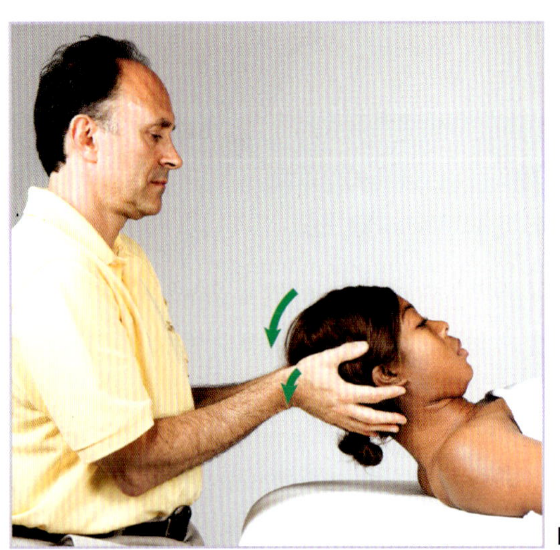

图 9-12 头颈部伸肌群 CRAC 拉伸。

实践应用 9.4

在拉伸中加入旋转

在患者伸肌系统的CRAC拉伸中可以加入水平面旋转。例如,可以在右旋或左旋的位置开始(预设),而不是在颈部中立解剖位置开始。这将使一些目标肌肉放松(因此减少拉伸),但会增加其他目标肌肉的拉伸:

- 在伸肌拉伸过程中,如果患者在颈部屈曲时处于右旋位,那么同时作为左旋肌的伸肌将被优先拉伸(但同时为右旋肌的伸肌将松弛)(见右图)。
- 如果患者在被拉伸到屈曲时处于左旋位,那么同时作为右旋肌的伸肌将优先被拉伸(但同时为左旋肌的伸肌将松弛)。

额状面侧屈也可以加入拉伸过程中,同时伴或不伴有水平面旋转。以这种方式在多个平面上拉伸目标肌肉,可以使特定肌肉的拉伸更具针对性。关于多平面拉伸的更多信息见第6章。

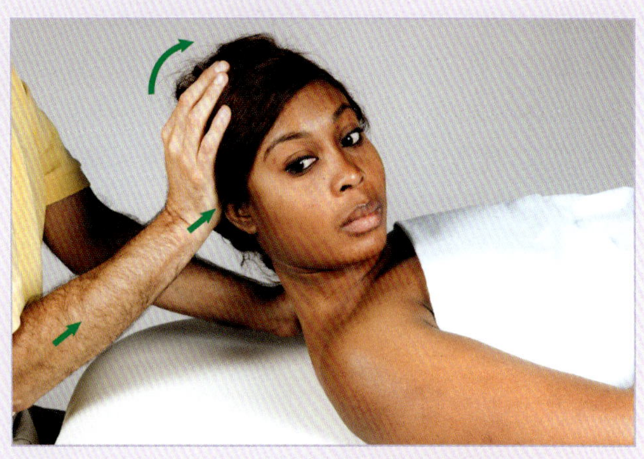

在伸肌群CRAC拉伸时,预先设置颈部右旋。

治疗师提示 9.9

在决定是否使用CRAC拉伸时,要有判断力

如果患者的颈部肌肉紧张较为严重,或者有对常规拉伸技术没有反应的病史,那么高级拉伸通常是最好的治疗选择。CR和AC拉伸都利用了神经反射,通过抑制和放松患者的紧张肌肉组织来促进拉伸。由于CRAC拉伸综合了CR和AC的神经反射拉伸,可能是最强大的拉伸方式,因此,这将是针对最慢性的和最顽固的颈部疾病患者的拉伸技术,特别是分别对AC拉伸或CR拉伸没有反应的患者。

然而,CRAC拉伸比单独进行CR或AC拉伸要花费更多的时间,花更多的时间拉伸一组肌肉意味着治疗患者身体其他部位的时间更少。最终,选择拉伸技术是一项临床决策,取决于患者不同的临床表现。

总结

CRAC拉伸是将CR拉伸技术与AC拉伸技术相结合的一种高级神经抑制拉伸技术。因其结合了这两种技术,所以需要一些实践才能掌握。建议首先独立研究和掌握CR和AC拉伸技术,然后应用这些知识来开展CRAC拉伸技术。因为CRAC综合了CR和AC拉伸技术的效果,所以当其他拉伸技术没有成功时,CRAC通常可以帮助肌肉紧张的患者。和其他的拉伸一样,当患者的组织首先被预热时,CRAC拉伸是最有效的。

治疗师提示 9.10

确定适当的治疗频率

确定适当的治疗频率是非常重要的。许多手法治疗师不会要求患者每周治疗1次以上。然而，物理治疗、脊椎指压治疗和运动训练的例子都表明，当每周进行2~3次治疗时，康复工作是最有效的。临床按摩和其他手法治疗也不例外。在进行真正的临床康复工作时，每周1次的治疗不仅不足以帮助患者，而且实际上对患者是一种伤害。

每一次治疗都在延续上一次治疗康复效应。但治疗过后的每一天，患者的身体都会不断恢复紧张状态，逐渐失去在之前治疗中获得的良好康复效应。一个很好的类比是，每次治疗都让患者向前迈了一步，但如果在下一次治疗前过去了整整一周，患者治疗效果会后退一步中的四分之三，即使不是整步，也会导致相同的流程重复进行。结果是浪费患者的时间和金钱。

当治疗间隔为2~4天时，治疗效率是最高的。以这种方式，每次治疗都将使患者向前一步。如果在几天内进行下一次治疗，则只丢失半步。这种时间安排可以让患者更快地康复，从长远来看，实际上可以节省时间和金钱。

病例分析

■ 病史及评估测试：

新患者 Dana Weber，52岁，主诉颈部僵硬。患者称这些年来发现自己的颈部逐渐变硬，但没有感到伴随而来的疼痛。患者认为越来越僵硬的身体状况可能是多种因素综合作用的结果，包括在办公桌前和电脑前工作时姿势不佳、趴着睡觉、长时间的剧烈运动（划船和举重）且没有相应的拉伸运动。患者以前没有重大的身体创伤、手术，或颈部的严重疾病。除了偶尔的“颈部紧”，从来没有注意到颈部有任何问题。

患者在过去的8周里，每周接受一次深层组织按摩疗法，几个月来，每周还参加一两次瑜伽课程。患者称虽然按摩和瑜伽有一些效果，但并没有帮助她完全恢复运动能力。颈部X线片显示无骨折和脱位，只显示轻微的颈椎退行性关节病。

主动和被动活动范围评估显示，患者颈部旋转和侧屈减少20~25°，屈曲减少15°，伸展减少10~15°。评估还显示椎间孔挤压试验、咳嗽试验、坍塌试验和Valsalva试验均为阴性（评估程序见第3章）。

■ 思考问题：

1.对Dana的治疗计划中应该包括CRAC拉伸等高级拉伸技术吗？如果是，为什么？如果不是，为什么？

2.如果CRAC拉伸是有价值的，对Dana使用，安全吗？如果是，依据是什么？如果不是，为什么？

3.如果进行CRAC拉伸，应该做哪些具体的拉伸动作？为什么？

复习题

多项选择题

1.用于 CRAC 拉伸的是什么神经反射?

A. GTO 反射

B.肌梭反射

C. RI 反射

D. A 和 C

2.CRAC 拉伸的步骤 1 是什么?

A.患者根据阻力等长收缩目标肌肉。

B.患者主动向心收缩目标肌肉的拮抗肌。

C.被动地拉伸患者。

D.患者离心收缩目标肌肉。

3.通常会重复多少次 CRAC 拉伸?

A. 1~2 次

B. 3~10 次

C. 10~15 次

D. 15 次以上

4.把手置于患者的头/面部时,应注意不要对下列哪一种结构施加太多压力?

A.额骨

B.乳突

C.颞下颌关节

D.颧骨

5.CRAC 拉伸方案的顺序是什么?

A.先做 AC 拉伸,再做 CR 拉伸

B.先做 CR 拉伸,然后做等长收缩后放松肌肉拉伸

C.先做 CR 拉伸,再做 AC 拉伸

D.以上都不对

判断题

1.颈椎曲度下降的患者应将其拉伸。(　　)

2.在 CRAC 拉伸过程中,当患者等长收缩时,通常屏住呼吸。(　　)

3. CRAC 拉伸的每一次重复通常从前一次重复中获得的拉伸位置开始。(　　)

4.一个典型的 CRAC 拉伸重复持续 3~5 秒。(　　)

5. CRAC 中的"A"代表"主动肌"。(　　)

简答题

1.在进行 CRAC 拉伸时,患者的被动拉伸通常保持多长时间?

____

2.在 CRAC 拉伸技术的步骤 1 中,哪些肌肉是等长收缩的?

____

3.CRAC 拉伸技术的步骤 2 中向心收缩的肌群是什么?

____

4.什么时候拉伸最有效?

____

匹配题

1.CR 拉伸时的反射　　____GTO 反射

2.延长拉伸时间的理由　　____RI 反射

3.患者屏住呼吸　　____肌梭反射

4.拉伸太快或幅度太大时的反射　　____拉伸的 CR 阶段

5.患者呼气　　____拉伸的 AC 阶段

6.AC 拉伸时的反射　　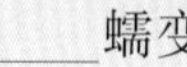____蠕变

可扫描二维码查看答案

第10章 关节松动术

本章目录

学习目标

1.区分关节松动术和拉伸的异同。
2.描述关节松动术与固定-拉伸之间的关系。
3.掌握关节松动术与其他拉伸方式的区别。
4.区分脊柱关节活动不足与活动过度的差异。
5.掌握治疗手和稳定手的作用。
6.分步骤对颈椎关节松动术的常用方案进行概述。
7.掌握关节松动术与被动活动范围、关节内活动的关系。
8.解释为什么在进行关节松动术时不应该猛推。
9.掌握颈部关节松动术的2种禁忌证。
10.定义本章的关键术语,并解释其与关节松动术的关系。
11.对本章所述的各关节活动范围进行关节松动术的操作。
12.掌握2种关节内活动分离(牵引)。
13.描述并开展环转关节松动术。

注:本章图中绿色箭头表示运动,红色箭头表示稳定,黑色箭头表示静态保持的位置。

引言

在现有手法治疗技术中，关节松动术鲜有得到充分利用。在治疗过程中，大部分手法治疗师会使用按摩、水疗（如热/冷疗）、拉伸等方式，但很少有人使用关节松动术。然而，所有高级的治疗技术中，没有一个具有比关节松动术更强大和更有潜力。任何有康复效果的治疗方法，如果不能被正确合理地使用，都有可能造成伤害。因此，关节松动术的学习应该更注重实操练习。本章内容可为读者学习与实践该技术提供有力参考。

机制

颈椎关节松动术的机制很简单。首先利用手法稳定一节椎骨，在此基础上，施力使相邻的椎骨相对于稳定椎骨产生移动。这种活动使两个椎骨间的软组织得到拉伸。事实上，关节松动术是一种非常精确的拉伸方法。这种拉伸的目的是放松各节段关节水平上绷紧的软组织，包括关节囊、韧带和深层的小肌肉群。节段关节水平是一种特殊的关节水平（joint level），例如，C3/C4 节段关节水平是指 C3 和 C4 之间的椎间盘和关节面。更具体地说，关节松动术针对低活动性节段关节水平，也就是活动范围减小的关节水平。

> **框 10-1**
>
> **关节松动术中的动作**
>
> - 轴向运动：
>   - 右侧屈
>   - 左侧屈
>   - 右旋转
>   - 左旋转
>   - 前屈
>   - 后伸
>   - 环转
> - 非轴向运动：
>   - 右侧滑动
>   - 左侧滑动
>   - 前方滑动
>   - 分离

关节松动术也被称为关节内活动（joint play），即在被动活动范围之外可能存在的小范围活动（图 10-1）。主动活动范围是指通过关节肌肉的收缩实现关节运动的范围。而被动活动范围是指由关节肌肉收缩以外的力产生的关节活动范围（被动活动范围通常由治疗师帮助达到）。健康关节的被动活动范围略大于主动活动范围。关节松动术是在关节内活动范围内进行的。

因为关节内活动范围很小，所以进行关节松动术对患者颈部的拉伸量需求非常小。这种运动几乎是不可测量的，实际上仅不足 1cm，仅能轻微地拉伸位于关节周围的深部组织。

与其他拉伸技术一样，关节松动术不能使用蛮力，也不能使患者感到疼痛。由于关节松动术是在关节内活动范围进行的，因此，通常称之为关节内活动。

关节松动术与拉伸的比较

关节松动术类似于拉伸技术，当关节向一个方向移动时，附着在关节周边的软组织得以拉伸。这些组织包括骨骼肌、韧带和关节囊纤维，以及其他筋膜组织等。然而，与拉伸技术不同的是，关节松动术不是拉伸整个颈部，也不是针对整个颈椎软组织，而是将拉伸集中在脊柱深层较小的固有肌肉上（如回旋肌、横突间肌），以及各节段关节水平的小韧带和关节囊上。

前文中所论述的所有拉伸技术都是针对整个颈部的拉伸。拉伸的张力线从头部延伸到 T1 处，经过所有颈椎关节。这样做的问题是，即使颈椎有一个或多个节段的活动度降低，患者整个颈部也可以有全范围的活动幅度。例如，虽然 C3/C4 和 C4/C5 节段性关节水平右侧屈的活动度减少，但整个颈部仍可表现出完

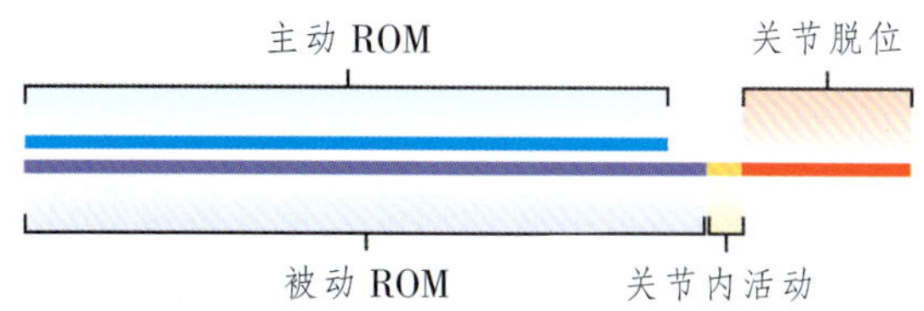

图 10-1　关节主动 ROM、被动 ROM 和关节内活动之间的关系示意图。

治疗师提示 10.1

节段性关节活动度降低的严重性

以下几个问题值得深思：如果颈椎有全范围的运动，为什么要了解是否有高活动度的颈椎节段来代偿低活动度的颈椎节段？即便颈部可以在每个方向上全范围运动，但其功能是否不完全？答案是肯定的，这种全范围的运动是有代价的。

随着时间的推移，代偿性关节过度活动可能会刺激颈椎引起疼痛，进而引发疼痛–痉挛–疼痛循环，从而导致这些关节周围肌肉的保护性痉挛。这种痉挛会引起进一步的疼痛，形成恶性循环。更重要的是，肌肉痉挛会导致这些节段关节的运动受限，使运动过度变成运动能力不足。因此，颈部节段关节活动度会降低，需要其余的颈椎关节进行更多代偿。随着时间的推移，剩余的高活动度关节也可能成为低活动度关节。这是一种典型的发生在脊柱上的多米诺骨牌效应，代偿性高活动度变成低活动度，而低活动度区域进一步扩大，这就解释了大范围的脊柱功能退化的形成。

当患者只有1个或2个颈部节段关节活动度降低，而邻近的高活动度关节"成功地"进行了代偿时，患者往往不会意识到这个问题，也不会寻求治疗。通常只有当邻近关节不再能够充分代偿时，低活动度区域才会变得明显。此时，颈部活动范围已经减小。当患者意识到存在问题时，病情可能已经发展了几个月甚至几年。而患者病程的长短是影响治疗成功率的重要因素。因此，在低活动度颈椎节段影响其他节段之前，尽早发现和治疗是非常重要的。使用关节松动术进行评估与治疗则是实现这一目标的理想方法。

全的右侧屈。这是因为其他颈椎关节通过过度活动进行代偿，来弥补C3~C5节段关节水平右侧屈的不足。在这种情况下，如果C3以上或C5以下的颈部关节右侧屈的幅度增加，它们可以完全代偿在C3和C5之间损失的右侧屈活动度。因此，当评估患者的颈椎活动度时，即使其2个节段关节水平受到限制，整个颈椎也能表现出完全的右侧屈。

这种代偿机制一旦形成，会使得低活动度颈椎节段的活动能力持续恶化。并且，如果更多的颈椎节段存在低活动度的情况，那么颈椎的总活动范围也会下降。当出现这种情况时，很难通过拉伸改善低活动度颈椎节段的活动度。因为常规的拉伸和放松只会通过增加正常颈椎节段的活动度来适应拉伸幅度，而潜在的低活动度颈椎节段活动不足仍然存在。虽然常规拉伸也可能恢复颈部总活动范围，但由于正常颈椎节段的过度代偿，很可能会造成颈部的损伤。

关节松动术是处理和解决节段性关节功能低下问题的治疗技术，如果C5/C6关节在右侧屈时活动度减少，关节松动术可以施加局部力量来解决在这个特定关节水平上的活动损失。与常规拉伸不同的是，关节松动术使用的张力不会在大片组织（如整个颈椎）上产生张力线，而是仅局限于颈部单个节段关节水平。因此，关节松动术可以被视为一种改善低活动度椎骨的活动度的非常有针对性的拉伸技术。

技术概述

本章的示例以C4/C5节段作为低活动度的关节，进行关节松动术的演示。如果患者在C4/C5关节水平上有右侧屈受限，可以假设C4椎体在C5椎体上没有充分右侧屈。为了解决这个问题，需要在C5保持稳定的情况下，对C4施加外力，使其相对C5右侧屈，从而拉伸其间绷紧的组织，改善额状面的运动。以上可通过治疗手的手法实现。

与常规拉伸一样，治疗手施加拉伸或动力，稳定手阻止相邻部位的移动。用这种方式，使力集中在具体的关节水平上，同时不影响其他颈椎节段。如图10–2所示，治疗师的右手（下）是稳定患者C5椎体的稳定手。治疗师的左手（上）是治疗手，施力移动C4，使其向C5的右侧屈曲。

起始位置

- 患者取仰卧位，治疗师可选择站在或坐在治疗床头，略偏右侧。
- 右手为稳定手，左手为治疗手。

■注意肘部尽量贴近躯干，这样在治疗过程中，就可以将核心置于前臂和双手后方(图 10-2)。

步骤 1：稳定下位骨

■将右手示指近节指骨的桡侧(外侧)置于关节突上，以稳定 C5(图 10-3A)。

■用左手握住患者的头部和上颈部(C4/C5 以上的颈部)。

步骤 2：使关节处于紧张状态

■用右手稳定 C5 后，左手轻轻地将患者头部和上颈部向 C5 椎体右侧屈曲，直到遇到组织阻力，使相邻组织充分紧张(图 10-3B)。

■注意：右手保持 C5 的稳定非常重要，保证其不会移动。

步骤 3：开展关节松动术

■达到被动活动范围的末端后，用左手轻轻向患者头部和上颈部施力，在 C5 上进行 C4 的右侧屈关节活动(图 10-3C)。

■只需保持一瞬间，然后放松。

进一步重复

■将关节松动术应用于颈椎的其他节段，使颈部所有的椎间关节均得到充分的拉伸。

■整个颈椎的关节松动术可以重复进行 2~3 次，主要针对活动度最低的颈椎节段水平。

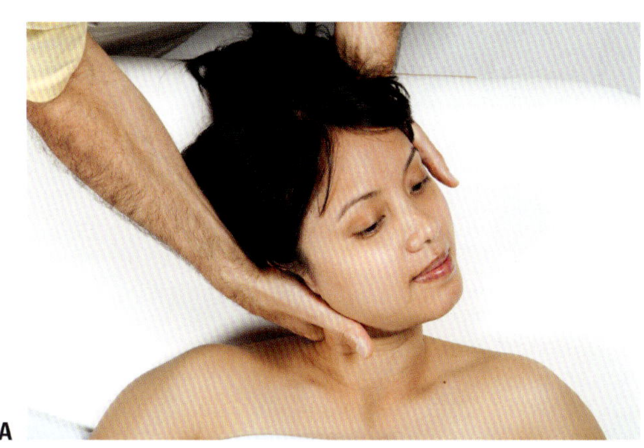

A

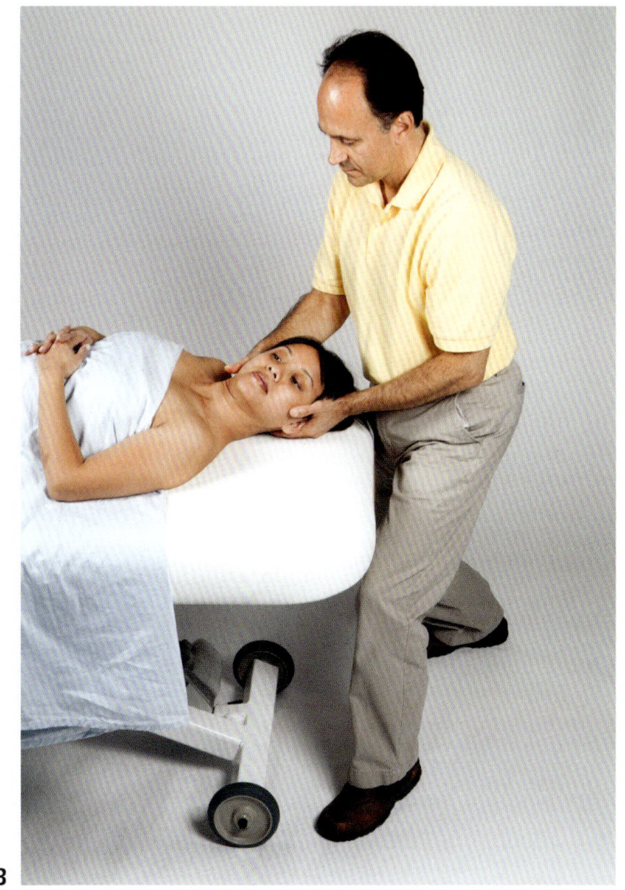

B

图 10-2 C4/C5 右侧屈关节松动术的起始位置。(A)手的摆放。(B)替代位置：治疗师站位。

治疗师提示 10.2

即使无法辨别具体的颈椎节段，也要应用这项技术

虽然治疗师有时很难准确地分辨具体的颈椎节段，但要保证将关节松动术应用于颈椎的每一个低活动性节段水平。即使治疗师在刚开始实践时，不能确切地分辨具体的颈椎节段，但随着经验不断积累，分辨这些结构将变得更加容易。

框 10-2

关节松动术和固定-拉伸技术

关节松动术不仅是一种拉伸运动，而且是一种固定-拉伸技术。固定-拉伸是通过固定或稳定一个点，然后拉伸该固定点周围软组织来完成的。在“技术概述”一节给出的示例中，当稳定手固定 C5 后，头部和上颈部相对于 C5 移动时，拉伸的张力作用于 C4/C5 关节水平。事实上，颈椎关节松动术的精确度在于通过固定一个椎体节段，将拉伸精准施加在与该颈椎节段相邻的组织结构上(一般情况下，下椎体是固定的，拉伸作用于上方的关节)。

A

B

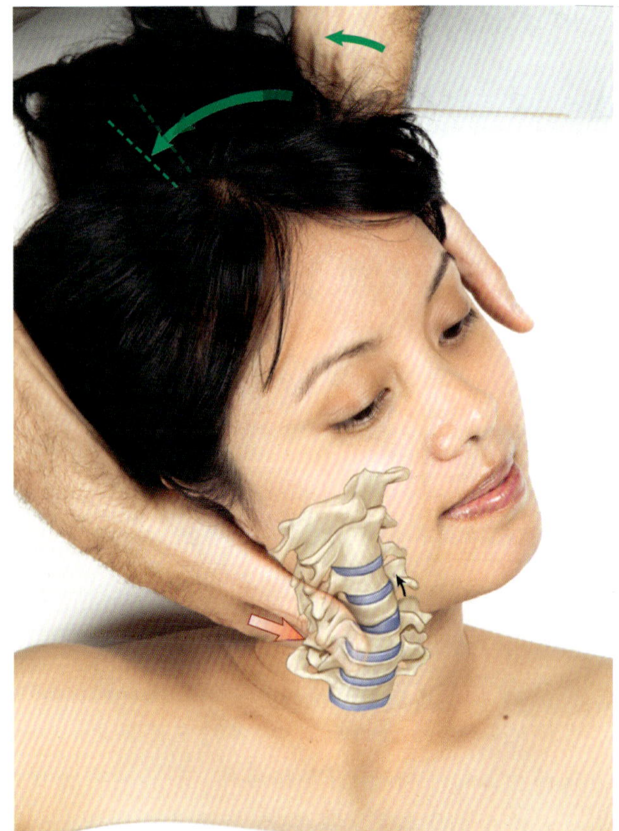

C

图 10-3 C4/C5 右侧屈关节松动术步骤。(A)步骤 1:稳定 C5。(B)步骤 2:将 C4 向右侧屈直到感觉到组织张力。(C)步骤 3:在 C5 上轻轻增加 C4 的右侧屈曲来进行关节松动。

技术操作

稳定手的接触方式

关节松动术是一项精准的手法技术，对于治疗师在患者身上接触方式的选择要求较高，尤其是下方稳定手的接触方式。图 10-4 展示了稳定手与患者接触的三种方式。以示指近节指骨的桡侧（外侧）作为接触点是最为常用的一种方式，其余的两种接触方式为使用拇指腹或其他手指指腹。

每种选择都有特定的优势：

- 使用示指桡侧通常是最有效的（图 10-4A）。（注意：在这种情况下，需确保拇指不要压在患者的颈前部。）
- 使用拇指腹通常是最精确的（图 10-4B）。（缺点是会使患者感到不适。）
- 使用其他手指指腹是最温和的接触方式（图 10-4C）。

只要达到了稳定的目标，治疗师可以选择任何对于患者有效且舒适的接触方式。

稳定手在患者颈部的接触点

对于稳定手在患者颈部接触位置的把握也同样重要。理想情况下，患者颈部与治疗师稳定手的接触点应位于椎体关节突（关节面）上，因为这个部位提供了最宽、最平坦的表面，以实现安全的接触（图 10-5）。将接触范围扩展到椎板沟上通常也很有效。需要注意的是，避免稳定手的指尖按压患者颈椎横突的前面（侧面）。因为这些骨性凸起较为尖锐，局部的按压会使患者感到非常不适。

旋转患者的头部

进行关节松动术时，将患者头颈部向对侧旋转（朝向稳定手的对侧）会更方便操作。这使得稳定手更容易接触关节，操作过程也将更加平滑。在对颈部做关节松动时，旋转角度可在 15~45°之间，上颈部的活动度较大，通常选择较大的旋转角度。由于下颈部的活动度小，当松动下颈部时，旋转角度不能过大。

治疗手的接触方式

与稳定手不同，上方治疗手可以移动患者的头部和颈部，无明确的接触方式。治疗手与患者接触时需轻柔、稳定和安全。如果患者感到不适，或感觉不到治疗手安全地托住头部，患者就不会放松，影响关节松动术的进行。

治疗手在患者颈部的接触点

治疗手需要托住患者头部和颈部高于下方稳定手的部分。当稳定手位于上颈椎时，治疗手主要托住患者的头部（图 10-6A）；当稳定手位于下颈椎时，治

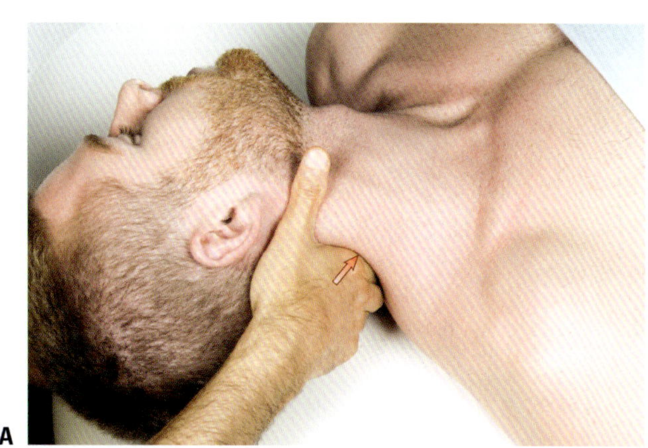

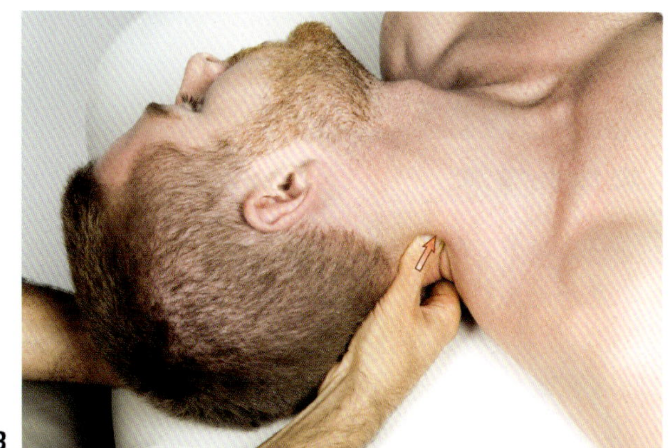

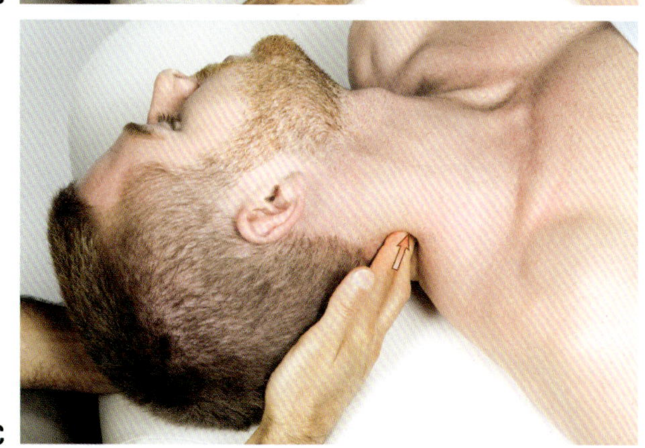

图 10-4 稳定手接触方式。（A）桡（外）侧示指的近端指骨。（B）拇指腹。（C）其他手指指腹。

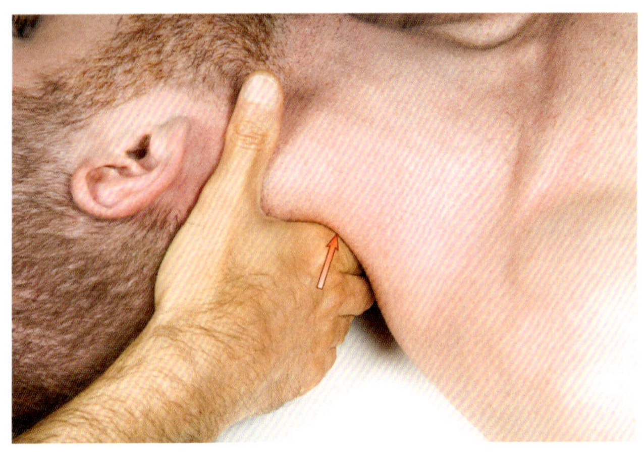

图 10-5 颈椎关节突是稳定手最理想的接触点。该区域也可以扩展到椎板沟。

疗手必须握住并支撑患者的头部和大部分颈部(图 10-6B)。注意治疗手不要盖住患者的耳朵,而是将手指置于患者的耳朵周围。同时注意不要压迫患者的颞下颌关节。

双手配合使用

初次练习关节松动术时,最简单的方法是固定稳定手,仅使用治疗手移动患者的头部和上颈部。事实上,治疗手与稳定手的角色可以互换,当下方手移动所接触的椎体时,上方手可作为稳定手使头部和上方椎体保持固定。图 10-7A 展示了关节松动术步骤 2 中患者低活动度颈椎节段受到张力的位置。图 10-7B 展示了上文中所使用的关节松动术的主要手法。图 10-7C 展示了用下方手作为治疗手对下位颈椎节段进行关节松动术。稳定上椎体并移动下椎体是颈椎关节松动术的另一种方法。无论上椎体相对于下椎体移动,还是下椎体相对于上椎体移动,都可以实现两者之间关节的活动。

事实上,随着经验的积累,治疗师可以通过学习协调双手活动来提高关节松动术的熟练度。双手充分握住相邻的颈椎节段时,可在反方向上同时施力,使对应的上下位椎骨之间的拉伸更为充分(图 10-7D)。此时,治疗师的两只手可都作为治疗手,双手配合,使两椎体之间节段水平的活动度增加,大大提高了关节松动术的流畅性。要掌握以上操作方法,需要大量的反复练习。

治疗师提示 10.3

定位关节突

关节突(关节面)位于棘突和横突之间,大约在棘突外侧 2/3 处。首先用指尖在颈部后中线上定位棘突。快速定位 C2 的棘突,从棘突的侧面往下,指尖位于覆盖椎板沟的肌肉组织上。继续触摸患者颈部的软组织,向两侧(和前方)移动,直到感觉到手指下方有一个宽阔、坚硬、骨质的表面。确保指尖不要向前移动太远到横突上,横突大约位于颈部侧面的中心(见下图)。颈部解剖结构见第 1 章。

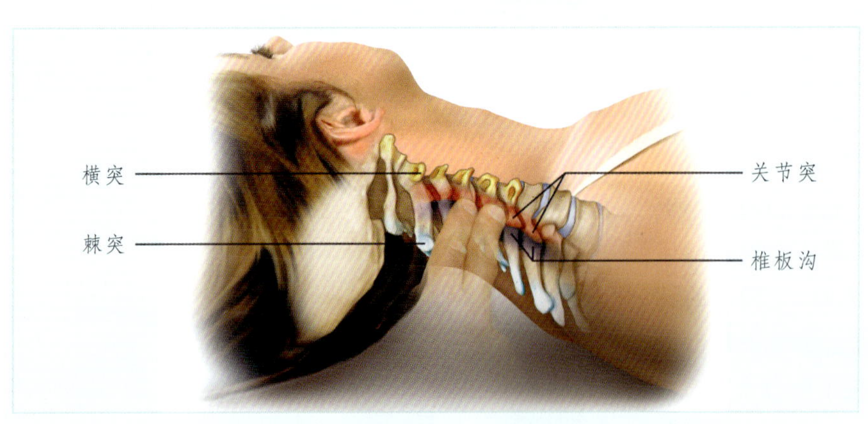

寻找颈部关节突。关节突位于椎板沟与横突之间。

治疗师提示 10.4

托住患者的头部

治疗师必须谨慎而稳固地托住患者的头部。为确保患者无不适感,治疗师需用手掌和手指的掌面(前面)尽可能大面积地托住患者的头部。尽量减少手指屈曲,避免用指尖接触患者的头部,因为这样会使患者感到刺痛和不适。在右图中,治疗师的左手托住/支撑患者的头部。

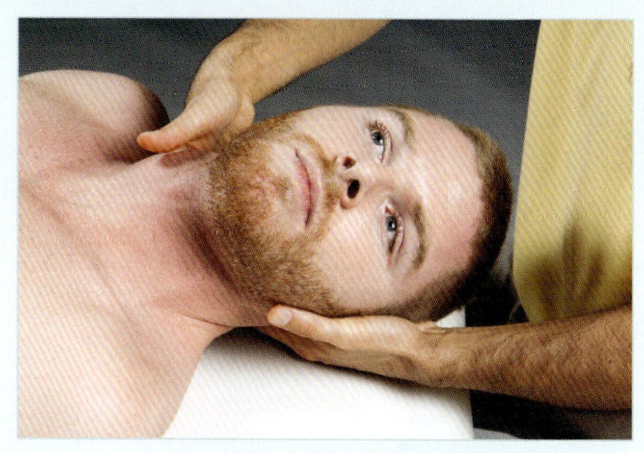

对患者头部的支撑必须舒适和安全

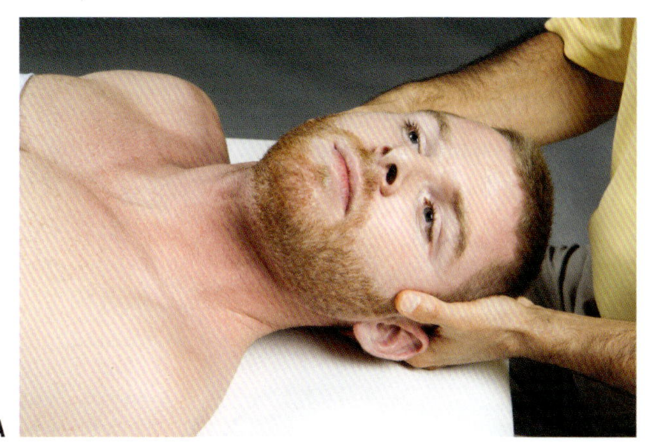

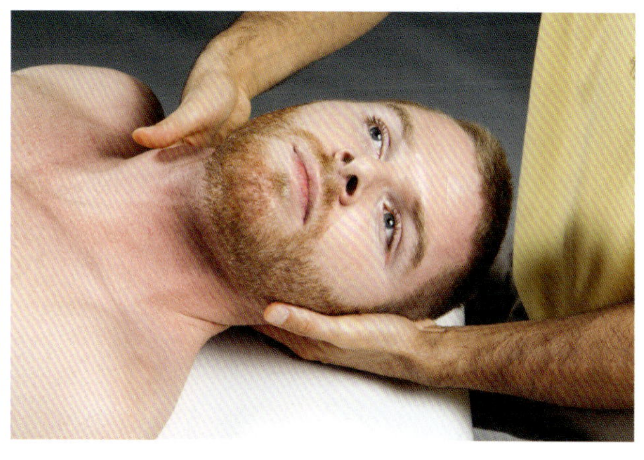

图 10-6 治疗手的定位。(A)治疗手握住并支撑患者头部,以进行上颈椎关节松动术。(B)治疗手握住并支撑患者的头部和颈部的大部分,以进行下颈椎关节松动术。

注意:治疗师在使用关节松动术前,需要对这项技术做全方位的了解。虽然关节松动术是一种非常强大的技术,但使用不当仍可能对患者造成伤害,尤其是对颈椎。以下是实施关节松动术的一些禁忌证——颈椎节段的过度拉伸、椎间盘病变或晚期退行性关节病等(见第 3 章)。如果治疗师对患者是否可以接受关节松动术存在疑问,需要首先获得患者的主治医师的书面许可。

首先使关节紧张

治疗师在进行关节松动之前,需使被拉伸的关节处于被动活动范围的末端。治疗师先用稳定手固定下位颈椎,然后用治疗手移动上颈部及头部,直至达到关节活动范围的终点。上颈部的松动幅度通常比下颈部小。图 10-8A 与图 10-8B 比较了治疗手运动的差异(注:只有达到被动活动范围的末端才能进行关节松动)。

颈部的活动度较大,对于治疗师来说,利用稳定手固定好下位颈椎很重要。正因如此,松动患者的下

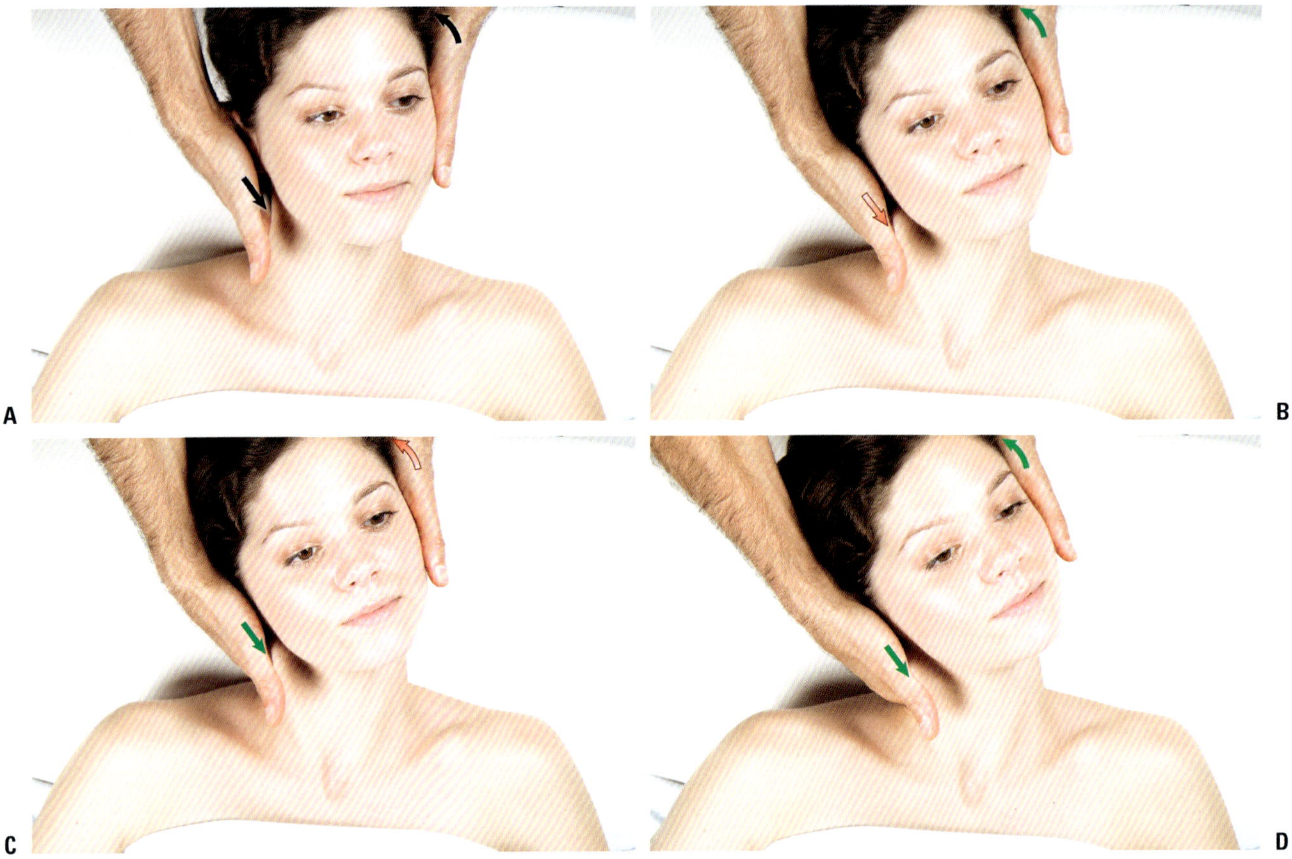

图 10-7 使用稳定手进行治疗。(A)牵拉患者颈部使其紧张。(B)固定下位颈椎时使上位颈椎在上方移动(向右移)。(C)固定上位颈椎时使下位颈椎在下方移动(向左移)。(D)两只手可以同时进行关节松动术,上方手向右移动上位颈椎,下方手向左移动下位颈椎。

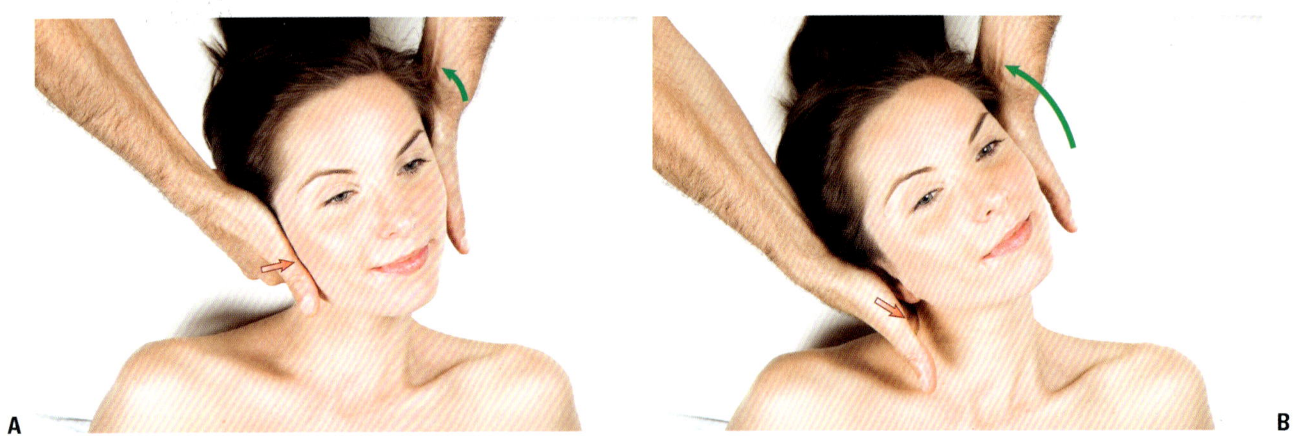

图 10-8 牵引关节至紧张状态。根据椎间关节活动的程度,调整患者的头颈部的关节运动。(A)上颈部松动时,患者头颈部活动幅度较小。(B)下颈部松动时,患者头颈部活动幅度较大。

位颈椎要比松动患者的上位颈椎更困难。

拉伸的程度

颈椎间关节的拉伸程度至关重要,关节松动术也被称为关节内活动。因为关节运动的范围很小,在关节活动时,对患者颈部的拉伸量非常小。这种运动几乎无法测量,运动范围不足 1cm,也仅能拉伸患者关节周围的组织。与其他拉伸技术一样,关节活动不应该

治疗师提示 10.5

学习颈部关节松动

初次学习颈部关节松动时，学习下颈部的松动具有一定难度，因为治疗手的活动范围大，治疗师需要更多的技巧来控制治疗手的施力。松动上颈部也具有一定的挑战性，因为上颈部运动的精细程度，治疗师需要更精准的掌握活动范围。因此，颈部中部的活动是最容易学习和掌握的。本书展示的关节松动操作流程按照自下而上的顺序，即从下颈椎开始向上延伸至上颈椎。然而，由于颈部活动度的差异，第一次学习和实践这种技术时，治疗师可以从颈部中间开始，然后根据喜好向上或向下延伸。熟练掌握这项技术后，可以从颈部的任意一端开始，有条不紊地朝另一端移动，效率会更高。

治疗师提示 10.6

绝不猛推

关节内活动有两种类型的松解操作方式。如果拉伸关节软组织的力以缓慢、稳定的方式施加，则定义为关节松动。关节松动常常以这种轻柔的方式完成。如果拉伸组织的力以快速推进的方式施加，则为脊椎按摩/整骨疗法。整骨疗法通常被描述为高速操作。关节松动术与整骨手法上最大的区别是，前者不向患者的组织猛推，而采取较为轻柔的发力方式。

与其他关节拉伸技术一样，关节偶尔会发生关节释放(爆裂声)，这是正常现象。与整骨不同的是，进行关节松动时，不应该为了使关节释放出爆裂声而在关节活动范围内快速猛推。

太猛烈，也不应该使患者感到疼痛。

关节松动的目标是改善关节活动度，禁止对过度活动的关节进行松动，因为关节松动可能加剧过度活动。

拉伸的时长

在行关节松动术时，治疗师要确保关节松动过程不能太长，因为持续较长时间的松动会使患者非常不适。

正确的关节松动技术执行过程中，使患者的关节进行关节内活动时，仅持续1秒或更短时间，然后松开关节。与其他拉伸技术一样，关节活动不应该太猛烈，患者应无不适感，不应给患者带来痛苦。

施力

关节松动技术是通过将患者关节拉伸至被动活动范围末端，然后轻柔、均匀而稳定地施加力量，进一步在期望的运动方向上拉伸关节。在这个过程中不能用力过猛，使关节受力过大，施力应该是温和、均匀和稳定的。关节松动不涉及任何类型的快速或突然的猛推。关节活动范围内的快速推动适用范围为脊椎按摩或整骨。

呼吸

目前还没有专门针对关节松动的呼吸方案，患者应以舒适、放松的方式呼吸。

重复次数

当对颈椎进行关节松动时，可以选择只松动一个节段水平，然后在该水平上重复多次操作。一般会采用关节松动术对整个颈部的每一个颈椎节段进行拉伸。

最常见的情况是治疗师从颈椎顶部的寰枕关节开始，一直到颈部底部，或者从颈椎底部的C7/T1关节开始，一直到寰枕部。以这种方式对颈部整体的关节松动可重复2~3次。在这之后，可以根据需要在最受限制的节段水平上重复进行进一步的关节松动。治疗师可根据患者的需求或治疗过程中组织的反应，来决定如何运用关节松动技术，使治疗效果达到最佳。

确定关节松动的必要性

关节松动术的适应证并不是通过评估颈部整体在各方向被动运动的总范围来确定的，而是通过评估每个颈椎节段上的关节活动范围来确定的。这项评估可以通过运动触诊评估技术来完成。

运动触诊评估与关节松动术方法相同,先稳定患者的下位椎体,推动头部和颈部在稳定点以上移动,直至遇到组织阻力。运动触诊评估是通过在关节运动中评估关节末端的运动幅度来完成的。

健康的关节末端感觉有弹性。通常可以将关节活动障碍分为两种情况:一种是关节活动受限,即治疗师在关节运动末端进行松动时,会产生推硬块的感觉,此时需要对该关节进行松动;另一种情况是关节活动过度,即治疗师在关节运动末端进行松动时,产生柔软的感觉,此时则禁止使用关节松动术。对于健康的关节,施行关节松动术,可以维持该关节的健康与功能。

需要指出的是,关节松动术只是运动触诊评估技术的延伸,它们以相同的方式开展,区别是运动触诊是为了评估并设计治疗方案,而关节松动是为了保持或改善颈椎节段的活动度。因此,在评估和治疗患者的颈部时,通常先进行运动触诊,如果关节活动受限制,则只需增加一些力量来进行关节松动术。

关节松动术操作流程

与高级拉伸技术一样,关节松动可以在任意基本平面内进行:矢状面的屈伸,额状面的左右侧屈,水平面的左右旋转。同时,在行关节松动术时也可以让颈椎节段在斜切面内运动。

此外,关节松动可以进行非轴向运动:在矢状面内前后滑动,在额状面内左右滑动,在矢状面或额状面内的压缩和分离。这种使关节面互相分离的技术又可称之为牵引。通常情况下,不做颈椎向后滑动的关节松动,因为在这个过程中,治疗师会接触或按压患者颈椎的前部,这会使患者不适。另外,也不会对颈椎进行压缩活动,因为这种技术并不能拉伸任何软组织。

脊柱任何特定节段关节水平的运动,包括轴向和非轴向运动,都由该水平的小关节平面决定。考虑到小关节平面随着颈椎水平的变化而变化,最适合的松动类型也会变化。在进行关节松动时,必须考虑到这一点。例如,上颈椎旋转运动范围较大,因为小关节平面主要移动方向在水平面。然而,当沿着颈部向下移动时,小关节平面会发生变化,更倾向于额状面,因此,可以做少许的旋转运动和更多的侧屈运动(关于颈部小关节平面的更多信息见第 1 章)。

操作流程 10-1 颈椎右侧屈的松动

当相邻两个颈椎节段向右侧屈时,左侧屈肌,尤其是关节周边较小的深层肌肉、韧带及关节囊组织均会被拉伸,这部分的技术演示见前文“技术概要”中的图 10-2 和图 10-3。

操作流程 10-2:颈椎左侧屈的松动

当相邻两个颈椎节段向左侧屈时,右侧屈肌,尤其是关节周边较小的深层肌肉、韧带及关节囊组织均会被拉伸,左侧屈的松动技术与右侧相同,但要切换到身体左侧。

操作流程 10–3：颈椎右旋的松动

当相邻两个颈椎节段向右旋转时，左旋肌群，尤其是关节周边较小的深层肌肉、韧带及关节囊组织均会被拉伸。虽然颈椎可以做自由旋转运动，但每个颈椎节段的旋转程度并不相同。由于上颈椎的关节突关节面更趋向于水平面，因此，旋转幅度较大。寰枢关节(C1/C2)是整个颈椎中旋转活动度最大的。在自上向下对颈椎各节段行关节松动术时，需留意下位颈椎的旋转幅度会越来越小。

以下是颈椎寰枢关节(C1/C2)水平右旋关节松动的步骤(图 10–9A)：

- 患者取仰卧位，治疗师可坐在治疗床头，或站在治疗床头。
- 颈椎节段旋转的操作技术与侧屈技术不同。在进行旋转操作时，治疗师的两只手均作为治疗手，并需要协同工作，使患者的头部和上颈部旋转。患者下颈部则通过下半身的重量来稳定。
- 双手置于患者头部，握住头部和寰椎。
- 用两只手轻轻地移动患者的头和 C1，以 C2 椎体为轴线向右旋转，直至关节运动末端。
- 然后轻轻地拉伸寰枢关节，并使头部与寰椎进一步右旋。这是一个非常细微的动作。
- 只需保持一瞬间，然后放松。
- 在 C1/C2 水平进行关节松动后，按自上而下顺序，将其应用于颈椎的其他节段，使颈部的所有关节都被移动至右旋。图 10–9B 演示了下位颈椎节段水平右旋的松动手法(C5/C6 关节)。注意治疗师的手(左手是可见的)在患者颈部的位置。
- 整个颈椎关节松动可以重复 2~3 次，并在有活动障碍的颈椎节段集中进行。

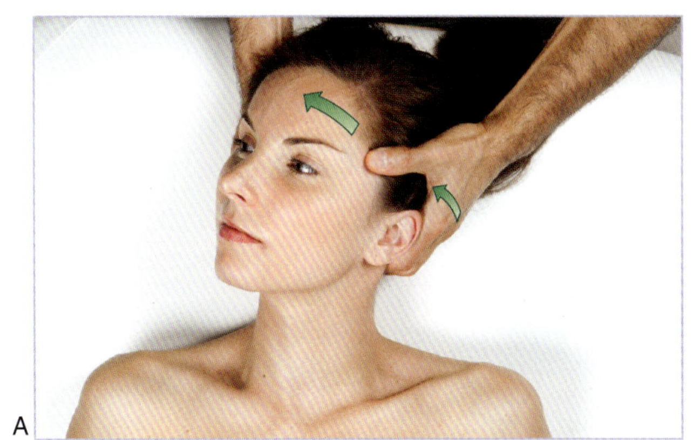
A

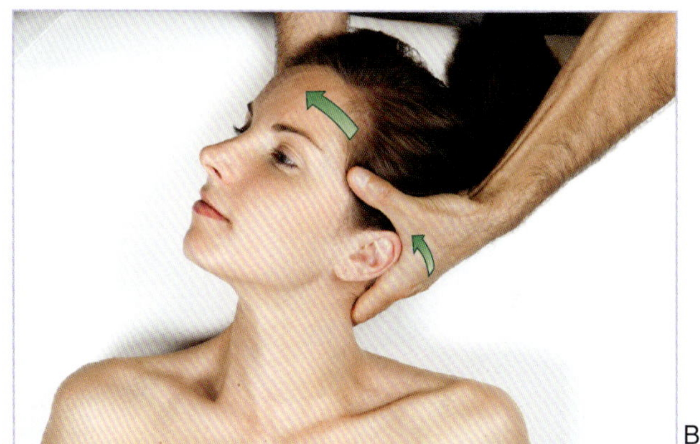
B

图 10–9 颈椎右旋关节松动。

操作流程 10–4：颈椎左旋的松动

当相邻两个颈椎节段向左旋转时，右旋肌群，尤其是关节周边较小的深层肌肉、韧带及关节囊组织均会被拉伸。需要注意的是，左旋的松动技术与右旋相同，但要切换到身体左侧。

实践应用 10.1

多平面关节松动——侧屈与向对侧旋转

将相邻两个颈椎节段侧屈，同时向对侧旋转可能是最有效的关节松动方式。

- 患者取仰卧位，治疗师站在治疗床头，稍微偏向一侧。
- 治疗师的下方手是稳定手，通过接触颈椎的关节突来稳定下位椎骨。
- 当下位椎骨稳定后，治疗师的治疗手支撑并移动患者的头部和上颈椎向一侧屈，同时旋转到另一侧，直到达到被动运动范围的极限。
- 治疗师的下方手继续稳定下椎体，上方手通过施加斜切面的侧屈力和对侧旋转力，轻轻地移动头部和上椎体，使其进一步产生关节内活动。
- 治疗师的下方手不仅用来稳定下椎体，还可以通过将下椎体向相反的方向推来增加关节松动的拉伸。
- 关节松动拉伸只保持一瞬间。
- 在一侧颈部的其他关节重复这个过程，然后在另一侧重复。

与其他颈部关节松动一样，当治疗师沿患者的颈部向下移动时，固定椎体上方的头颈部的运动范围会增加。下图显示两个节段的关节松动：C2/C3 关节和 C5/C6 关节。注意，由于上颈椎允许较多的旋转但侧屈较少，下颈椎允许较多的侧屈但旋转较少，旋转分量相对于侧屈分量的百分比在颈部的不同水平发生变化。旋转为颈椎上段拉伸的主要组成部分；侧屈为颈椎下段拉伸的主要组成部分。

多平面关节松动拉伸时，由椎体小关节引导治疗师的运动。不要强迫脊柱过度侧屈或旋转。对于多平面关节松动，灵活调节各运动方向的相对程度（侧屈和旋转）是很重要的。关节松动的目标是使关节处于紧张状态，然后轻轻地增加额外的拉伸力，当处于紧张状态时（由于软组织需要拉伸），关节会出现有弹性的末端感觉，而不应该是小关节相互挤压而产生的坚硬的骨对骨的末端感觉。

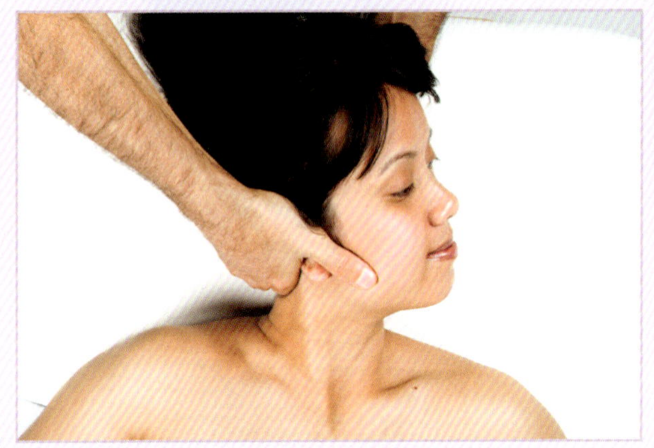
A

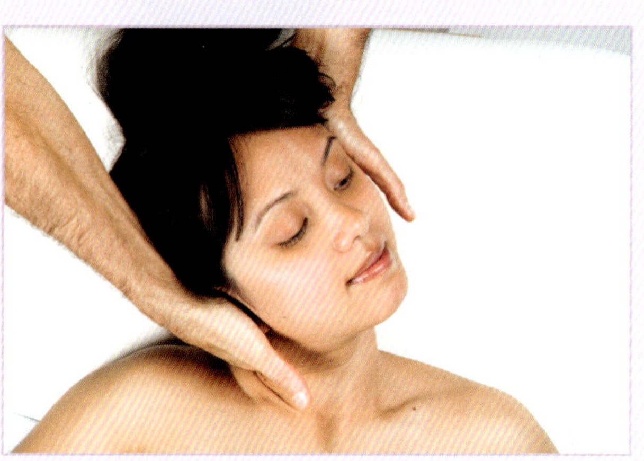
B

右侧屈伴向左侧旋转关节松动。(A)上颈椎（C2/C3 关节）。(B)下颈椎（C5/C6 关节）。注意上颈椎有相对较多的旋转，下颈椎有相对较多的侧屈。

操作流程 10–5：颈椎屈曲的松动

颈椎节段前屈时，可拉伸伸肌组织，特别是较小的、较深的关节内肌肉，韧带和关节囊后方的组织。

进行颈椎节段屈曲拉伸时，如果治疗师通过按压患者颈前部来稳定其下颈部，患者会感到不适。因此，通常通过患者躯干的重力来稳定其整个下颈部。由于稳定手无法直接作用于具体的颈椎节段，这使得颈椎节段无法在前屈位得到充分的拉伸。进行颈部屈曲关节松动术的精确性源于治疗手将力引导到颈椎特定节段关节水平。因此，当施加关节松动拉伸力时，想象患者颈部处于预期的关节水平。这将有助于治疗师集中精力进行关节松动术。

鉴于稳定下位椎体十分困难，没有必要尝试将关节松动应用于颈部的每一个节段。通常在寰枕关节、上颈部和下颈部各进行一次。注意：当沿着颈部向下移动时，对脊柱的每一节段进行关节松动，患者头部和上颈部（颈部高于被松动关节水平的部分）屈曲的程度将会增加。

以下是在颈椎寰枕关节（C0/C1）水平进行屈曲关节松动的步骤（图 10–10A）：

- 患者取仰卧位，治疗师坐在治疗床头。
- 与旋转松动技术一样，治疗师的两只手需要作为治疗手一起工作，置于患者枕骨两侧，使头部和上颈部进入屈曲状态。
- 屈曲寰枕关节的枕骨，直到被动运动范围末端出现组织张力。要尽可能地分离出头部运动，这种运动本质上是摆动寰椎上方的头部。假设只有头部在运动，那么运动范围将非常小（见图 10–10A）。
- 到达后，轻轻地拉伸枕骨，以进一步进行屈曲关节松动。
- 只需要保持一瞬间，然后松开。
- 在这个水平上进行关节松动后。对上颈部重复至少一次，对下颈部重复至少一次。通过依次向下移动治疗手来稳定患者的头部和颈部高于要松动的关节水平面的部分。图 10–10B 为下颈部（C5/C6 关节）颈椎屈曲关节松动。
- 如果治疗师以如图 10–10B 所示的站立姿势进行关节松动，那么大部分向上的关节松动力应该来自膝关节伸展抬高身体时的力量。
- 然后，可以重复颈椎关节松动术 2~3 次，集中在活动度最差的水平。

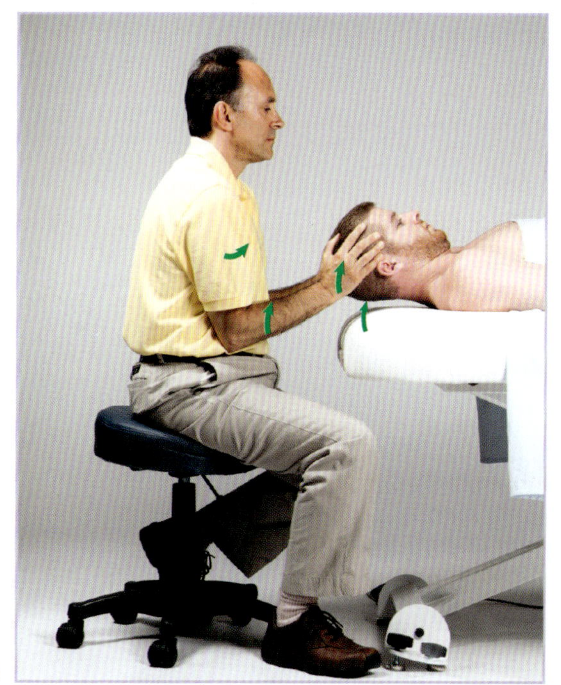
A

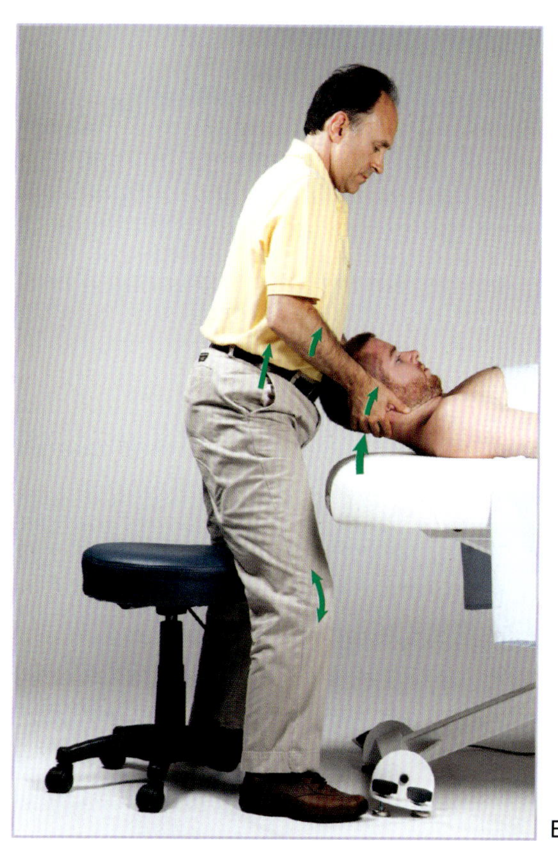
B

图 10–10　颈椎前屈关节松动。

操作流程 10-6:颈椎伸展的松动

当颈椎节段伸展时,可拉伸屈肌组织,特别是较小的、较深的关节内肌肉,韧带和关节囊后方的组织。

以下是在C0/C1水平处寰枕关节(图10-11A)进行颈椎伸展关节松动的步骤:

- 患者取仰卧位,治疗师坐在治疗床头。
- 用双手稳定颈部下位椎骨,利用头部与上颈部的重力使其自然下垂,进入后伸状态。
- 首先,轻轻地将患者的头抬离治疗床。将治疗手手指置于寰枕关节(后弓)的后方,在支撑和稳定寰枕关节的同时,使患者头部在寰枕关节处轻微向后伸。尽可能地分离出头部的运动是很重要的,因为这种运动本质上是头部在寰椎上方的向后摆动。因为只有头部在移动,所以运动幅度非常小(见图10-11A)。
- 保持几秒钟,然后松开。这种拉伸完全依靠头颈部的重力,因此这种拉伸状态可以持续1秒以上。
- 治疗师在寰枕关节进行这个操作后,可对寰枢椎(C1/C2)关节重复上述操作,将示指关节和中指关节向下移动至C2的关节突或椎板沟。
- 对其余的颈椎节段重复上述步骤。当治疗沿着颈椎节段下移时,治疗师会感觉患者头部与上颈部活动幅度越来越大。
- 图10-11B展示了C5/C6节段的关节松动。

对于许多患者,特别是老年人,颈部伸展可能是一个困难的姿势,经常引起疼痛或头晕。因此,必须谨慎使用这项技术。

A 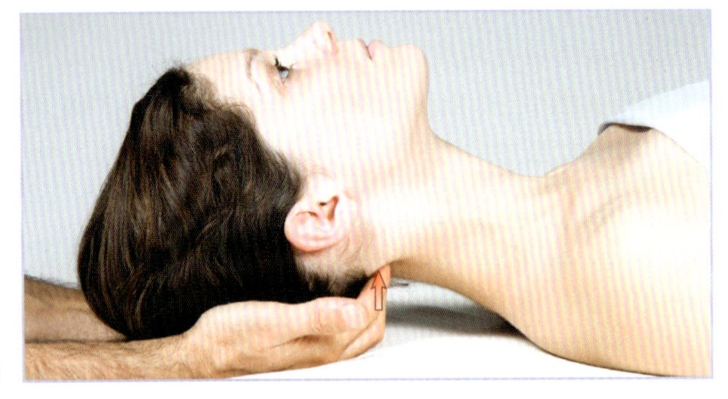

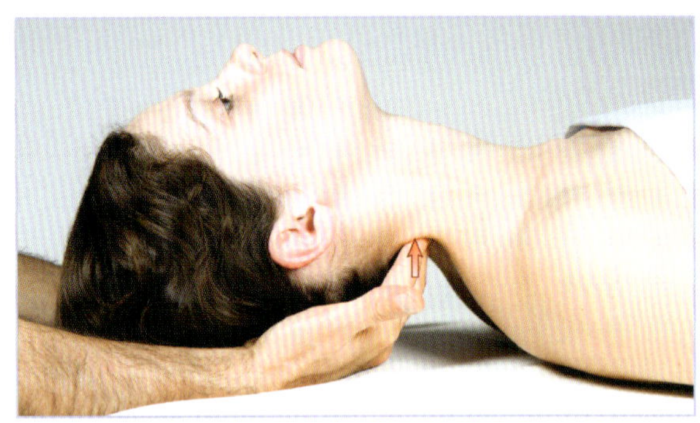 B

图 10-11 颈椎伸展关节松动。

实践应用 10.2

可替代的伸展位

另一种操作方法为让患者仰卧,使其头颈部超过治疗床末端。这种姿势使得患者的头颈部更容易被伸展,允许更大的运动范围。这种姿态下,如果治疗师能用一只手舒适而安全地稳定患者颈部,那么另一只手可以轻轻地向下推患者的头部,从而增加重力。掌握这项技术的难度较大。因为这需要治疗师用指腹稳定患者的下颈部,并用手掌支撑患者的头部。这种姿势对于患者来说存在一定的风险,因此,治疗师必须舒适而安全地支持患者头部(见右图)。

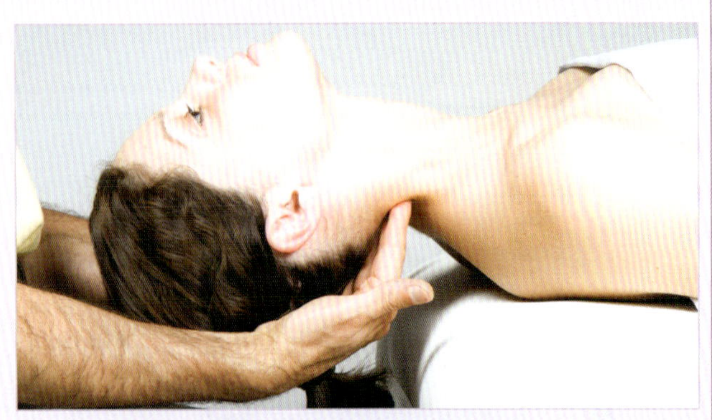

颈部伸展关节松动的替代位置

实践应用 10.3

流动式（多平面）关节松动技术

与其他手法治疗一样，治疗师可以依据患者的情况选择更恰当的松动手法。比如，治疗师可以用适当的力度，非常谨慎地重复关节松动的每一次操作；或者用温和的方式，连续地对颈椎的每个节段进行松动。对于一些敏感的患者，后者往往是更好的选择。

另一种有效的方法是进行颈椎节段多平面关节松动，将侧屈与向对侧旋转和伸展相结合。治疗师用指腹轻轻地推动患者脊柱一侧的关节突。施力方向应与患者颈部成 45°，朝向患者身体的另一侧。与伸展关节松动术一样，患者在接触点以上的头颈部重量将牵拉颈部环绕接触点运动。这将使关节向一侧侧屈、向对侧旋转及伸展。当治疗师的治疗手接触到患者时，用双手的手掌轻轻地托住并支撑患者的头部（注意：支撑手的手掌可以增加患者头部的运动）。不要首先在脊柱一侧上下移动，而是以交替的方式从一侧向另一侧移动。先在右侧向上推，然后在左侧向上推。与其他关节松动技术一样，仅保持拉伸/松动力不足 1 秒，然后释放。然后上下移动到下一节段关节。继续这个模式，直到整个颈部两侧都被松动（见下图）。

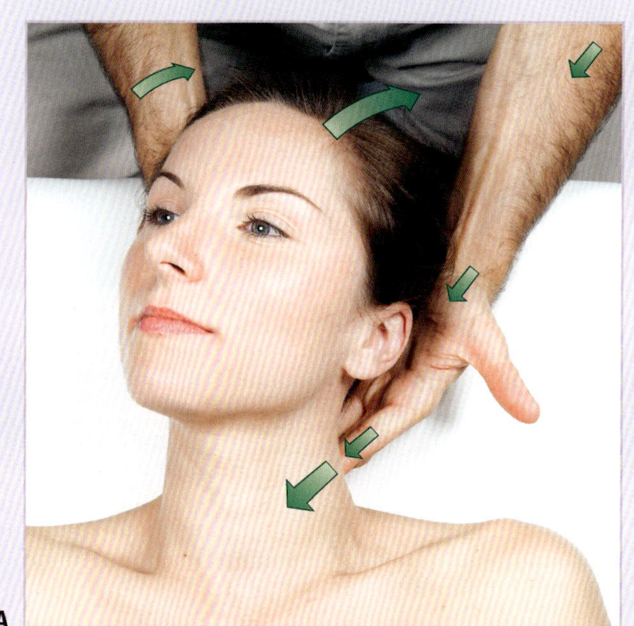

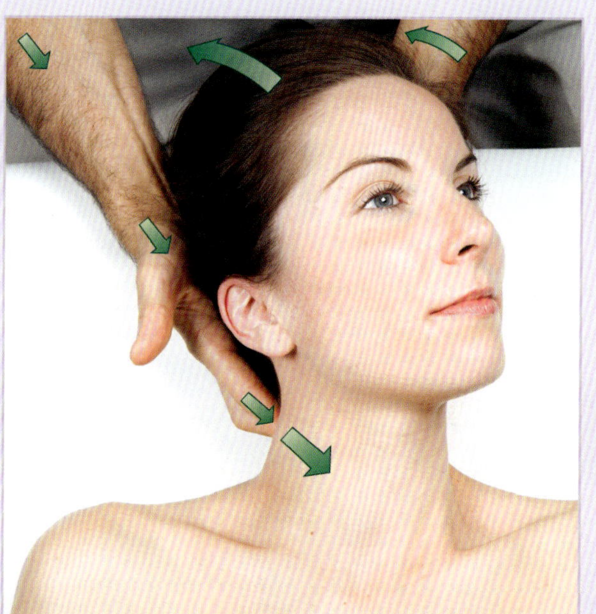

流动式关节松动。治疗师依次对一侧（A），再对另一侧（B）进行流动式多平面关节松动。

操作流程 10-7：颈椎环转松动术

另一种非常有效的颈椎关节松动技术称为颈椎环转松动。颈椎环转松动涉及关节两侧侧屈，也可能涉及两侧旋转。以下是对颈椎进行环转关节松动的步骤。

起始位置

- 患者取坐位。
- 治疗师站在患者的一侧。
- 治疗手轻轻地握住患者的额头。

■ 稳定手的拇指和示指稳定住目标颈椎节段(图 10-12A)。

■ 当用稳定手接触患者的颈部时,不要用指尖按压,而应该形成一个"V"字形,这样治疗师的手指与患者的颈部有更大的接触面积,会使患者感到更舒适(图 10-12B)。

■ 同样,治疗师也应该用整个手掌和手指与患者的额头大面积接触(图 10-12C)。

■ 此外,如图 10-12A 所示,治疗师可以利用躯干固定患者的肩膀,帮助稳定患者的下半身。

技术操作

■ 在目标颈椎节段固定后,治疗手推动患者头部做环转运动。

■ 治疗师可以按顺时针或逆时针方向进行环转运动。

■ 与其他松动技术一样,治疗师的上方手(治疗手)移动患者的头部和上颈部,下方手作为稳定手。当松动下颈部时,患者头部和颈部的运动幅度将达到最大,而当松动上颈部时,运动幅度则最小(图 10-13)。

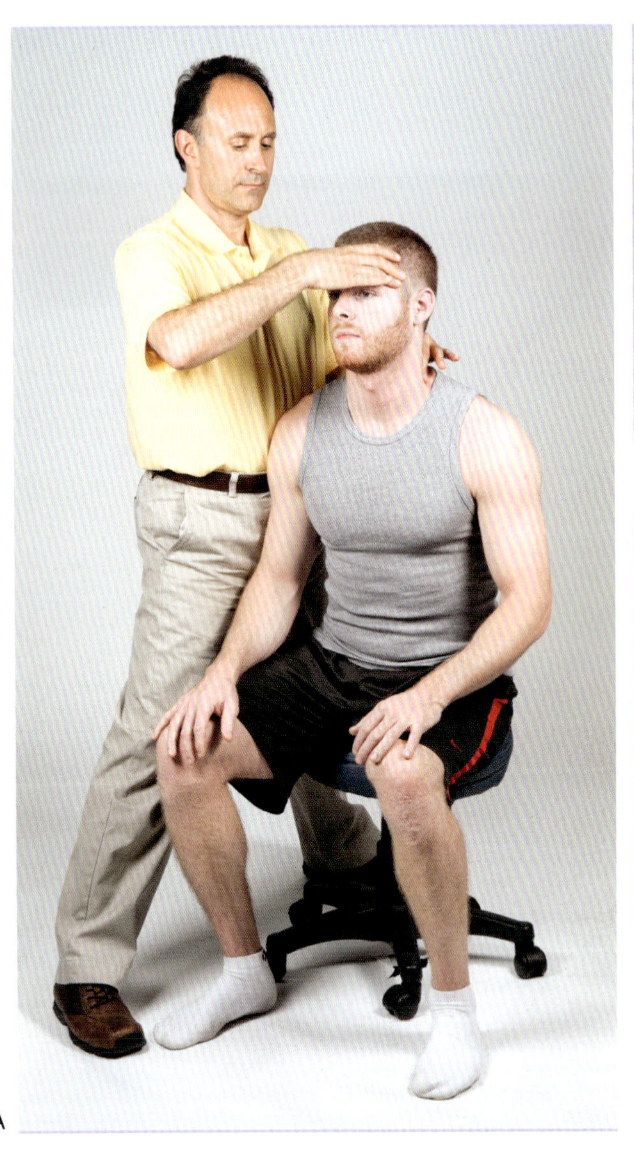
A

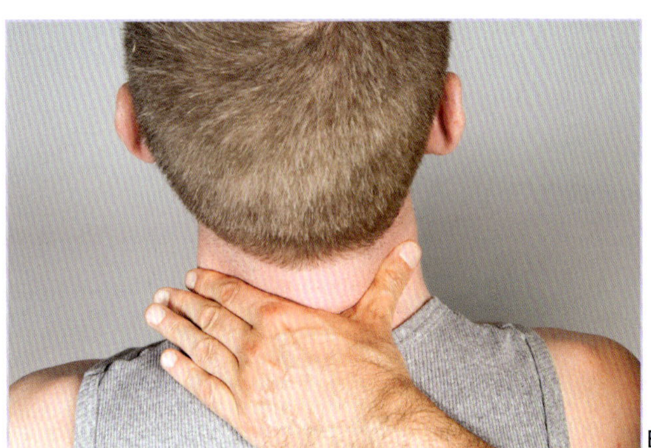
B

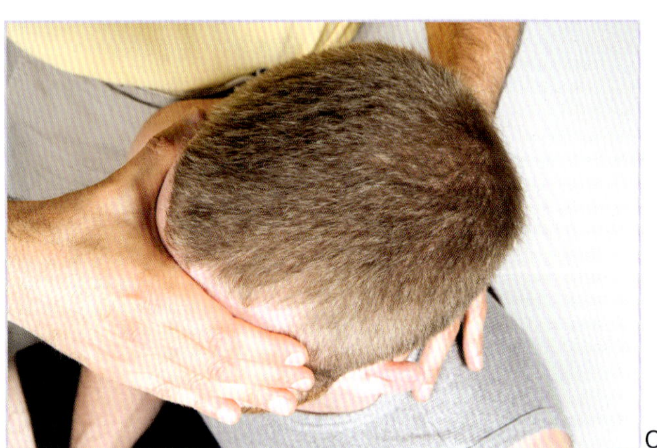
C

图 10-12 起始位置。

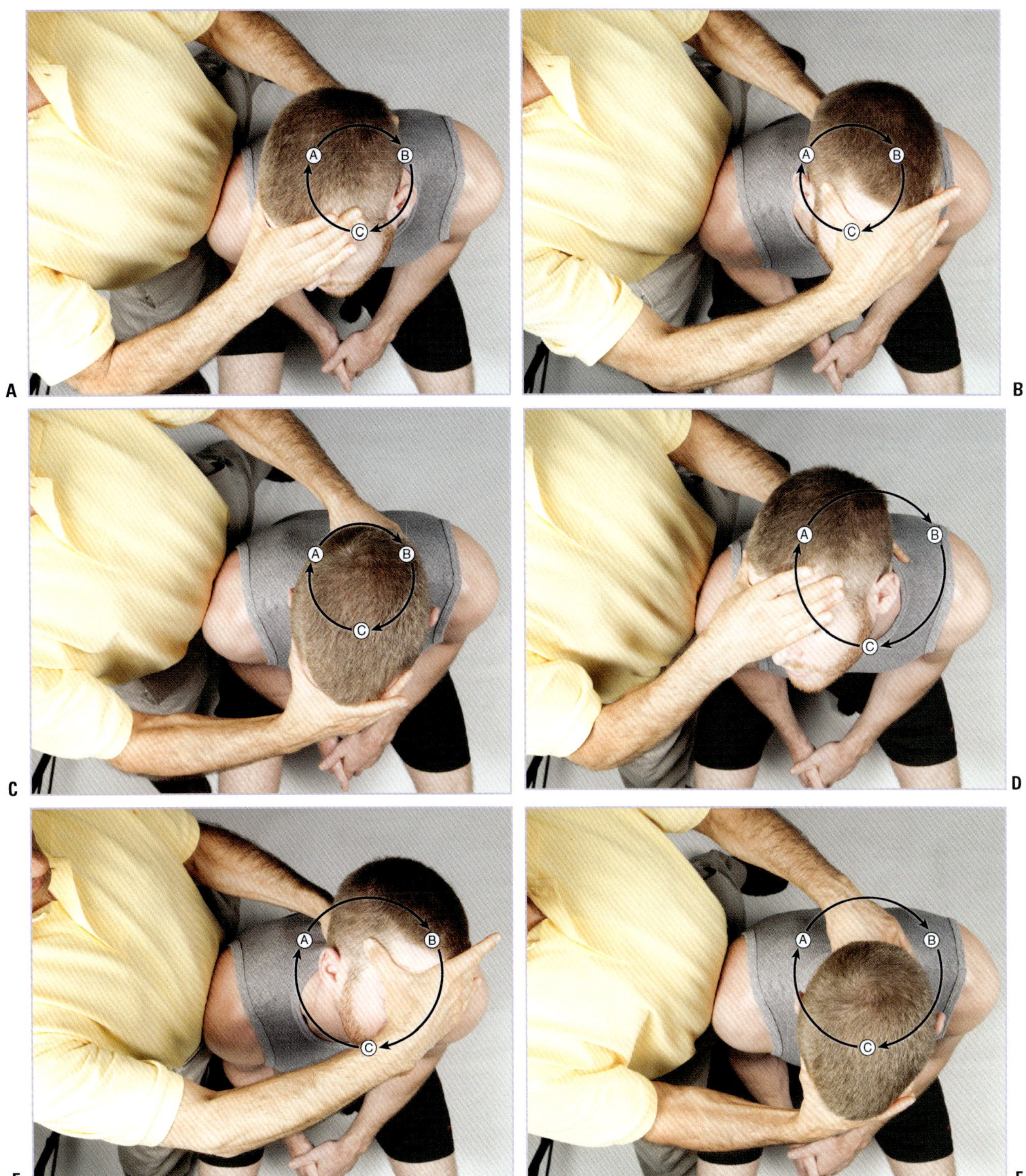

图 10–13 头颈部运动轨迹的俯视图。(A~C)上颈部松动时所形成的较小圆形轨迹。(D~F)下颈部松动时所形成的较大圆形轨迹。

■ 当治疗师感觉到运动受限时，应轻轻地用力使颈部在环绕时向该方向移动得更远。不要强行移动颈部，但每次运动受限时都要轻轻按压。

■ 当将患者的头移向治疗师时，用治疗手的拇指提供稳定患者头部的力；当将患者的头远离治疗师时，用其他手指提供稳定患者头部的力。

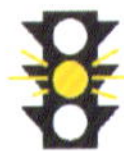

在颈椎环转松动时，必须缓慢进行，因为移动太快会使患者感到头晕。

进一步重复

■ 该流程通常在每个颈椎节段重复 2~3 次，然后再进入下一个节段。

■ 该技术的目的是逐渐增加头颈部运动的偏移量，从而扩大环转的幅度，进一步拉伸每个节段水平的软组织。

治疗师提示 10.7

学习环转关节松动术

如果治疗师更喜欢使用两个稳定接触点中的一个(示指或拇指)，可以用半圆的方式来进行颈椎环转，而不是用完全的圆周。然后，可以使用相同的方式重复该过程，但这次是站在患者的另一边，这样治疗师在使用相同的稳定接触点的同时松动患者颈部的两侧。

此外，进行环转关节松动术时，通常从颈部的一端开始，向上或向下移动。然而，由于该技术在下颈部的应用涉及最大的运动范围，并且可能难以控制，而应用于上颈部时需要最精确的运动，所以治疗师第一次学习这项技术时通常在颈椎中段进行。因此，治疗师可以从颈中部开始，然后向下或向上移动。

操作流程 10-8：颈椎右滑动的松动

当相邻目标颈椎向稳定颈椎右侧滑动时，可拉伸颈部的肌肉组织，且关节周边较小的深层肌肉、韧带及关节囊组织均会被拉伸。

以下是在颈中段节段关节水平上进行右侧滑动关节松动的步骤：

■ 患者取仰卧位，治疗师坐于治疗床头。

■ 用双手支撑患者的头部。

■ 将左手指腹置于目标颈椎关节突上，轻轻按压就可以使目标颈椎向右侧滑动。

■ 左手缓慢施力，使患者的头部和上颈椎向右侧滑动，直到被动活动范围末端(图 10-14A)。此时，治疗师的双手都是治疗手，患者下半身的重量有助于稳定患者的下颈部。

■ 向右侧施加一个轻微的侧向力，使目标颈椎向下位颈椎的右侧滑动(图 10-14B)。图 10-14C 是左手接触位置的特写。

■ 只需保持一瞬间，然后放松。

■ 对颈部各节段重复此过程。

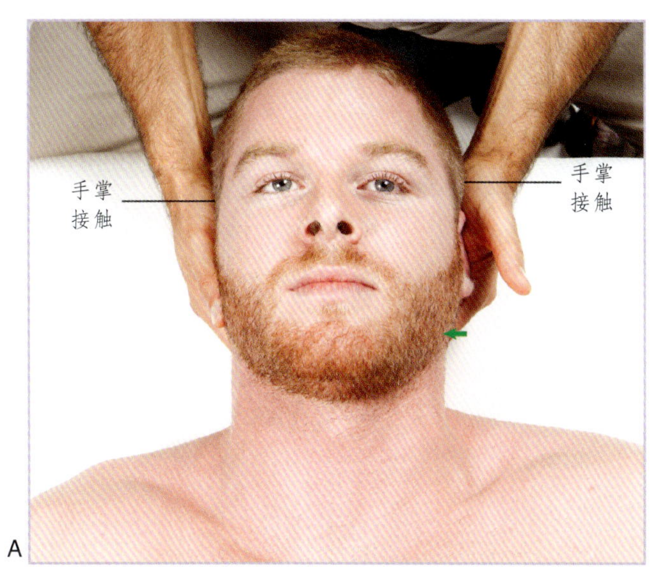

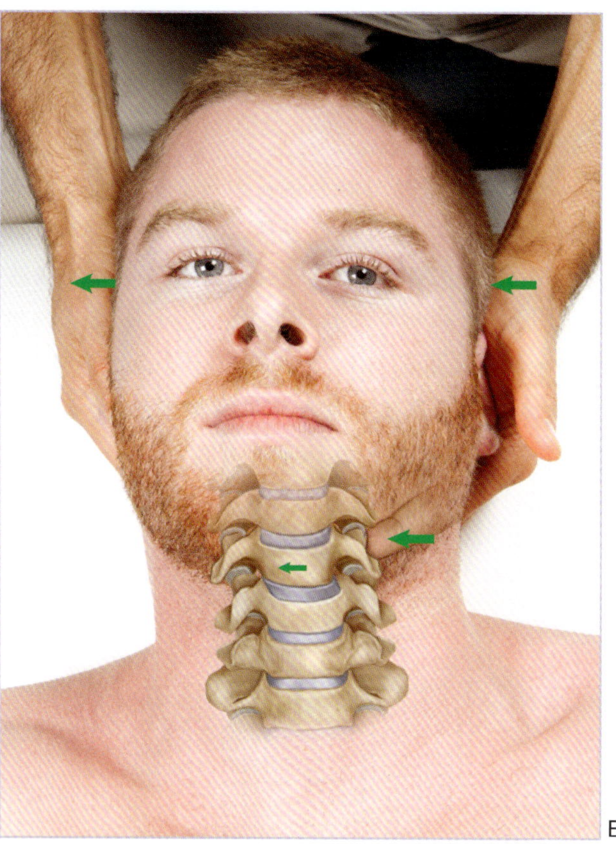

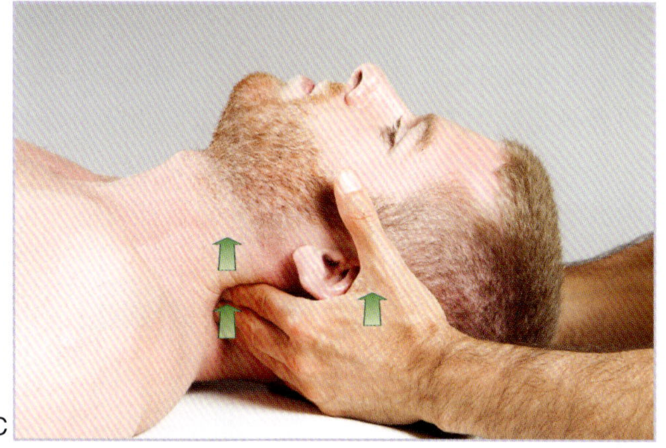

图 10-14 颈椎右滑动关节松动。

操作流程 10-9:颈椎左滑动的松动

当相邻目标颈椎向稳定颈椎左侧滑动时,可拉伸颈部的肌肉组织,且关节周边较小的深层肌肉、韧带及关节囊组织均会被拉伸。需要注意的是,颈椎左滑动的松动技术与右滑动相同,但要切换到身体左侧。

实践应用 10.4

滑动与侧屈相结合

将非轴向滑动与轴向侧屈相结合是促进颈椎节段松动的一种非常有效的方法。可以通过以下步骤来实现，首先在图10-8所示侧向滑动的操作流程基础上，增加滑动方向对侧的屈曲。例如，如果治疗师用左手接触患者的目标颈椎节段，施力向右侧滑动，同时，右手施力让头部与上颈部向左侧屈（见右图）。这种技术有助于进一步拉伸患者颈部右侧的组织，为椎体创造移动空间，从而促进横向滑动。

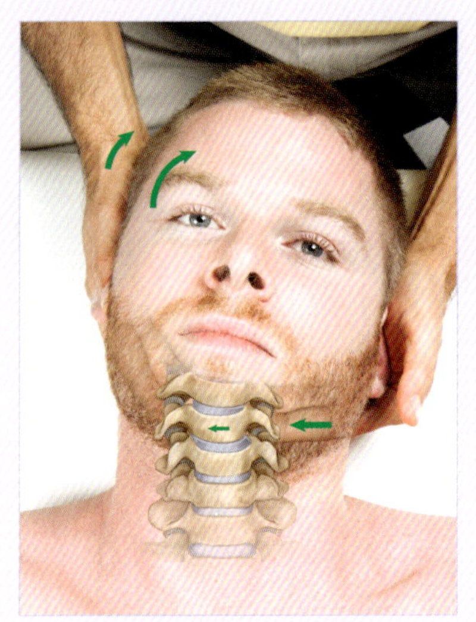

右侧滑动和左侧屈联合的关节松动手法。

操作流程 10-10 颈椎前滑动的松动

前滑动关节松动术能拉伸颈部的肌肉组织，特别是较小、较深的关节内肌肉，以及被运动关节的韧带和关节囊组织。

中段颈椎的前滑动松动技术步骤如下（图10-15）：

- 患者取仰卧位，治疗师坐于治疗床头。
- 用双手支撑患者的头部。
- 将双手示指、中指和无名指的指腹置于目标颈椎关节突上。
- 双手缓慢施力，使患者的头部和上颈部前伸（向上离开治疗床），直至关节被动运动末端。此时，治疗师的双手都是治疗手，患者下半身的重量用于稳定患者的下颈部。
- 对椎体施加指向前方（向上远离治疗床）的轻柔力量，使椎体向前滑动。注意：患者头应与上颈部同时抬起（即在被移动的关节上方）；如果允许头部停留在治疗床上，则动作是伸展，而不是前滑动。
- 只需保持一瞬间，然后放松。
- 对颈部的每一节段重复以上步骤。

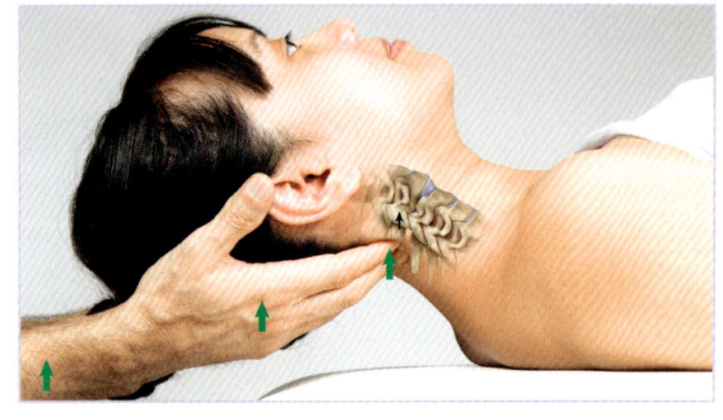

图10-15 颈椎前滑动关节松动。

操作流程 10-11：分离关节松动术

手法分离与牵引

脊柱的分离关节松动术通常称为牵引，包括椎体在其下方椎体上的滑动。当用手操作时，也称为手法牵引。分离可以延长和拉伸在颈部垂直走行的所有组织。

以下是对寰枕关节（C0/C1）进行手法牵引的步骤：

■ 患者取仰卧位，治疗师坐于治疗床头。

■ 双手置于患者头部，用手指牢固地握住枕叶区域。两只手都是治疗手（图 10–16A）。

■ 沿着治疗床稳定而轻柔地向上牵拉患者的头部，以此形成牵引力，将枕骨从寰椎（C1）上分离（图 10–16B）。

■ 坚持几秒钟，然后放松。

使用这种分离手法时，患者身体的重量将为身体其他部分提供整体的稳定，但不能完全稳定关节的下方椎体（本例中是寰椎）。部分牵引力将沿着脊椎进一步传递到颈部和背部的下方关节。如果患者的肌肉很紧，甚至可以感觉到下背部的拉伸。将分离关节松动术的力量完全施加到目标关节上的唯一方法是治疗师一只手来稳定目标关节下方椎体。但这通常无法做到，而且会使患者感到不适，所以大部分颈部分离关节松动术都依赖于患者体重来稳定下颈部。

尽管不可能将分离关节松动术的力量完全分离到颈部某个节段关节水平，但仍有可能将该力定向到特定的关节水平。例如，如果要拉伸的关节水平是 C4/C5，将手向下移动，接触 C4 的关节突，轻轻地向上牵拉 C4，使其远离 C5（图 10–16C）。当然，部分拉力会转移到 C5 以下的关节上，但是大部分的力会在目标关节上起作用。从寰枕关节向下，对颈部的每一节段重复以上步骤。

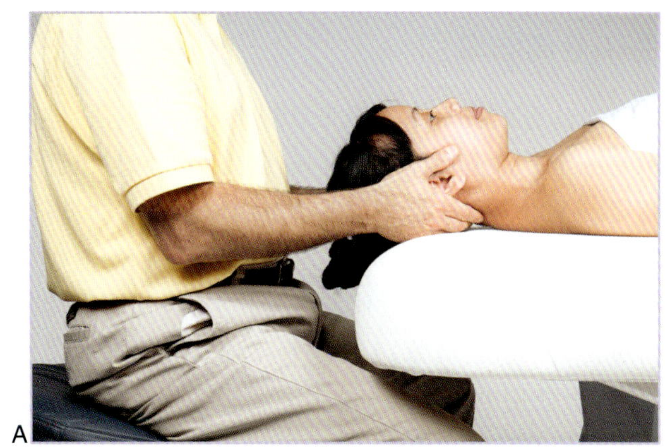

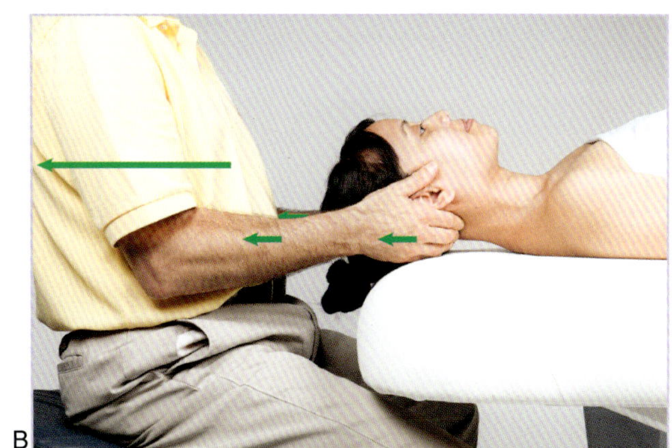

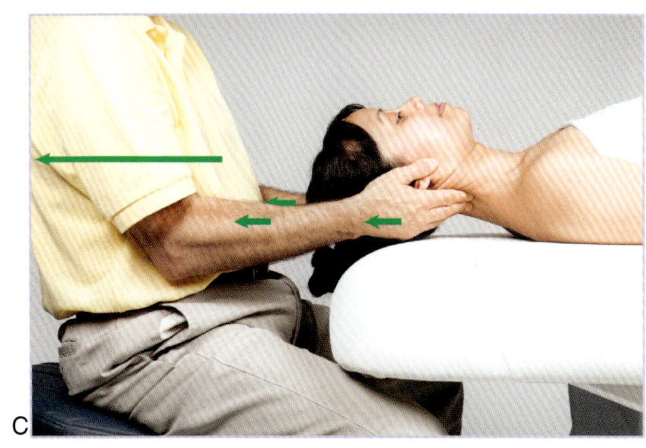

图 10–16 手法分离关节松动（牵引）。

颈部区域的分离关节松动（牵引）必须慎重进行。虽然这是一种非常有效的拉伸颈椎大部分软组织的方法，但如果拉伸太快或太用力，可能会导致损伤。颈部分布着大量的本体感受器，拉伸幅度过大或过快会过度激活这些本体感受器，向患者中枢神经系统发送异常信号。这些异常信号可能与进入患者神经系统的其他本体感觉信号相矛盾，导致本体感觉混乱，因此患者会感到头晕或恶心。虽然这些症状通常是短暂的（短至数小时，长至数天），但会使患者感到不适，如果患者正在开车，则可能非常危险。为了避免引起这种反应的可能性，颈椎牵引在最初的几次应以非常温和的方式进行。在开始阶段，分离的时间为 1 秒以下。如果患者对这项技术反应良好，那么在接下来的治疗中，其强度应逐渐增加。逐渐加大牵引力，坚持 2~5 秒，具体的变化因患者而异。

毛巾分离与牵引

手法分离技术是一项非常精准的拉伸方法，同时也是一个非常消耗体力的方式，需要治疗师付出许多精力。毛巾牵引法是利用毛巾来施加牵引力的方法，对治疗师来说要容易得多。进行毛巾牵引时，治疗师要利用身体的核心向后倾斜产生拉力（仅使用手臂的力量，很快就会疲劳）。必须轻柔而缓慢地施加牵引力，因为使用毛巾增加了杠杆的作用和力量，很容易用力过猛而导致损伤。

下面是在 C0/C1（寰枕）关节进行毛巾分离与牵引的步骤（图 10–17）：

- 患者取仰卧位，治疗师站在治疗床头，双足前后分立，呈矢状位。
- 将毛巾置于患者上颈部下方（图 10–17A）。
- 轻轻地将毛巾向上拉，用适当的力接触患者的皮肤（图 10–17B）。
- 斜上 45°轻轻地将毛巾向上拉，使其能充分托住患者的寰枕关节（图 10–17C）。
- 毛巾托住枕骨，轻微向上、向前拉动毛巾，牵引

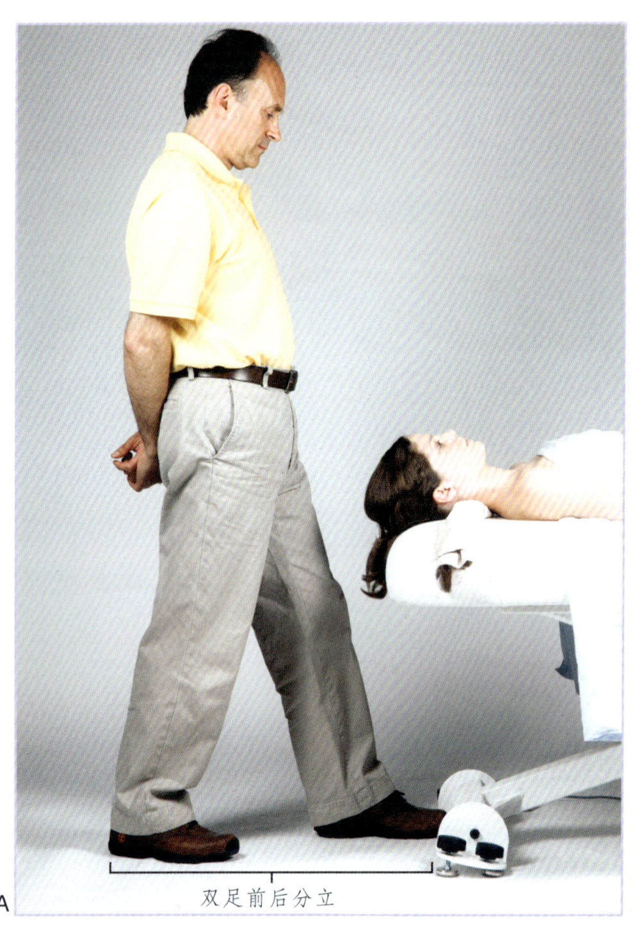

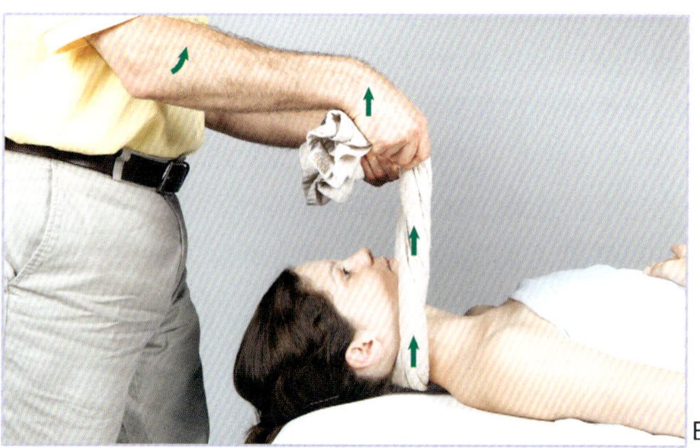

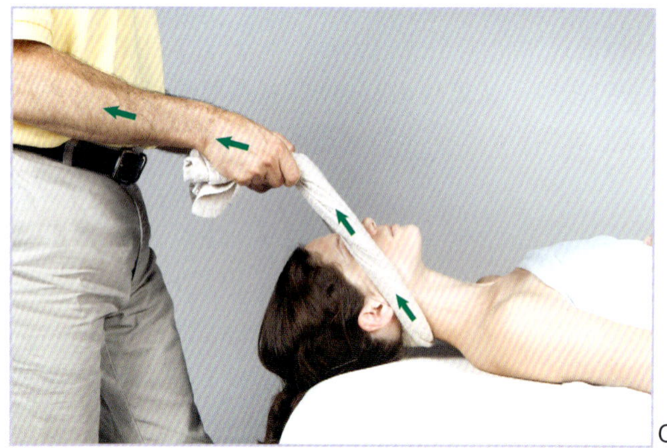

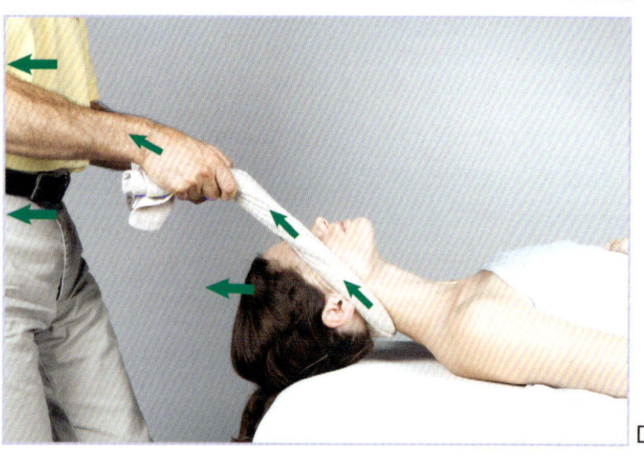

图 10–17 轴向毛巾分离关节松动（牵引）。（待续）

患者的枕骨和颈椎(图 10-17D)。治疗师身体向后倾,利用身体重心从前方足到后方足的变化产生牵引力。

■ 当毛巾牵引为单纯轴向牵引时,将毛巾的两侧直接拉到上方,并在两侧使用相同的拉力。然而,除了轴向牵引外,也可以在操作流程中加入其他方向的分量,这可以通过改变毛巾一侧的角度和力来实现。可以添加额状面侧屈或水平面旋转(图 10-18A,B),也可以将侧屈和旋转(到任意一侧)与牵引力结合,如图 10-18C 和 D 所示。

总结

关节松动术是一项有价值的高级技术。从本质上讲,这是一种精细的固定-拉伸方式,治疗师通过固定下位颈椎,移动上位颈椎的方法,对相邻节段颈椎周边的组织进行充分拉伸。对于节段性活动不足(局限在一个或少许几个颈椎节段关节水平的软组织受限)的患者,关节松动术往往是唯一有效的治疗技术,以放松颈椎节段周围紧张的组织。

这项技术对于颈椎周边深层的小肌群、韧带和关节囊等结构具有非常好的拉伸效果。与其他拉伸技术一样,无论是通过按摩、热疗还是身体活动,只有当患者的组织预热后再行关节松动术,才会获得最佳的治疗效果。

在应用新治疗技术之前,提升治疗师的技能是很重要的。颈椎关节松动术是一项非常强大的技术,将这项技术纳入治疗师的治疗方案之前,需要特别注意练习这项技术。

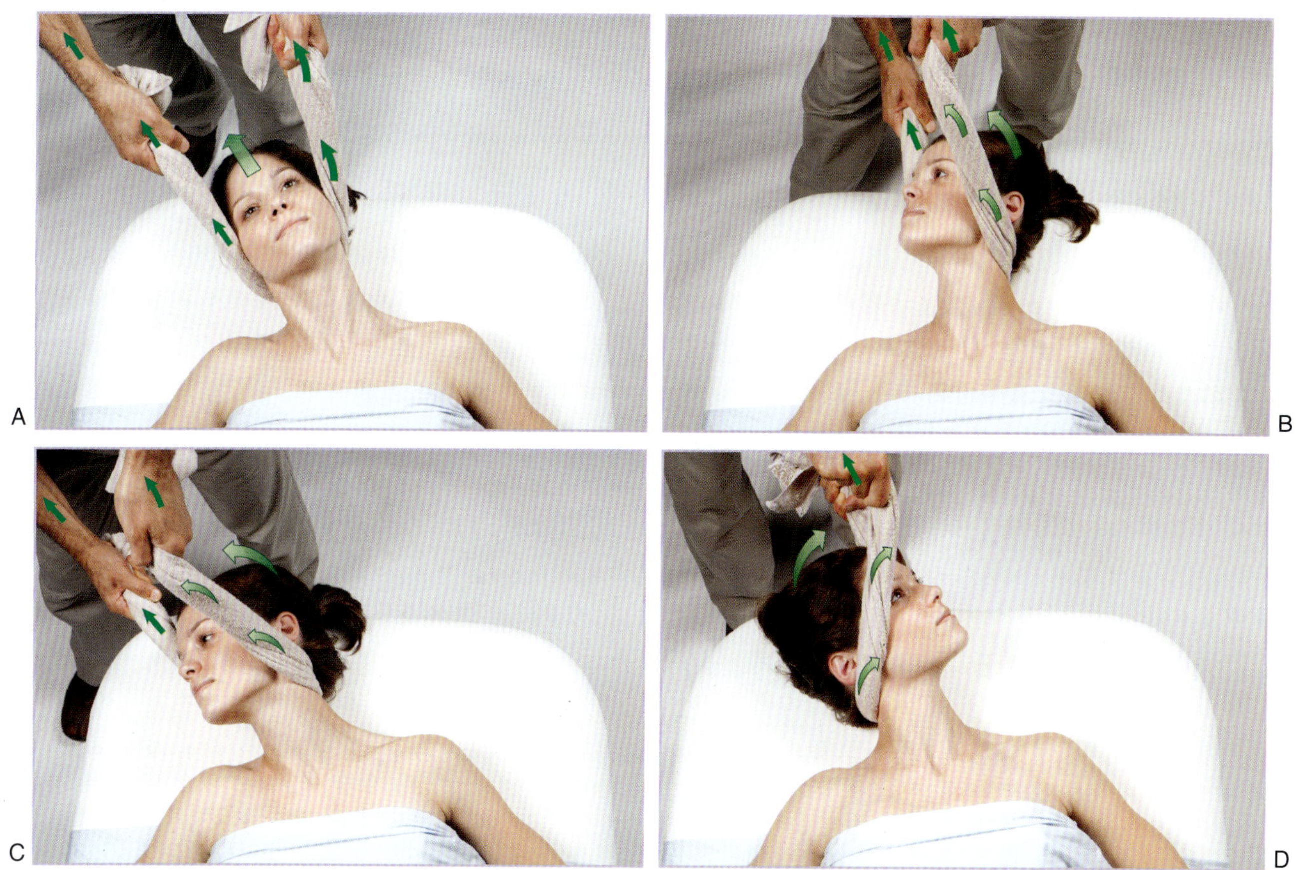

图 10-18 不同方向的毛巾分离关节松动(牵引)。

治疗师提示 10.8

毛巾分离与牵引

毛巾牵引是一种非常有效的关节松动方式，获得许多患者的青睐。然而，这项技术的效果取决于选择合适厚度的毛巾、正确的定位与正确的施力方向。选择合适的毛巾很重要。如果毛巾太厚或太光滑，就很难固定住患者的颈后部，而且毛巾经常会从后枕部滑落到患者的头部以下。最理想的毛巾是长期使用的、有点破旧的浴巾（约 100cm×60cm）。特大号枕套也不错，但如果面料太薄，接触面就会太窄，使患者感到不适。

放置毛巾时，轻轻地把毛巾拉上来接触皮肤。这个过程需要非常温和。如果用力过快，患者的头部会落回伸展状态。上下拉动毛巾，找到合适位置，使其牢固地托住患者的枕骨下方。正确的施力方向是产生牵引力的关键。如果没有向前的牵引力，毛巾很可能会从枕骨上滑下来，失去牵引力。

注意不要用毛巾压迫患者的耳朵。理想情况下，治疗师应该把毛巾拉出，稍微远离患者的头部，以避免接触到耳朵。如果与耳朵存在接触，请在使用毛巾牵引前，嘱患者取下耳环（较小的耳钉可以留在原处）。

双足左右分立，以在牵引基础上增加额状面侧屈，通过将重心移向患者颈部侧屈的一侧来实现。旋转分量是通过调整毛巾两侧的拉力而添加的。例如，要将患者颈部向左旋，应在毛巾的右侧施加更多拉力。

病例分析

病史及评估测试：

患者 Joe Scrittore，49 岁，主诉颈部疼痛和僵硬。病情已经持续 6 个多月，患者认为这是长时间伏案工作的结果。患者没有任何创伤史，无头痛症状，仅出现右下颈部的不适，且没有辐射至上肢，但这种感觉就像颈部被“堵塞”，伴有持续的、深层的、钝性的疼痛。患者在过去的 6 周内，每周进行理疗，治疗包括热疗、深层组织治疗、收缩-放松拉伸，但疼痛和僵硬并没有好转。

评估显示，患者颈部总运动范围是正常的，对颈部做左侧屈的被动拉伸时，右侧屈肌有拉伸感。椎间孔挤压试验、咳嗽试验、坍塌试验和 Valsalva 动作均为阴性（评估流程见第 3 章）。运动触诊结果提示，颈部右侧有中度到重度的肌肉痉挛。关节运动评估提示，颈部在左侧屈和右侧旋转位时，出现右下颈部活动不足的情况。此外，颈椎分离也受到限制。

思考问题：

1.对 Joe 的治疗计划中应该包括关节松动术吗？阐明原因。

2.对 Joe 使用关节松动术，安全吗？如果是，依据是什么？

3.如果进行关节松动术，应使用哪些具体的方法？为什么？

复习题

多项选择题

1.关节松动的力作用于什么运动范围?
A.主动活动范围
B.被动活动范围
C.关节内活动
D.以上都不是

2.以下哪种治疗方法最适用于放松紧张的内在肌肉和关节囊?
A.收缩-放松拉伸
B.主动肌收缩拉伸
C.收缩-放松主动肌收缩拉伸
D.关节松动术

3.通常有多少次关节松动重复在末端关节处完成?
A. 1
B. 2~3
C. 5~10
D. 15~20

4.当关节松动术时,通常哪只手作为治疗手?
A.上位手
B.下位手
C.固定脊椎的手
D.稳定手

5.患者进行下面哪个关节运动最有可能引起头晕?
A.屈曲
B.伸展
C.侧屈
D.横向滑动

判断题

1.关节松动术从不涉及快速的推力。(　　)
2.前滑关节松动也称牵引。(　　)
3.关节松动术的拉伸应该保持2~3秒。(　　)
4.节段性关节活动不足常引起邻近节段代偿性活动过度。(　　)
5.对上颈部行关节松动术时,治疗的运动范围比在下颈部上实施该技术时要大。(　　)

简答题

1.关节松动术与哪种拉伸技术最相似?

____

2.同时进行哪两个方向的运动可能是颈部关节松动最有效的方式?

____

3.在实施关节松动术之前,首先需要使患者的关节处于哪种活动范围末端?

____

4.进行关节松动术时固定椎体的手被称为什么?

____

5.进行颈椎环转松动术时,治疗师使用稳定手的什么部位接触患者?

____

匹配题

1.稳定手的角色	____被动活动度
2.稳定手与患者的接触点	____移动头颈部优先于固定椎体
3.稳定手避免接触患者	____横突
4.在运动范围末端产生张力	____关节突
5.治疗手的角色	____固定椎体
6.在哪里进行关节松动术	____关节内活动

可扫描二维码查看答案

第3部分
患者和治疗师的自我保健

第11章 患者的自我保健

本章目录

学习目标

1.说明患者自我保健的重要性。
2.描述患者自我保健的天平类比。
3.描述冷疗、热疗和对比水疗的适应证和机制。
4.解释水疗对患者自我保健的重要性。
5.向患者描述如何进行自我保健的冷疗、热疗和对比水疗。
6.向治疗师描述在深部组织工作中使用冷水疗法的优势。
7.描述使用冷冻杯™和冰袋按摩进行冷疗。
8.解释拉伸对患者自我保健的重要性。
9.向患者描述如何进行颈后部拉伸、头颈环绕式拉伸和挺胸卷颈拉伸。
10.向患者描述如何将收缩–放松、主动肌收缩和收缩–放松主动肌收缩三种拉伸方法纳入自我保健拉伸。
11.解释姿势对患者自我保健的重要性,并描述最常见的可能对颈部有压力的姿势,以及如何避免它们。
12.定义本章的关键术语。

注:本章图中绿色箭头表示运动,红色箭头表示稳定,黑色箭头表示静态保持的位置。

引言

所有从事临床工作的治疗师目标都是提升技能，提高知识储备，学习尽可能多的技术来帮助患者。然而如果患者不参与治疗，即使是最好的治疗师也很难解决患者的问题。即使患者积极地寻求治疗，每周3次，每次1小时的疗程，患者每周还有165个小时没有接受治疗。如果在这段时间内患者进行不健康的活动，加重了问题，那么治疗师的3个小时治疗是很难扭转问题的。因此，治疗师给予患者自我保健的建议对治疗计划的成功至关重要。

患者自我保健的三个主要部分是水疗、拉伸、姿态纠正。

本章目的是介绍一些基本的、中级的和高级的家庭自我保健方法，治疗师可以将这些方法融入患者治疗中。

框 11-1

自我保健操作流程

- 冷疗
- 热疗
- 对比水疗
- 颈后部拉伸
- 颈后部拉伸与收缩-放松
- 颈后部拉伸与主动肌收缩
- 颈后部拉伸与收缩-放松主动肌收缩
- 环绕世界式拉伸
- 挺胸卷颈拉伸

治疗师提示 11.1

天平类比

向患者介绍家庭自我保健的重要性时，简单的类比非常有效。

较为有效的类比是用老式的天平来衡量不同情况的比重。在该类比中，健康状况良好和感觉更好在天平的同一侧，如果天平向这个方向倾斜，就会发生相应的情况。不良的健康状况，如疼痛或不适在另一侧，如果这一侧向下倾斜，则不良状况会继续或恶化(见下图)。

在这个类比中，如果有利因素增加，或者不利因素减少，或者两者都有，那么不健康的一侧就会变轻并上升(健康的一侧向下倾斜)，患者的状况就会改善。要向患者解释，治疗是促进健康良性发展的一方面；而自我保健则是促进健康的另一方面，同时也减轻了损害健康的一侧，这点起着决定作用。

本章介绍了患者为达到良好的健康水平可以进行的水疗和拉伸，也提供了一些患者应该避免的不良姿势的信息，这样患者就可以防止颈部受到额外压力，从而使天平偏向健康的一侧。

治疗师应向患者指出，患者越重视自我保健，需要接受的治疗就越少，患者也会更快地康复。

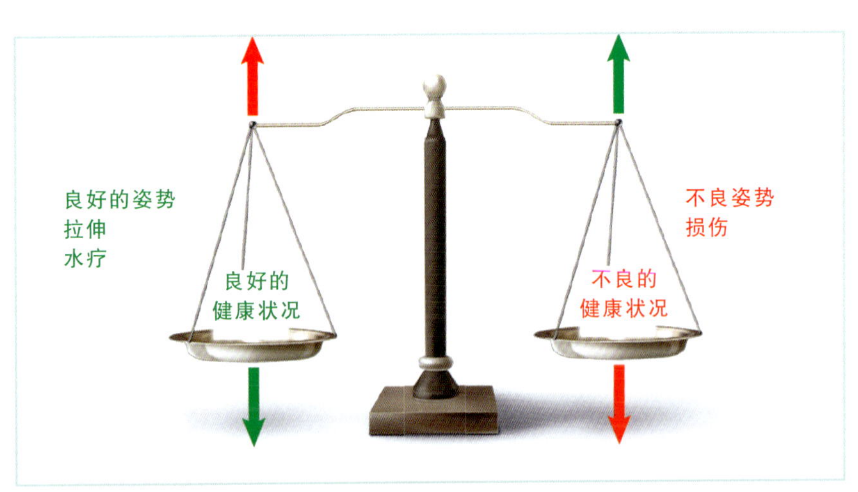

水疗法

最简单的可以促进患者恢复的自我保健方法是水疗。"水疗法"一词的字面意思是"用水治疗"。用水治疗是有优势的，因为水是一种很好的输送温度的介质。加热后的水能有效地将热量传递给患者；以冰的形式存在的水可以有效地制冷。水疗一词有时被扩展到几乎包括任何形式的热或冷疗法。即使不涉及水，用电热垫或化学凝胶冰袋等形式进行的热或冷疗法都可称为水疗。

冷热水疗法是有力的工具。尽管许多教科书和期刊文献都阐述了冷热水疗法的应用规则和指导方针，但它们似乎常常相互矛盾。与其机械地解释何时以及如何进行这些操作，不如简单地理解每一种模式的潜在生理机制。了解热和(或)冷在生理上的作用，才可以决定如何最好地应用它们来满足每个特定患者的需求。

冷水疗法

冷水疗法，也被称为冷冻疗法，有两大主要作用。寒冷可以使感觉末梢麻木，从而消除疼痛。寒冷也会引起局部血管收缩，从而有助于减少冷疗部位的肿胀或炎症。

使用冷水疗法来缓解疼痛的主要原因是疼痛可以触发疼痛-痉挛-疼痛循环。在这个循环中，疼痛引发肌肉痉挛，以固定和保护该区域，避免过度使用。然后这种痉挛会产生进一步的疼痛，从而使循环持续下去。因此，减轻疼痛可以减轻反射性肌肉痉挛。即使使用冷水疗法不能直接改善患者病情，但其减轻疼痛的作用有助于减少几乎伴随所有肌肉骨骼疾病的反射性肌肉痉挛。

减少肌肉痉挛可以改善肌肉骨骼疾病的许多其他方面。例如，减少肌肉痉挛使关节活动范围更大，从而增加运动，进而增加局部血液循环，使软组织得到更好的拉伸。减少颈肌痉挛也可以减少颈椎间盘和小关节的负荷，如果患者出现颈椎间盘突出或膨出，或小关节发炎，冷水疗法是有益的。当然，肌肉痉挛本身也可能引起疼痛。针对以上病因，冷水疗法可用作麻醉剂，并且可用于任何阶段的肌肉骨骼问题，无论是急性或慢性。

使用冷水疗法的第二个原因是减少组织中可能出现的肿胀。要认识到肿胀并不总是在患者身体外部可见。有时肿胀程度较轻或位于较深的组织层。在这些情况下，如果肿胀不可见，治疗师需要通过轻柔而仔细地触诊来确定。有时肿胀可能很深，甚至无法触及。在这种情况下，倾听患者如何描述不适是很重要的。疼痛几乎存在于每一种肌肉骨骼疾病中。然而，当患者称触及某个部位有疼痛感时，该部位可能存在肿胀。

使用冷水疗法来减少肿胀是可取的，原因如下：

- 肿胀会压迫感觉神经，导致疼痛增加，进而触发疼痛-痉挛-疼痛循环。
- 肿胀会阻碍该区域的运动，导致活动范围缩小，使肌肉收紧，并在软组织中形成粘连。
- 肿胀促使成纤维细胞形成胶原粘连的细胞。如果让这些细胞停留在某一区域，就会形成过多的粘连，进一步缩小活动范围。
- 过度肿胀会封闭局部静脉、淋巴管和动脉，导致该区域的血液循环减少。如果静脉血和淋巴流动受阻，则代谢废物无法从该区域排出，导致在组织中积累。这些废物会刺激局部感觉神经，导致进一步的疼痛。如果动脉血流受阻，则氧气和其他营养物质无法进入该区域，导致缺血。缺血可导致肌筋膜触发点的形成，并抑制受伤组织的愈合过程。

实践应用 11.1

用低温进行深层组织治疗

在治疗过程中，治疗师可能会选择使用冷敷来麻痹患者身体的某个区域，这样就可以更深入地治疗。如果深层组织治疗对患者有益，但不适或疼痛使患者无法忍受，则可在该部位使用冷敷。当然，如果患者的治疗区域麻木，就失去了对压力给出反馈的能力。

因此，治疗师必须判断压力的深度，以免伤害患者。如果使用非常深的压力，也可以在治疗之后使用冷疗法，以防止因深部刺激而肿胀。

操作流程 11-1：冷水疗法

冷水疗法的方法与应用

冷水疗法(冷冻疗法)最简单的方法是使用保存在冰箱中的可重复使用的凝胶冰袋。必要时，可将其放置在受伤区域。为防止皮肤冻伤，通常建议在冰袋和皮肤之间放置纸巾或薄毛巾。然而，所用的材料不应太厚，以防止冷气难以穿透。最好让冰袋敷在患处足够长时间，让患处变得麻木，但不要过度使用。在颈部，一般需要5~10分钟，这取决于冰袋的温度。如果患处太热、太肿，冷敷不能使其麻木，那么一旦冰袋变暖，就应该将其取下。注意：如果患者没有软性凝胶冰袋，可以用一袋冷冻豌豆代替，直到患者有时间购买冰袋。

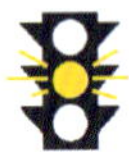

当向患者推荐使用冷水疗法时，要告知患者应经常检查皮肤，以确保不会冻伤。因为寒冷导致感觉减退，患者可能无法感觉到是否有损伤。因此，患者应每隔1分钟左右用手指在冰袋下触摸皮肤。一旦皮肤麻木就应取下冰袋。如果患者有感觉神经病变或其他改变温度觉的疾病，应更加谨慎，因为这些疾病改变了麻木感知能力。

冷水疗法指南

冷水疗法对血管有收缩作用。因此，冷水疗法非常适合以组织肿胀为特征的急性病患者。身体损伤(无论是单次创伤还是长期过度使用)是组织肿胀的常见原因，冰敷是RICE(制动、冰敷、加压、抬高)方案的一部分，经常被推荐在损伤的急性期使用。了解关于冷水疗法使用时间和频率的一般指南对治疗是有帮助的。

关于受伤后冷敷的持续时间，存在大量的争议。一些文献指出，冷敷应该在受伤后24小时内使用，另一些文献建议在受伤后48小时内使用，还有一些文献建议在受伤后72小时内使用。如果使用冷敷的目的是减少损伤引起的炎症，那么冷敷应在肿胀消退前持续使用，无论是24小时、72小时、6周还是6个月！(注意：有些扭伤，特别是踝关节扭伤，在几个月内持续轻微肿胀是很正常的。)应用一项技术时应根据治疗技术的生理机制和患者的具体情况进行。

关于使用频率，一般的规则是，如果需要冷水疗法，那么冷水疗法的次数越多越好。当病情急性和(或)严重时，建议患者每天至少使用3次冷水疗法。当在一天内进行多次冷水疗法时，应在重复应用前让患处恢复到正常体温。

治疗师提示 11.2

局部止痛香膏

外用镇痛药可以减轻疼痛。这些软膏通常会产生加热或冷却的效果，但不应该误认为软膏改变了(通过血管收缩或血管舒张)下层肌肉组织的循环。患者感受到的冷热感觉通常是药膏在皮肤表面作用的结果。

大部分外用香膏通过抗刺激理论的机制发挥作用。通过刺激皮肤，香膏有助于阻止疼痛纤维在该区域的传播，从而减少疼痛。抗刺激理论是门控理论的机制之一。门控理论称，疼痛可以被来自同一区域的其他感觉阻断，比如运动、压力和对皮肤的刺激。然而，即使外用香膏不能治疗患者的真正病因，也可以通过阻断疼痛来帮助终止疼痛-痉挛-疼痛循环。如果能减少代偿性肌肉痉挛，则这种效果是有益的。

尽管外用香膏通常是安全的，但过量使用仍可能对身体产生一定的副作用。因为大部分外用香膏都有相同的抗刺激原理，患者可以选择任意一种使用。

实践应用 11.2

治疗师对冰的应用

治疗师可以通过多种方式进行冷疗。一种方法是简单地用冰块沿着患者的皮肤摩擦。这种方法的主要问题是，直接握住冰块会使治疗师的手感到不适。滴落在患者两侧的水也可能使患者不适，并且需要放置毛巾来吸水。另一种选择是使用盛满水后冷冻的纸杯。可以把纸剥去，把冰露出来，擦在患者身上。随着冰的融化，纸杯可以逐渐去除，以不断暴露冰在患者身体上使用。另一种选择是使用塑料冷冻杯™(www.cryocup.com)来容纳冰(见下图)。这也使治疗师的手指不直接接触冰，且不需要持续去除纸张。用纸杯和冷冻杯™时，仍然需要毛巾来吸收水。

虽然真正的冰是最好的冷冻治疗方式，但使用冰袋按摩避免了水滴与患者的接触。冰袋按摩是通过使用可折叠的凝胶冰袋在患者皮肤上摩擦来进行的。需要润滑剂来保证冰袋在患者皮肤上滑行。由于水基润滑剂会冻结和硬化，因此，应使用凝胶润滑剂。也可以将油或其他不容易冻结的润滑剂与水基润滑剂混合。冰袋按摩的一个优点是，局部止痛香膏，如矿物冰™(www.bms.com)或生物微风™(www.hygeniccorp.com)可以与润滑剂混合。这可以将冷疗与镇痛药的效果相结合。

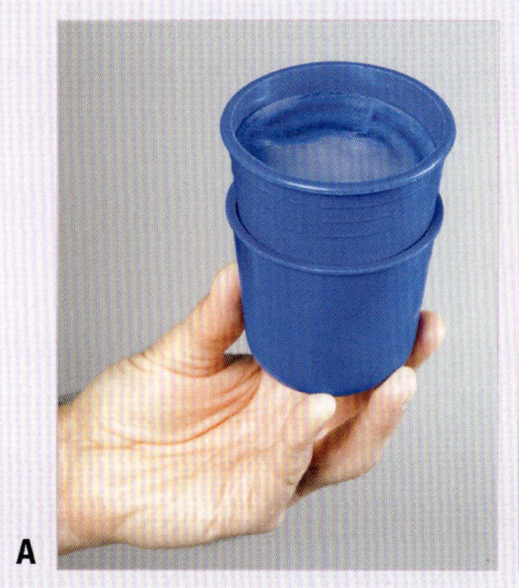

A

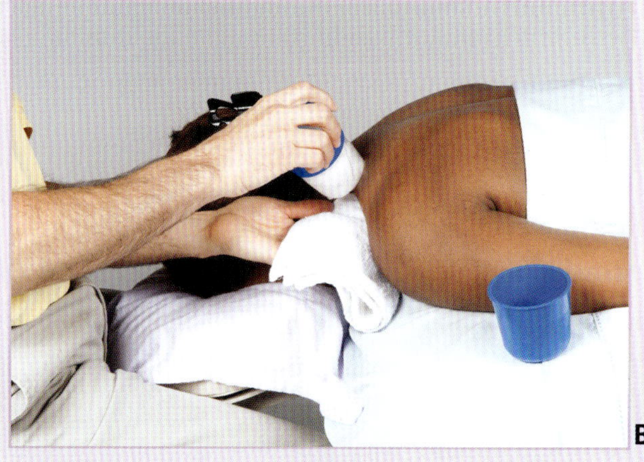

B

使用冷冻杯™。(A)冷冻杯™装满水，置于冰箱里冻结。(B)冷冻杯™的底部部分被移除，顶部部分用作治疗时的手柄。

热水疗法

热水疗法有三大作用：

1.热可以抑制中枢神经系统，促进肌肉放松。这是热疗的主要优势。如果中枢神经系统被抑制，肌肉的基础收缩力量很可能减弱，使紧张的肌肉放松。出于前文所述原因，这将有助于改善该部位的健康状况。

2.热引起局部血管扩张，给目标区域带来更多的血液。动脉血不仅为该部位细胞的正常代谢带来所需的营养，而且还有助于该部位受伤的组织愈合。

3.热有助于软化和放松筋膜组织。包括肌肉筋膜(肌内膜、肌束膜、肌外膜、肌腱和腱膜)，以及韧带、韧带关节囊和其他筋膜。因此，在拉伸之前，热疗是最佳的治疗手段。

治疗师提示 11.3

热疗后拉伸

组织通常在被预热后对拉伸反应最好，热疗是辅助身体拉伸的理想手段。热的主要临床优势是加速了肌肉的松解和筋膜的软化，使拉伸更加有效。应该注意的是，有时也采用冷疗后拉伸，典型的方法有喷雾和拉伸结合治疗触发点，然而这些技术通常由熟练的治疗师进行。患者在家拉伸时，冷敷后拉伸通常是无效的，而且风险很大，因为患者无法感觉到组织是否过度拉伸或撕裂。

操作流程 11-2:热水疗法

热水疗法的方法与应用

当使用热水疗法进行自我治疗时,患者有许多选择,包括热水淋浴、浴缸、热湿毛巾、微波珠包或电热垫。如果患者有条件使用按摩池、蒸汽房或桑拿,这些也是有效的选择。体育锻炼也可以用来加热身体组织,特别是有氧锻炼,会使身体产热,导致出汗。在为颈部加热时,浴缸或按摩池可能作用较小,因为患者必须将头部和面部部分浸没,以使水覆盖颈部。蒸汽房或桑拿房可能更方便。微波包和电热垫也很方便使用。干的和湿的电热垫都能加热组织,但湿热疗法通常优于干热疗法。淋浴通常是颈部(或身体其他部位)湿热疗法的首选方法。淋浴非常便于操作,因为热水对患者皮肤的冲击,除了产生相应的热效应,也提供了一个轻微的刺激按摩。

热水疗法指南

冷疗的应用时间是相当明确的(直到麻木),而热疗应用时间可以变化更大。适当的时间范围为5~20分钟,这取决于加热的温度,以及患者的舒适度和偏好。相比冷疗法存在对组织造成冻伤的危险,热疗法通常更安全,仅热敷或淋浴温度过高时会有灼伤皮肤的危险。要提醒患者监控加热期间的温度。对于热疗应考虑的另一个因素是,如果局部加热时间过久,可能会引发炎症。

关于热疗的使用频率,通常,建议频率越高越好。对于症状严重的患者,建议每天至少3次。与冷疗相同,如果在一天内进行多次热疗,需要在热疗结束后,待皮肤温度恢复正常才能开始下一次热疗。如前所述,对紧张的肌肉或软组织进行热疗后,应紧接着进行拉伸。

通常不能对肿胀的部位加热。因为加热会引起血管扩张,导致血液加速循环,从而增加肿胀。此外,与冷敷一样,对于感觉异常的患者,必须谨慎地使用热敷,因为这些患者无法判断热敷是否会灼伤皮肤。如果患者的感觉发生异常,请患者每隔1分钟左右检查1次被加热皮肤的温度。

对比水疗:冷热交替治疗

虽然冷和热的使用是一组对立的治疗方法,但两者结合往往是最有效的水疗方法。冷热交替水疗称为对比水疗。大部分肌肉骨骼疾病患者都会出现肌肉痉挛和组织肿胀。对于肿胀可以选择用冷疗治疗,肌肉痉挛可以使用热疗。因此,任何同时出现痉挛和肿胀的患者都可以从对比水疗中获益。

操作流程 11-3:对比水疗

对比水疗的方法及应用

使用对比水疗时,可以使用冷疗和热疗中的任何方法。习惯上先冷疗后热疗。寒冷首先使该区域麻木,中断疼痛-痉挛-疼痛循环,并引起血管收缩;随后是热引起的血管扩张。

冷热交替的整体效果是一个循环泵,推动旧血排出,清除废物,同时带来新鲜血液补充营养。以热水疗结束也会导致组织的放松和软化,从而为开展随后的拉伸做好准备。

对比水疗指南

通常,如果只存在肿胀,最佳的家庭保健建议是只使用冷疗。如果只存在肌肉痉挛,最佳的建议是只用热疗,后拉伸。(对这条规则的一个修正是,如果需要使组织麻木,则可以使用冷疗。)

如果出现肿胀和痉挛,最佳的治疗方法是对比水疗。如果肌肉痉挛是主要因素,那么对患者来说,最佳的自我保健建议是首先冰敷,然后湿热疗法,最后拉伸。如果肿胀是主要因素,最佳的自我保健建议是冰敷后湿热疗法,然后拉伸,最后再次冰敷。(冰敷持续到麻木，热疗时间 5~20 分钟。）

冰敷后加热要特别小心。由于冰敷使皮肤麻木，患者可能不知道自己的皮肤是否灼伤。嘱患者同时对未经冰敷的相邻皮肤加热，这样就可以判断温度是否过高。例如，如果使用热水淋浴，那么指导患者让水接触到没有进行过冰敷的相邻皮肤。

拉伸

进行水疗法的同时，拉伸也是一个极其重要的自我保健手段，并且应该被推广给更多的患者，除了处于危险时期，禁止拉伸的患者。在组织温度升高和软化后，拉伸是最安全、最高效、最有力的手段。

下文介绍了三种自我保健阶段常见的颈部拉伸方式，分别是：颈后部拉伸（见操作流程 11–4），头颈环绕式拉伸（见操作流程 11–8），挺胸卷颈拉伸（见操作流程 11–9）。通常，以上三种拉伸可采用经典的静态拉伸方式，约 3 次，每次 10~60 秒。另外，也可以用动态拉伸，大部分拉伸的重复次数为 8~10 次，但是每次的持续时间很短，在 1~3 秒之间。操作流程 11–5 至 11–7 解释了患者如何利用 CR、AC 和 CRAC 拉伸方法来进行颈后部拉伸。在向患者推荐拉伸动作后，嘱患者进行拉伸实践，以便确定患者拉伸方式是否正确。

也可以给患者推荐一些额外的颈部拉伸动作，详细的讲解和操作见第 6~9 章，尽管这些章节中的图片展示了治疗师在为患者做拉伸，但大部分拉伸都可以根据患者的自我保健方案进行修改。

治疗师提示 11.4

推荐拉伸数量的限制

过多的拉伸动作可能会使患者产生厌烦情绪，如果只推荐一个或两个拉伸动作，一些患者会遵从，但如果推荐的太多，患者会不堪重负而导致一个动作也不做。在考虑为患者提供多少建议时，要评估其参与自我保健的程度和意愿。从患者的条件出发，可以推荐一个或两个最有效的拉伸动作。如果患者的兴趣被激发了，而且还在按照治疗师建议的做，可以再增加 1~2 个拉伸动作。以这种方式逐渐增加动作会给患者一些时间去吸收治疗师的建议，并且适应这些拉伸动作。治疗师教育和鼓励患者的技巧会影响患者参与自我保健的欲望。

操作流程 11–4 颈后部拉伸 ——闻腋窝，听腋窝

大部分颈部疾病都会涉及颈后部伸肌组织的紧张。对于该区域一个简单且有效的拉伸就是颈后部拉伸。下面是拉伸颈后部右侧（伸展/右侧屈功能性肌群）的方法。

起始位置

- 患者取坐位，头颈部向左旋转。
- 左手（治疗手）置于头顶上方。
- 右手（稳定手）固定于椅子背面，以稳定右侧肩带和躯干。

拉伸操作

- 患者使用左手被动地将头颈部向下和向左移动（屈曲和左侧屈），直到产生牵拉感（图 11–1A）。
- 姿势保持的时间长短和训练的重复次数取决于此拉伸是静态的还是动态的。

反方向旋转重复

- 重复颈部右侧拉伸的整个步骤，这次患者的头颈右旋，向下拉伸至屈曲和左侧屈（图 11–1B）。
- 注意，颈后部右侧的肌肉组织应以两种不同的方式拉伸，在这两种情况下，头颈部都向下屈曲并左侧屈。然而，在做第一组时，头颈部旋转到左侧；在做第二组时，头颈部旋转到右侧。
- 为了便于患者记忆，可以用简单的方式描述这些动作，即让患者“闻腋窝”和“听腋窝”，当患者“闻腋窝”时旋转到侧屈的同一侧，当“听腋窝”时旋转到对侧。
- 进行颈后部拉伸时，患者移动颈部进行拉伸的方向是在单纯屈曲和单纯侧屈之间变化。屈曲程度越大，颈后部肌肉组织的中部纤维拉伸越充分。侧屈程度越大，颈后部的侧向纤维拉伸越充分。嘱患者进行屈曲和侧屈之间拉伸角度的试验，直至找到最适合拉伸绷紧肌肉的角度，这种方法是非常有帮助的。同时

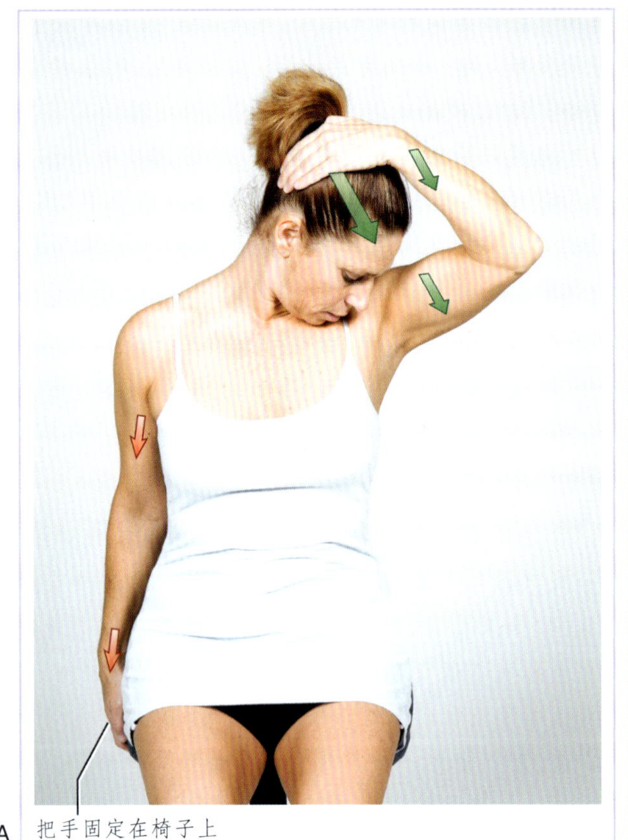

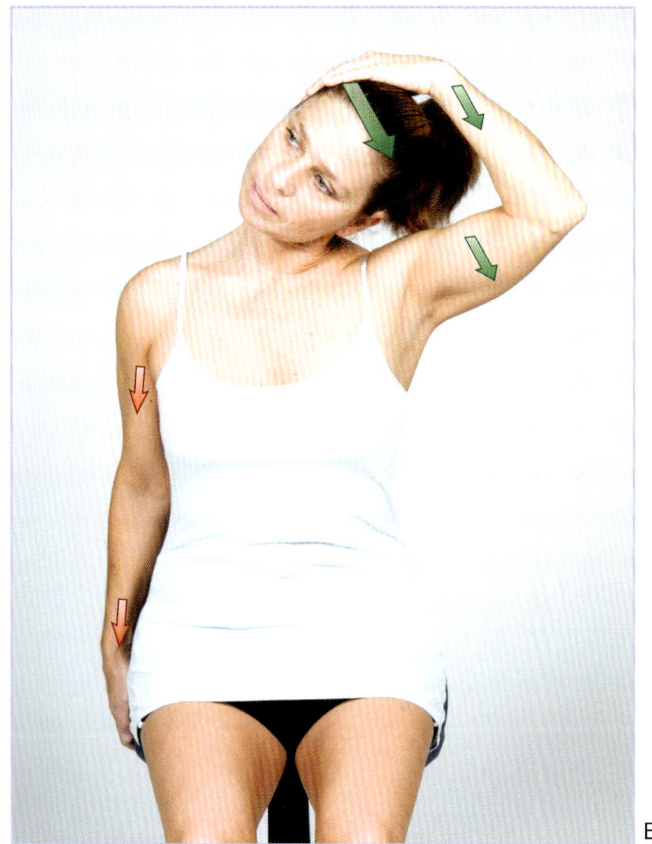

图 11–1 颈后部拉伸。

指导患者偶尔改变角度以使更多后部肌肉纤维被拉伸。

颈部对侧重复：

- 重复整个过程拉伸颈后部左侧。
- 现在右手变为治疗手，左手变为稳定手。
- 患者进行屈曲和向右侧屈，一次向右旋转，一次向左旋转。

操作流程 11–5 采用收缩–放松拉伸进行颈后部拉伸

患者可以使用 CR 拉伸进行颈后部拉伸。如操作流程 11–4，这种拉伸可以在头颈部左旋和右旋时依次进行。关于如何进行 CR 拉伸的更多信息见第 7 章。以下是患者使用 CR 拉伸进行颈后部右侧拉伸的步骤。

起始位置

- 患者取坐位，头向左旋转。
- 患者将左（治疗）手置于头顶。
- 右（稳定）手置于椅子背面，以稳定右侧肩带和躯干。

步骤 1：初始拉伸

- 患者用左手将头颈部向左向下（屈曲和左侧屈）拉伸，直至遇到阻力（图 11–2A）。
- 此步骤中呼气可使疗效更佳。

步骤 2：患者主动收缩

- 患者吸气，当收缩目标肌肉组织时，保持屏气或呼气，头颈部试图抵抗左手阻力以回到起始位置（图 11–2B）。
- 患者应该以这种方式收缩目标肌肉组织 5~8 秒。

步骤 3：收缩后拉伸

- 患者放松并且正常呼吸，然后使用左手进一步拉伸头颈部，直到遇到阻力（图 11–2C）。
- 患者保持此拉伸位置 1~3 秒。
- 在此步骤中呼气通常是最佳的。如患者在步骤 2 期间呼气，则应在此步骤中完成呼气，或者进行另一次呼吸，然后在此步骤中进一步拉伸颈部的同时呼气。

进一步重复

- 从步骤 3 结束所达到的位置开始,患者重复步骤 2 和步骤 3,总共重复 3~4 次。

反向旋转重复

- 患者颈部右旋并重复以上步骤。

对侧颈部重复

- 患者重复整个过程拉伸颈后部左侧。
- 右手为治疗手,左手为稳定手。
- 患者进行屈曲和右侧屈,一次右旋,一次左旋。

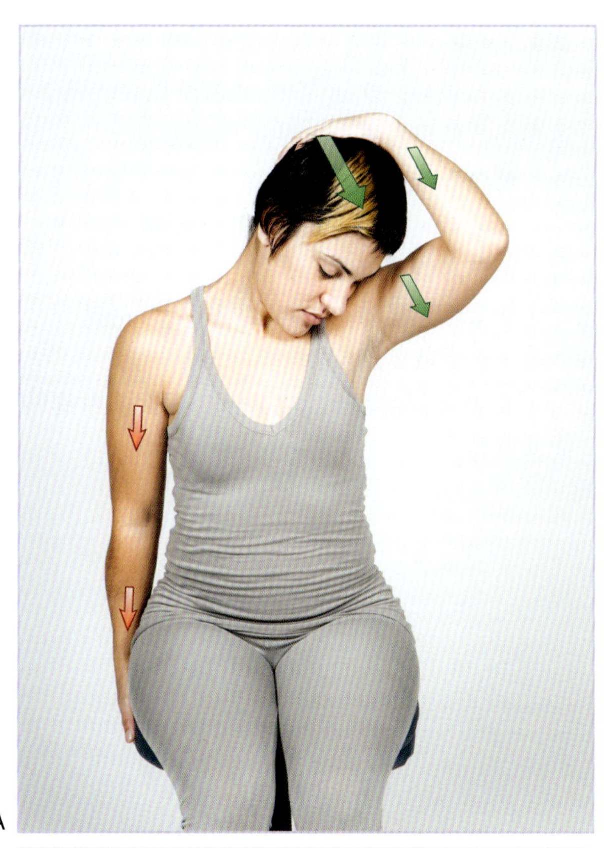
A

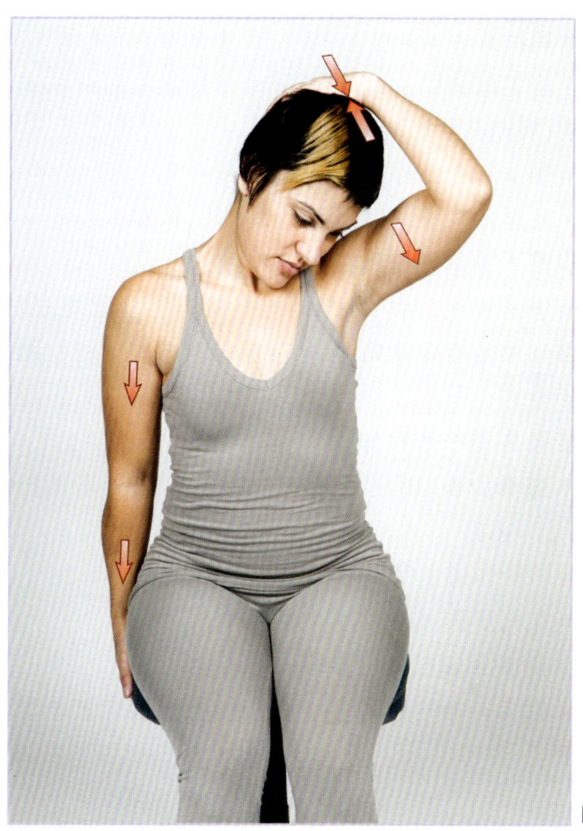
B

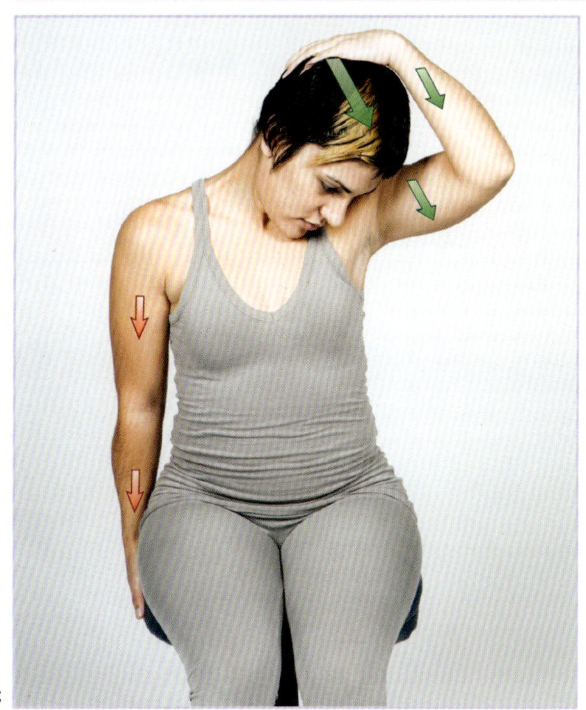
C

图 11-2　颈后部 CR 拉伸。

操作流程 11-6：采用主动肌收缩拉伸进行颈后部拉伸

患者还可以使用 AC 拉伸进行颈后部拉伸。如操作流程 11-4，这种拉伸可以依次进行，先向右旋转，然后向左旋转。关于如何进行 AC 拉伸的更多信息见第 8 章。以下为颈后部右侧 AC 拉伸的步骤。

起始位置

- 患者取仰卧位，以便头颈部抵抗重力向前和侧面移动（屈曲和侧屈）。
- 颈部向左旋转。
- 注意：患者的左手是治疗手（图 11-3A）。

步骤 1：患者收缩和拉伸

- 患者吸气，然后呼气的同时肌肉主动收缩，使头颈部远离治疗床并偏向一侧（前屈和向左侧屈）（图 11-3B）。

步骤 2：进一步拉伸

- 患者放松，用左手进一步牵拉头部，以增加拉伸（图 11-3C）。
- 该拉伸通常保持 1~2 秒。
- 在此步骤，患者通常完成呼气。

步骤 3：回到起始位置

- 患者在吸气的同时回到起始位置，头部置于治疗床上。
- 如果有需要，患者可以使用左手帮助头部回到起始位置。

进一步重复

- 从起始位置开始，患者重复步骤 1 至步骤 3，总共 8~10 次。
- 在最后一次重复中，患者可以在步骤 2 中保持达到的拉伸位置更长的时间，10~20 秒。

反向旋转重复

- 患者颈部右旋并重复以上步骤。

颈部对侧重复

- 患者重复整个过程拉伸颈后部左侧。
- 右手成为治疗手。
- 患者颈部前屈和右侧屈，一次向右旋转，一次向左旋转。

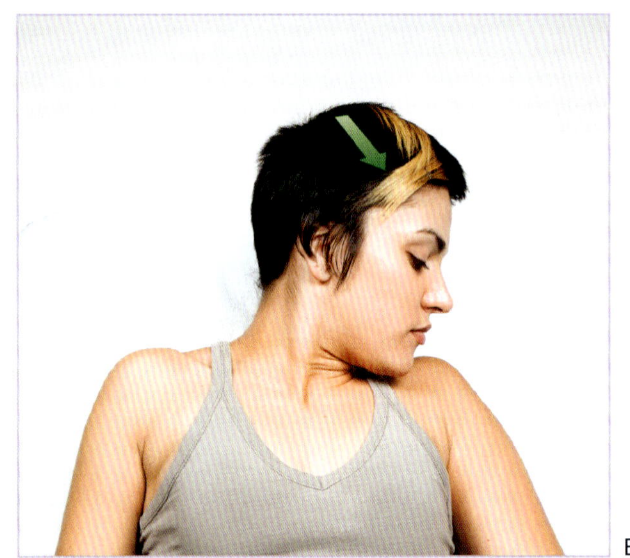

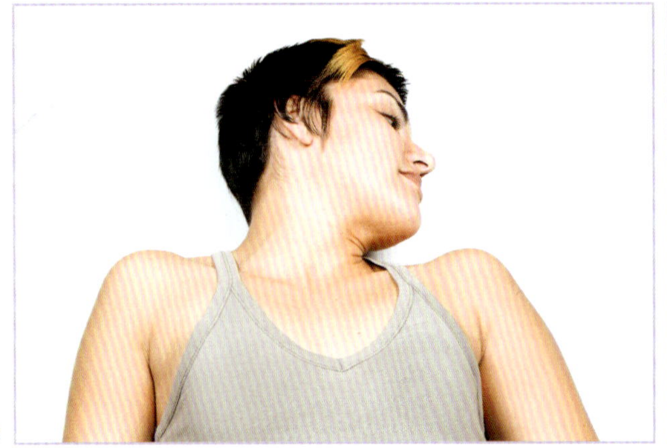

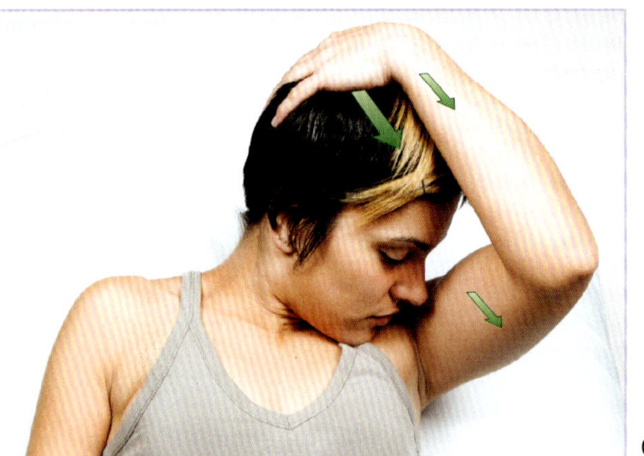

图 11-3 颈后部 AC 拉伸。

操作流程 11–7：采用收缩–放松主动肌收缩拉伸进行颈后部拉伸

患者还可以使用 CRAC 拉伸进行颈后部拉伸。如操作流程 11–4，这个拉伸可以在头颈部右旋和左旋时依次进行。关于如何进行 CRAC 拉伸的更多信息见第 9 章。以下是颈后部右侧 CRAC 拉伸的步骤。

起始位置

- 患者取仰卧位，以便在进行拉伸的 AC 部分时抗重力向前和侧向移动头颈部（屈曲和侧屈）。
- 颈部旋转至左侧（图 11–4A）。
- 注意：患者的左手为治疗手。

步骤 1：患者的等长收缩

- 通过向下和向右抵抗治疗床阻力（后伸和向右侧屈）移动颈部等长收缩目标肌肉（右侧的颈后部）。此步骤中患者吸气后屏气（图 11–4B）。
- 患者以这种方式收缩目标肌肉组织 5~8 秒。

步骤 2：患者的向心收缩和初始拉伸

- 患者呼气的同时主动向心收缩，将头颈部抬离治疗床移向左侧（屈曲和左侧屈）（图 11–4C）。

步骤 3：进一步拉伸

- 患者处于放松状态并使用左（治疗）手将头部拉向相同方向，以增加拉伸程度（图 11–4D）。
- 患者保持 1~2 秒。
- 此步骤中完成呼气。

步骤 4：回到起始位置

- 回到起始位置的同时吸气，头部放于治疗床上。
- 如果需要，患者可使用左手帮助头部回到起始位置。

进一步重复

- 从头部置于治疗床上的起始位置开始，患者重

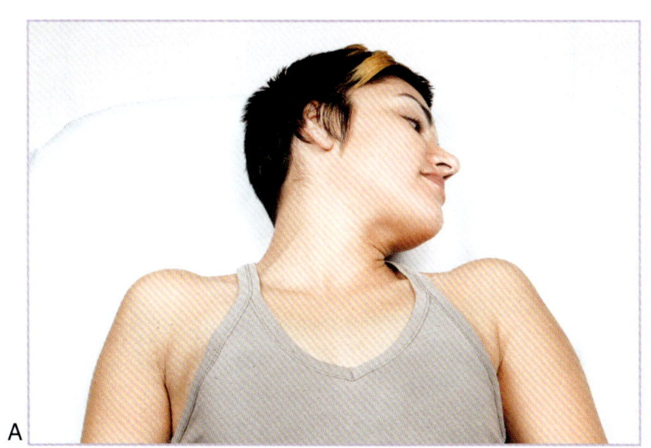
A

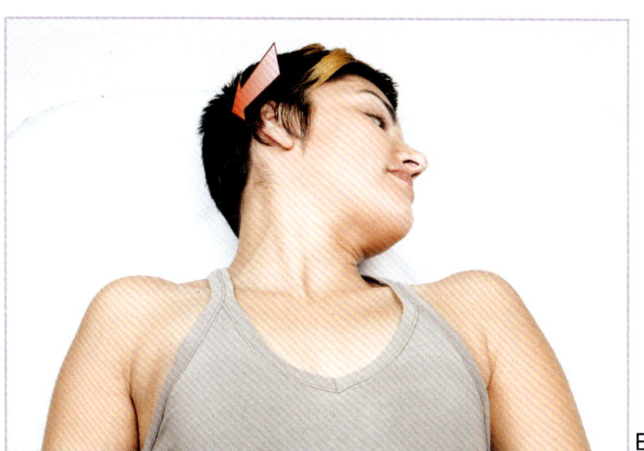
B

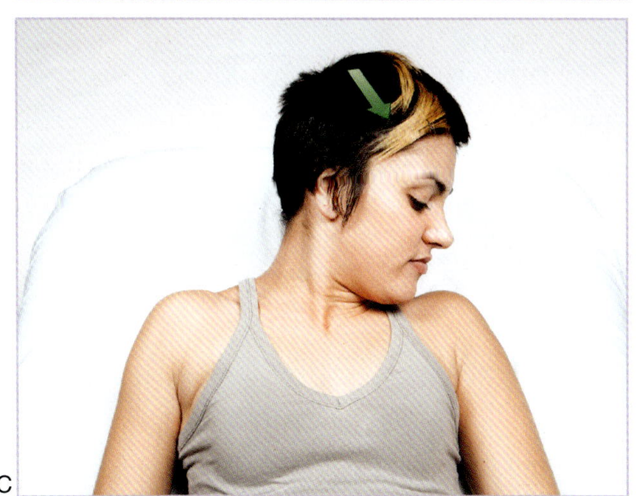
C

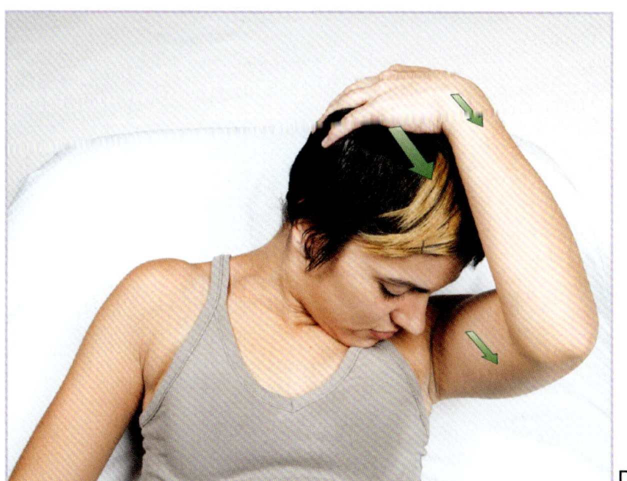
D

图 11–4　颈后部 CRAC 拉伸。

复步骤1至步骤4，总共重复3~10次。

- 在最后一次重复期间，患者可以在步骤3的拉伸位置保持更长时间，10~20秒。

反向旋转重复

- 颈部右旋后重复以上步骤。

颈部对侧重复

- 患者重复整个过程拉伸颈后部左侧。
- 右手变为治疗手。
- 患者头颈部屈曲和右侧屈，一次向右旋转，一次向左旋转。

操作流程 11-8：头颈环绕式拉伸

本章展示的颈后部拉伸（见图11-1）可能是颈后部肌肉组织的最佳拉伸方式。第二种技术有助于拉伸颈部各个区域（后部、前部、侧向）的肌肉组织，这是一种被称为头颈环绕式的动态拉伸方式。类似于第10章中介绍的环绕关节松动。进行头颈环绕式拉伸时，患者取坐位，并且轻柔、缓慢地主动移动头部做完整的360°环转动作（图11-5）。指导患者在一个方向上进行20~30秒的拉伸，然后换到另一个方向进行20~30秒。

头颈环绕式拉伸应该缓慢进行，若移动太快会造成患者晕眩。此外，拉伸时必须轻柔地进行，尤其是对于年龄较大的患者。

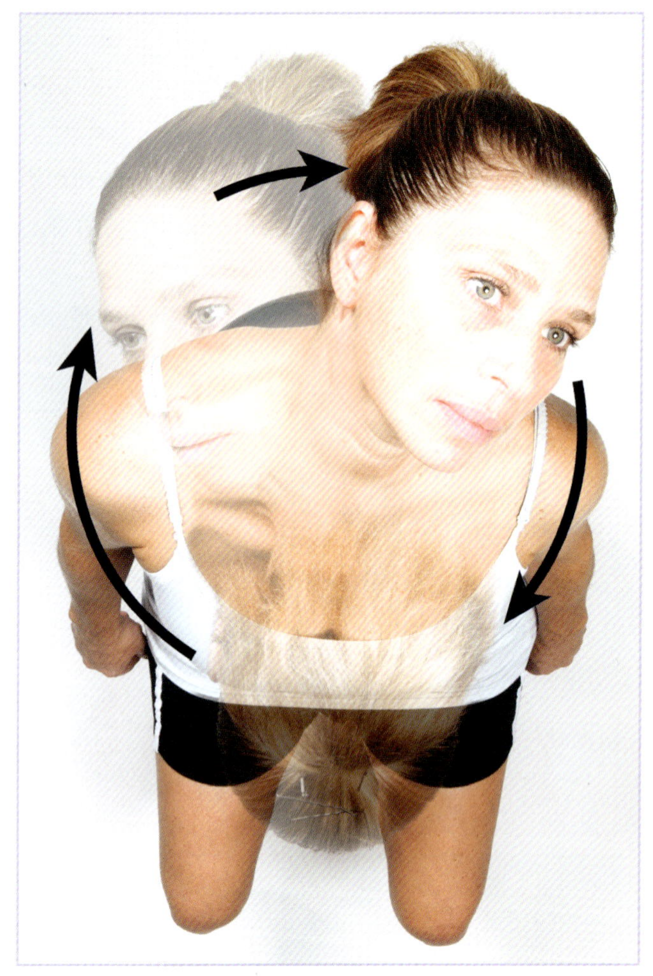

图11-5 头颈环绕式拉伸。患者轻柔、缓慢地以顺时针或逆时针方向环转移动头颈部。

操作流程 11–9 挺胸卷颈拉伸

下颈部前凸不足和上颈部前凸过度的患者通常呈现头部前倾姿势。推荐患者进行挺胸卷颈拉伸，这有助于让头颈部回到正确的解剖位置。这个方式对拉伸胸锁乳突肌、斜角肌和长肌等颈前部肌肉，以及后部枕下肌群的头直肌和斜方肌非常有益。

起始位置

- 患者取坐位或站位(图 11–6A)。

拉伸操作

- 患者首先收拢下颌，让头部前屈(图 11–6B)。
- 然后后伸下颈部，使其回到躯干上方，同时回缩肩带(图 11–6C)。
- 保持此拉伸位置时间的长短和训练的次数取

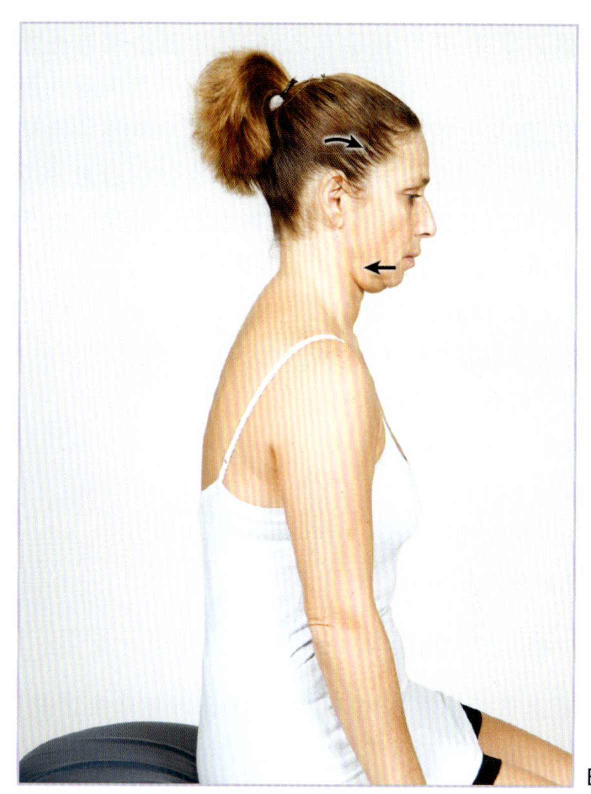
B

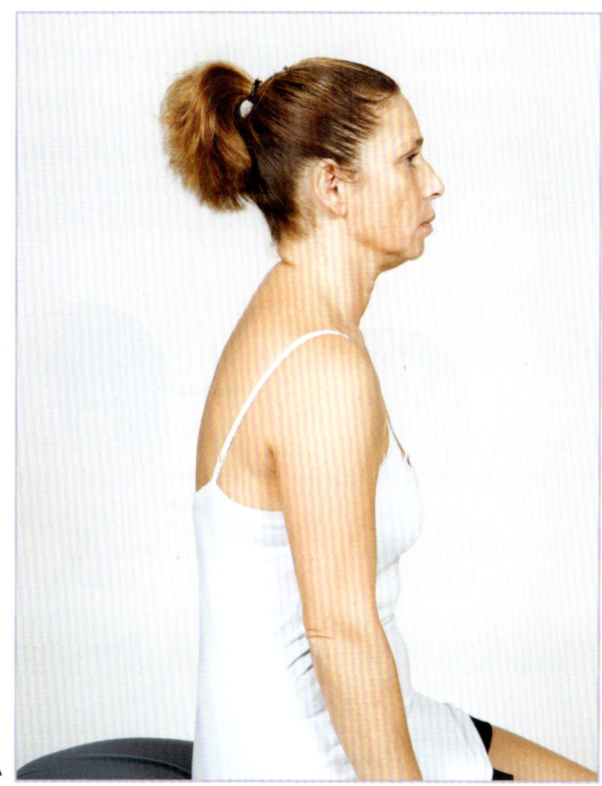
A

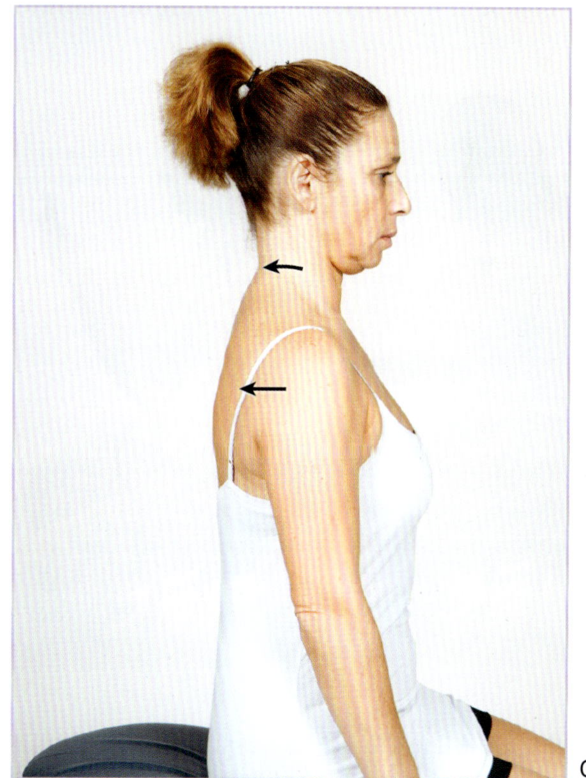
C

图 11–6　挺胸卷颈拉伸。

姿势建议

除了冷疗、热疗和拉伸之外，治疗师必须给有颈部问题的患者提供姿势建议。尽管造成颈部问题的因素很多，但是由不良姿势导致的重复微小创伤通常是主要因素之一，即使不良的姿势没有直接引起患者颈部问题，但其必定会加重症状并影响治疗效果。以下是影响颈部健康的七种最常见姿势：

1.头部/颈部屈曲姿势
2.头部前移（前倾）
3.手臂持续外展或屈曲
4.在耳和肩之间夹手机
5.肩上挎包
6.手提重物
7.睡姿及枕头高度不合适

头部/颈部屈曲姿势

最常见的颈部姿势问题是患者向前屈曲头颈部，使头部在躯干上不再平衡。当头部的重量不在躯干的中心时，重力会导致头颈部完全屈曲，直至下颌碰到胸部，但颈部伸肌提供的反作用力可以维持头颈部的位置。这些肌肉通过长时间等长收缩来维持这种不平衡的屈曲姿势，长时间的收缩会使这些肌肉疲劳，造成痉挛和伴随肌肉紧张与痉挛出现的症状。

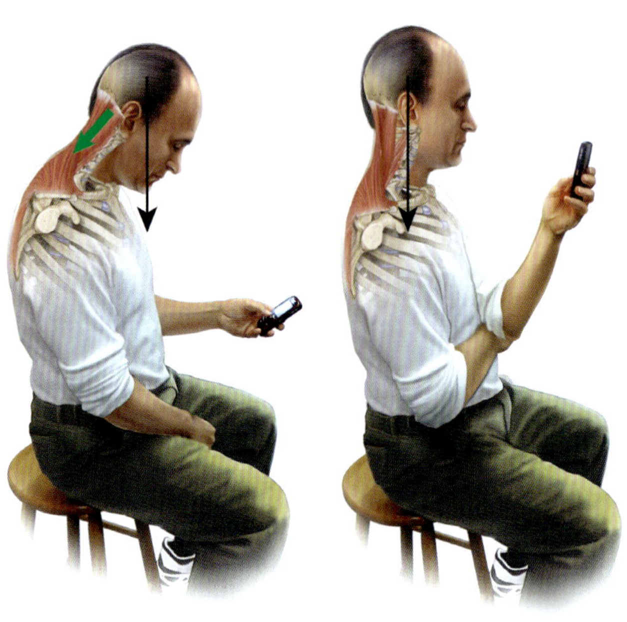

图 11-7 头颈部屈曲姿势。(A)低头使用手机会使头部重量不平衡，导致其重心不在躯干上。这会对颈部的后伸肌肌群造成压力。(B)将手机提升至眼睛水平线，可缓解颈后部的压力。每个图中头部重心用箭头表示。(Reproduced with permission from Muscolino JE. Seven keys to healthy neck posture. MTJ. Spring 2010:93-97.)

许多常见任务和活动都会导致这种不平衡的屈曲姿势，应建议患者尽可能避免这种姿势。例如，低头用手机工作（图 11-7），阅读膝盖上的书，或者在笔记本电脑或平板电脑上工作，在办公桌上写字，照顾婴儿，以及编织或者缝纫。建议患者尽可能将物品抬高至眼睛水平线或接近眼睛水平线，而不是将头颈部向下屈曲。这样最大限度地减轻了患者伸肌组织的压力。屈曲的头部/颈部姿势还会造成头前倾姿势的加重。

头部前移（前倾）

头部的前移（前倾）包括头向前移动（前倾），以及颈椎下段屈曲和颈椎上段伸展（图 11-8），前倾的头部姿势类似于屈曲的头颈部姿势，因为头部重量在躯干上不再平衡。这会对颈后部伸肌组织施加相同的压力，导致相同的症状。

应建议患者尽可能避免这种姿势，这通常发生在开车和在电脑上工作时。减少这种姿势的关键是建议患者收拢下颌，使头部前屈和回缩，并将下颈部向后伸至躯干上方（见操作流程 11-9 中的挺胸卷颈拉伸）。

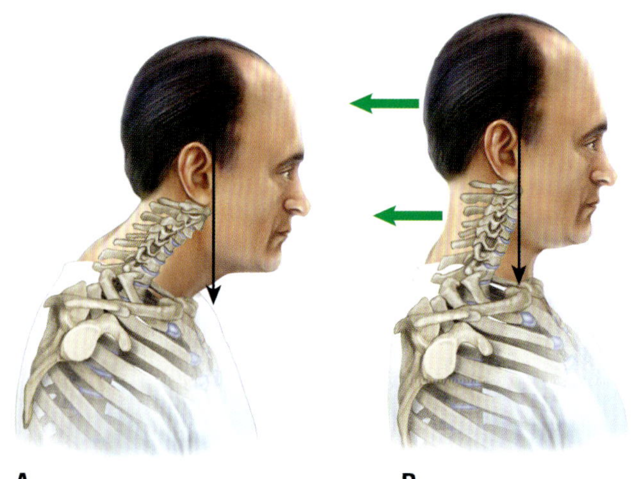

图 11-8 头部前移（前倾）。(A)前倾的头部姿势。(B)下颌收拢，下颈部后伸使头部恢复到正常的姿势。每个图中头部重心用箭头表示。(Reproduced with permission from Muscolino JE. Seven keys to healthy neck posture. MTJ. Spring 2010:93-97.)

手臂持续外展或屈曲

长时间将手臂屈曲置于身体前方或外展至身体一侧，需要三角肌和肩关节其他肌肉等长收缩来维持。这会造成斜方肌等长收缩以稳定肩胛骨。结果是受累肌肉疲劳并且损伤。手臂的屈曲通常伴随肩带的前伸，造成肩带/上躯干的慢性圆形姿态。当双手在身体前面工作时，经常会长时间保持这个姿势。最常见的例子是在计算机上工作时距离键盘或鼠标太远(图 11-9)。实际上，这种情况非常普遍，以至于被人们称为“鼠标肩”。另一个常见的将手臂屈曲和外展的例子是驾驶姿势。大部分人在“10 点钟”和“2 点钟”的位置握住方向盘。而如果在“5 点钟”和“7 点钟”的位置维持方向盘(假设患者可以安全的以这个姿势驾驶汽车)，这样可以使手臂置于膝盖上休息，并减少对肩胛骨和颈肌的压力。

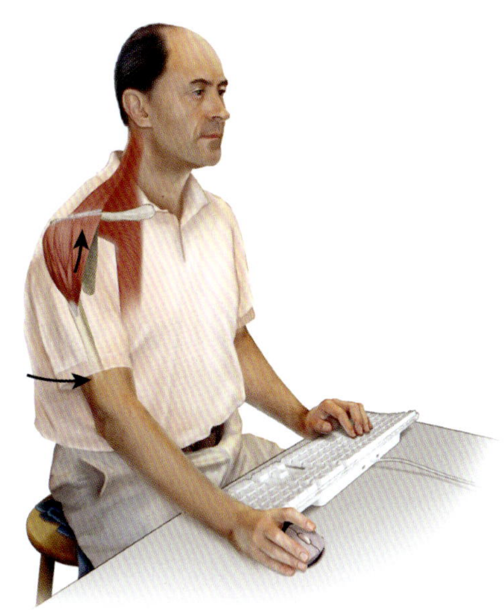

A

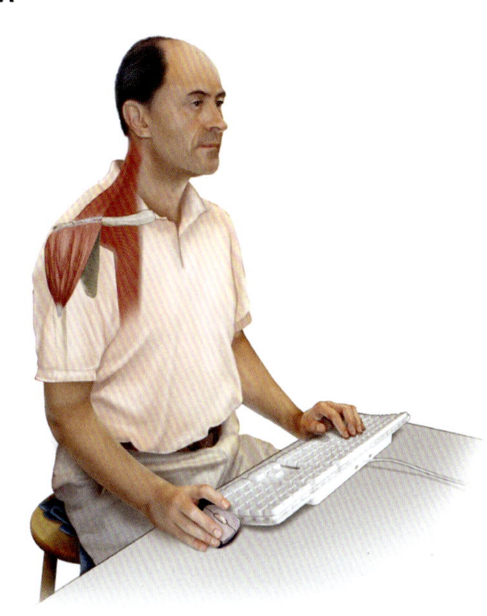

B

图 11-9　持续屈曲手臂。(A)患者的鼠标离身体太远导致手臂持续屈曲，给三角肌和上斜方肌造成压力。(B)手臂放松垂在身体两侧，让三角肌放松。(Reproduced with permission from Muscolino JE. Seven keys to healthy neck posture. MTJ. Spring 2010: 93-97.)

框 11-2

长期使用电脑

使用电脑工作带来了许多潜在姿势问题。如果电脑屏幕没有直接置于患者眼睛水平线前方，那么患者会因观看电脑屏幕时颈部需要保持不对称姿势(向一侧旋转、屈曲或伸展)而受到影响。如果键盘位置太高或太低，患者会出现代偿动作，如果太高则会耸肩，如果太低则会上背向前呈圆形。

这些问题会随着笔记本电脑或平板电脑的使用而增加。使用台式机可以将显示器和键盘分开放置在最佳的高度和位置，而笔记本电脑和平板电脑却不可以。笔记本电脑的屏幕和键盘都被固定，平板电脑的屏幕是触摸板，因此屏幕太低，但如果屏幕被抬起，键盘却会太高。

另外，如果将鼠标置于离身体太远的地方，手臂必须等长收缩保持外展/屈曲，这会造成肩部和颈部肌肉的疲劳。

在耳和肩之间夹手机

在耳和肩之间夹手机也是一个常见的姿势问题，长时间的等长收缩给患者颈部和上背部肌肉施加了很大压力(图 11-10A)。影响的肌肉主要是颈部侧屈肌和肩胛提肌。握电话的最佳姿势是使用对侧手(例如，左手握住电话右耳接听；反之亦然)(图 11-10B)。最佳的解决方案是嘱患者使用耳机接听而不是手持电话接听。

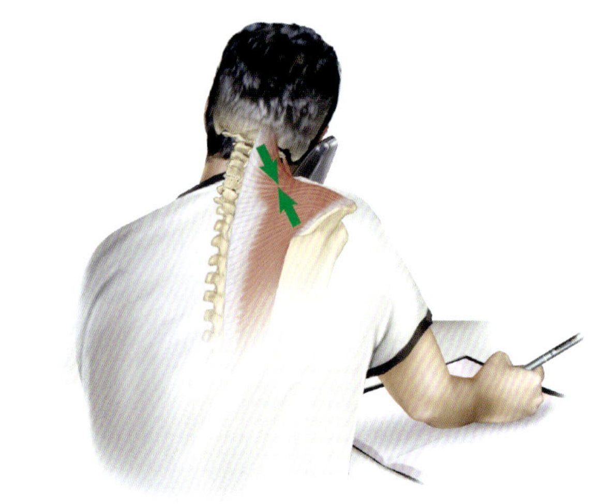

A

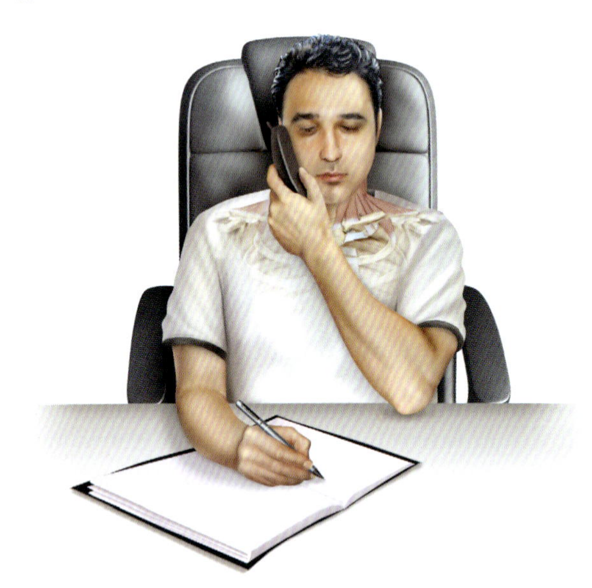

B

图 11-10 夹手机。(A)手机夹在耳和肩之间,会对颈部和肩带肌肉组织施加压力。(B)手机握在对侧手,可以使肌肉放松。(Courtesy of Joseph E. Muscolino.)

肩上挎包

另一种常见的姿势问题是用同侧肩背包的动作。这对颈部是不利的,产生的问题不仅和包的重量有关,还与为防止背包从肩部自然滑落而产生的错误姿势有关。为避免背包滑落,大部分患者会无意识地抬高肩胛骨(图 11-11)。正是由于肌肉不断等长收缩抬高肩胛骨,使肩颈部问题加重。影响的肌肉主要是上斜方肌、肩胛提肌和菱形肌。如果背包太重,增加的重量会压迫肩部软组织,并通过阻断局部循环进一步加重肌肉问题。双肩包或者斜挎包可以消除肩胛骨抬高的问题,但肩部软组织的压迫仍然存在,使用握包、腰包,或者轮式包可以避免这个问题。

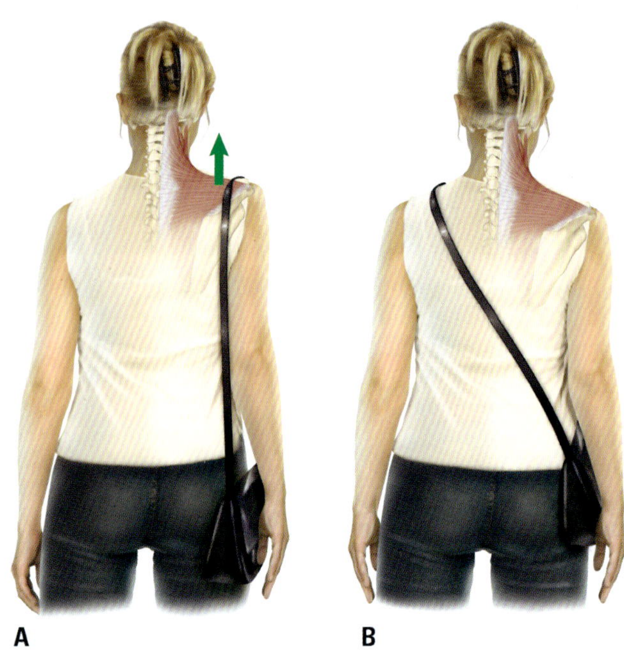

A B

图 11-11 肩上挎包。(A)在同侧肩上背包需要肌肉组织的等长收缩,以防止包脱落。(B)将包置于对侧肩上,肌肉组织不需要收缩。(Reproduced with permission from Muscolino JE. Seven keys to healthy neck posture. MTJ. Spring 2010:93-97.)

手提重物

手提重物通常与颈部问题无关,但会给与抬高肩胛骨有关的肩背部肌肉施加负荷,因为这些肌肉必须收缩以稳定肩胛骨和锁骨,抵抗下拉肩带的重量(图 11-12)。包括上斜方肌、肩胛提肌和菱形肌。使用轮式包或背包是最优选择。如果必须手提重物,尽可能在两手之间平均分配重量。

睡姿及枕头高度不合适

解决患者睡眠时的颈部姿势问题是至关重要的。如果患者每晚睡眠时间在 6~8 小时之间, 那么在 80 岁时,花费在睡眠上时间将达到 20~25 年。如果患者睡眠姿势不健康,则会随着时间的推移产生更严重的不良影响。

趴着睡对颈部(和腰部)是不利的。除非床垫上有类似于按摩床面部支架的孔,否则趴着睡需要将头颈部旋转到一侧,且通常会保持数小时。随着时间的推移,可能会造成肌肉组织产生适应性缩短,并且很有可能导致肌肉过度拉伸和加重其他肌肉负担,可能会

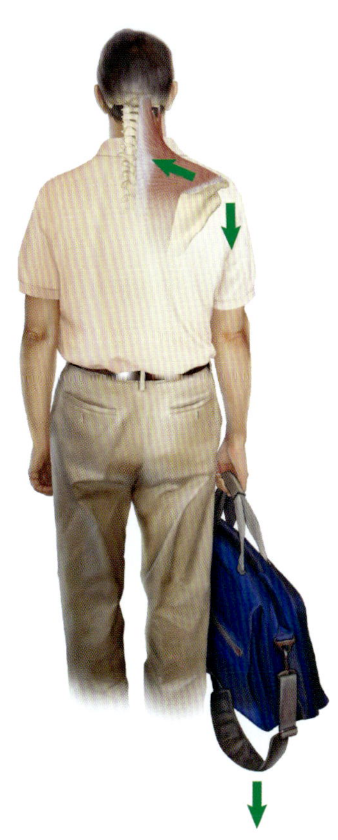

图 11-12　手提重物。手提沉重的袋子需要肩背部肌组织的等长收缩，以稳定肩带，抵抗上肢重量的牵引力。(Reproduced with permission from Muscolino JE. Seven keys to healthy neck posture. MTJ. Spring 2010:93-97.)

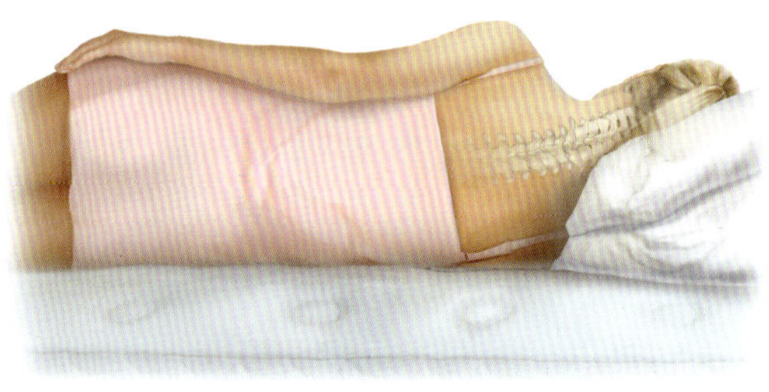

A

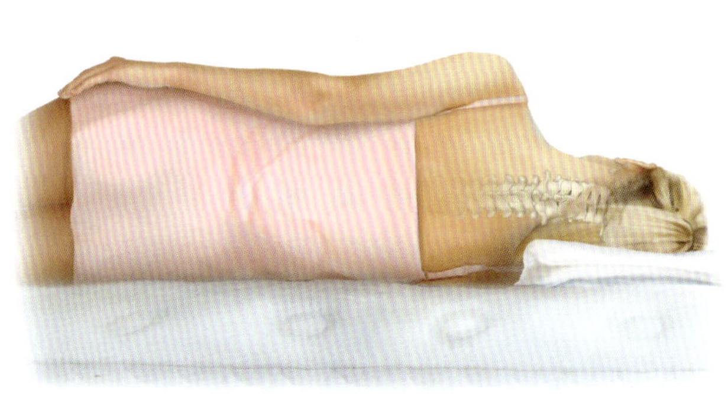

B

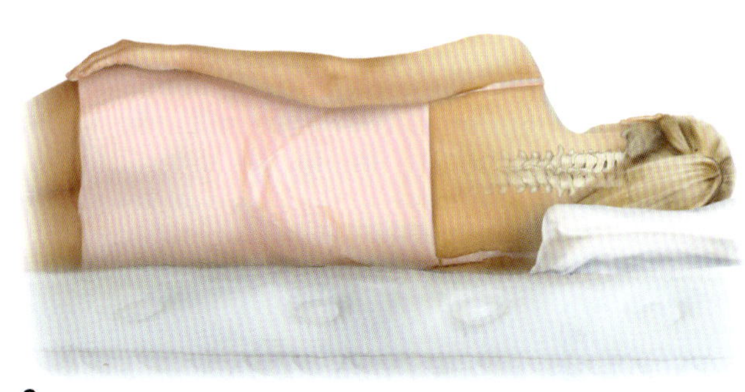

C

图 11-13　侧卧的姿势。(A)使用过高的枕头，头颈部向远离床的方向侧屈。(B)使用过低的枕头，头颈部向床的方向侧屈。(C)用适当厚度的枕头可以使颈部保持健康的中立姿势（解剖位置）。(Reproduced with permission from Muscolino JE. Seven keys to healthy neck posture. MTJ. Spring 2010:93-97.)

触发肌梭反射并造成肌紧张。脊柱的椎间盘和小关节长时间处于这种姿势也是不健康的。

侧卧睡对颈部是否有益取决于枕头的高度。如果枕头太高，头颈会向远离床的方向侧屈(图 11-13A)；如果枕头太矮，头颈会向床的方向侧屈(图 11-13B)。如果枕头的高度合适，头颈部则会处于健康的中立姿势(图 11-13C)。不幸的是，大部分患者睡觉时枕头太高，造成头颈部处于不对称的姿势。

仰卧睡姿对颈部是否有益同样取决于选择的枕头。如果枕头太高，头颈部会被推到屈曲的状态(图 11-14A)；如果枕头太低，根据患者颈曲和腰曲的程度，头颈部可能会处于中立姿势或者略微过度拉伸的姿势。无论哪种方式，都无法支撑颈椎前凸的曲线。

最佳的睡眠姿势是仰卧并配有颈椎枕。使用颈椎枕仰卧睡眠有助于保持颈部的自然曲线。如果颈曲已经减少或丢失，甚至有助于稍微恢复颈曲。颈椎枕专门被设计用于在仰卧位支撑颈部处于中立姿势(解剖位置)。枕头中心有一个可以让头部回到中立解剖位置的凹陷，下部边缘凸起可以支撑颈曲(图 11-4B)。

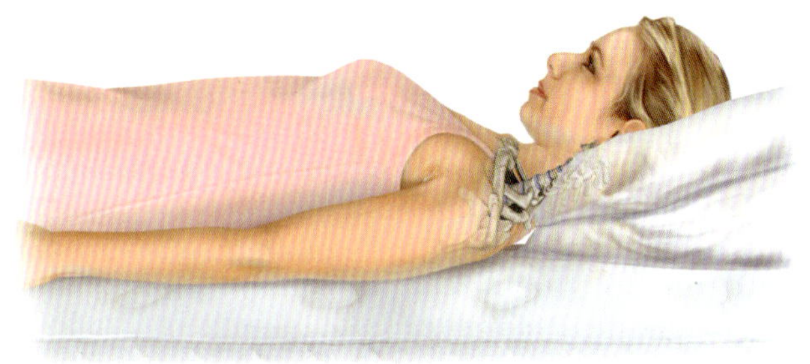
A

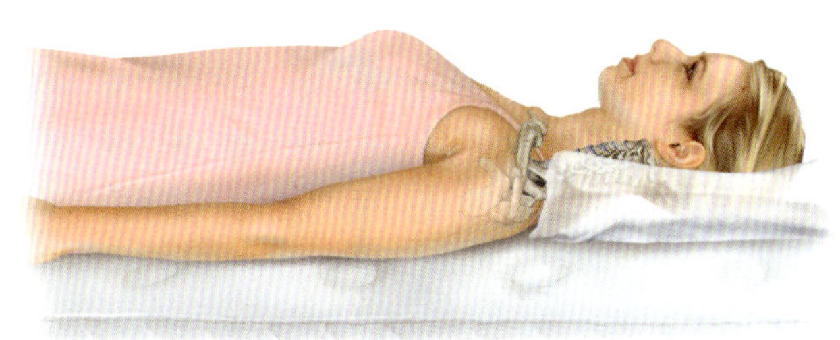
B

图 11-14 仰卧睡眠姿势。(A)使用过高的枕头将头颈向上推。(B)使用中央有凹陷的颈椎枕可使头部处在中立解剖位置,而枕头下边缘厚度的增加可以支持颈部的自然前凸曲线。(Reproduced with permission from Muscolino JE. Seven keys to healthy neck posture. MTJ. Spring 2010:93-97.)

总结

制订家庭治疗计划需要治疗师和患者之间的协作努力。治疗师的作用有两个方面:帮助和指导患者了解有利于康复的姿势、动作和活动;帮助患者了解长期存在的问题和阻碍进展的因素。水疗、拉伸和正确的姿势是患者自我保健三个关键因素。本章介绍了冷疗、热疗和对比水疗的指南,以及患者自我保健的有效颈部拉伸,同时描述了患者颈部受压的常见姿势。治疗师和患者作为团队互相配合时,不仅可以保证治疗成功率,还可以加快患者康复的速度。

病例分析

病史与评估测试:

老患者 Frank Lawson,32 岁,主诉颈部疼痛僵硬。曾因相似的症状接受过治疗。患者颈部僵硬无法移动,但没有明显疼痛。由于距离上次就诊已经好几个月,治疗师重新记录患者的病史。患者称过去几天做了大量的文案工作,患者认为伏案工作都会加剧其颈部症状。晨起时感觉颈部极其僵硬和疼痛。所有疼痛都局限于颈部、双侧背部。患者将在 2 天后与妻子开始为期 2 周的欧洲旅行,却因颈部问题担心自己无法忍受长途飞机和搬运行李。患者希望治疗师能改善其颈部症状,以良好状态离开并开始旅行。

评估表明,运动范围明显减少并产生疼痛。虽然患者之前的问题是肌肉痉挛的结果,没有涉及性椎间盘病变和退行性关节病,但针对这些症状治疗师仍需要进行骨科评估。椎间孔挤压试验、咳嗽试验和 Valsalva 动作的结果均为阴性(评估流程见第 3 章)。患者颈后部双侧肌肉明显痉挛,枕下区域轻度肿胀。

思考问题:

1.家庭自我保健是否是 Frank 治疗计划的一部分?如果是,为什么?如果不是,为什么?

2.如果家庭自我保健有价值,对 Frank 使用安全吗?如果是,依据是什么?如果不是,为什么?

3.如果推荐自我保健,具体建议是什么?为什么?

复习题

选择题

1.水疗的三种类型有？
A.急性、慢性、对比
B.冷疗、热疗、对比
C.冷疗、热疗、水疗
D.潮湿、干燥、对比

2.使用冷疗的两个原因是？
A.减轻疼痛，引起血管收缩
B.引起血管收缩，松弛筋膜组织
C.引起血管舒张，促进放松
D.松弛筋膜组织，引起血管舒张

3.使用热疗的三个原因是？
A.减轻疼痛，引起血管收缩，松弛筋膜组织
B.松弛筋膜组织，促进肌肉放松，引起血管舒张
C.松弛筋膜组织，促进肌肉放松，引起血管收缩
D.引起血管舒张，引起血管收缩，减轻疼痛

4.水疗和拉伸的操作流程顺序是？
A.热疗、冷疗、拉伸
B.拉伸、热疗、冷疗
C.冷疗、热疗、拉伸
D.热疗、拉伸、冷疗

5.以下哪个动作可能造成上斜方肌和肩胛提肌紧张？
A.手提重物
B.工作时键盘放置过高
C.背单肩包
D.以上所有

判断题

1.最佳阅读姿势是将书置于膝盖上，因为这种姿势对手臂来说最轻松。(　　)
2.用颈椎枕并仰卧睡是最好的睡姿。(　　)
3.如果背包很重，那么单肩背包会产生问题。(　　)
4.通常，最佳拉伸时间是在热疗后。(　　)
5.冷疗可以中断“疼痛–痉挛–疼痛”周期。(　　)

简答题

1.患者进行自我保健的三大关键是什么？

____

2.为什么手提重物会造成颈肌紧张？

____

3.冰敷时，患者在身体上放置冰袋的时间为多长？

____

4.受伤后多长时间内应该冰敷？

____

匹配题

1.挺胸卷颈拉伸	____AC 拉伸
2.目标肌肉等长收缩	____血管舒张
3.头颈环绕式拉伸	____血管收缩
4.热疗	____拉伸头后小直肌
5.冷疗	____对颈部各区域进行拉伸
6.患者主动运动进行颈部拉伸	____CR 拉伸

可扫描二维码查看答案

第12章 治疗师的自我保健

本章目录

学习目标

1.解释为什么自我保健稳定性训练对治疗师和患者很重要。
2.描述本体感觉与姿态稳定的关系
3.描述颈部和上背部/肩带区域的适当姿势。
4.描述运动控制的两大组成部分。
5.解释为什么在稳定性训练中使用不稳定的姿势和不稳定的表面。
6.举例说明在稳定性训练中采用的身体不稳定姿势和不稳定表面。
7.描述上交叉综合征。
8.定义本章中的每个关键术语,并解释其与稳定性训练的关系。
9.进行本章介绍的稳定性训练。

注:本章图中绿色箭头表示运动,红色箭头表示稳定,黑色箭头表示静态保持的位置。

引言

保持颈部肌肉组织强壮、松弛和灵活对于脊柱的长期健康是至关重要的，同时保持适当的颈部和上背部姿势也是必不可少的。因此，稳定性训练应该是日常自我保健的一部分。本章为治疗师提供稳定性训练方法，作为自我保健计划的一部分。这些训练有助于加强和稳定治疗师的颈肌，使治疗师保持强壮和健康，并能够提高手法治疗师工作能力。也可以向有能力的患者推荐这些训练，让患者用于自我保健。

机制：运动控制

手法治疗师曾局限于处理肌肉和筋膜的僵硬、运动能力减弱，或关节运动受限。解决这些问题的重点是松解和拉伸肌肉，放松和拉伸筋膜，以及放松关节组织。如果人体病理解剖学和生理学仅存在挛缩状态，或者所有临床疾病都是由高紧张度和活动受限所致，这种方法将是有效的。然而，对颈椎的研究发现情况并非如此。相反，许多病理状况与运动控制问题有关。

运动控制的概念包括本体感觉和肌肉力量。尽管将病理状况归咎于颈肌组织无力似乎是合乎逻辑的，但这种解释是不完整的。对于颈椎，事实上是全身，研究表明仅加强力量是不够的。准确感知身体在空间中的位置及其在空间中的运动同样重要。这被定义为本体感觉，也被称为肌肉运动知觉。本体感觉信号必须被处理和整合，以便协调运动信号传送到身体肌肉组织。

尽管有许多不同方向的力作用于身体上，但通过本体感觉和肌肉力量的整合，可保持头颈部处于恰当位置。这些力可以是外部的，也可以是内部的。外力包括重力或突然的不稳定力，如从路缘石上踩下，或被另一个人或物体撞击。每当颈肌收缩时就会产生内力，拉力可能会破坏头颈部的姿势平衡。在这些力量作用下保持头颈部稳定的能力非常重要，因其能维持人体平衡和视野。

由于运动控制包括了本体感觉和力量提升，因此颈椎稳定性训练可以侧重改善其中 1~2 个因素。主要目的为增加本体感受器的感受性和整合性的训练被称为感觉运动训练。以增加局部颈肌力量为主要目的的稳定性训练可称为稳定性力量训练。大部分稳定性训练同时改善了这两个方面，因此，同时属于以上两类。

框 12–1

自我保健训练流程

- Bruegger 放松姿势
- 四足跪姿下颈部支撑
- 带肢体运动的四足跪姿下颈部支撑
- 平地单足站立
- 前后摇晃板上双足站立
- 前后摇晃板上单足站立
- 圆形摇晃板上双足站立
- 圆形摇晃板上单足站立
- 四足跪姿感觉运动训练
- 动眼反射

框 12–2

颈椎稳定与呼吸训练

在不正常的呼吸模式中，辅助呼吸肌经常被过度使用。例如，呼吸异常的患者可能会过度使用斜角肌和胸肌，而不是使用横膈膜来促进呼吸。这是呼吸窘迫和运动时常见的生理作用。然而对于颈部疼痛的患者，这个动作经常发生在静息吸气时，而且可以观察到肩、胸部的抬高。由于颈、肩和上背的许多肌肉是辅助呼吸肌，当出现颈部疼痛和功能障碍时，需要处理异常呼吸模式。

恢复正常呼吸习惯的一个简单方法是在吸气时有意识地集中力量扩张腹部，在呼气时集中力量轻轻地将腹壁拉向脊柱，并向上排出空气，吸气和呼气时可以想象正在充满或排空腹腔内的气球。同样重要的是将意识集中在胸和肩，防止它们在呼吸时上升。

另一种较好的训练是仰卧位，一只手置于胸部，另一只手置于腹部，一边观察和感觉手的运动，一边轻轻地呼吸。置于腹部的手应随呼吸上下移动，而置于胸部的手应保持相对静止。

技术概述及操作

颈部稳定性训练的目的有两个：一是提升姿势稳定肌的肌力，二是提升当身体进行不同活动时神经系统学习和维持恰当姿势的能力。在进行本章所述的所有稳定性训练时，必须保持颈、肩和上背（整个脊柱）的正确姿势：

- 颈部的正确姿势为收拢下颌，以防止颈椎上段过度伸展，并后缩头部和颈椎下段，将颈部拉回至躯干上方。
- 对于上背部/肩胛骨区域，正确的姿势为肩胛骨后缩，这样肩就不会向前转，并使胸椎上段后伸，以防止上背部前倾(图12-1)。

每次训练的目的是学习长时间保持这些正确的姿势。通常建议保持姿势1分钟以上。进行3次重复。

自我保健稳定性训练

本章介绍的内容包括10项自我保健稳定性训练，分为两组：力量性训练和感觉运动性训练。力量性训练主要目的为提高肌肉力量，而感觉运动性训练主要目的为改善本体感觉。然而，如前所述，力量性训练中包含感觉运动元素，感觉运动性训练也包含力量元素。

稳定性力量训练阶段

颈肌必须能够长时间保持头颈部的适当位置，这需要肌肉有更好的耐力，因此，本章的颈椎稳定性训练只要求抗重力保持颈部正确姿势。通常，颈椎稳定性力量训练不需要头颈部在重力以外的力量作用下运动。只要保持适当的姿势，同时抗重力，就能有效地锻炼该区域肌肉。因此，下文中的训练可以在家里进行，而不需要昂贵的器械。

将这些力量训练作为自我保健的一部分，可以帮助预防颈椎肌肉组织的无力和疲劳等问题，这些问题通常与颈部疼痛和头痛有关。

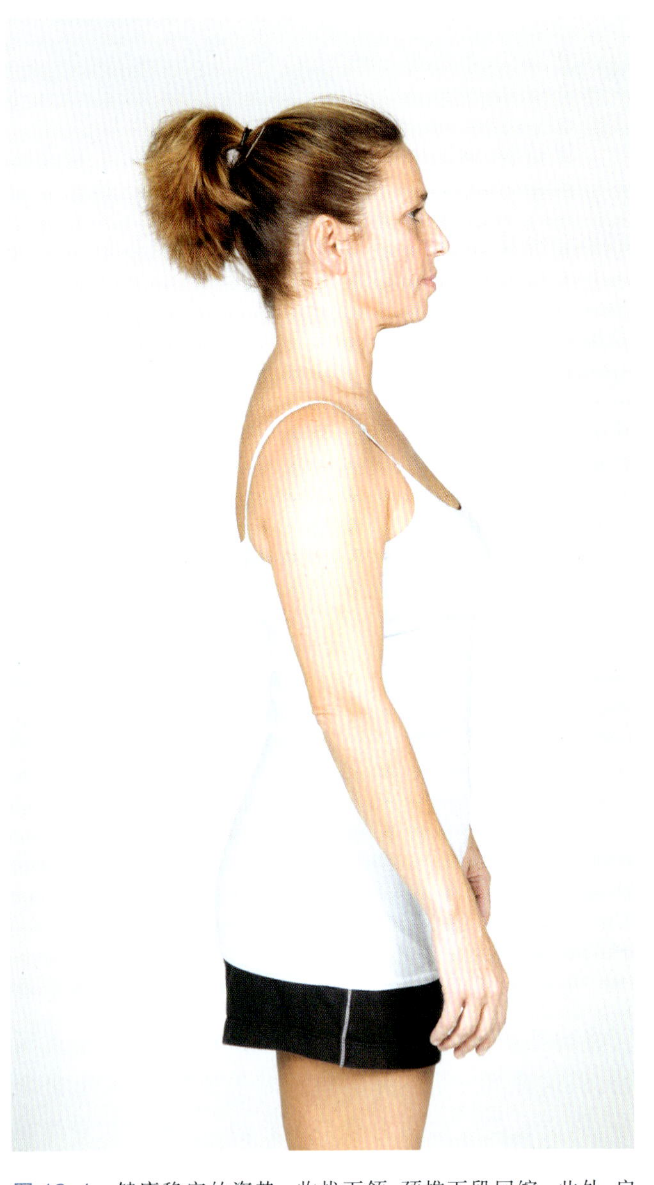

图12-1 健康稳定的姿势。收拢下颌，颈椎下段回缩。此外，肩带回缩，胸椎上段伸展，以防止向前圆肩。

人体内存在颈肩关系，许多附着在颈椎上的肌肉也附着在肩胛骨上。因此，当颈椎弱化时，肩胛骨的稳定性也会受到损害。存在颈肩疼痛的患者数量很多，且疼痛集中于上斜方肌和肩胛提肌。因此，完善的颈椎自我保健计划也必须改善肩胛骨的本体感觉、肩胛肌的耐力，以及承受不稳定力量的能力。任何颈椎或肩胛骨的不稳定都可称为颈肩不稳。以下是颈椎/颈肩稳定性力量训练的例子。按照由易到难的顺序介绍。

框 12–3

颈椎传统力量训练

本章中介绍的大部分自我保健稳定性力量训练都针对耐力，而不是大强度的抗阻训练。然而，有时颈椎会受到更大的外力，因此需要更大的力量来应对这些外力。这可能发生在运动、摔倒时，或是由车祸造成的创伤。尽管此类事件很少发生，但身体必须适应这些挑战。强壮的肌肉不容易受伤，因此，传统的力量训练是颈部自我保健计划的一个宝贵补充。传统的训练包括颈部抗重力运动和抵抗外部阻力的运动。

颈部抗重力运动可以在 4 个不同位置进行：俯卧、仰卧和左右侧卧。每次运动开始前，应收拢下颌，使头部和颈椎下段后缩。然后，颈部应向上提起，以抵抗重力。从俯卧位开始，颈椎应后伸远离地板。从仰卧位开始，颈椎应向远离地板的方向屈曲。在侧卧位，颈椎应侧屈远离地板（见右图）。注意：除了自我保健治疗训练外，这些动作也可以作为评估肌肉力量的工具。如果动作很容易完成，则相关肌肉组织是强大和稳定的。如果很难完成其中一个，则相关肌肉组织很弱，可能需要进行功能性力量训练。

详细解释如何通过增加外部阻力来加强颈椎不在本书的范围之内。在这些训练中保持颈椎和肩胛骨的正确姿势比增加阻力更重要。换句话说，姿势的质量比阻力的数量更重要。在每次开始运动之前，应采取 Bruegger 放松姿势（手臂的外旋，以及肩胛骨和颈部的后缩；见操作流程 12–1 和图 12–2）。

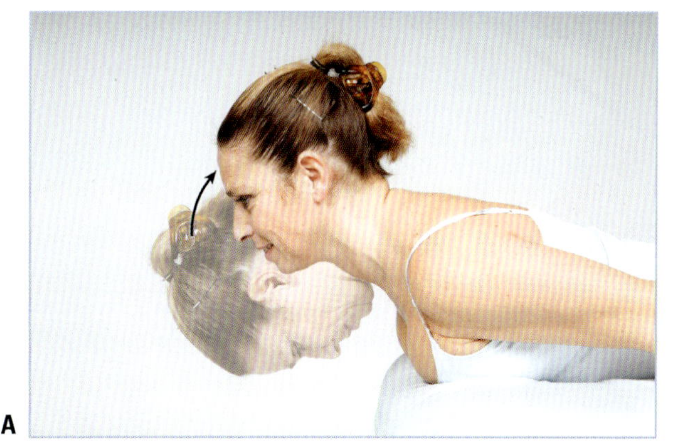
A

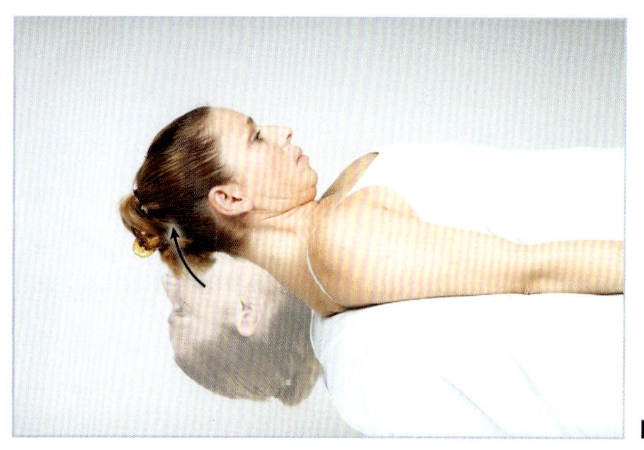
B

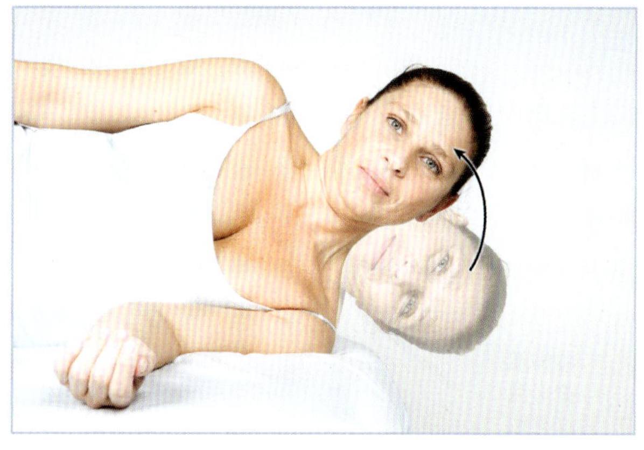
C

(A)俯卧位。(B)仰卧位。(C)侧卧位。

框 12-4

上交叉综合征

久坐加剧了颈肩不稳。Vladimir Janda 描述了典型的肌肉失衡模式，即上交叉综合征，包括圆肩和头颈部前伸的典型姿势模式。

“交叉”一词是指前后紧张（缩短和过度激活）的肌肉与松弛（延长和过度抑制）的肌肉之间的关系（见下图）。手法治疗师将上交叉综合征视为上半身肌肉不平衡的一种常见模式，颈肩稳定肌均无力，其他肌肉缩短。较弱的颈部稳定肌是颈深层屈肌：颈长肌、头长肌、头前直肌和头外侧直肌。较弱的肩胛稳定肌是前锯肌、菱形肌和中/下斜方肌。紧张的肌肉是上斜方肌、肩胛提肌、胸锁乳突肌、枕骨下肌、胸大肌和胸小肌。

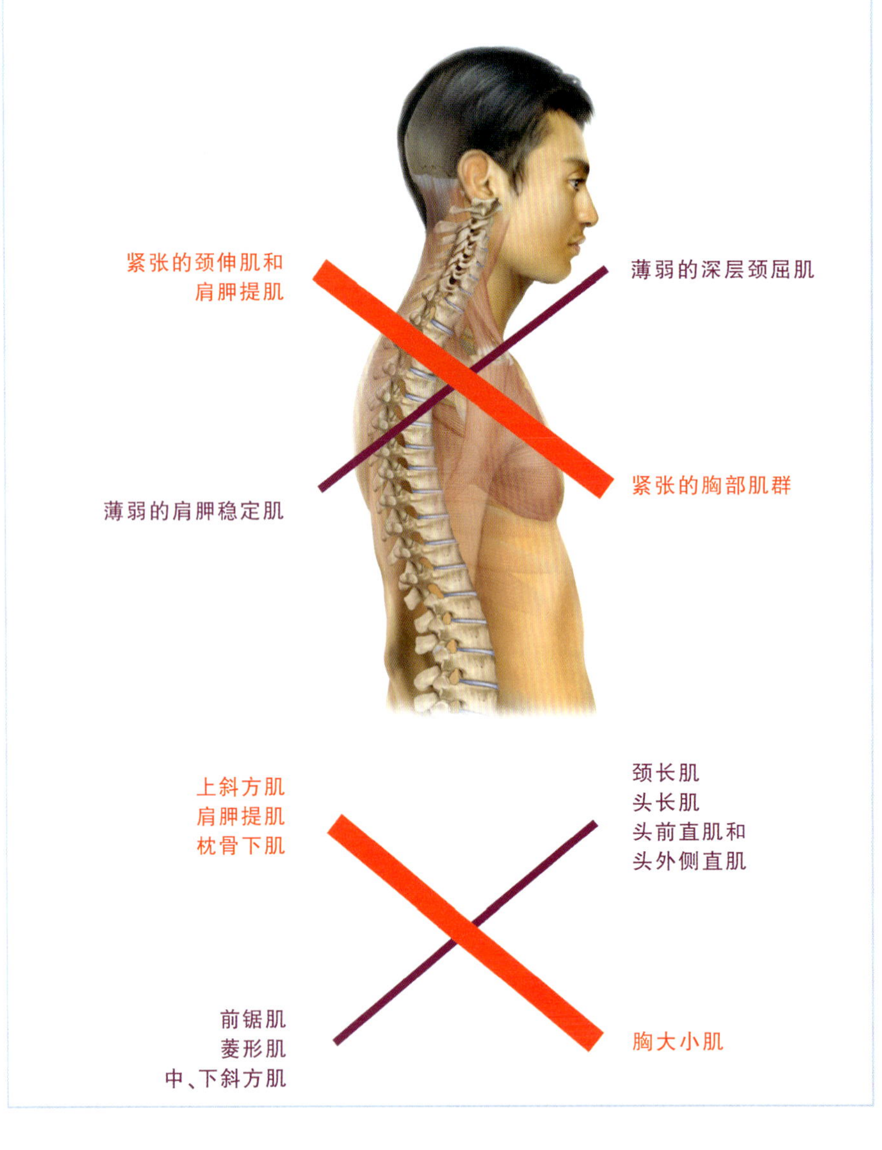

治疗师自我保健操作流程

操作流程 12–1：Bruegger 放松姿势

最好的颈肩稳定性力量训练或许是 Bruegger 放松姿势，有助于加强薄弱肌肉，同时放松缩短的肌肉。Bruegger 放松姿势可以改善颈部、胸部和肩胛骨的姿势。

- 坐位或站位。
- 肩关节外旋，下沉并后缩肩胛骨，同时后缩头部和颈椎（图 12–2）。
- 保持这个姿势 10 秒钟。
- 每天重复 15~20 次。

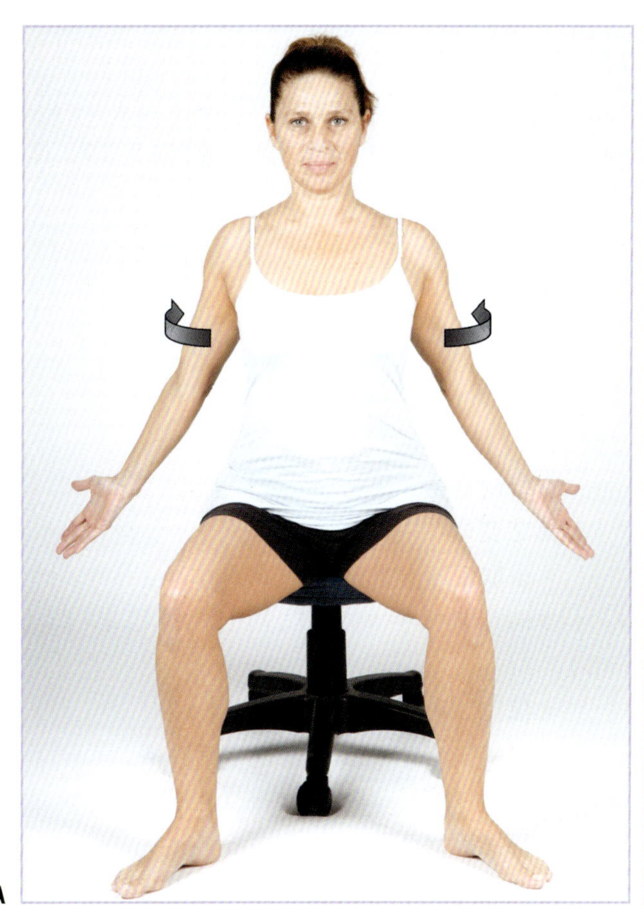

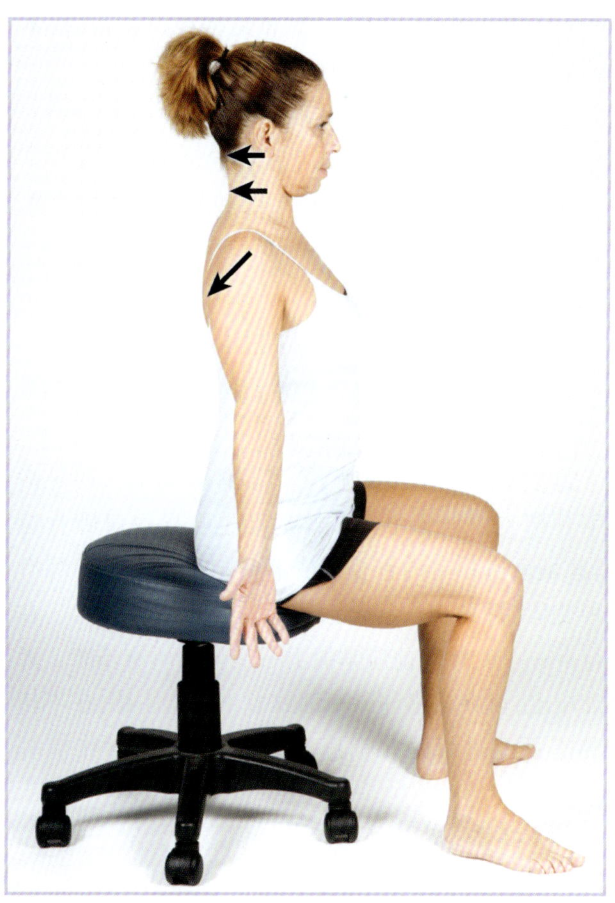

图 12–2　Bruegger 放松姿势。肩关节外旋，肩胛骨后缩和下沉。头部后缩。(A)前视图。(B)右侧视图。

四足跪姿力量训练

四足跪姿常被用作颈椎稳定性力量训练的起始姿势。四足跪姿将脊柱置于水平、不负重的位置，从而限制颈部和肩胛骨区域的承重负荷。掌握这个姿势后，可以通过增加阻力来增加目标组织的负荷。不稳定平面也可用于增加本体觉的输入（见操作流程 12–9），从而刺激感觉运动系统。

操作流程 12–2 和 12–3 是两种四足跪姿力量训练。

操作流程 12-2:四足跪姿下颈部支撑

四足跪姿下颈部支撑——之所以被如此命名,是因为其在四肢着地时进行,并且遵循由易到难的原则。

颈部支撑是所有四足跪姿稳定性训练的基础姿势/位置。只有在能够完成 Bruegger 放松姿势后,才应进行此训练。

- 四肢着地。
- 将肩胛骨间区域向天花板方向推。
- 然后,收拢下颌,后缩头部和颈椎,直到感觉到颈后部肌肉组织的张力。
- 必须注意防止过度的颈椎后伸或前屈,并在不使腹部下落的情况下保持腰椎稳定(图 12-3)。
- 保持这个姿势 20~30 秒。
- 通常重复 3 次。
- 为了增加难度,可以在头部和颈后部放置书本来增加重量。

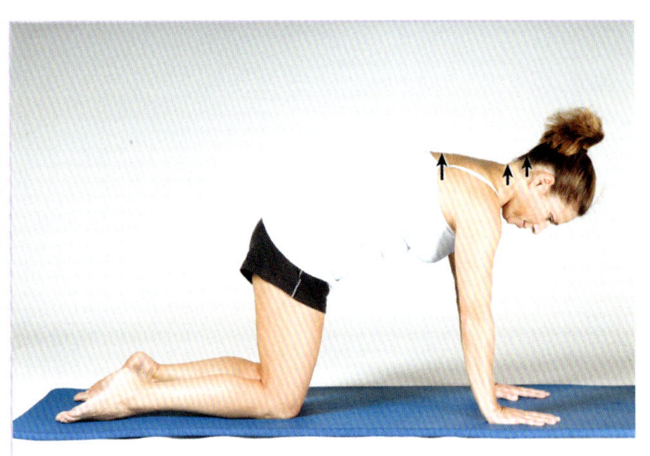

图 12-3 四足跪姿下颈部支撑。四肢支撑位,将肩胛骨间区域朝天花板方向推。接下来,收拢下颌,后缩头部和颈椎下段,直到能感受到颈后部肌肉组织的张力。

操作流程 12-3:带肢体运动的四足跪姿下颈部支撑

为了增加颈椎的负荷,可将肢体运动加入四足跪姿下颈部支撑训练中。肢体运动也会导致肩胛骨运动,这是颈肩稳定的重要组成部分。颈部支撑训练有三种变体,每种变体都包括不同的肢体运动模式。在进行下一个变体之前应掌握上一变体的所有步骤。为增加难度,可在头部和颈后部放置书本。注意:在不稳定的平面上进行这些训练难度会更高(见操作流程 12-9)。

第 1 变体:

- 采取颈部支撑姿势。
- 在保持稳定的同时将一侧手臂抬高至屈曲位置(图 12-4A)。
- 保持 5~10 秒。
- 保持颈椎和肩胛骨的稳定性。具体来说,防止肩胛骨摆动(肩胛骨内侧缘远离胸廓)。
- 抬起另一侧手臂重复上述动作。
- 每侧重复 3 次。

第 2 变体:

- 采取颈部支撑姿势。
- 向后伸展一侧下肢,同时保持稳定(图 12-4B)。
- 保持 5~10 秒。
- 保持整个脊柱的稳定性,包括腰椎。
- 向后伸展另一侧下肢,重复上述动作。
- 每侧重复 3 次。

第 3 变体:

- 采取交叉爬行姿势。
- 抬高一侧手臂和对侧下肢(图 12-4C)。
- 保持这个姿势 5~10 秒。
- 保持肩胛骨和整个脊柱的稳定性。
- 抬高对侧手臂和下肢重复上述动作。
- 每侧重复 3 次。

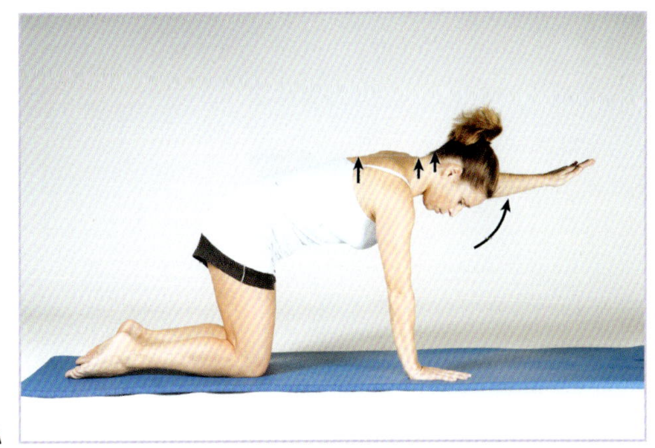
A

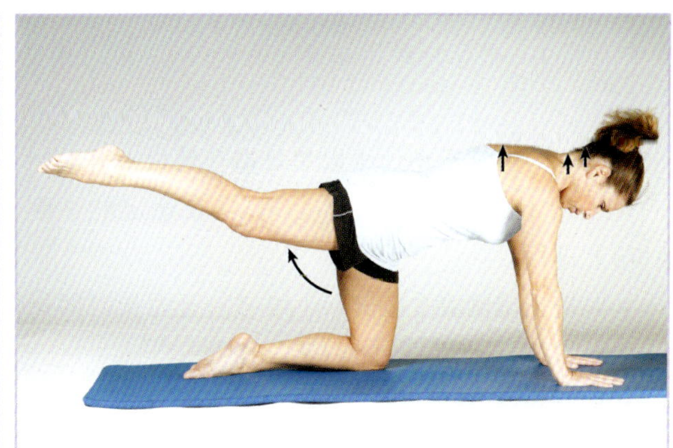
B

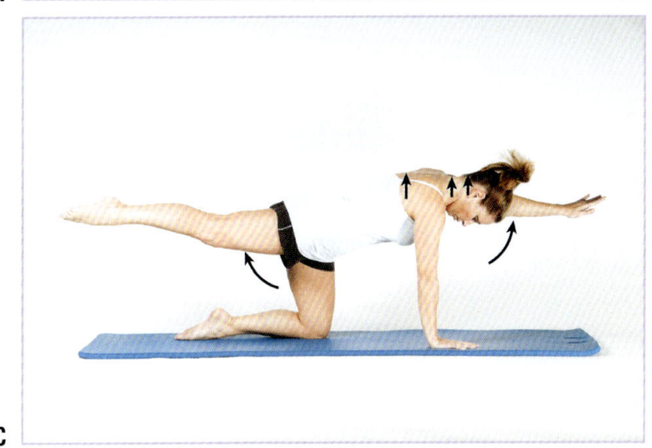
C

图 12-4 带肢体运动的四足跪姿颈部支撑训练。(A)进行上肢运动。(B)进行下肢运动。(C)抬高一侧上肢和对侧下肢呈交叉爬行姿势。

稳定性感觉运动训练阶段

感觉运动训练需要将头颈部维持在适当的位置，然后使不稳定力作用于身体。这需要稳定肌进一步地维持稳定或重新稳定身体，从而改善和加强神经肌肉通路。

不稳定的力量可以通过两种方式引入。一种方法是单足站立，这是一种不稳定的身体姿势。另一种方法是站在不稳定的平面上。许多人都有过在船移动时站在船上的经历。在船上保持正确姿势更困难，因为平面本身在移动。虽然可能很有趣，但没有必要站在船上进行感觉运动训练。可以使用能提供可移动不稳定平面的工具，如前后摇晃板和圆形摇晃板。前后摇晃板的摇摆运动被限定在单一的运动平面。圆形摇晃板可以在所有方向或平面上运动（摇晃），因此，比前后摇晃板更具挑战性。当然，不稳定的身体位置可以与不稳定的平面相结合，例如，在前后或圆形摇晃板上单足站立，以增加对神经肌肉稳定性通路的挑战。

在进行这些训练时，增加难度的一种方法是引入额外的失稳力，如在进行训练时让他人轻推。这种增加的失稳力称为扰动。随着维持稳定能力的增强，训练难度也应增加。

以下是颈椎稳定性感觉运动训练的例子。与稳定性力量训练一样，这些训练按由易到难的顺序进行。与其他的训练方案一样，应逐步增加对身体的挑战，在尝试困难的训练前要成功掌握较容易的训练。

操作流程 12-4:平地单足站立

最简单的感觉运动训练以单足站在地板上开始。

- 采用不稳定的姿势,单足站立,在稳定的平面(地板)上进行。
- 保持正确的直立姿势(图 12-5),努力长时间保持这种姿势,每侧下肢至少保持 1 分钟。
- 重复 3 次,或延长时间。
- 随着稳定性提高,可以通过增加扰动来提高难度。
- 如果与患者共同训练,要确保患者不会摔倒,特别是增加了扰动时。

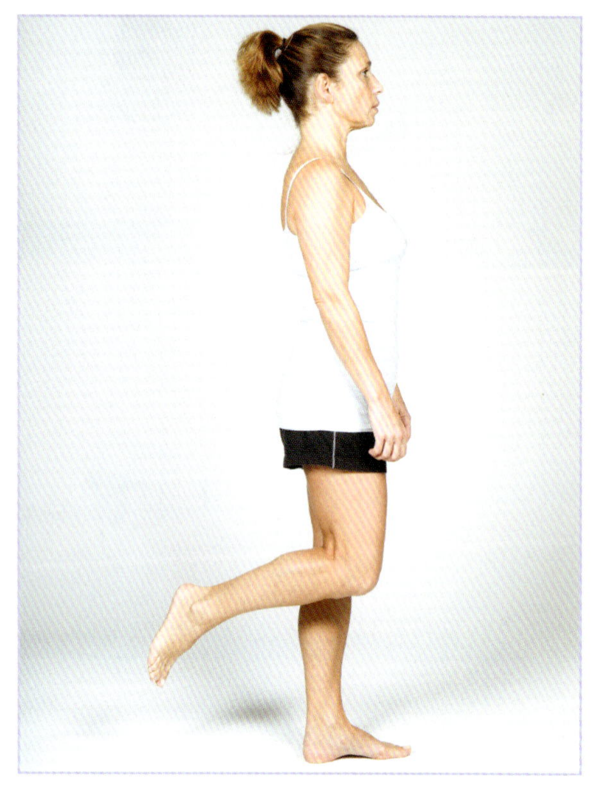

图 12-5 单足站立。单足站立是一种通过不稳定姿势进行的稳定性感觉运动训练,可以刺激本体感觉系统。

框 12-5

健身球上进行感觉运动训练

健身球也可以用于刺激感觉运动系统和参与稳定的肌肉系统。虽然健身球在健身房很常见,但其实际上是一种康复设备,用于颈椎稳定性的高级训练。使用球的一种方法是将其融入四足跪姿训练中。将下肢置于健身球上,同时保持手臂的俯卧撑姿势(图 A)。在这个位置达到稳定后,可以增加手臂的运动,如果需要的话,可以做俯卧撑。

和其他颈椎稳定性训练一样,在进行这项训练时,一定要保持正确的颈部和上背部姿势。注意:对于很多人来说,使手保持俯卧撑姿势会感到不适,而且可能会对腕关节造成伤害。将腕关节置于中立解剖位置的两种替代方法是用拳头支撑(图 B)或使用俯卧撑手柄(图 C)。

(待续)

框 12-5(续)

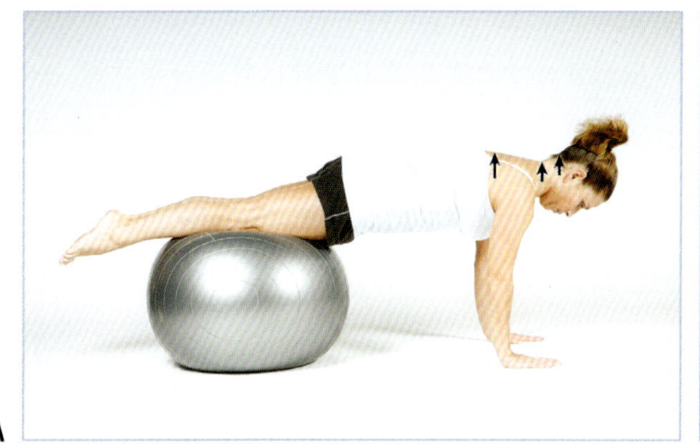
A

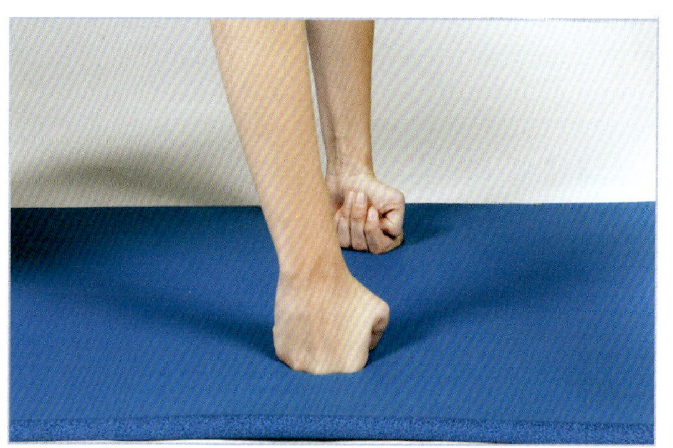
B

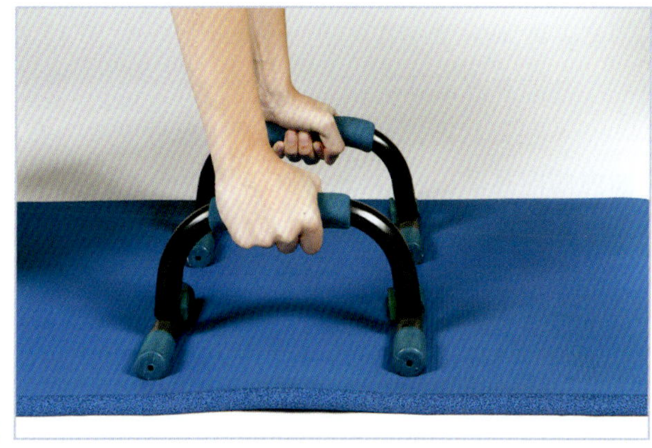
C

(A)在健身球上进行感觉运动训练的姿势。(B、C)替代的手的位置。

操作流程 12-5:前后摇晃板上双足站立

下一个训练是在前后摇晃板上双足站立。

- 双足站立(稳定姿势)在前后摇晃板上(不稳定平面)。
- 前后摇晃板可以在一个平面上移动/晃动。不稳定的平面使得保持稳定的姿势比在平地上单足站立更具挑战性。
- 在训练过程中保持正确的姿势是非常重要的(图 12-6A)。
- 尽量保持这个姿势,使摇晃板在矢状面内晃动 1 分钟。
- 通常重复 3 次。
- 随着稳定性的提高,前后摇晃板可以改为在额状面内侧向晃动,并最终改为在斜切面晃动。
- 随着稳定性提高,可以通过增加扰动来提高难度。
- 如果与患者共同训练,要确保患者不会摔倒,尤其是上下摇晃板或增加扰动的时候。

因为稳定性训练会破坏正确姿势,所以有摔倒的危险。因此,要在安全的环境中进行这些训练,比如靠近沙发或墙壁,如果有摔倒的倾向,可以扶住这些物体以恢复平衡。当第一次踏上板,离开板,以及增加扰动时尤其如此。如果与患者一起进行稳定性训练,当患者失去平衡时要及时发现并提供帮助,特别是在上下板和增加扰动时。

治疗师提示 12.1

扰动

进行稳定性感觉运动训练时，可以通过增加身体的扰动（小推力）来增加训练的难度。扰动通常在骨盆水平面上进行（如果使用前后摇晃板，扰动是在晃动方向的平面上进行的）。扰动可以刺激稳定肌收缩。当为了自我保健而进行感觉运动训练时，如果能寻求他人的帮助来增加扰动，也会增加对身体本体感受的挑战。如果与患者共同训练，当患者在训练中进步时，可以考虑添加扰动。

操作流程 12-6：前后摇晃板上单足站立

前后摇晃板上的单足站立类似于双足站立训练，仅由双足站立改变为单足站立。最初时难度较高。

- 单足站立（不稳定的姿势）在前后摇晃板上（不稳定的平面）。
- 集中注意力保持一侧足的重量落在前后摇晃板的中心。
- 与前后摇晃板上双足站立一样，尽量保持正确的颈部姿势，使摇晃板在矢状面内晃动1分钟（图12-6B）。
- 通常重复3次。
- 在矢状面达到稳定后，摇晃板可以改为在额状面内侧向晃动，并最终改为在斜切面内晃动。
- 随着稳定性提高，可以通过增加扰动来提高难度。
- 如果与患者共同训练，应密切关注患者，特别是上下板和增加扰动时。

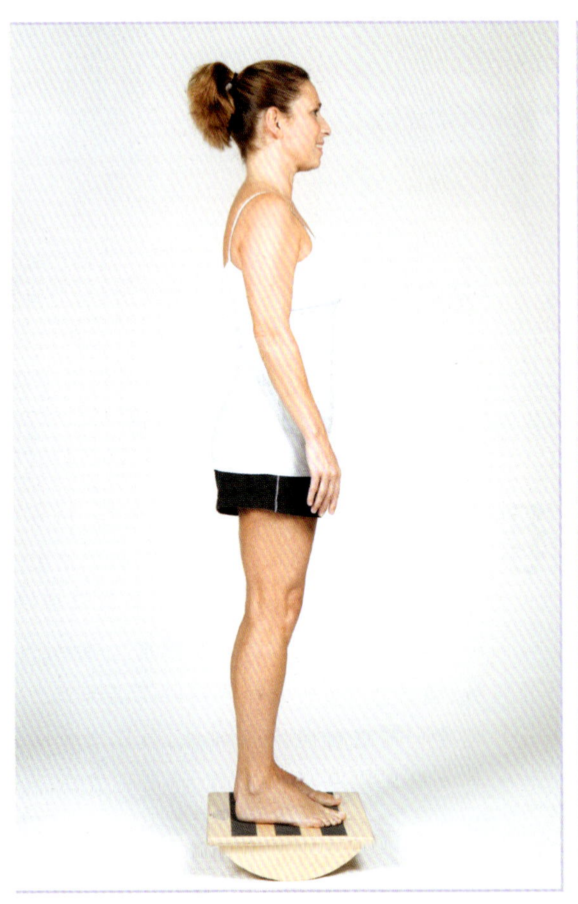

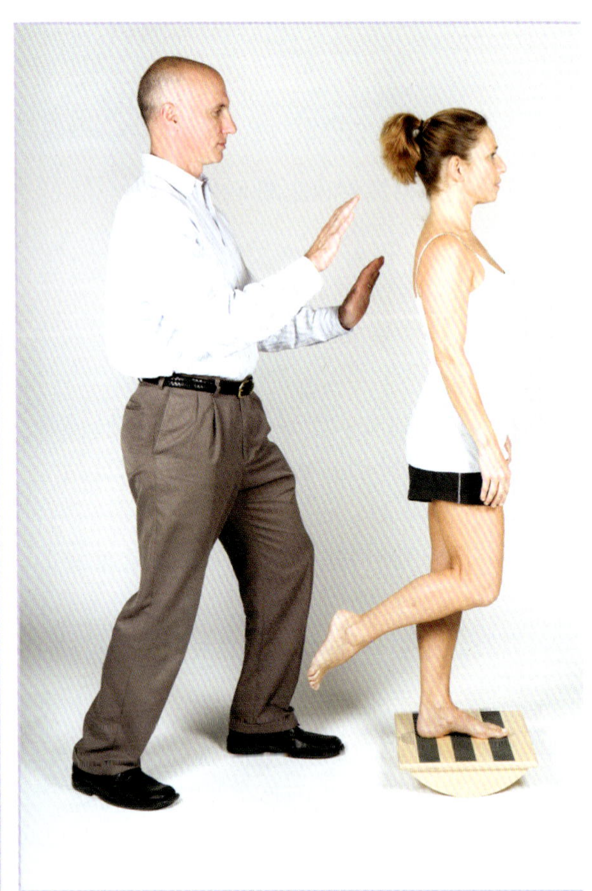

图 12-6 前后摇晃板上的稳定性感觉运动训练。摇晃板是不稳定平面。(A)双足站在前后摇晃板上。(B)单足站在前后摇晃板上。

操作流程 12-7:圆形摇晃板上双足站立

圆形摇晃板上双足站立与前后摇晃板上双足站立相似，只是圆形摇晃板比前后摇晃板更不稳定,因其可以在所有平面上移动/晃动。

- 双足站立(稳定姿势)在圆形摇晃板(不稳定平面)上(图 12-7)。
- 由于圆形摇晃板非常不稳定,上下板时要特别小心。
- 保持正确的姿势 1 分钟。
- 通常重复 3 次。
- 熟练掌握后可以增加扰动。
- 如果与患者共同训练,应密切关注患者,特别是上下板和增加扰动时。

操作流程 12-8:圆形摇晃板上单足站立

单足站立在圆形摇晃板上是最困难的稳定性训练之一，因为其涉及在不稳定表面上的不稳定姿势。因此,如果训练得当,可以最大程度改善脊柱本体感觉的稳定性。

- 单足站在圆形摇晃板上。
- 因动作难度较高,应在墙周围进行训练。
- 保持正确的姿势 1 分钟。
- 通常重复 3 次。
- 与其他感觉运动训练一样,熟练掌握后可以添加扰动。
- 如果和患者共同训练,应密切关注患者,特别是上下板和增加扰动时。

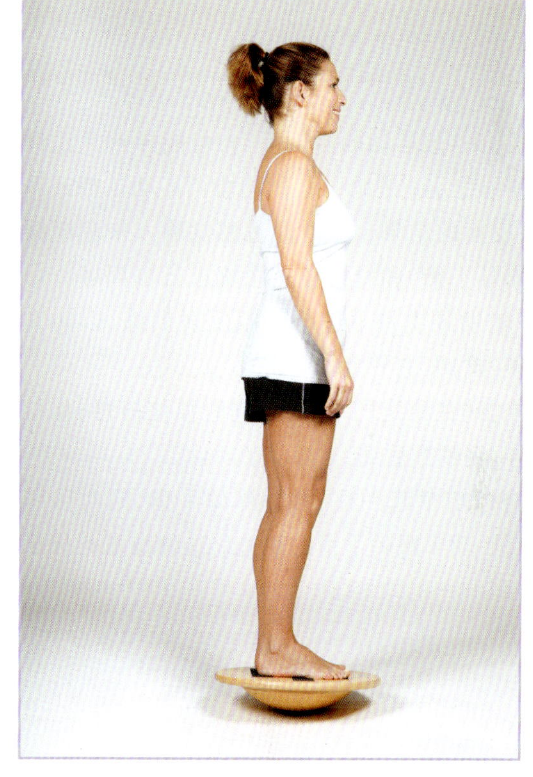

图 12-7 圆形摇晃板上的稳定性感觉运动训练。圆形摇晃板是可在所有平面上晃动的不稳定平面。双足站立在圆形摇晃板上。

操作流程 12-9:四足跪姿感觉运动训练

四足跪姿感觉运动训练使用泡沫轴作为不稳定平面。

- 使用两个平行放置的泡沫轴,泡沫轴垂直于人体长轴(图 12-8A)。这对矢状面平衡提出了挑战。
- 双膝置于一个泡沫轴上,双手置于第二个泡沫轴上。
- 和其他的稳定性训练一样,收拢下颌,后缩头部和下颈部,以保持正确的姿势。
- 将肩胛骨间区域向天花板方向推。
- 保持这个姿势 20~30 秒,逐渐增加到 1 分钟。
- 通常重复 3 次。
- 随着稳定性的提高,泡沫轴的位置可以改变为平行于人体长轴,这增加了额状面平衡的难度(图 12-8B)。
- 掌握每种姿势后,可以通过在头部和颈后部放置书本等方式来增加外部负荷。

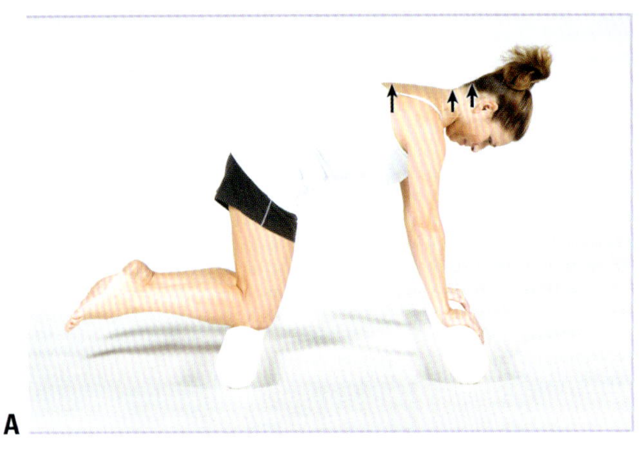
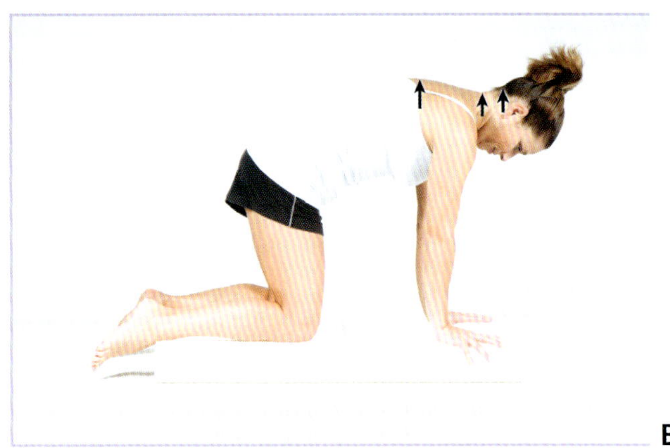

图 12-8 四足跪姿稳定性感觉运动训练。两个泡沫轴用作不稳定平面。(A)泡沫轴垂直于人体长轴。(B)泡沫轴与人体长轴平行。

操作流程 12-10:动眼反射

由于眼-头-颈运动的协调不当,可能导致无法保持适当的颈部稳定。眼睛、头、颈的协调运动是神经系统中颈-眼反射的结果,可以通过感觉输入来刺激眼睛、前庭(内耳平衡)和脊柱稳定系统进行再训练。最初,应该在辅助或支持下进行动眼反射训练,以防在感到头晕和(或)失去平衡时受伤。

- 首先,站在稳定的平面上,同时抓住椅背,保持直立的姿势,将颈椎后缩。
- 在身体前举起一根手指,移动手指,同时眼睛与头部共同运动来跟随手指的轨迹。这种技术叫作平滑追踪。
- 手指的运动模式应该是随机和不可预测的,也应该是缓慢的,防止对神经系统的过度刺激,并给予颈部和前庭系统的机械感受器做出调节的时间。
- 持续1分钟,可重复3次。
- 可以通过以下几种方式逐步增加难度:单足站立训练,不借助椅子;在不稳定平面上进行;或眼睛跟踪式阅读。
- 图 12-9 显示了在治疗师的帮助下,患者双足站立在稳定的平面上进行平滑追踪。

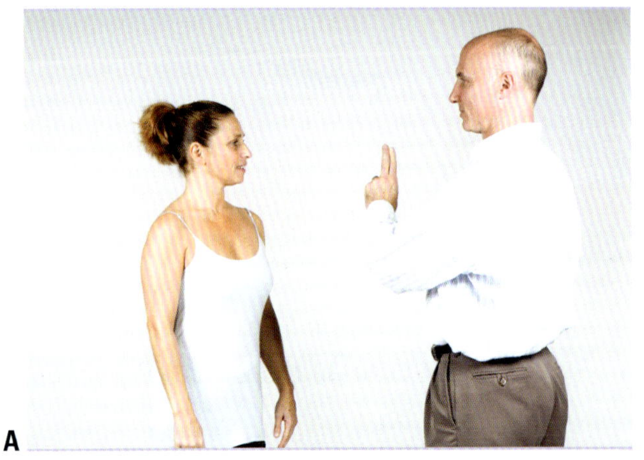
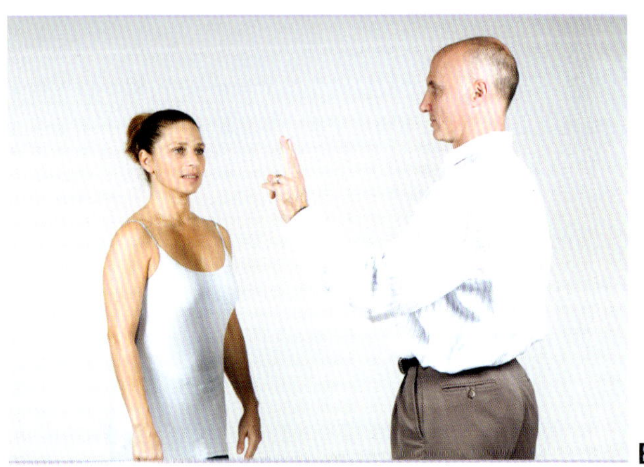

图 12-9 动眼反射。动眼反射是一种感觉运动训练,通过跟随从(A)到(B)的手指运动,眼睛和头部一起运动。

总结

由于手法治疗的重点是拉伸和放松紧张的肌肉和其他紧张的软组织，很容易忽视肌肉力量训练对脊柱稳定的重要性。然而，保证肌肉骨骼健康的最好方法是实现放松柔韧的软组织与强壮且能够稳定关节的肌肉组织的平衡。合格的颈椎稳定性训练方案包括神经本体感觉系统的感觉运动训练，以及肌肉系统的力量训练。使用不稳定的姿势和在不稳定的平面上进行这些训练，对神经肌肉稳定性通路提出了挑战。

由于手法治疗会对身体造成负荷，治疗师应该进行自我保健，正如治疗师向患者建议自我保健。将脊柱稳定性训练纳入自我保健方案是很好的选择。

病例分析

病史与评估测试：

患者 Linda Parker，48 岁，是一位治疗师，主诉慢性颈部疼痛。患者的症状开始于 1 年前，因被狗绊倒在地上，头颈受到撞击，颈部立即出现了弥漫性的双侧疼痛。此后，情况逐步恶化。现在患者主诉有持续的背部疼痛，而且随着颈椎活动而加剧，并且每次坐 30 分钟以上疼痛也会加剧。只有应用湿热疗法和非处方止痛药才能缓解疼痛，患者曾尝试深层组织按摩和拉伸，但只能暂时缓解疼痛。无疼痛放射到上肢。X 线检查结果显示未见骨折、脱位或其他骨性疾病。由于手法治疗没有进展，患者想寻求更佳的治疗方案，无论是专业治疗还是自我保健。

评估显示，患者的颈椎活动范围在各个方向都受到限制，运动结束时伴有疼痛。椎间孔挤压试验、咳嗽试验和 Valsalva 动作的结果均为阴性(评估流程见第 3 章)。触诊显示颈部肌肉有轻微的紧张，但紧张的位置和程度与疼痛的存在和程度几乎没有关系。无软组织肿胀。姿势检查显示头颈部轻度前倾。力量和本体感觉的功能评估显示，患者仰卧时颈椎很难保持屈曲。此外，患者保持 10 秒颈部抗重力屈曲后，双侧胸锁乳突肌就会疼痛和紧张。俯卧时，也很难保持伸展的姿势。可以观察到患者表现出较差的运动知觉，因为其无法使头部重新回到原来的位置以恢复休息姿势。为了证实其缺乏运动知觉，嘱患者闭上眼睛左右转动颈部，然后回到原来的休息姿势，患者难以完成。

思考问题：

1.Linda 应该在自我保健计划中加入脊柱稳定性训练吗?如果是，为什么?如果不是，为什么?

2.如果颈椎稳定性训练有价值，对 Linda 来说安全吗?如果是，依据是什么?如果不是，为什么?

3.如果进行稳定性训练，应该做哪些具体的训练，为什么?

复习题

选择题

1.下列哪个术语最适合描述集中于改善本体感觉的训练?

A.稳定

B.感觉运动

C.力量

D.耐力

2.运动控制的两个主要因素是什么?

A.感觉运动和力量

B.总强度和耐力

C.本体感觉和运动知觉

D.耐力和扰动

3.用什么术语来描述四肢着地的稳定性训练?

A.感觉运动

B.四足跪姿

C.平滑追踪

D.以上都不是

4.下列哪项是最具挑战性的脊柱稳定性训练?

A.双足站立在圆形摇晃板上

B.双足站立在前后摇晃板上

C.单足站立在前后摇晃板上

D.单足站立在圆形摇晃板上

5.下列哪种肌肉在上交叉综合征中通常会短缩?

A.颈长肌和头长肌

B.中斜方肌和菱形肌

C.胸锁乳突肌和后枕下肌

D.以上都是

判断题

1.前后摇晃板是不稳定平面。(　　)

2.试图保持正确的颈部姿势被称为平滑追踪。(　　)

3.最好的稳定性训练是从单足或双足站在圆形摇晃板上开始的。(　　)

4.颈椎支撑位置的一个重要组成部分是头部后缩。(　　)

5. Bruegger放松姿势通常采用四足位。(　　)

简答题

1.有效的颈椎稳定通常需要身体什么部位的稳定?

____

2.在稳定性训练中对患者的小推力被称为什么?

____

3.不稳定的平面被称为什么?

____

4.最基本的四足跪姿稳定性训练是什么?

____

匹配题

1.单平面失稳面	____头部前倾
2.动眼反射训练	____圆形摇晃板
3.不稳定姿势	____前后摇晃板
4.多平面失稳面	____肩胛骨后缩
5.上交叉综合征	____平滑追踪
6.Bruegger放松姿势	____单足站立

可扫描二维码查看答案

索 引